명가명사의안총서1

주런캉 선생, 피부병명에 따른 한의학 치료의 가이드라인을 제시하다

朱仁康
피부외과의안

역자 **이재근**
한방안이비인후피부과 전문의. 대구한의대 한의과대학을 졸업하고 동 대학병원에서 전문의를 취득하였다. 현재 아마르한의원 대구점 원장으로 근무 중이다.
이메일: kindaich@daum.net

명가명사의안총서1
朱仁康 피부외과의안

지은이 주런캉(朱仁康)
옮긴이 이재근

1판 1쇄 인쇄 2017. 11. 01
1판 1쇄 발행 2017. 11. 05

발행처_물고기숲 • 발행인_임민수 • 등록번호_제406-2012-000004호 • 등록일자_2012. 01. 03. • 주소_(우10906) 경기도 파주시 와석순환로 61, 708-601 • 전화_031)943-2090 • 팩시밀리_031)943-2091 •

값은 뒤표지에 있습니다. ISBN 978-89-98038-28-1 93510 • 카카오톡 ID_fishwood • 카카오스토리_http://story.kakao.com/fishwood • 이메일_fishwoodbook@naver.com • 블로그_http://blog.naver.com/fishwoodbook • 물고기숲은 독자 여러분의 의견에 귀 기울여 좋은 책을 만들겠습니다.

명가명사의안총서1

주련캉 선생, 피부병명에 따른 한의학 치료의 가이드라인을 제시하다

朱仁康 피부외과의안

주련캉 지음
이재근 옮김

물고기숲

서문

노중의老中醫의 임상경험을 정리하는 것은 중국 정부의 중의학 정책을 관철하고 중의약학中醫藥學의 유산을 계승하고 발전시키는 한 가지 임무다. 정부의 중의학 정책 관철을 진일보시키기 위해 노중의의 경험을 잘 계승하고 정리한 결과 우리 병원에서는《朱仁康 피부외과의안》을 출간하였다.

주런캉朱仁康 선생은 중의사로서 40년을 종사하신 분으로 피부과의 상견병과 다발병, 일반외과 질환을 고르게 치료하신 경험이 비교적 많다. 평상시에 임상에서 변증논치辨證論治를 중시하고 동시에 처방과 약을 적게 운용하는 것을 주장하였는데, 농촌에서 널리 보급할 수 있는 간략하고 검증받았으며 편리하고 저렴한 방약을 활용해 특히 추앙받았다. 이론에 있어서는 자못 자신의 견해를 가지고 있어 평소 임상경험을 총결산하여 글로 쓰고 있다. 본서는 주런캉 선생의 지도 아래 피부과의 좡궈캉庄国康, 청뎬친程殿琴 등 동료들의 협조로 이루어졌다.

책의 내용은 3부분으로 나뉜다. 제1부는 논술論述로 주런캉 선생이 제시한 피부외과 창양瘡瘍의 분류, 병인병기病因兵機, 변증논치辨證論治의 이론 근거와 그 견해를 밝혔다. 제2부는 주 선생의 치험례로 54개 피부병 종류, 141개 병례를 선별하였다. 아울러 몇 개의 상견병과 다발병의 변증辨證, 분형分型 및 증치요점에 주 선생의 논술을 덧붙였다. 제3부는 주 선생의 경험방과 상용방을 소개하였다.

우리의 수준에 한계가 있어 부족한 점을 면하기가 어렵다. 삼가 독자들의 지도 편달을 바란다.

중의연구원 광안문의원廣安門醫院

1978년 2월 현대저명노중의명저 중간총서重刊叢書

역자 서문

시대는 흐름을 탄다. 시대를 지나치면서도 변하지 않는 가치가 있는가 하면 시대에 따라 변화하는 트렌드도 존재한다. 트렌드는 마치 유기체처럼 시대의 요구에 따라 끊임없이 변화한다. 한의학의 경우도 트렌드가 있다. 시대의 요구에 맞추어 끊임없이 변화하였고 지금도 시대의 요구에 부응하기 위해 노력하는 중이다. 특히 4차 산업혁명으로 대표되는 오늘날, 한의학은 그 존재 자체에 대한 도전을 받고 그 유용성을 사회에 증명해야 하는 상황에 놓이게 되었다. 일선 한의사들은 현대 트렌드에 맞추기 위해 다양한 방법으로 노력하고 있으며, 그중 하나가 진료과목의 다양화와 그 과목에서의 치료율 향상이다.

2000년대에 들면서 특화 한의원들의 개원과 한의사 전문의 제도의 시행으로 본격적인 분과의 바람이 불기 시작하였다. 특히 한방피부과에 관심을 가지고 진료하는 한의사가 많이 늘었고 지금도 많은 한의사들이 피부질환에 대해 관심을 가지고 연구와 진료에 매진하고 있다. 피부질환은 다른 과목과 달리 병의 증상이 피부에 나타나기 때문에 육안으로도 쉽게 검사를 할 수 있고 치료과정을 쉽게 알 수 있으며 치료 전후가 뚜렷한 특징을 가지고 있다. 피부질환 치료에 대한 한의사들의 수요가 증가하다 보니 최근에 피부질환을 다룬 전문서적들이 많이 출판되고 강의와 연구가 많이 이루어지고 있다.

이번에 출간하는《朱仁康 피부외과의안》은 한의사들이 임상에서 피부질환을 치료함에 있어 작은 도움이 되었으면 하는 바람으로 번역한 책이다. 주런캉朱仁康 선생은 한국에서는 널리 알려져 있지 않지만 중국에서는 피부과에서 유명한 임상가이다. 본서는 크게 3파트로 나뉘는데, 첫 번째 파트인 "총론"에서는 선생의 피부외과 질병에 대한 사상과 변증시치를 서술하였다. 두 번째 파트인 "의안"에서는 주 선생이 임상에서 경험한 치험례를 일기 형식으로 서술하였는데, 증상과 검사, 변증, 처방, 예후에 대해 상세하게 기록하고 있어 마치 선생의 진료실에 온 듯한 느낌이 든다. 세 번째 파트인 "경험방과 상용방"은 주 선생이 임상에서 주로 썼던 처방들을 기재한 것인데, 처방과 처방구성을 자세히 보면 선생이 이 처방을 어떤 의도를 가지고 썼는지 알 수 있다.

이 책은 문체가 간결하면서도 꼭 필요한 내용들만 기재하여 통독하기가 수월하다. 양방병명을 기준으로 편집된 덕분에 발췌하여 읽기도 편하다. 또한 내복하는 한약뿐만 아니라 외용약들도 상세히 기재하여 치료에 바로 적용할 수 있는 것도 장점이라고 할 수 있다. 많은 중의학 처방이 번잡하고 말도 안 되게 많은 용량 때문에 실제 임상에서 처방하기 꺼려지는 데 반해, 선생의 처방은 간략하고 이해하기 쉬운 약물들로 임상에 바로 적용하기가 쉬운 편이다. 피부질환뿐 아니라 한의원에서 쉽게 볼 수 없는 폐색성혈관염, 충수염, 요로결석 같은 질환의 치험례가 실린 것도 주목할 만하다.

역자는 이 책을 번역하기 3년 전에 중국에서 직접 주문하여 읽었다. 그동안 이 책의 처방을 임상에서 많이 활용하였는데, 좁은 임상소견이지만 꽤 괜찮은 치료율을 거두었고 지금도 피부질환 환자를 볼 때 이 책을 많이 참고한다. 이런 자료들이 하나둘씩 쌓여 일선 한의사들의 피부질환 치료율이 높아지고 환자들로부터 한방치료에 대한 만족감이 높아진다면 이 책을 번역한 보람이 있을 것이다.

이 책이 나오기까지 많은 분들의 도움이 있었다. 많은 조언과 교정을 해주신 물고기숲 임민수 사장님께 지면을 빌려 감사의 인사를 전한다. 그리고 진료시간 외 저녁시간과 주말에 번역 작업을 할 수 있도록 허락해 주고 기다려준 가족들에게 진심 어린 감사의 인사를 드린다.

범어네거리에서
이재근 씀

차례

제3장 경험방과 상용방

[상용방]

제1장 총론

총론은 주런캉 선생의 강의자료를 근거로 이루어졌다.

첫째, 창양瘡瘍의 분류. 역대 외과 서적에 실려 있는 병명을 모아서 초보적으로 분류하였고 양방의사의 의견을 참고하였다.

둘째, 병인病因과 병기病機. 창양瘡瘍의 발병기제와 관련해서 주런캉 선생은 내인과 외인이 서로 관련이 있어 떼려야 뗄 수 없는 관계로 보았는데, 주요 병인병기는 위기영혈衛氣營血, 장부병기臟腑病機, 풍습열조風濕熱燥 3가지로 보았다.

셋째, 창양瘡瘍의 변증辨證. 4진診(망문문절望聞問切)에 중점을 두었다. 외과, 피부병은 체표에 드러나기 때문에 병변의 유형을 구별할 수 있는데, 형색을 변별하고 피부의 손상을 변별하는 것 등을 포괄할 수 있는 망진望診을 특히 중요하게 보았다.

넷째, 창양瘡瘍의 논치論治. 주런캉 선생의 임상경험에 근거하여 상용 치료법칙을 12가지로 크게 나누어 서술하였다.

1. 창양의 분류

한의학[01]에서는 인체 체표 면에서 볼 수 있는 모든 질환을 외과질환의 범주로 인식했다. 옛사람들은 한의학 외과를 창양과瘡瘍科라고 불렀는데 "창瘡은 피부의 바깥부분이고, 양瘍은 피부의 안쪽이다. 옹癰은 육肉의 사이이고, 저疽는 뼈의 속이다."라는 말에서 그 대강을 볼 수 있다.

01 이 책의 일부에서는 중의(中醫)를 한의학으로 번역하였음을 알려둔다.

(1) 창瘡

창瘡은 피부질환의 총칭이다. 피부병은 한의학 외과영역에서 중요한 조성부분을 차지하고 있으며, 선癬, 개疥, 창瘡, 풍風, 단丹 등의 종류를 포함한다. 현재는 아래와 같이 나눈다.

① 선癬

선癬은 마른 피부질환乾瘍이다. 선癬은 옮겨 다니는데 스며들듯이 옮겨 다니며 그 모양은 이끼와 같다. 《제병원후론諸病源候論》에서 말하기를 "선癬의 모양은 피부와 살의 발진이 동전 모양과 같고 점점 커지면서 혹은 둥글게 혹은 꾸불꾸불한 모양으로 가렵고 아픈 것에 경계가 있다."고 하였다. 한의학에서는 "선병癬病"을 피부병변 부위가 비교적 건조하고, 형태는 정해진 것이 없이 혹은 둥글고 혹은 꾸불꾸불하며, 경계는 명확한 소양성搔痒性·침윤성浸潤性 피부질환이라고 정의한다. 진균성 피부병 외에도 다양한 종류의 피부병들이 속한다. 현재 여러 의가들의 학설에 근거하여 다음과 같이 요약할 수 있다.

- **풍선風癬**: 경계가 있고 오래되어 잘 낫지 않는 완고한 선병癬病으로 긁어도 통증을 느끼지 못하는 완고한 감각저하가 있다.
- **우선牛癬**: 소의 피부처럼 두꺼워진 것이다. 위의 2가지는 신경피부염과 유사하다.
- **도선刀癬**: 경계가 없고 테두리가 비뚤한 것이 정해진 모양이 없으며 범발성 신경피부염과 유사하다.
- **백선白癬**: 색 병변으로 공공硿硿(원주: 낙하落下)[02]하나 가려운 것이다.
- **건선乾癬**: 경계가 있고 긁으면 흰 인설이 보이며 피부가 말라 있다.
- **송피선松皮癬**: 모양이 푸른 소나무 껍질 같고 붉고 흰 반점이 서로 이어져 있다. 이상의 3가지는 건선과 유사하다.
- **작안선雀眼癬**: 무늬의 크기가 참새의 눈같이 작다.
- **구피선狗皮癬, 마피선馬皮癬**: 흰색의 점이 서로 연결되어 있다. 이상의 2가지는 물방울 모양 건선과 유사하다.
- **습선濕癬**: 붉고 습윤하고 가려우며 긁으면 많은 진물이 나온다. 습진과 유사하다.
- **단선丹癬**: 단丹은 피부표면에서 높게 솟아올라 있으면서 주변이 붉다.
- **원선圓癬**: 금전선金錢癬, 하엽선荷葉癬이라고도 호칭한다.

---

02 의성어로 돌이나 철이 부딪치거나 떨어지는 소리.

• **양선**陽癬: 노출부위에서 보인다.

• **음선**陰癬: 대퇴내측에서 나타나며 살백선이다. 이상 모두 피부진균병이다.

• **취화선**吹花癬: 얼굴에 보이며 봄날에 나타난다. 단순성비강진을 지칭한다.

② 개疥

개疥는 가려움이다. 개疥는 겨자씨처럼 작은 것을 의미한다. 일반적으로 소양성搔痒性, 산재성散在性, 구진성丘疹性 혹은 구진수포성丘疹水疱性 피부병을 일컫는다. 옴 외에도 양진, 구진성 습진 등을 포괄한다.

또한 이르길, 개疥는 손의 갈라진 곳을 따라 먼저 일어나서 온몸에 두루 미치며 그 가려움이 극심하다. 그 이유를 따지자면 각 경락에 독이 쌓여 시일이 지나 화火가 생성되고 동시에 풍습風濕의 사기를 받아 이 질환이 된다. 더러 전염되어 생기기도 한다.

개疥는 5종류로 나눌 수 있다.

• **대개**大疥: 벌레로 인한 옴이다.

• **마개**馬疥: 피부와 살이 볼록 솟아 있는데 뿌리가 있고 가려움이 심하여 긁어도 통증을 느끼지 않는다.

• **수개**水疥: 수포가 있다. 구진성 습진과 유사하다.

• **건개**乾疥: 가려우나 진물이 나오지 않고 그 모양은 모래나 겨자와 같다. 양진과 유사하다.

• **습개**濕疥: 작은 물집에 피부는 얇고 항상 진물이 나온다. 습진과 비슷하다.

③ 창瘡

창瘡은 손상된 것이다. 기육이 썩어 떨어지면서 아프거나 가렵고 아리면서 다친 데가 문드러져 나타나는 것을 창瘡이라 일컫는다(《외과계현外科啓玄》[03]을 참고하라). 무릇 그 모양에 있어 삼출물이 있거나 없는 피부병변을 모두 창瘡이라고 일컫는다. 예를 들어 황수창黃水瘡(농가진), 가창痂瘡(손등의 만성습진), 독창禿瘡(황선黃癬), 좌판창坐板瘡(둔부의 다발성 절종癤腫), 일쇄창日晒瘡(일광피부염), 동창凍瘡, 염창臁瘡(하지궤양) 등이다.

---

03 중국 명나라 신두원(申斗垣)이 편찬하여 1604년에 간행된 의서이다.

④ **풍**風

아래에 서술하는 몇 가지 종류의 피부질환을 포괄한다.

• 피부와 기육과 주리에 풍사風邪(독풍毒風을 포함하여)를 밖에서 감수하여 발생하는 피부병으로 풍독風毒(식물광선피부염, 접촉성 피부염)이 있다. 혹은 풍사風邪가 밖에서 침입하여 기혈의 운행이 실조되고 마목불인麻木不仁에 다다르는데 대마풍大麻風(나병) 등이 있다.

• 기육과 피부가 가려운 것이 한도가 없고 긁으면 흰 인설鱗屑이 층층이 일어나는 피부병으로 백설풍白屑風(두피의 비강진), 면유풍面游風(지루피부염), 백비풍白疕風(건선) 등이 있다.

• 돌연 빠르게 발병하여 피부병변이 매우 빠르게 나타났다 사라지고 머무르거나 이동하는 것이 정해진 것이 없거나 더러 여기저기 나타났다 하는데, 풍배뢰風瘖癗(두드러기), 적백유풍赤白游風(혈관신경부종) 등이 있다.

• 피부와 반점의 색이 희거나 혹은 갈색과 백색이 엇갈려 있고 점과 면이 서로 이어진 일종의 피부병이다. 풍사風邪가 살갗과 주리를 침범하기 때문에 기혈氣血이 응체되거나 혹은 기혈氣血의 화합이 실조되어 나타나는데, 자백전풍紫白癜風(어루러기, 다형피부증), 백박풍白駁風(백반증) 등이 있다.

⑤ **단**丹

붉은 것이고, 화火이다. 대체로 피부가 붉게 칠한 모양이거나 붉게 부어올라 편片을 형성하는 것을 모두 단丹이라 칭한다. 화단火丹, 유화流火(하지의 단독), 전요화단纏腰火丹(대상포진), 석화단石火丹(고정성약진), 매핵단梅核丹(결절성 홍반) 등이 있다.

(2) 양瘍

종양腫瘍, 궤양 및 일체의 외과질환을 지칭한다. 옹癰, 저疽, 정疔, 절癤, 나력瘰癧 등을 포괄하며 아래와 같이 분류한다.

① **옹**癰

옹癰은 막힌 것(옹壅)이며, 사열邪熱이 막혀 모여서 이루어진다.

• 서양의학에서 옹癰을 칭하는 것은 여러 종류의 종기(옹종癰腫)를 말하는 것으로서, 그 모양은 벌집 같고 뒷목과 등에 다발하며 한의학에서 말하는 대구對口, 발배發背의 종류이다.

• 급성·화농성 염증, 열성 농종을 가리키는데, 기육의 사이에 다발하며 경옹頸癰, 둔옹臀癰, 퇴옹腿癰 등이 있다. 또한 내옹內癰도 있는데 장부에서 발생하며 폐옹肺癰, 장옹腸癰 등이 있다.

② 저疽

저疽는 막힌 것(저沮)이다. 기혈이 독으로 저체되어 행하지 못하는 것이다.

• 음저陰疽는 냉성冷性농양이며 근골의 사이에서 발생하며 부골저附骨疽 등과 같다.

• 유두저有頭疽를 가리키는데 뇌저腦疽, 배저背疽 등이 있다. 서양의학에서 말하는 옹癰과 같다.

③ 정疔

정疔은 정丁으로 단단한 토대가 못의 모양 같다.

• 얼굴에서 나타나는 절종癤腫으로서 한의학에서 말하는 인중정人中疔, 호수정虎鬚疔과 같다.

• 손가락의 감염으로 지두염指頭炎이 있는데 한의학에서는 사두정蛇頭疔이라 부른다.

• 홍사정紅絲疔이라고 불리는 병발성 림프선염이다.

④ 절癤

병의 부위가 얕아 깊이가 1촌을 넘기지 못하는 것을 절癤이라 하며 화농되기 쉽고 고름이 배출되면 낫는데, 서절暑癤, 열절熱癤 등이 있다. 절병癤病(다발성 절종癤腫)에 이르기도 하는데 따로 취급한다.

⑤ 나력瘰癧

작은 것을 나瘰라고 하고 큰 것을 력癧이라고 한다. 목에서 주로 발생하며 가슴과 겨드랑이까지 이어지기도 한다. 림프절결핵을 지칭한다.

2. 창양의 병인과 병기

창양瘡瘍이 발병하는 기전은 내인과 외인으로 나눌 수 있다. 내인은 칠정七情, 위기영혈衛氣營血, 장부臟腑의 병기兵機와 관련이 있고 외인은 육음六淫의 사기邪氣와 관련이 있다. 주런캉 선생은 내인과 외인이 서로 밀접하게 관련되어 분명하게 나눌 수 없으나 내인을 위주로 보았다. 창양瘡瘍과 피부병은 비록 인체의 바깥에서 발병하지만 기육과 피부는 인체의 일부분이므로 인체의 위기영혈衛氣營血 및 경락장부經絡臟腑와 매우 밀접하게 관련되어 있다. 기육과 피부와 주리가 사기邪氣를 받으면 반드시 안으로 점점 들어가고, 장부臟腑에 병이 있으면 밖으로 나타날 수 있다. 영위기혈營衛氣血, 장부臟腑의 기능실조로 인해 원래 내재되어 있던 소인이 외사外邪가 쉽게 침입하여 촉발할 수 있게 한다. 예를 들면 정신의 과도한 긴장, 깜짝 놀람, 노여움, 두려움 등이 원형탈모증을 쉽게 일으킨다. 정지의 울결, 노여움은 큰 종기大癰를 쉽게 일으킨다. 위기衛氣가 치밀함을 잃어 풍한風寒이 침입하면 두드러기가 오랫동안 발병하여 잘 낫지 않는다. 위기영혈衛氣營血, 장부병기臟腑病機, 풍습열조風濕熱燥로 나누어 다음과 같이 분류한다.

(1) 위衛, 기氣, 영營, 혈血

① 위기衛氣

《영추靈樞·본장本藏》에서 말하기를 "위기衛氣는 분육分肉을 따뜻하게 하고 피부를 충실하게 하고 주리를 살찌우며 열고 닫는 것을 주관한다."고 하였다. 위기衛氣가 충족하면 피부는 윤택해지고 주리는 치밀해지며 외사外邪가 쉽게 침입하지 못한다. 위기衛氣가 부족하면 위기衛氣가 바깥에서 치밀함을 잃어 주리가 치밀하지 못하고 외풍外風이 쉽게 침입하여 영위營衛가 조화로움을 잃은 탓에 두드러기 같은 질병이 발생하게 된다.

② 영위營衛

《소문素問·생기통천론生氣通天論》에서 말하기를 "영기營氣가 따르지 않고 살 속에서 역행하면 옹종癰腫이 생긴다."라고 하였다. 《영추靈樞·옹저癰疽》에서 말하기를 "영위營衛가 경맥經脈의 가운데에서 머무르면 혈血이 소통되지 않아 위기衛氣가 따라 통하지 않고 막혀서 나아가지 않으니, 그러므로 열과 큰 열이 끊이지를 않고 열이 우세해지면 살이 썩고 살이 썩으면 고름이 된다."라고 하였다. 이상 옹종癰腫의 발생의 기전은 영위營衛의 불화不和라는 것에 대해 간단하게 설명하였다. 무릇 풍風, 습濕, 열熱, 독毒 등의 사기邪氣가 경락經絡과 기육, 주리의 사이에 저체되어 영위營衛의 불화를 일으킨 탓에 창양瘡瘍, 홍종紅腫, 옹저癰疽나 종독腫毒 같은 피부염 등의 병변을 초래할 수 있다. 치료에서는 병인이 달라도 거풍祛風, 리습利濕, 청열淸熱, 해독解毒시키는 약에 영위榮衛를 조화시키는 처방을 알맞게 골고루 배합하여 사용하는데, 이것은 기혈氣血을 조화시키는 법이다.

③ 영혈營血

《영추靈樞·사객邪客》에서 말하기를, "영기營氣는 진액을 흐르게 하고 맥脈에서 머물게 하여 혈血로 화化하여 사지에 영양을 공급하고 오장육부에서 순환한다……." "영營"은 혈血의 작용을 가리키고 "혈血"은 혈액을 가리키는데, 합쳐서 영혈營血이라 칭한다. 영혈營血은 순환하면서 전신에 영양을 공급하기 때문에 피부와 모발은 영혈營血의 자윤滋潤을 받지 않는 것이 없다. 창양瘡瘍과 피부병의 발생은 영혈營血과의 관계와 밀접하다. 임상에서는 혈허血虛, 혈열血熱, 혈어血瘀, 혈조血燥 4가지로 크게 구분할 수 있다. 간략히 서술하면 다음과 같다.

㉠ 혈허血虛

혈허血虛의 원인을 초래하는 것들은 여기에서 벗어나지 않는다.

첫째, 비위脾胃의 운화運化가 실조 또는 식욕부진으로 수곡정미水穀精微가 영혈營血로 화생하지 못하는 경우. 둘째, 큰 병을 앓고 난 뒤 기혈氣血이 크게 상한 경우. 셋째, 충임맥衝任脈은 혈血의 바다인데 여성의 충임衝任이 실조失調된 경우.

영혈營血이 충족되면 피부가 윤택해지고 모발이 검게 되나 영혈營血이 부족해지면 땅에서 물이 부족하듯이 피부가 건조해지고 갈라지며, 땅이 척박하듯 모발이 마르고 탈락되며 잘 자라지 않는다. 자주 볼 수 있는 증상을 열거하면 다음과 같다.

- 혈허血虛로 피부가 영양공급을 받지 못하면 풍風이 안에서 생기고 풍風이 우세하면 조燥하여 혈풍창血風瘡(피부소양증)이 생긴다. 노년에 기혈氣血이 날로 쇠하면 이 병이 더욱 더 생기기 쉽다.
- 모발은 혈血의 나머지餘인데 허虛하면 혈血이 상부를 적셔주지 못한 탓에 모발이 영양을 받지 못해 두발이 건조해지고 누렇게 되면서 쉽게 탈락하게 된다(탈모). 《내경內經》에서 말하기를 "혈기血氣가 성하면 신기腎氣가 강해지고 신기腎氣가 강해지면 모발이 검게 되나, 혈기血氣가 허虛하면 신기腎氣가 약해지고 신기腎氣가 약해지면 골수骨髓가 마르기 때문에

모발이 하얗게 된다."고 하였다.

ⓛ **혈열**血熱

정서의 긴장으로 인해 심중心中이 번조煩燥해지고 심화心火에 이르게 되어 혈열血熱이 발생한다(심주화心主火 조문을 참고할 것). 청년기에는 혈기가 왕성하고 성정이 급박한 탓에 심화心火가 항성하여 혈열血熱에 이르게 된다. 자주 볼 수 있는 증상을 열거하면 다음과 같다.

• 혈열血熱로 풍風이 발생하여 바람이 불면 잎이 지듯이 두발이 편片을 이루어 갑자기 탈락되고 심한 경우 수염과 눈썹까지 탈락되는데 유풍油風(원형탈모증)이라고 부른다. 혹은 혈열血熱이 영분營分을 상하여 청소년의 백발을 유발하기도 한다.

• 풍열風熱 혹은 습열濕熱이 안에서 쌓여 열熱이 영혈營血을 상하면 혈열血熱이 망행하여 혈血이 넘쳐흐르므로 반점을 형성하여 자반紫斑이 발생한다.

ⓒ **혈어**血瘀

경락經絡은 영위기혈營衛氣血이 순행하는 경로인데, 평소에는 원활하게 통하여 막힘이 없으나 풍한습열風寒濕熱의 사기邪氣가 경락을 막으면 기氣가 저체되고 혈어血瘀하여 운행이 매끄럽지 못하여 저리고 막히며 통하지 않아 여러 증세가 발생한다.

• 풍습風濕이 경락을 막아 기氣가 정체되고 혈어血瘀하여 결절성 홍반이 생긴다.

• 풍한습風寒濕이 경락을 막아 기혈氣血이 막힌 탓에 영위營衛가 조화되지 못하여 피부에 들러붙어 피비皮痹(경피증)가 된다.

• 혈血이 상부에서 울체되어 어혈瘀血이 사라지지 않고 새로운 혈血이 생산되지 못하는데, 모발은 혈血의 나머지餘이므로 모발에서 혈血이 생산되지 못하여 머리에 원형탈모증이 나타나게 되고 시일이 지나도 자라지 않는다.

• 폐경肺經에 혈열血熱이 있는 상태에서 밖에서는 풍랭風冷이 타고 들어와 혈열血熱이 한寒으로 인해 응축되므로 코의 색깔이 어두운 보라색으로 변하는 증상(주사비)이 생긴다.

• 어혈瘀血의 저체로 인해 혈血이 피부에 영양을 공급하지 못해 풍風이 안을 따라 생기는데, 풍소양風瘙痒(피부소양증), 풍배뢰風㾦瘰(두드러기) 등이 있다.

ⓔ **혈조**血燥

혈조血燥가 생기는 원인은 일반적으로 혈열血熱이나 혈허血虛 2가지가 전변되어 나타나는데, 전자는 혈열풍조血熱風燥에 속하고 후자는 혈허풍조血虛風燥에 속한다.

• **혈열풍조**血熱風燥: ⓐ혈열血熱이 풍風을 일으키며 풍風이 성하면 조燥한다. 백비풍白疕風(건선)

이 여기에 속하는데, 초기에는 붉은 점이 편상으로 되어 층층이 쌓여 낙설이 된다. ⓑ 기육의 열로 땀이 나면서 바람을 쐬어 풍사風邪가 모공에 들어가 혈血을 말리는데, 백설풍白屑風, 면유풍面遊風(지루피부염) 등이 있다. 피부가 홍조를 띠고 모발이 가려우면서 인설이 있는 것은 모두 혈열풍조血熱風燥에 속하는 것이다.

• 혈허풍조血虛風燥는 병이 오래된 탓에 풍조風燥하여 혈血을 손상시키며 혈허血虛하면 피부가 윤택함을 잃어 피부가 마르고 가렵다. 백비풍白疕風이 오래되어 흰 인설이 휘날리고 면유풍面遊風으로 벌레가 지나다니듯 가려운 것, 풍소양風瘙痒(피부소양증)으로 피부병변이 붉지 않고 다만 가려움이 극심한 것은 모두 혈허풍조血虛風燥에 속하는 것이다.

(2) 장부의 병기

① 심心은 화火를 주관한다

《내경內經》에서 말하기를 "모든 통증과 가려움과 피부병은 모두 심心에 속한다."라고 하였다. 마음이 괴로운 것(정신의 원인으로)이 심화心火를 발생시킨다. 또한 심心은 혈맥血脈을 주관하며 심화心火가 항성亢盛하면 혈열血熱에 이르게 되어 바깥으로 창양瘡瘍이 나타난다. 피부병은 혈열血熱에 속한 것이 많다.

② 간肝은 풍風을 주관한다

혈허血虛하면 간肝이 영양을 받지 못하여 풍風이 안을 따라 생기는데, 이것은 내풍內風에 속한다. 피부가 건조하고 가려움이 발생하면 풍소양風瘙痒(피부소양증)이 발생한다. 간肝은 근筋을 주관하고 그 영화로움은 손발톱에 있으며 손발톱은 근筋의 나머지餘이다. 간혈肝血이 부족하고 간경肝經의 혈血이 마르면 손발톱이 마르게 되고 병들게 된다. 숟가락손발톱, 손발톱의 결손, 손발톱의 발육부전 등이 있다.

③ 비脾는 습濕을 주관한다

《내경內經》에서 말하기를 "모든 습濕과 붓거나 가득 찬 것은 모두 비脾에 속한다."라고 하였다. 음식을 절제하지 못하고 비린 생선, 해산물, 기름지고 진한 음식, 차茶와 술과 다섯 가지 매운 맛[04]을 과다하게 섭취하면 비허脾虛하여 건운健運하지 못하므로 내습內濕이

---

04 마늘, 革葱, 慈葱, 蘭葱(셋 다 파의 일종), 興渠 5가지 또는 마늘, 파, 부추, 염교, 興渠 5가지.

발생하게 된다. 비脾는 기육을 주관하므로 비습脾濕이 스며들면 습창濕瘡이 발생하고, 비脾는 사지를 주관하므로 손과 발 등의 부위에서 자주 발생한다.

비脾의 영화로움은 입술에 있으며 비위경脾胃經에 열이 쌓이면 입과 입술에 열기창熱氣瘡(단순포진), 순풍脣風(구순염) 등의 피부병이 생긴다.

④ 폐肺는 조燥를 주관한다

폐肺는 피부와 모발을 주관하는데, 폐경肺經의 음陰이 상하면 모발이 건조해져서 모낭각화증, 모공성홍색비강진 등이 발생한다. 피부와 모발은 위외고표衛外固表의 작용이 있어 위기衛氣와 관련이 있다. 폐肺는 코에 개규開竅하는데, 폐경肺經에 열이 있으면 주사비, 여드름, 기미 등의 증상이 나타난다.

⑤ 신腎은 수水를 주관한다

그 색은 검다. 신수腎水가 위로 뜨거나 혹은 수水가 적고 화火가 치성하면 면목려흑面目黧黑(기미, 흑색증)이 발생한다. 결합조직병의 기전은 신음腎陰, 신양腎陽과 중요한 관계가 있다. 신腎의 영화로움은 모발에 있으며 신허腎虛하면 모발이 마르거나 탈락된다.

(3) 풍風, 습濕, 열熱, 조燥

풍風, 한寒, 서暑, 습濕, 조燥, 화火의 육음六淫 중에 창양瘡瘍, 피부병과 관련 있는 것은 풍風, 습濕, 열熱(화火), 조燥 위주이다. 여기에는 외인뿐 아니라 내인도 포괄하는데, 내인의 발생은 앞에서 이야기했던 장부臟腑의 병기病機와 관련이 있다.

① 풍風

풍風은 창양瘡瘍과 피부병에서 중요한 위치에 있는데 "풍風은 육음六淫의 우두머리이다.", "풍風은 백병百病의 장長이다."라고 하였다. "풍風"이라는 이름을 가진 외과피부병은 수십여 종에 이를 정도로 적지 않는데, 그 의미는 병의 원인으로만 그치는 것이 아니라 치료에서의 지침이 되기도 한다.

㉠ 풍風의 종류

풍風은 외풍外風과 내풍內風의 2종류로 구분할 수 있다.

• **외풍**外風: 풍사風邪가 밖에서 침입하여 틈을 타고 올라타서 피부와 모발과 주리의 사이로 침입한다. 혹은 위기衛氣가 치밀하지 못하여 밖에서 풍사風邪가 쉽게 침범한다. 여기에서 말하는 풍風은 기타 외부에서 오는 병적인 요소를 포괄하는데, 이를테면 접촉물이나 화분花粉 등이 해당된다.

• **내풍**內風: 간肝은 혈血을 저장하는데 영혈營血이 부족하면 혈血이 간肝에 영양을 공급하지 못하여 풍風이 안에서 생긴다(장부臟腑의 병기病機 파트 참조).

㉡ 풍사風邪의 특징

풍사風邪의 질병으로서의 특징은 다음과 같다.

• 풍風은 자주 움직이고 수시로 변화한다. 표현하자면 갑자기 나타나고 갑자기 사라지는데 풍배뢰風痦癗(두드러기)가 그러하다. 떠돌아 다니면서 머무는 것이 없는데 적백유풍赤白遊風(혈관신경성수종)이 그러하다. 갑자기 확 돋아나는데 풍독종風毒腫(과민성 피부염)이 그러하다. 다형성多形性의 피진皮疹이 나타나는데 홍운풍紅雲風(다형 홍반)이 그러하다.

• 풍風의 성질은 위로 달리는데 다수에서 두면부 및 상반신에서 증상이 나타난다. 백설풍白屑風, 면유풍面遊風(지루성피부염) 등이 있다.

• 풍風이 우세하면 건조해지며 인설이 벗겨지고 층층이 피부가 마르고 갈라진다. 백비풍白疕風(건선), 아장풍鵝掌風(손백선) 등이 있다.

• 풍風은 양사陽邪인데 화火나 열熱로 쉽게 변화한다. 풍독종風毒腫이 있다.

• 선癬은 모양이 항상 있으나, 풍風은 모양이 항상 없다. 초기에 피부 표면에 병변 모양이 없고 단지 피부가 가려운 것이 벌레가 기어다니는 것 같다. 풍소양風瘙痒(피부소양증)이 있다.

② 습濕

습濕 역시 외과 창양瘡瘍의 발병원인 중의 하나이다. 《내경內經》에서 말하기를 "땅의 습기에 감수되면 피부와 기육과 근육과 혈맥이 병든다."고 하였다. 또한 말하기를 "땀이 나면 습濕에 노출되며 좌비痤疿가 생긴다."라고 하였다. 습濕 역시 외습外濕과 내습內濕으로 나뉘는데, 내습內濕이 중요하다.

㉠ 습濕의 종류

• **외습**外濕: 지대가 낮거나 습한 땅에서 거주하거나 습지에서 앉거나 눕는 것 등으로 인

해 습濕이 바깥에서 침범하는 것이다. 수중에서 작업을 하여 수습이 침입하면 수지창水漬瘡(논에서 발생하는 피부염)이 발생하고, 유아의 흐르는 침이 면인창面浧瘡을 일으키고, 오줌에 적셔지면 인고창浧尻瘡(기저귀 피부염)이 발생하고, 수습이 배꼽에 침범하면 제창臍瘡이 발생하며, 비가 온 뒤 습기가 많을 때 뽕나무 밭에서 맨발로 다니면 분괴독糞怪毒(구충으로 인한 피부염)이 생긴다. 모두 외습外濕이 일으킨 것으로써 이외에 일부 진균병도 포함하고 있다.

• **내습內濕**: 비脾는 습토濕土인데 습濕이 생기기 쉽다. 비脾가 허하면 운화되지 못해 수습이 정체한다. 음식을 절제하지 못하고 차와 술을 많이 마시면 차습茶濕, 주습酒濕이 생긴다. 기름진 음식이나 5가지 매운 것, 비린 물고기와 해산물, 달고 기름진 것을 먹거나(단맛이 습을 일으킨다), 또는 생랭한 과일을 먹어 비양脾陽을 손상하면 비양脾陽이 부진不振하고 수습水濕이 운행되지 못하며 모두 비습脾濕이 안에서 생기게 된다. 비脾는 기육을 주관하는데 비습脾濕이 침습하면 습창濕瘡이 생긴다. 습濕은 열과 항상 결합하는데 습열濕熱이 침음浸淫하여 전신으로 퍼지면 침음창浸淫瘡(범발성습진)이 된다.

㉡ 습사濕邪의 특징

질병으로서 습사濕邪의 특징은 다음과 같다.

• 비脾는 사지를 주관하기 때문에 습병濕病은 손과 발 등의 부분에서 자주 볼 수 있다. 습가창濕癎瘡(손발습진)이 있다.

• 습濕의 성질은 아래로 내려가기 때문에 습濕에 상하면 수습水濕이 웅덩이에서 정체되어 있듯이 아래 부위에서부터 나타나기 시작한다. 습병濕病은 인체 하부에서 자주 볼 수 있는데, 예를 들면 습각기濕脚氣(발백선), 습렴창濕臁瘡(종아리 습진), 포루창胞漏瘡(음낭습진) 등이 있다.

• 습濕도 위로 침범할 수 있는데 습濕과 열熱이 결합하면 습濕이 수기水氣로 변하여 상승하기 쉽다. 선이창旋耳瘡(귓바퀴의 습진), 양수창羊鬚瘡 등이 있다.

• 습濕은 음사陰邪라서 끈끈하고 막혀 변화가 어려우니 이 병으로 인해 뒤엉키게 되는 것이 많다. 습진濕疹은 아급성 혹은 만성이 많다.

③ 열熱, 화火

화火와 열熱은 같은 종류로서 화火는 열熱이 점점 심해지는 것이니 정도가 서로 다를 뿐이다. 열熱이 성하면 화火가 되고 독毒이 된다. 내화內火와 외화外火로 나눌 수 있다.

㉠ **화火의 종류**

• **외화外火**: 열熱은 항상 다른 사기와 결합하여 풍열風熱, 습열濕熱, 서열暑熱이 된다. 게다가 모두 화火나 독毒으로 변하기 쉬운데, 풍열風熱이 화독火毒으로 변하면 포두화단抱頭火丹(안면의 단독)이 발하고 습열濕熱이 화독火毒으로 변하면 유화流火(하지의 단독)가 되고, 서열暑熱이 화독火毒으로 변하면 비독痱毒(한선염), 서절暑癤(절종)이 된다. 또한 화열火熱의 기운이 피부를 직접 상하게 하면 탕화상湯火傷(화상)이 된다.

• **내화內火**: 오장五臟의 화火는 모두 내화內火에 속한다. 심경心經에 열이 있어 심화心火가 항성하면 혈열血熱을 일으켜 창양瘡瘍이 발생하기 쉽다. 심간心肝의 화火는 전요화단纏腰火丹(대상포진)을 일으킨다. 비경脾經에 열熱이 쌓이면 열기창熱氣瘡(단순포진)이 발생한다. 폐화肺火가 심하면 비사鼻齄, 주자酒刺 등이 발생한다.

㉡ **열熱, 화사火邪의 특징**

질병으로서 열熱, 화사火邪의 특징은 다음과 같다.

• 《내경內經》에서 말하기를 "모든 역으로 위로 부딪치는 것들은 모두 화火에 속한다." 라고 하였다. 화火의 성질은 위로 불타는 것인데 불꽃이 치솟고 열기가 위로 오른다. 두면부의 대부분 병에서 볼 수 있으며 포두화단抱頭火丹(안면의 단독), 면유풍독面遊風毒(과민성 피부염) 등이 있다.

• 화火는 양사陽邪라서 발병이 급작스럽고 만연하고 대단히 빠르다. 피부는 선명하게 붉은 것이 붉은 칠을 한 듯하다. 단독丹毒, 유화流火가 있다.

④ **조燥**

조燥 역시 외조外燥, 내조內燥로 나눌 수 있다.

㉠ **외조外燥**

가을 날씨는 항상 건조해서 피부가 건조하고 가려우며 피부가 갈라지는 등의 증상이 잘 나타난다.

㉡ **내조內燥**

• **혈조血燥**: 하나는 혈열풍조血熱風燥이고, 또 하나는 혈허풍조血虛風燥이다(앞 장에서 언급한 "혈조血燥" 조문을 참조하라).

• **폐조肺燥**: 폐肺는 피부와 모발을 주관하는데 폐음肺陰이 상하면 모발이 건조해진다(장부臟腑의 병기病機를 참고하라).

• **비조脾燥**: 비脾가 위胃로 하여금 그 진액을 보내어 전신을 윤포하게 하지 못하면 피부가 각화되는 여러 증상들이 나타나게 된다.

질병으로서 조사燥邪의 특징은 피부가 건조하고 갈라지는데 조燥가 우세하면 피부가 갈라지고 인설이 탈락되는 등의 증상이 나타난다.

3. 창양瘡瘍의 변증

피부는 유기체의 일부분으로 체표를 덮고 있으며 안으로는 경락과 오장육부와 서로 관련이 있다. 기육과 피부, 주리가 사기邪氣를 받으면 반드시 안으로 점점 들어가게 되고 장부에 병이 있으면 그 모양이 밖으로 나타나니, 안과 밖이 서로 관련 있는 것은 하나의 몸이기 때문이다. 창양瘡瘍, 피부병은 기타 내과질환과 마찬가지로 전체적인 관점을 따라 망望, 문聞, 문問, 절切의 사진四診, 팔강八綱으로 변증논치辨證論治하는 것이 필요하다. 피부병은 고유한 특징이 있는데 자각증상 또는 체표면에서 종종 나타나는 피부병변의 형태를 육안으로 직접 관찰할 수 있기 때문에 이를 종합하여 임상에서 변증논치辨證論治하기에 유리한 조건이 된다. 나누어 서술하면 다음과 같다.

(1) 맥상脈象과 설舌, 설태舌苔의 변증

① 맥상脈象의 변증

맥상脈象은 피부병의 진료에 있어 반드시 참고할 가치가 있다. 예를 들면 풍風이 성하면 항상 현맥弦脈, 부맥浮脈이 나타난다. 습濕이 성하면 항상 활맥滑脈, 완맥緩脈, 유맥濡脈이 나타난다. 열熱이 성하면 항상 대삭맥帶數脈이 나타난다. 풍열증風熱證이면 현弦하면서 대삭帶數 혹은 부삭浮數하다. 습열증濕熱證이면 활滑하고 대삭帶數하다. 풍습증風濕證은 현활弦滑하다. 비습증脾濕證은 완활緩滑하다. 풍한증風寒證은 현弦하면서 완緩하다.

② 설舌과 설태舌苔의 변증

설과 설태의 변증辨證은 망진望診의 일종으로 설질, 설태에 나타나는 현상을 관찰하며 임상에서 변증에 도움이 된다.

㉠ **혈열血熱**

설질이 붉은 것은 열熱을 주관한다. 붉으면서 미뢰가 돋은 것은 혈열血熱이다. 설첨이 붉은 것은 심화心火이고 설의 테두리가 붉은 것은 풍열風熱이다. 설질이 붉고 건조하며 태가 광박光剝한 것은 음허유열陰虛有熱한 것이다. 설질이 붉고 태가 박백薄白한 것은 습濕이 가볍고 열熱이 심한 것이다. 설질이 붉고 태가 백니白膩한 것은 열熱이 가볍고 습濕이 심한 것이다. 설질이 붉고 태가 박백薄白하고 건조한 것은 풍조風燥이다. 설질이 붉고 태가 누런 것은 비위脾胃에 열이 있는 것이다. 설질이 붉고 태가 누렇고 건조하면서 대변이 건조한 것은 리열裏熱이 성한 것이다. 설질이 붉고 태가 누렇고 후니대회厚膩帶灰한 것은 습열濕熱이 모두 심한 것이다.

㉡ **혈허血虛**

설질이 담淡한 것은 혈허血虛이다. 설질이 담淡하면서 설태가 백활白滑한 것은 풍한風寒이다.

(2) 가려움과 통증과 마목麻木의 변증

① 가려움의 변증

㉠ **풍風으로 가려운 것**

대다수에서 외감外感으로 풍사風邪가 기육과 피부에 침입하여 가려움증이 일어난다. 풍風의 성질은 잘 움직이고 수시로 변하며 기육과 피부에 침입하면 달리고 날뛰고 들어오고 흐르게 되어 온몸이 가렵게 된다. 풍배뢰風㾦瘤(두드러기)가 여기에 속한다.

㉡ **조燥로 가려운 것**

풍風이 우세하면 조燥하거나 혹은 혈허血虛로 인하여 풍조風燥하는데 기육과 피부가 영양을 잘 공급받지 못해 건조하면서 가려우며, 풍소양風瘙痒(피부소양증)이 여기에 속한다.

㉢ **습濕으로 가려운 것**

습濕이 체표에 머물러 습濕이 쌓이면 열熱이 생겨서 누런 물이 수시로 흐르고 스며들어 가려움을 일으키는데 습진濕疹이 여기에 속한다.

㉣ **충蟲으로 가려운 것**

습濕이 쌓이면 벌레가 생기며 그 가려움이 극렬하다. 충개蟲疥(옴)가 여기에 속한다.

② 통증의 변증

기혈氣血이 막히어 통하지 않으면 아프게 된다. 통증은 한통寒痛, 열통熱痛, 허통虛痛, 실통實痛, 풍통風痛, 기통氣痛, 어혈통瘀血痛 등으로 나눌 수 있다. 그중에 한통寒痛, 열통熱痛, 어혈통瘀血痛은 창양瘡瘍 피부병과 비교적 밀접한 관계가 있다.

㉠ 한통寒痛

아픈 곳이 옮겨 다니지 않고 차가운 것에 노출되면 더 심해지는데 혈관염이 여기에 속한다.

㉡ 열통熱痛

피부의 색깔이 붉게 부어오르고 작열감과 통증이 있으며 차가운 것에 노출되면 통증이 감소하는데, 대상포진이 여기에 속한다. 혹은 열독熱毒이 옹성하여 경맥經脈이 막혀 기혈氣血이 나아가지 못해 통증이 일어나는데, 옹癰과 절癤, 정疔, 창瘡이 여기에 속한다. 양증陽證의 동통이다.

㉢ 어혈통瘀血痛

초기에는 은은히 아프고 약간 창만하고 미열이 있고 피부의 색은 어두운 홍색이며 지속되면 피부색이 푸르고 보랏빛을 띠며 창통脹痛한다. 정맥염, 결절성 홍반 등이 여기에 속한다.

③ 마목麻木의 변증

마麻는 혈血이 운행하지 못하는 것이고 목木은 기氣가 나아가지 못하는 것이다. 그 때문에 마麻는 목木보다 가볍고 목木은 마麻보다 중하다. 대체로 기육과 피부가 이미 죽어 있어 기혈氣血이 운행하지 못하면 마목불인麻木不仁을 느끼게 되는데 나병이 여기에 속한다. 붓고 헌 것이 마麻하면서 아픈 것으로 나타나는 것은 창독瘡毒으로 막힌 것과 관련이 있는데, 기혈氣血이 운행되지 못하기 때문이며 정독疔毒이 여기에 속한다. 궤양潰瘍에 마목麻木이 나타난 것은 기혈氣血이 휴허虧虛한 것과 관련이 있다.

(3) 형색形色의 변증

① 종腫의 변증

붓는 것은 통증과 밀접한 관계가 있다. 인체의 기혈氣血은 쉬지 않고 흐르는데 약간만

옹체되어도 곧 붓고 아픈 것이 발생한다. 붓는 것은 허종虛腫, 실종實腫, 화종火腫, 한종寒腫, 습종濕腫, 풍종風腫, 담종痰腫, 기종氣腫, 울종鬱腫, 어종瘀腫 등으로 나눌 수 있다. 창양瘡瘍 피부병과 관련 있는 종腫은 다음에 서술하는 몇 종류이다.

㉠ 실종實腫

부은 부분이 높게 솟아 있고 피부병변만 붓고 기육은 붓지 않는다. 화농성염증성질환, 옹癰, 절癤 등이 모두 속한다.

㉡ 습종濕腫

피부가 홍조를 띠거나 담홍淡紅하고 부으면서 진물이 수시로 흐르는 것인데, 급성습진 등이 여기에 속한다.

㉢ 풍종風腫

부은 곳이 비교적 선명하게 떠 있고 여기저기 생길 수 있으며 정처 없이 떠돌아다닌다. 두드러기와 혈관신경성수종, 식물광선피부염 등이 여기에 속한다.

㉣ 담종痰腫

부은 곳의 피부가 붉거나 열이 나지 않고 누르면 핵 같은 것이 만져지는데, 한의학에서 말하는 담핵痰核의 종류에 속한다. 지방종, 피부낭충증, 림프절결핵 등이 여기에 속한다.

㉤ 어종瘀腫

부은 곳의 피부가 어두운 보랏빛 혹은 어두운 붉은색을 띠고 있고 부딪히면 딱딱해지거나 움푹 파이는 수종水腫으로 경결성 홍반, 결절성 홍반, 다형 홍반 등이 여기에 속한다.

② 피부병변의 변증

주로 피부의 발진 형태를 근거로 변증하여 치료한다. 이것은 한의학에서의 피부외과 임상 치료의 주요 근거가 된다. 피부병변의 형태는 발진의 크고 작음, 경계, 배열, 색깔과 광택, 부위 등을 포괄한다.

무릇 점이 커져서 편片 상을 이루어 피부 위에서 퍼지고 비단무늬처럼 얼룩덜룩한데 어루만지면 손에 방해되는 것이 없는 것을 반斑이라고 한다. 반斑 변증의 종류는 다음과 같다.

㉠ 홍반紅斑의 변증

• **온열발반형溫熱發斑型**: 미만성홍조를 띠면서 큰 편片을 이루는 홍반을 지칭한다. 신열을 동반하는(혹은 신열을 동반하지 않거나) 등의 전신증상이 있다. 예로 약물성 피부염, 홍피

증, 계통성 홍반성 낭창 등이 있다. 한의학 온열병溫熱病에서 위衛, 기氣, 영營, 혈血 변증학설에서 제시하는 치료법은 량혈凉血, 청열淸熱, 해독解毒 위주이다.

온사溫邪가 리裏에 들어오면 영혈營血로 파급되며 음陰을 손상시키고 진액을 말린다. 반진斑疹이 사라졌다 나타났다 하는 증상을 제외하고도 내열內熱이 음陰을 상하는 징후를 여전히 볼 수 있는데, 설질舌質이 홍강紅絳하거나 자회紫晦하고 맥이 침세이삭沈细而數하며 신열身熱 혹은 혈열망행血熱妄行하는 등의 증상이다. 량혈청열凉血淸熱으로 치료하되 자음증액滋陰增液으로 보좌한다.

• **열독형熱毒型**: 열독熱毒이 홍반紅斑을 일으키는 것을 말한다. 일반적인 화농감염증에서 자주 볼 수 있다. 이것은 열독熱毒의 사기邪氣와 관련 있는데, 기육과 피부에 침입하여 스며들면 부어올라 편片이 생기고 붉고 열이 나면서 아프다. 몸에서 열이 나고 입이 마르고 대변이 건조해지며 맥은 홍대洪大하고 설질은 붉고 설태는 누렇고 마른 증상을 동반하는데 단독丹毒, 유화流火(하지의 단독), 전요화단纏腰火丹(대상포진) 등이 여기에 속한다. 치료법은 마땅히 청열해독淸熱解毒인데 고한苦寒한 청열약淸熱藥을 위주로 투여한다. 홍반紅斑에 수포水疱가 나타나는 경우 리습利濕제를 쓸 수 있다.

ⓛ 자홍반紫紅斑의 변증

정상 기육과 피부에서는 피부가 발그레하면서 광택이 있는데 기혈氣血이 조화롭지 못하면 기혈어체氣血瘀滯를 일으켜 자반紫斑, 자홍반紫紅斑이 나타나고, 심하면 전변되어 자흑반紫黑斑이 된다. 예를 들면 다음과 같다.

• 습열濕熱이 밑으로 흘러 기혈氣血이 울체鬱滯되면 경락經絡에서 막혀 종아리에 결절結節, 자홍반紫紅斑, 부종 등의 증상이 나타난다. 과등전瓜藤纏(하지의 결절성질환) 등이 여기에 속하며, 치료법은 마땅히 거어활혈祛瘀活血하되 청열리습淸熱利濕제로 보좌한다.

• 기혈氣血의 울체鬱滯로 인하여 울체가 오래되면 열熱로 변화하여 자홍반紫紅斑 혹은 자홍색 반구진斑丘疹을 일으킨다. 홍운풍紅雲風, 묘안창猫眼瘡(다형 홍반) 등의 병이 여기에 속한다. 치료는 마땅히 량혈활혈凉血活血한다.

• 혈분血分의 쌓인 열이 혈血을 압박하여 경맥 바깥으로 넘쳐흘러 자반紫癜, 청퇴靑腿(괴혈병) 등을 일으킨다. 치료는 량혈凉血, 활혈活血 위주이다.

• 한사寒邪가 외속外束하여 한응寒凝으로 혈체血滯하여 일어난 자반紫斑인데 동창凍瘡이 여기에 속한다. 치료는 마땅히 온경산한溫經散寒, 거어활혈祛瘀活血한다.

ⓒ 흑반黑斑의 변증

일반적으로 간신肝腎에서 변증辨證하는 것이 많다.

- **간장肝臟에 따른 변증:** 간肝은 혈血을 저장한다. 대체로 걱정하고 우울한 것이 지나치면 간기울결肝氣鬱結을 일으키고 울체된 것이 오래되면 열熱로 변화하여 음陰을 상하고 혈血을 말린다. 혈血이 약하여 영화로움이 없게 되면 안면부에 여흑반黧黑斑(기미)이 생긴다. 치료는 마땅히 양혈평간養血平肝한다.

- **신장腎臟에 따른 변증:** 신腎의 색은 흑색인데 신음腎陰, 신양腎陽이 부족한 것은 모두 피부 색소침착을 일으킨다. 신양腎陽이 부족하거나 혹은 명문화命門火가 쇠하면 허양虛陽이 위로 뜨고 기육과 피부의 점막에 여흑반黧黑斑이 나타난다. 피부점막에 색소침착이 나타날 뿐만 아니라 양위陽痿, 조설早泄, 오경설사五更泄瀉, 곤핍무력困乏無力, 요산배통腰酸背痛 등의 증상이 보이기도 한다. 예로 부신피질부전, 흑모설黑毛舌 등을 들 수 있다. 치료는 온신조양溫腎助陽한다.

무릇 신음腎陰이 부족하면 물이 줄어들고 화火가 울체하며 손락혈분孫絡血分에 화火가 울체되면 신腎의 본색이 밖으로 드러나게 된다. 예로 흑피증, 중독성흑피증 등이 있으며 치료는 자신강화滋腎降火한다.

ⓡ 백반白斑의 변증

대체로 색깔이 흰 점과 편片이 어우러진 반斑으로 색소가 탈락된 것이다. 한의학에서는 풍사風邪가 기육과 피부에 상박하여 기혈氣血이 조화로움을 잃게 되는 것과 관련이 있다고 보았다. 혹은 풍사風邪가 바깥에서 침범하여 기혈氣血이 응체凝滯하여 모공이 폐색되어 일어난다고도 보았다. 요컨대 풍사風邪가 밖에서 침입하여 기혈氣血이 조화롭지 못하여 일어나는 것이 원인이다. 백박풍白駁風(백반증), 자백전풍紫白癜風(어루러기) 등이 여기에 속한다. 치료는 마땅히 거풍화혈祛風和血 위주이다.

ⓜ 반구진班丘疹, 구진丘疹의 변증

이 종류의 피부 발진은 대체로 담홍색이거나 암홍색으로 가려운 것이 한도가 없고 흩어지거나 모여 있는 것이다. 풍열증風熱證에서 자주 보이며 속창粟瘡(구진성 습진) 등이 여기에 속하고, 치료는 소풍청열疏風淸熱한다.

ⓑ 수포水疱의 변증

구포진丘疱疹, 수포水疱, 대포大疱[05] 혹은 침음습란浸淫濕爛 등을 포괄한다. 이상은 모두 수습水濕

---

05 대수포(大水疱)를 말한다. 직경이 1cm가 넘는다.

으로 병이 생긴 것에 속하는데 습사濕邪가 밖에서 침입한 것이 가벼우면 포疱를 일으키고 심하면 침음습란浸淫濕爛을 일으킨다. 예를 들면 수습水濕이 위로 넘치면 선이창旋耳瘡이 나타나고 습열濕熱이 아래로 흐르면 포루창胞漏瘡이 나타난다. 비경脾經에 습濕이 있으면 기육에 열이 쌓여 습열濕熱이 상박相搏하므로 피부가 조홍潮紅해지면서 삼출물이 나오게 된다. 치료는 리습청열利濕清熱하거나 담삼리습淡滲利濕한다. 또한 독열毒熱이 안에서 치성하면 천포창天疱瘡 같은 대포大疱가 발생하는데 마땅히 청열패독清熱敗毒시킨다. 비습脾濕이 안에서 쌓여 발생한 수포水疱의 경우 마땅히 건비제습健脾除濕한다.

㉦ 농포膿疱의 변증

농포膿疱 혹은 구농포진丘膿疱疹으로 볼 수 있다. 주변에 불그스레한 부분이 항상 보이거나 전신발열을 동반하면서 불쾌하다. 치료는 마땅히 청열해독清熱解毒한다.

4. 창양瘡瘍의 논치

창양瘡瘍 피부병을 치료하기 위해서는 먼저 전체 관념을 반드시 가져야지 국소 표면에 나타난 병만을 봐서는 안 된다. 여기서 말하는 전체는 영위기혈營衛氣血, 장부기리臟腑機理와 중요한 관련이 있다. 예방과 치료 방면에서는 반드시 전체적인 관점에서 문제를 체크하는 것이 강조되는데, 외치법을 사용하는 것이 필요할 수도 있겠지만 더 중요한 것은 내치법에 치중하는 것이다. 옛사람들은 "밖을 치료하려면 반드시 안에서 근본을 찾아야 하고, 안을 치료하는 것은 밖을 치료하는 것이다."라고 하였다. 다른 과와 마찬가지로 증상을 관찰하고 원인을 찾고 증세를 판별하고 종류를 나누는 것이 모두 중요하므로 같은 병에 다른 치료를 할 수 있으면서 다른 병에 같은 치료가 가능하다. 여기에 주런캉 선생의 임상경험을 바탕으로 상용하는 치료법칙을 크게 12가지로 정리하였는데 다음과 같다.

(1) 소풍청열消風清熱(풍열증에 사용한다)

【이론】 ① 풍열風熱이 상박相搏하여 영위營衛가 조화로움을 잃는데 풍배뢰風痞癗(두드러기)가 여기에 속한다. ② 풍열風熱이 오래 지속되어 발산하지 못하면 재발이 잦게 된다(만성 두드러기). ③ 혈열血熱이 안에서 쌓이고 바깥으로 외풍外風에 감수되는데 풍은진風癮疹(인공 두

드러기), 풍열창風熱瘡(장미색 비강진), 속창粟瘡(구진성 습진) 등이 여기에 속한다.

증상은 몸에서 구진, 홍반, 두드러기, 가려움증이 일어난다. 설질은 붉고, 태는 박백薄白 혹은 박황薄黃하다. 맥은 현弦, 활滑, 삭數하다.

【치법】 ① 소풍청열消風清熱 ② 수풍청열搜風清熱 ③ 량혈소풍凉血消風

【처방】 ① 소풍청열음消風清熱飮(8), 소풍청열음疏風清熱飮(35) ② 오사수풍탕烏蛇搜風湯(36) ③ 량혈소풍산凉血消風散(6)[06]

【약물】 가벼운 것은 형개荊芥, 선태蟬蛻, 부평浮萍, 백질려白蒺藜로 가볍게 풍사風邪를 소통시킨다. 풍風이 심하면 오사烏蛇, 방풍防風, 강활羌活, 백지白芷로 수풍산사搜風散邪시킨다. 혈열血熱에는 생지황生地黃[07], 모란피牡丹皮, 지모知母, 생석고生石膏로 량혈청열凉血清熱시킨다. 열熱이 심하면 황련黃連, 황금黃芩, 고삼苦參, 대청엽大青葉의 고한苦寒한 맛으로 청열清熱시킨다. 당귀當歸, 단삼丹參, 적작약赤芍藥의 화영和營하는 약으로 보좌한다. 증상에 따라 약을 선택한다.

(2) 거풍산한祛風散寒(풍한증에 사용한다)

【이론】 위외衛外가 치밀하지 못해 풍랭風冷이 쉽게 침범한다.

증상은 풍배뢰風痦瘰의 경우 바람을 맞고 차가운 것에 닿으면 나타나는데 시일이 지나도 낫지 않는다(한랭성 두드러기). 설은 담淡하고 태는 박백薄白하며 맥은 긴緊하거나 완緩하다.

【치법】 ① 고위어풍固衛御風 ② 온경산한溫經散寒

【처방】 가벼운 증상에는 고위어풍탕固衛御風湯(10), 중증에는 지양영안탕止痒永安湯(38)

【약물】 황기黃芪, 방풍防風, 백출白朮[08]로 고위固衛시킨다. 마황麻黃, 계지桂枝로 온경산한溫經散寒시킨다. 강활羌活, 형개荊芥, 방풍防風, 백지白芷로 거풍산한祛風散寒시킨다. 필요하면 당귀當歸, 적작약赤芍藥, 도인桃仁, 홍화紅花로 활혈화영活血和營하여 거풍祛風시킨다.

(3) 거풍승습祛風勝濕(풍습열증에 사용한다)

【이론】 ① 습열濕熱이 안에 쌓이고 바깥으로 바람을 맞는데 풍배뢰風痦瘰(구진성 두드러기)

---

06 처방명 뒤에 괄호 안의 번호는 3장에 실려 있는 "경험방과 상용방"의 번호이다.

07 중국에서의 생지황(生地黃)은 건지황(乾地黃)을 의미하는 것이다. 한국에서 말하는 생지황은 중국에서는 선지황(鮮地黃)이라고 한다.

08 중국에서는 삽주가 아닌 기원백출을 사용한다.

가 여기에 속한다. ② 풍風이 습濕보다 중한 경우인데 신낭풍腎囊風(만성 음낭습진)이 여기에 속한다. 건조하고 가렵다. ③ 풍습열風濕熱이 모두 중한 증인데 화적창火赤瘡(포진형 피부염)이 여기에 속한다.

증상은 풍風이 가벼우면 가려움이 가볍고 풍風이 중하면 가려움증이 심하다. 습열濕熱이 있으면 수포水疱가 나타난다. 설은 붉고 태는 박백薄白하다. 습열濕熱이 모두 중하면 대포大疱가 나타나고 기육은 붉은색을 띤다. 설은 붉고 태는 황니黃膩하며 맥은 현활삭弦滑數하다.

【치법】 거풍祛風, 승습勝濕, 청열淸熱

【처방】 ① 거풍승습탕祛風勝濕湯(9) ② 거풍조습탕祛風燥濕湯(34) ③ 해독사심탕解毒瀉心湯(46)

【약물】 풍風이 가벼우면 형개荊芥, 방풍防風, 선태蟬蛻를 사용한다. 풍風이 심하면 오사烏蛇, 강활羌活, 백지白芷를 사용한다. 습濕이 가벼우면 진피陳皮, 복령茯苓을 사용하고 습濕이 심하면 황련黃連, 황금黃芩을 사용한다. 열熱이 가벼우면 금은화金銀花, 감초甘草를 사용하고 열熱이 심하면 지모知母, 생석고生石膏를 사용한다. 증상에 따라 선택하여 사용한다.

(4) 리습청열利濕淸熱(습열증에 사용한다)

【이론】 ① 습열濕熱이 스며드는 것인데 침음창浸淫瘡(범발성 습진)이 여기에 속한다. 습열濕熱이 밑으로 흐르면 화독火毒으로 변화하는데 유화流火(하지의 단독)가 여기에 속한다. ② 비위脾胃의 습열濕熱이 위로 훈증하는데 양수창羊鬚瘡(모창)이 여기에 속한다. ③ 습열濕熱이 밑으로 흐르는데 습렴창濕臁瘡(종아리 습진)이 여기에 속한다.

증상은 끊임없이 스며들고 수포水疱가 나타나기도 하고 붉게 부어오른다. 설은 붉고 태는 박황薄黃하거나 황니黃膩하며 맥은 활삭滑數하다.

【치법】 리습청열利濕淸熱

【처방】 ① 리습청열방利濕淸熱方(1), 용담사간탕龍膽瀉肝湯(28) ② 금련평위산芩連平胃散(48) ③ 비해삼습탕萆薢滲濕湯(31)

【약물】 용담초龍膽草, 황금黃芩, 산치자山梔子, 황련黃連, 목통木通은 고한苦寒하여 청열제습淸熱除濕시킨다. 적복령赤茯苓, 택사澤瀉, 비해萆薢, 활석滑石, 차전자車前子는 담삼리습淡滲利濕시킨다.

(5) 건비리습健脾理濕(비습증에 사용한다)

【이론】 ① 비습脾濕이 범람하는 것으로 침음창浸淫瘡(범발성 습진)이 여기에 속한다. ② 비

경脾經의 습열濕熱로 습濕이 열熱보다 심한 것으로 전요사단纏腰蛇丹(대상포진)이 여기에 속한다. ③ 소아태진창小兒胎癲瘡(영아습진)이 여기에 속한다.

증상은 몸에 수포水疱가 돋아나면서 끊임없이 가려우며 피부의 색은 붉지 않고 위장의 통증, 식욕부진, 대변이 물렁함 등의 증상이 나타나기도 한다. 설은 담淡하고 태는 백니白膩하며 맥은 유濡, 완緩, 활滑하다.

【치법】 건비리습健脾理濕

【처방】 ① 건비제습탕健脾除濕湯(2), 방향화습탕芳香化濕湯(4) ② 제습위령탕除濕胃苓湯(29) ③ 소아화습탕小兒化濕湯(5)

【약물】 창출蒼朮, 백출白朮, 후박厚朴, 진피陳皮는 건비리습健脾利濕시킨다. 복령茯苓, 저령猪苓, 택사澤瀉, 육일산六一散[09]은 담삼리습淡滲利濕시킨다. 곽향藿香, 패란佩蘭은 방향화습芳香化濕시킨다. 계지桂枝 또는 육계肉桂는 통양화기通陽化氣시킨다.

(6) 량혈청열凉血清熱(혈열증에 사용한다)

【이론】 ① 폐경肺經의 혈열血熱로 여드름, 주사비酒齇鼻가 여기에 속한다. ② 혈열풍조血熱風燥로 백비풍白疕風(건선의 진행기)이 여기에 속한다. ③ 열熱이 습濕보다 중한 것으로 속창粟瘡(구진성 습진)이 여기에 속한다. ④ 청소년기에 혈열血熱로 발생되는 원형탈모증 혹은 백발증이다. ⑤ 풍열風熱이 영분營分을 상하여 혈血이 흘러넘쳐 반점이 되며 과민성자반증이 여기에 속한다.

증상은 설질이 홍강紅絳하고 소태少苔하며 맥은 세삭細數하다.

【치법】 량혈청열凉血清熱

【처방】 ① 량혈청폐음凉血清肺飮(19), 량혈사물탕凉血四物湯(53) ② 백비1호방白疕一號方(20) ③ 량혈제습탕凉血除濕湯(30) ④ 오발환烏髮丸(72) ⑤ 량혈청열방凉血清熱方

【약물】 생지황生地黃, 모란피牡丹皮, 적작약赤芍藥, 괴화槐花, 자초紫草, 측백엽側柏葉, 한련초旱蓮草는 량혈凉血시킨다. 황금黃芩, 대청엽大青葉, 지모知母, 고삼苦參, 생석고生石膏는 청열清熱시킨다.

---

09 활석(滑石) 가루와 감초를 6:1의 비율로 섞은 것. 청서리습(清暑利濕)의 효능이 있다. 주런캉 선생의 처방구성에는 활석, 감초를 따로 기재하지 않고 육일산(六一散) 이름으로 기재한 것이 많다.

(7) 청영패독淸營敗毒(독열증毒熱證에 사용한다)

【이론】 ① 약물의 독에 중독되는 것인데 풍독종風毒腫(약물성 피부염)이 여기에 속한다. ② 온독溫毒이 영분營分으로 들어가면 열이 확 오르면서 반점이 나타나며 홍반낭창紅斑狼瘡이 여기에 속한다. ③ 심화心火가 망동妄動하면 혈열血熱이 안에서 치성하는데 심상성 천포창이 여기에 속한다. ④ 독열毒熱이 안에서 불타오르면 음陰을 상하고 진액을 소모시켜 피부에 영양을 공급하지 못하는데 박탈성 피부염이 여기에 속한다.

증상은 몸에 홍반紅斑 또는 대포大疱가 나타나면서 피부에 크고 붉은 인설 조각이 벗겨지거나 피부가 박탈되기도 하며 고열을 동반하기도 한다. 설舌은 붉거나 강絳하고 태는 누렇거나 혹은 광박光剝하며 맥은 세삭細數하다.

【치법】 량영涼營, 청열淸熱, 패독敗毒

【처방】 ① 피염탕皮炎湯(16) ② 청온패독음淸瘟敗毒飮(45) ③ 해독사심탕解毒瀉心湯(46) ④ 증액해독탕增液解毒湯(17)

【약물】 서각犀角[10], 생지황生地黃, 모란피牡丹皮, 적작약赤芍藥은 량영청열涼營淸熱시킨다. 지모知母, 생석고生石膏는 청기열淸肌熱시킨다. 금은화金銀花, 연교連翹, 생감초生甘草는 청열해독淸熱解毒시킨다. 실태舌苔가 누러면 황련黃連, 황금黃芩, 대청엽大靑葉의 고한苦寒한 성미로 청열淸熱시킨다. 설舌이 강광박絳光剝하면 현삼玄參, 사삼沙參, 석곡石斛, 맥문동麥門冬, 천화분天花粉, 자별갑炙鱉甲 등의 자음증액滋陰增液시키는 약물들을 사용한다. 증상에 따라 선택하여 사용한다.

(8) 청열해독淸熱解毒(열독증에 사용한다)

【이론】 밖에서 풍열風熱, 습열濕熱, 서열暑熱 등의 사기邪氣를 감수하는데, 이 모두가 화火나 독毒으로 변화할 수 있어 열독熱毒이 막혀 모여서 영위營衛가 조화롭지 못하여 창瘡이 생기게 된다. 절癤, 모낭염, 농포창, 옹癰, 정疔, 단독 등이 여기에 속한다.

【치법】 청열해독淸熱解毒, 탁독소종托毒消腫

【처방】 ① 소염방消炎方(18)은 절癤, 모낭염, 농포창 등을 치료하는 데 사용한다. ② 소옹탕消癰湯(42)은 옹癰을 치료하는 데 사용한다. ③ 지정음地丁飮(41)은 정창疔瘡을 치료하는 데 사용한다. ④ 청서해독음淸暑解毒飮(43)은 열절비독熱癤痱毒의 치료에 사용한다. ⑤ 보제소독음普濟消毒飮은 안면단독顔面丹毒의 치료에 사용한다.

---

10 서각(犀角)을 구하기 힘든 현대에서는 서각 대신 수우각(水牛角)으로 대용하기도 한다.

【약물】 황련黃連, 황금黃芩, 산치자山梔子, 대청엽大青葉은 고한苦寒하여 청열淸熱시킨다. 지정地丁[11], 야국화野菊花, 조휴蚤休, 포공영蒲公英, 금은화金銀花, 연교連翹, 생감초生甘草는 청열해독淸熱解毒시킨다. 당귀미當歸尾, 적작약赤芍藥은 화영소종和營消腫시킨다. 천산갑穿山甲, 조각자皂角刺는 탁독소종托毒消腫시킨다.

(9) 양혈식풍養血熄風(혈허증에 사용한다)

【이론】 ① 혈열血熱이 풍風을 일으키고 풍조風燥가 혈血을 상하는 것인데 풍소양風瘙痒(피부소양증), 음낭소양陰囊瘙痒, 여음소양女陰瘙痒 등이 여기에 속한다. ② 기혈氣血이 휴허虧虛하여 피부와 주리가 영양공급을 받지 못하는 것인데 노년소양증, 지루성 피부염, 신경피부염, 백비풍白疕風(건선) 등이 여기에 속한다. 시간이 지나면 모두 풍조風燥하여 음陰을 상하고 혈血을 소모시킨다.

증상은 피부가 건조하고 가렵고 인설이 벗겨지며 심한 경우 온몸의 피부가 홍조를 띠며 딱딱해진다. 설은 담淡하고 태는 정淨하거나 혹은 설은 강絳하고 태는 광光하며 맥은 세현細弦하다.

【치법】 양혈식풍養血熄風, 자음윤조滋陰潤燥

【처방】 ① 양혈식풍산養血熄風散(7) ② 지양식풍방止痒熄風方(13), 양혈식풍방養血熄風方(14), 풍선탕風癬湯(26), 양혈윤부음養血潤膚飮(62)

【약물】 당귀當歸, 백작약白芍藥, 생지황生地黃, 숙지황生熟地黃, 단삼丹參으로 양혈養血시킨다. 형개荊芥, 백질려白蒺藜로 소풍消風시킨다. 단용골煅龍骨, 단모려煅牡蠣, 진주모珍珠母로 잠양식풍潛陽熄風시킨다. 현삼玄參, 맥문동麥門冬, 마자인麻子仁, 감초甘草로 자음윤조滋陰潤燥시킨다. 도인桃仁, 홍화紅花, 천초茜草로 활혈거풍活血祛風시킨다. 증상에 따라 선택하여 사용한다.

(10) 활혈화어活血化瘀(혈어증에 사용한다)

【이론】 ① 영위營衛가 순행되지 못하고 기육 내에서 역행하면 옹종癰腫이 생긴다. ② 습열濕熱이 밑으로 흐르면 어혈瘀血이 맥락脈絡을 막아 모여서 매핵단梅核丹(결절성 홍반) 등을 만든다. ③ 한기寒氣가 응결되면 낙맥絡脈이 소통되지 않아 기혈氣血이 소통하지 못하는데 맥비脈痹(혈관염)가 여기에 속한다. ④ 양기陽氣가 부족하여 사지말단으로 도달하지 못하면 기

11 Corydalis bungeana Turcz를 일컫는다. 자화지정(紫花地丁, Viola yedoensis Makino)과는 다르다.

혈氣血의 운행이 불리하게 되는데 손과 발이 자줏빛이거나 검푸르게 된다. 레이노병이 여기에 속한다. ⑤ 풍한습사風寒濕邪가 낙맥絡脈을 막아 기혈氣血이 소통되지 못하고 응체되는데 피비皮痹(경피병) 등이 여기에 속한다. ⑥ 어혈瘀血이 경락經絡을 막아 영위營衛의 기가 소통하지 못하면 혈血이 피부에 영양을 공급하지 못하여 풍風이 안을 따라 생겨 풍배뢰風痦瘤, 풍소양風瘙痒에 이르게 된다. 오래도록 재발한다. ⑦ 어혈瘀血이 없어지지 않고 새로운 피가 생기지 못하는데 원형탈모증의 경우 시일이 지나도 머리카락이 자라지 못한다. ⑧ 주사비酒齄鼻의 경우 시일이 지나면서 열熱과 혈血이 한寒으로 인해 응결된다.

증상은 설질이 자암紫黯하고 어반瘀斑이 있다. 맥은 세삽細澁하다.

【치법】 활혈화어活血化瘀, 통락행비通絡行痹

【처방】 ① 화영소종탕和營消腫湯(54) ② 통락활혈방通絡活血方(27) ③④ 당귀사역탕當歸四逆湯(56), 양화탕陽和湯(58) ⑤ 독활기생탕獨活寄生湯(55) ⑥ 활혈거풍탕活血祛風湯(12) ⑦ 통규활혈탕通竅活血湯(57)

【약물】 당귀미當歸尾, 적작약赤芍藥, 천궁川芎, 도인桃仁, 홍화紅花는 활혈화어活血化瘀시킨다. 우슬牛膝, 택란澤蘭, 천초茜草, 왕불유행王不留行은 행혈파어行血破瘀시킨다. 황기黃芪는 보기補氣시키고 청피靑皮, 향부자香附子는 행기行氣시킨다. 기氣가 운행하면 혈血 역시 운행하게 된다. 육계肉桂, 계지桂枝, 독활獨活, 지룡地龍은 온경통락溫經通絡시킨다.

(11) 자음강화滋陰降火(음허증에 사용한다)

【이론】 ① 신음腎陰이 부족하여 수水가 휴허虧虛하고 화火가 왕성하다. 음허陰虛하면 내열內熱이 생기는데 홍반낭창紅斑狼瘡의 음허형陰虛型에서 볼 수 있다. ② 독열毒熱이 음陰을 상하게 하는데 심상성 천포창, 포진양 농포병 등이 여기에 속한다. ③ 음허화성陰虛火盛하여 경락經絡을 울체시키면 얼굴에 흑반黑斑(황갈반 혹은 흑색증)이 나타난다.

얼굴 광대뼈에 홍조紅潮가 나타나고 뺨에 홍반紅斑이 나타나며 흑반黑斑이 나타나거나 몸에 대포大疱, 포진疱疹이 나타나기도 한다. 설은 강絳하고 태는 광光하며 맥은 세삭細數하다.

【치법】 자음강화滋陰降火

【처방】 ① 지백지황탕가미知柏地黃湯加味 ② 증액해독탕增液解毒湯(17) ③ 지백지황환知柏地黃丸, 대보음환大補陰丸

【약물】 지백팔미가知柏八味加 청호靑蒿, 귀갑龜甲, 별갑鱉甲, 여정자女貞子, 한련초旱蓮草로 자신청열滋腎淸熱시킨다. 생지황生地黃, 현삼玄參, 모란피牡丹皮, 적작약赤芍藥으로 청열淸熱시킨다. 맥문동麥門冬,

석곡石斛, 천화분天花粉으로 자음증액滋陰增液시킨다. 금은화金銀花, 연교連翹, 감초甘草로 청열해독淸熱解毒시킨다.

(12) 온신장양溫腎壯陽(음허증에 사용한다)

【이론】 ① 신양腎陽이 부족하면 양기陽氣가 사지말단으로 도달하지 못하여 사지말단이 자줏빛이거나 검푸르게 된다. 홍반낭창, 경피증에서 자주 볼 수 있다. ② 신양腎陽이 허하면 수기水氣가 위로 넘쳐 신腎의 본색이 바깥으로 노출이 되며 여흑반黧黑斑(흑색증)에서 나타나고 혹은 에디슨병, 흑모설 등에서 나타나기도 한다.

증세는 얼굴의 색은 희고 허리는 시큰거리고 다리에 통증이 있다. 차가운 것을 싫어하고 사지가 차가우며 설은 담淡하고 반胖하고 척맥은 세약細弱하다.

【치법】 온신장양溫腎壯陽

【처방】 신기환腎氣丸, 우귀음右歸飮

【약물】 위 처방을 기초로 하여 선령비仙靈脾[12], 선모仙茅, 호로파胡蘆巴, 파극천巴戟天, 토사자兎絲子 등 온신장양溫腎壯陽시키는 약물을 가하여 쓸 수 있다.

---

12 음양곽(淫羊藿)의 이명(異名)이다.

제2장 의안

1. 옹癰(carbuncle)(3례)

1 邱 씨, 여성, 85세

차트번호 163198, 초진일시: 1966년 11월 16일

【주소증】 목 뒷부분의 큰 종기, 추위를 타고 발열한 지 7일이 지났다고 한다.

【현병력】 1주일 전 목 뒤쪽에 좁쌀 모양의 작은 종기가 올라왔으나 신경 쓰지 않았다가 점차 붓고 딱딱해지고 확대되면서 통증이 어깨와 등까지 파급되었고 아울러 무거운 느낌이 나타났다. 목을 돌리기가 어려웠고 추위를 싫어하였고 열감과 식욕부진 증상을 동반하였다. 페니실린 주사를 3일 동안 맞았으나 딱히 두드러진 효과는 나타나지 않았으며 붓고 아픈 것이 더 심해지고 밤새도록 잠을 자지 못했다. 한의학 치료를 받고자 내원하였다.

【검사】 목 뒷부분 한가운데에 7cm×9cm의 종괴가 있고 위에는 고름이 무수히 있어 그 모양이 체의 구멍 같았다. 농의 구멍이 막히어 고름이 바깥으로 흐르는 것이 원활하지 못하였고, 병변의 주위는 딱딱했고 붓고 작열감이 있었으며 누르면 통증이 더 심했다. 체온은 38.5℃, 백혈구 수치는 18,000/mm^3, 중성구 백분율 84%, 림프구 백분율은 16%였다.

맥은 세대삭細帶數했고 설태는 박황薄黃했다.

【한의학진단】 대구對口

【양의학진단】 옹癰(carbuncle)

【변증】 울화鬱火가 안에서 뭉친 후 열熱이 모여서 옹癰이 발생하였다.

【치법】 보정탁독補正托毒, 화영청열和營淸熱

【처방】 생황기生黃芪 9g, 당귀當歸 9g, 적작약赤芍藥 9g, 방풍防風 6g, 진피陳皮 6g, 원지遠志 9g, 백

지白芷 6g, 자갑편炙甲片[13] 9g, 조각자皂角刺 9g, 금은화金銀花 9g, 생감초生甘草 4.5g, 3제劑[14], 물에 달여서 복용시켰다.

【외용】 중승단重升丹(142)에 옥로고玉露膏(120)를 가하였다.

• **두 번째 진료:** (11월 19일) 3일 동안 고름이 빠져나가는 것이 원활하였고 붓고 아픈 것은 한결 가벼워졌다. 아직 머리가 어지럽고 뻐근한 증상이 보였다. 맥은 세약細弱하였고 설은 담淡하였으며 태는 정淨하였다. 전의 처방에 국화菊花 9g을 추가하여 3제를 물에 달여서 복용시켰다.

• **세 번째 진료:** (11월 22일) 고름으로 썩은 부분이 점차 벗겨지고 그 아래에 새로운 살이 보였다. 두통은 가벼워졌고 식욕이 좋아졌다. 맥은 현세弦細하였고 설태는 박황니薄黃膩하였다. 종전의 처방에 조구등釣鉤藤 9g을 추가하여 3제를 복용시켰다.

• **네 번째 진료:** (11월 25일) 피부병변의 고름집이 깨끗해졌다. 붓는 것도 완전히 나았으나 단지 빈 구멍이 있고 피부와 기육이 아직 완전히 아물지 않았다. 머리와 목에는 아직도 압통이 있으며 맥과 설태는 예전과 같다. 보익기혈補益氣血을 위주로 기육의 재생을 촉진시키고 평간식풍平肝熄風법으로 보조하였다.

【처방】 생황기生黃芪 12g, 천궁川芎 4.5g, 당귀미當歸尾 9g, 적작약赤芍藥 9g, 백지白芷 9g, 국화菊花 9g, 석결명石決明(부순 것) 12g, 조구등釣鉤藤 9g, 금은화金銀花 9g, 원지遠志 9g, 생감초生甘草 6g, 3제.

【외용】 오오단五五丹(142)에 옥홍고玉紅膏(123)를 가해서 둘 다 거즈로 촘촘히 싸매었다.

• **다섯 번째 진료:** (11월 28일) 주위의 피부색이 붉게 변하고 피부와 기육이 서로 붙을 정도로 아물어 있었다. 종기의 구멍은 점점 줄어들었고 두통은 사라졌다. 계속해서 청보淸補하는 약을 썼다.

【처방】 생황기生黃芪 12g, 당귀當歸 9g, 천궁川芎 4.5g, 적작약赤芍藥 9g, 금은화金銀花 9g, 국화菊花 9g, 진피陳皮 9g, 생감초生甘草 4.5g

3제를 복용한 후 종기의 구멍이 수렴되었다.

【해설】 본례는 괴로워하고 성을 냄으로써 울체된 화火가 안에서 뭉치고 독열毒熱이 막혀 모인 탓에 발생되었다. 나이가 비록 80을 넘긴 고령이지만 체질이 항상 건강했고 정기正氣가 허하지 않아 정기가 사기를 능히 이길 수 있었다. 증세에서는 붉고 붓고 열감이 있

13 천산갑(穿山甲).

14 중국에서의 1제(劑)는 1일분을 의미한다.

고 아픈 증상이 나타났는데 모두 양증에 속한 것이다. 이로 인하여 청탁清濁하는 약물들을 투여했으며 처방 중에 생황기生黃芪로 보정탁독補正托毒하였고 원지遠志로 해울산풍解鬱散風시켰다. 3제 복용한 후 농독膿毒이 원만하게 배설되었고 붓고 아픈 것이 감소하였다. 6제를 복용한 후 고름으로 썩은 부분이 조금씩 탈락되었으나 아직 피부와 기육이 유합되지 않고 창瘡 내에 빈 구멍이 있어 보기활혈補氣活血시키는 약물을 이용해 기육의 재생을 촉진시키니 오래지 않아 구멍이 수렴되었다.

2 趙 씨, 여성, 66세

접수번호 9000, 초진일시: 1956년 11월 9일

【주소증】 목 뒤쪽의 큰 종기가 9일 되었다.

【현병력】 9일 전 목 뒤쪽 오른쪽에 쌀알 크기의 종기 1개가 돋아났다. 초기에는 가려웠으나 후에 아팠고 종괴가 나날이 주변으로 커지는 것이 관찰되었다. 편평했으나 융기되지는 않았고 붉지 않았으며 아프고 답답함을 느꼈다. 목을 돌리는 것이 원활하지 않았고 음식 생각이 나지 않았으며 활력이 없고 의기소침하며 표정이 냉담하였다.

【검사】 목 뒤쪽 오른쪽에 손바닥 크기의 종괴가 관찰되었고 가득 붓고 딱딱하였다. 피부색은 붉지 않았고 종기가 부어 있는 것이 그다지 높게 솟아 있지 않았고 중간에 고름 구멍이 모여 있었으나 삼출물과 피만 있었고 고름은 관찰되지 않았다. 얼굴색은 약간 누랬고 고통스러운 표정에 말없이 신음하였으며 정신은 지쳐 있었다.

체온은 38.2℃, 맥은 침세약沈細弱하였고 설은 담淡하였으며 태는 박포薄布하였다.

백혈구 수치는 17,600/mm^3, 중성구 백분율 86%, 림프구 백분율은 14%였다.

【한의학진단】 편구偏口

【양의학진단】 옹癰(carbuncle)

【변증】 고령으로 기혈氣血이 날로 쇠하여 정기正氣가 허하고 사기邪氣가 내함한 상태

【치법】 익기화영益氣和營, 보정탁독補正托毒

【처방】 면황기綿黃芪 15g, 당귀當歸 12g, 적작약초赤芍藥炒 9g, 천궁川芎 6g, 원지초遠志炒 9g, 대패모大貝母[15] 9g, 초갑주炒甲珠[16] 6g, 조각자皂角刺 9g을 1제로 하여 물에 달여 복용시켰다.

---

15 절패모(浙貝母)의 다른 이름. 천패모(川貝母)와는 다르다.

16 천산갑(穿山甲).

두 번째 진료: (11월 10일) 정지情志 울결로 인해 나타난 증상은 사기邪氣의 세력이 치장지후鴟張之候[17]가 되어 정기正氣가 사기邪氣를 이기지 못하였다. 종기는 높게 솟아 있지 않았으나 거듭 확산될 우려가 있었다. 오후에 열이 치성하고 두통이 나타났으나 다행히 약을 복용한 후 식사를 하고 싶다는 생각이 뚜렷해지고 잠을 안정적으로 자는 것이 좋은 징조에 속한 것 같았다. 단지 고령으로 인해 독毒이 내함되지 않을까 하는 우려가 있어 탁리소종托裏消腫에 더욱 치중했다.

【처방】 생황기生黃芪 30g, 강활羌活 6g, 독활獨活 6g, 원지초遠志炒 6g, 당귀當歸 9g, 대패모大貝母 9g, 복령茯苓 9g, 자갑편炙甲片 9g, 조각자皂角刺 9g, 2제를 물에 달여 복용시켰다.

【외용】 충화고冲和膏[18]

• **세 번째 진료**: (11월 12일) 보정탁독補正托毒시킨 이후에 농독膿毒이 빠져나가는 것이 관찰되었다. 붓고 아픈 것이 가벼워지고 정신이 점차 맑아졌으나 식욕은 좋지 않았고 열의 세력은 꺾였다. 체온은 37.6℃로 위급한 상태를 벗어나 안정된 상태로 전환되었다. 전의 치법을 따라 위 처방에 적작약赤芍藥 6g을 가해 2제를 복용시켰다.

【외용】 중승단重升丹(142), 금황고金黃膏(121)를 도포하였다.

• **네 번째 진료**: (11월 14일) 고름이 빠져나가는 것이 원활해졌고 동통은 날이 갈수록 가벼워져 안정된 상태가 되었다. 전의 치법을 응용하였다. 앞 처방에 인동등忍冬藤 9g을 가하여 3제를 물에 달여 복용시켰다.

• **다섯 번째 진료**: (11월 17일) 고름이 점차 맑아졌고 아랫부분에 새살이 노출되었다. 단단한 것이 없어지지 않았고 맥은 허세虛細하였으므로 보기혈補氣血하면서 단단하게 남은 걸 제거해야 한다고 보았다. 앞 처방에 사과락絲瓜絡 9g, 초하거草河車[19] 9g 3제를 복용시켰다. 외용으로 오오단五五丹(142)을 사용하였다.

• **여섯 번째 진료**: (11월 20일) 창구瘡口는 동전 크기이고 새살이 선홍색이었다. 퇴원하면서 외래에서 약을 바꾸었다. 외용外用으로 옥기단玉肌丹(142)에 옥홍고사조玉紅膏沙條[20]를 가하였

---

17 치조장익지후(鴟鳥張翼之候)라고도 한다. 날뛰는 것이 흉폭함을 비유하는 단어이다.

18 선전외과집험방(仙傳外科集驗方)에 수록된 처방으로 자형피초(紫荊皮炒), 독활(獨活), 적작약(赤芍藥), 백지(白芷), 석창포(石菖蒲)로 구성되어 있으며 소풍소종(疏風消腫), 활혈거한(活血祛寒)의 효능이 있다.

19 조휴(蚤休)의 다른 이름이다.

20 사조(紗條)는 외용약을 녹여 거즈에 적시어 고압으로 소독시켜 놓은 것인데, 사용법은 붕대를 감듯이 피부병변에 붙이거나 안으로 움푹 파인 피부병변에 집어넣는다.

다. 10일 후 창구瘡口가 수렴되었다.

【해설】 환자는 고령에 속한 편으로 초기에 종기가 높거나 붓지 않았고 평평하고 피부색은 붉지 않았다. 날이 갈수록 뿌리가 주위로 확대되었으나 단지 피만 흘렀을 뿐 고름은 없었고 정신은 지쳐 있었다. 이것은 정기正氣가 허하고 사기邪氣가 내함한 것으로 역증逆證에 속한다. 신속히 황기黃芪, 당귀當歸, 천궁川芎, 작약芍藥의 익기화영益氣和營하는 약재를 중용重用하여 정기正氣를 보하였고 갑편甲片, 조각자皂角刺, 백지白芷 등으로 보좌하여 내탁內托하니 3제를 복용한 후에 호전반응이 나타났고 농독膿毒이 빠져나갔으며 붓고 아픈 것이 가라앉았고 정신은 좋아졌다. 앞의 처방을 계속하여 쓰니 위험한 상태에서 안정된 상태가 되었다.

3 李 씨, 남성, 34세

차트번호 21267, 초진일시: 1957년 12월 12일

【주소증】 등 부위 오른쪽 윗부분에 종기가 생긴 지 10일이 되었다.

【현병력】 10일 전 환자는 등 부위 오른쪽 윗부분에 쌀알만 한 크기의 종기가 하나 생겼다. 주위는 붉고 약간 아프고 가려웠는데 마음에 두지 않았다. 3일 후에 종괴가 점차 커져 점차 우측 어깨와 등에 극심한 통증을 느꼈다. 오른팔을 펴고 드는 것 역시 곤란한 느낌이었고 추위를 두려워하고 발열하는 증상을 동반하였다. 페니실린 주사를 많이 맞았지만 병정이 호전되지 않아 한의학 치료를 받고자 하였다.

【검사】 오른쪽 윗부분 등 부위에 선명한 붉은색의 딱딱한 종괴가 약 15cm×12cm 크기였고 중간에는 창두瘡頭가 이미 곪아 있었다. 고름의 구멍이 막혀 있고 고름이 나오는 것이 원활하지 않았고 평평하고 솟아 있지 않았으며 누르면 통증으로 거안拒按하였다.

체온은 38°C였고 맥은 활삭滑數했으며, 설은 붉고 태는 박황니薄黃膩하였다.

백혈구 수치는 16,800/mm^3, 중성구 백분율 80%였다.

【한의학진단】 탑수搭手

【양의학진단】 옹癰(carbuncle)

【변증】 습열온독濕熱蘊毒이 위로 막혀 영위營衛가 따르지 못하는 상태

【증상】 오른쪽 윗부분의 탑수搭手가 나타날 때는 미미한 좁쌀 크기였으나 뿌리는 광활하여 그 모양이 엎어진 사발 같았다. 통증이 어깨와 등까지 파급되었고 색은 붉었으나

다만 창瘡의 꼭대기가 솟아 있지 않았고 항상 밖으로 퍼지는 기세가 있었다.

【치법】 리습청열理濕淸熱, 화영화독和營火毒

【처방】 천후박川厚朴 9g, 적복령赤茯苓 12g, 산치자초山梔子炒 9g, 초하거草河車 9g, 대패모大貝母 9g, 당귀미當歸尾 9g, 적작약赤芍藥 9g, 자산갑炙山甲 9g, 조각자皂角刺 9g, 사과락絲瓜絡 9g을 1제로 하여 물에 달여 복용시켰다.

• **두 번째 진료:** (12월 13일) 오늘 밤 입원했으며 오후에 형체가 차갑고 발열이 있었고 체온은 39.2°C였고 머리가 아팠고 땀이 난 후에 열의 기세가 약간 줄어들었다. 창瘡의 꼭대기는 붉게 부어오른 상태로 높게 솟아 있었고 농독膿毒은 아직 밖으로 배출이 되지 않았다. 맥은 부활삭浮滑數하였고 설태는 황니黃膩하였다. 먼저 투달외탁透達外托시켰다.

【처방】 형개荊芥 9g, 방풍防風 6g, 당귀미當歸尾 9g, 적복령赤茯苓 9g, 대패모大貝母 9g, 초하거草河車 6g, 산치자초山梔子炒 9g, 연교連翹 9g, 조구등釣鉤藤 9g, 자갑편炙甲片 6g, 3제.

【외용】 중승단重升丹(142), 옥로고玉露膏(120)를 도포하였다.

• **세 번째 진료:** (12월 16일) 어젯밤에 창양瘡瘍의 고름이 빠져나가는 것이 많이 원활하였다. 붓고 아픈 것이 완만해졌고 표증表證은 풀렸다. 열의 기세는 수그러들었고 단지 습열濕熱이 쌓여 막힌 것이 변화되지 않아 식욕이 떨어진 상태였다. 맥은 현대삭弦帶數하였으며 설태는 백니白膩하였다. 치법은 화영화습和營化濕법을 사용하였다.

천후박川厚朴 9g, 적복령赤茯苓 9g, 진피陳皮 6g, 의이인초薏苡仁炒 9g, 방풍防風4.5g, 당귀미當歸尾 9g, 적작약赤芍藥 6g, 초하거草河車 6g을 2제로 하여 물에 달여 복용시켰다.

• **네 번째 진료:** (12월 18일) 고름이 빠져나가고 붓는 것이 없어졌고 통증이 경감되었고 식욕이 점차 좋아졌으나 설태가 니膩한 것이 아직 좋아지지 않았다. 계속해서 전의 처방에 사과락絲瓜絡 9g을 가한 후 3제를 물에 달여 복용시켰다.

• **다섯 번째 진료:** (12월 21일) 환자는 퇴원 시 6cm×5cm 크기의 종기로 주위의 피부가 아물어 붙어 있지 않았다. 밖으로 오오단五五丹을 도포한 후 두꺼운 거즈로 받쳐 종기의 구멍을 닫도록 압박하였다. 2주 후 아물었다.

【해설】 본례에서 환자는 장년이었다. 환자의 오른쪽 윗부분 등에 나타난 탑수搭手의 증은 뿌리가 쟁반처럼 넓었고 색은 비록 붉었으나 이것은 습열濕熱이 막혀서 영위營衛가 조화롭지 못한 것이고 창瘡의 꼭대기는 평평했으니 아직도 더 커지고 있는 것이다. 천후박川厚朴, 적복령赤茯苓, 산치자山梔子로 리습청열理濕淸熱시켰다. 당귀當歸, 작약芍藥으로 화영和營시켰고

갑편甲片, 조각자皂角刺, 조휴蚤休, 패모貝母로 탁독소종托毒消腫시켰으며 거듭 형개荊芥, 방풍防風으로 소표투달疏表透達시켰다. 3제를 복용한 후 창瘡의 꼭대기는 높게 솟아올랐고 고름의 배출이 매우 원활하였으며 붓고 아픈 것이 완만해졌다. 또한 설태가 백니白膩하고 식욕이 저하되고 소화가 좋지 않았으므로 전의 처방에 산치자山梔子, 금은화金銀花의 청열清熱시키는 약물을 줄이고 진피陳皮, 의이인초薏苡仁炒를 가하여 화습체化濕滯시켰다. 3제를 복용한 후 모든 증상이 경감되었다.

칼럼 1 옹癰의 논치

옹癰은 목 뒤와 등에 다발하는 것으로 한의학에서는 발병하는 부위에 따라 각기 다른 이름을 붙인다. 목 뒤에 나타나는 것을 "대구對口"라고 하였고 부위가 비교적 치우쳐 있는 것은 "편구偏口"라고 한다. 등 부위 정중앙은 "발배發背"라고 하였고 등의 양 측면은 "탑수搭手"라고 부른다.

주런캉 선생은 옹癰은 비록 양증陽證에 속하지만 서로 전화轉化되어 양陽이 음陰으로 변할 뿐만 아니라 음陰이 양陽으로 다시 돌아오는 수도 있다고 보았다. 마땅히 정기正氣의 성쇠와 사독邪毒의 경중을 살피어야 한다. 정기正氣가 사기邪氣를 이기면 순증順證이고 정기正氣가 허하여 사기邪氣가 성하면 역증逆證이다. 치료 원칙에서는 정기正氣가 허하면 우선 정기正氣를 북돋아주는데 이 방법에는 여러 갈래가 있다. 기혈氣血이 둘 다 허하면(주로 노약자에게서 나타난다) 익기화영益氣和營시키고, 음허陰虛하여 화火가 치성하면 자음청열滋陰清熱시키고, 양허욕탈陽虛欲脫하면 회양구역回陽救逆시킨다. 사기邪氣 가 실하면 몰아내는 방법을 위주로 하는데 정기正氣를 북돋아주는 방법을 일찍 쓰면 사기邪氣의 세력을 도와주는 꼴이 되므로 쓰면 안 된다. 초기에는 오한발열惡寒發熱의 표증表證이 나타나는데 먼저 거풍투표祛風透表시킨다. 습열濕熱이 위로 쌓이면 리습청열理濕清熱시킨다. 치법에서 강조하는 "탁托" 한 글자는 창독瘡毒이 꼭대기로 뚫고 높게 솟게끔 만들어 화농을 쉽게 하면서 바깥으로 확산되거나 평평하여 안으로 들어가는 것을 막아준다. 탁독托毒은 보탁補托, 청탁清托,

온탁溫托으로 나뉜다. 보탁補托은 보정탁독補正托毒으로 탁리소독음托裏消毒飮이 있다. 청탁淸托은 청열탁독淸熱托毒으로 사묘탕四妙湯이 있다. 온탁溫托은 온보탁독溫補托毒으로 탁리온중탕托裏溫中湯 등이 있다. 변증辨證의 종류는 다음과 같다.

(1) 순증順證(경증輕證)

풍온風溫이나 온열溫熱의 사기邪氣에 감수되어 독사毒邪가 뭉치고 모여 영위營衛가 조화로움을 잃어 생긴다. 초기에 좁쌀같이 일어나는데 뿌리는 접시와 같고 크지 않으며 색은 붉고 붓고 열이 나며 부은 종기가 높게 솟는다. 초기에는 한열寒熱과 두통이 있으나 다른 전신증상은 없으며 정신상태, 식사, 기거함이 평상시와 같다. 일반적으로 쉽게 화농되며 고름은 끈끈하고 양이 많고 고름이 배출된 후에는 열이 물러나면서 통증이 그친다. 풍열風熱, 습열濕熱 2종류로 나눌 수 있다.

① 풍열형風熱型

초기에는 오한惡寒과 장열壯熱이 일어나고 맥은 현대삭弦帶數하며 설질은 붉고 태는 박백薄白하거나 박황薄黃하다. 치법은 거풍청열祛風淸熱, 탁독소종托毒消腫시키며 소옹탕消癰湯가감을 쓴다. 형개荊芥, 방풍防風으로 거풍투표祛風透表시키고 당귀當歸, 적작약赤芍藥으로 활혈화영活血和營시키고 금은화金銀花, 천화분天花粉, 감초甘草로 청열해독淸熱解毒시키며 백지白芷, 패모貝母, 갑편甲片, 조각자皂角刺로 탁독소종托毒消腫시킨다.

② 습열형濕熱型

몸의 열이 심하지 않고 목은 마르나 많이 마시지 않으며 가슴이 답답하고 오심이 있다. 맥은 활삭滑數하고 설태는 황니黃膩하다. 치료는 리습청열理濕淸熱, 탁독소종托毒消腫시키며 가미금련탕加味芩連湯을 쓴다. 처방에서 황련黃連, 황금黃芩, 산치자山梔子는 리습청열理濕淸熱시키고 천후박川厚朴, 적복령赤茯苓, 의이인薏苡仁, 육일산六一散은 청화리습淸化理濕시키며 금은화金銀花로 해독시키고 조각자皂角刺로 탁독외달托毒外達시켜 보좌한다.

③ 외치법

• 초기에는 마치현馬齒莧 30~60g을 으깨어 환부에 붙인다.

• 아직 배농되지 않았을 때는 백호초白胡椒 가루를 꿀과 섞어 창두瘡頭 위에 붙인다.

• 고름이 빠진 것이 아직 많지 않을 때는 중승단重升丹(142)을 창구瘡口 위에 뿌리거나 혹은 약을 적신 심지를 창구瘡口 안으로 집어넣어 농과 썩은 부위가 제거되면 깨끗해지기를 기다렸다 오오단五五丹(142)으로 바꾸어 사용하여 독을 제거하고 살의 재생을 촉진시킨다.

(2) 역증逆證(중증重證)

정기正氣가 안에서 허하여 화독火毒이 치성하여 정기正氣가 사기邪氣를 이기지 못해 독이 밖으로 빠져나가지 못하고 도리어 안으로 내함內陷하는데 사기邪氣가 영혈營血에 들어가고 심하면 장부臟腑를 침범하기도 하여 "내함內陷"의 증상이 나타난다. 한의학에서는 3가지로 나누었는데 화함火陷, 건함乾陷, 허함虛陷이 그것이다.

① 음허화치형陰虛火熾型

화함火陷의 증세로서 음액陰液의 부족으로 인해 화독火毒이 치성하는데 정기正氣가 사기邪氣를 이기지 못해 독이 영혈營血로 들어오는 것이다. 종기의 꼭대기가 높지 않고 뿌리는 평평하며 넓게 흩어져 수렴되지 않고 색깔은 보랏빛이다. 창구瘡口는 건조하고 고름이 없으며 피와 진물이 흐르고 작열감과 통증이 극심하다. 열이 심하고 입이 마르고 번조하여 불안하고 심하면 신혼神昏하여 섬어譫語하기도 한다. 맥은 홍삭洪數하고 설질은 홍강紅絳하며 태는 누렇고 건조하니 독혈증毒血症과 같다. 치료는 청영해독淸營解毒, 자음설열滋陰泄熱한다. 청영화독탕淸營化毒湯 가감을 쓴다. 처방은 다음과 같다.

생지황生地黃 30g, 모란피牡丹皮 9g, 적작약赤芍藥 9g, 자화지정紫花地丁 15g, 금은화金銀花 15g, 연교連翹 9g, 죽엽竹葉 9g, 포공영蒲公英 15g, 생하수오生何首烏 12g, 현삼玄參 9g, 석곡石斛 9g(선전先煎), 조각자皂角刺 9g

처방 중 생지황生地黃, 모란피牡丹皮, 적작약赤芍藥은 영혈營血을 청淸하고 자화지정紫花地丁, 금은화金銀花, 연교連翹, 포공영蒲公英은 청열화독淸熱化毒시키며 현삼玄參, 하수오何首烏, 석곡石斛은 자음충액滋陰充液시킨다. 조각자皂角刺는 탁독托毒시켜 보좌한다. 신지神志가 혼미하면 청심개규淸心開竅시키는데 지보단至寶丹[21] 또는 안궁우황환安宮牛黃丸을 사용한다.

② 기혈양허형氣血兩虛型

건함乾陷의 증세로서 기혈氣血이 둘 다 휴허虧虛하여 일어나는데 정기正氣가 독을 이기지 못해 짓무르게 되고 고름이 생겨 탁독托毒되고 밖으로 빠져나가는 것이 힘들게 된다. 사기邪氣는 점점 더 성하고 정기正氣는 점점 더 허하게 된다. 2종류로 나눌 수 있다.

㉠ 정허사함正虛邪陷

증상은 국부에 고름과 썩은 것이 완전하지 못하여 창구瘡口의 가운데가 비록 썩어도 고름은 적고 담박하다. 창면瘡面은 거무튀튀하고 부어오른 기세는 평평하고 답답하고 붓고 통증이 있거나 혹은 통증이 심하지 않다. 전신증상은 열이 나고 추운 것을 싫어하고 추위에 몸을 떨며 정신이 맑지 못하고 피곤함을 감당할 수 없다. 안색은 창백하고 기운이 없고 땀이 나며 숨을 쌕쌕거리며 정신이 혼미하니 패혈증敗血症의 증상과 비슷하다. 맥은 세약細弱하고 설은 담淡하며 태는 정淨하다. 치법은 부정탁독扶正托毒시킨다. 탁리소독음托裏消毒飮 가감을 쓴다. 처방은 다음과 같다.

생황기生黃芪 30g, 당삼黨參 15g, 진피陳皮 9g, 복령茯苓 9g, 제하수오制何首烏 12g, 당귀當歸 9g, 천궁川芎 6g, 백작약白芍藥 9g, 감초甘草 6g, 조각자皂角刺 9g, 곡아穀芽 9g

처방 중에 당삼黨參, 복령茯苓, 당귀當歸, 천궁川芎, 백작약白芍藥은 대보기혈大補氣血시킨다. 황기黃芪, 하수오何首烏, 조각자皂角刺는 보정탁독補正托毒시킨다. 진피陳皮, 곡아穀芽는 양위소식養胃蘇食시킨다.

---

21 생오서각(生烏犀角), 생대모(生玳瑁), 호박(琥珀), 주사(朱砂), 웅황(雄黃), 우황(牛黃), 용뇌(龍腦), 사향(麝香), 안식향(安息香)으로 구성되어 있으며 화탁개규(化濁開竅), 청열해독(淸熱解毒)의 효능이 있다.

㉡ 양허사함陽虛邪陷

증상은 체온이 높지 않고 사지가 차며 대변은 묽고 소변을 자주 본다. 맥은 허삭무력虛數無力하고 설은 담淡하며 태는 회니灰膩하다. 치법은 온보탁독溫補托毒하는데 탁리온중탕托裏溫中湯 가감을 사용한다. 처방은 다음과 같다.

황기黃芪 15g, 당귀當歸 9g, 천궁川芎 6g, 숙부자熟附子 12g, 건강포乾薑炮 6g, 복령茯苓 9g, 녹각상鹿角霜 9g, 백지白芷 6g, 백가체白茄蒂[22] 3개, 조각자皂角刺 9g

황기黃芪, 당귀當歸, 천궁川芎은 보기익혈補氣益血시킨다. 숙부자熟附子, 건강포乾薑炮, 녹각상鹿角霜은 온중회양溫中回陽시킨다. 백지白芷, 조각자皂角刺, 가체茄蒂는 탁독托毒시킨다.

③ 허극욕탈형虛极欲脫型

허함虛陷의 증세이다. 독사毒邪가 이미 쇠퇴했지만 기혈氣血이 크게 상하여 비기脾氣가 회복되지 못하고 양기陽氣가 미미해서 빠져나가려 한다. 옹癰 후기에 자주 보이며 창면瘡面의 썩은 살은 사라졌고 부어오른 기세도 수그러들었으나 흐르는 회녹색의 고름 또는 광택이 희고 밝은 육아肉芽가 있고 새살은 자라지 않고 통증을 느끼지 못한다. 허열虛熱은 그치지 않고 정신은 쇠약해지고 숨 쉬는 것이 낮고 적으며 식사는 나날이 줄어든다. 혹은 복통과 설사를 하고 땀이 많고 사지가 차며 최후에는 혼미하여 궐탈厥脫하기도 한다. 맥은 침세沈細하거나 허대무력虛大無力하고 설태는 박백薄白 또는 무태無苔하다. 치법은 부정보기扶正補氣, 회양구역回陽救逆하는데 회양구역탕回陽救逆湯 가감을 쓴다. 처방은 다음과 같다.

인삼人參 6g(따로 달여서 탕약에 섞어 복용한다), 숙부자熟附子 12g, 건강포乾薑炮 6g, 황기黃芪 30g, 진피陳皮 9g, 복령茯苓 9g, 백출초白朮炒 9g

처방 중 인삼人參, 부자附子, 건강포乾薑炮는 회양구역回陽救逆시키고 황기黃芪는 보정補正시키며 백출白朮, 진피陳皮, 복령茯苓은 보비지사補脾止瀉시킨다.

---

22 흰 가지의 꼭지를 말한다.

④ 소갈형消渴型

음허陰虛로 진액을 소모하여 화독火毒이 치성하는데 음허화치형陰虛火熾型에 속한다. 환자는 당뇨병의 기왕력이 있고 발병 후에는 창구瘡口가 나날이 확대되며 심하면 목 뒤쪽이 전부 썩거나(속칭하여 낙두저落頭疽, 감두창砍頭瘡) 또는 등 전체에 한 자 남짓 발생하기도 하는데(발배發背) 수척해지고 목이 말라 많이 마시고 마지막에는 독毒이 내함內陷하여 정신이 혼미해진다. 치료는 양음증액養陰增液, 청열화독清熱化毒한다. 소갈방消渴方 가감을 쓴다. 처방은 다음과 같다.

생황기生黃芪 30g, 백인삼白人參 6g, 맥문동麥門冬 9g, 석곡石斛 12g(선전先煎), 천화분天花粉 9g, 황련黃連 6g, 생지황生地黃 30g, 현삼玄參 9g, 금은화金銀花 15g, 생감초生甘草 6g

처방 중에 인삼人參, 황기黃芪는 보정탁독補正托毒시킨다. 황련黃連, 금은화金銀花, 감초甘草는 청열해독清熱解毒시킨다. 생지황生地黃, 천화분天花粉, 맥문동麥門冬, 현삼玄參, 석곡石斛은 자음증액滋陰增液시킨다.

2. 단독(5례)

2-1. 안면단독(2례)

1 王 씨, 여성, 25세

차트번호 26687, 1959년 5월 24일 내원하여 급히 진찰을 받았다.

【주소증】 안면부가 붉고 부으며 타들어가듯이 아픈 것이 반나절 되었다.

【현병력】 반나절 동안 갑자기 코와 뺨이 붉고 부으며 타들어가듯이 아프기 시작했으며 왼쪽 뺨이 특히 심했다. 전신이 좋지 않고 불편하면서 두통과 저열과 인후통을 동반하였으며 사지관절이 괴로운 듯 아팠다. 대변은 비결秘結하였고 소화는 좋지 않았다.

【검사】 왼쪽 안면과 코 부위의 피부가 붉게 부으면서 열감과 통증이 있었으며 경계는 뚜렷하여 손바닥 크기만 했고 국부를 만지면 아팠다. 체온은 37.5℃였고 백혈구 수치는 14,600/mm^3, 중성구 백분율 86%, 림프구 백분율은 14%였다. 맥은 활대삭活帶數하였고 설질은 붉고 설태는 박백薄白하였다.

【한의학진단】 포두화단抱頭火丹

【양의학진단】 안면단독

【변증】 풍열風熱을 바깥에서 받아 화火와 독毒으로 변한 상태

【치법】 청열해독淸熱解毒, 소풍산사疏風散邪

【처방】 환자는 먼저 청열해독방淸熱解毒方 2제를 복용시켰으며 옥로고玉露膏를 외용外用시켰으나 병세가 나아지지 않았다.

• **두 번째 진료**: (5월 26일) 보제소독음普濟消毒飮 가감방으로 바꾸어 처방하였다.

천황련川黃連 3g, 황금黃芩 4.5g, 우방자牛蒡子 9g, 판람근板藍根 30g, 적복령赤茯苓 9g, 연교連翹 9g, 자강잠炙僵蠶 9g, 마발馬勃 1.5g, 생감초生甘草 3g, 진피陳皮 3g, 길경桔梗 1.5g, 박하薄荷 3g(후하後下) 물에 달여서 2제를 복용시켰다.

외용으로 금황산金黃散(139)을 꿀과 물에 섞어서 붙였다.

• **세 번째 진료**: (5월 28일) 앞의 처방을 2제 복용한 후 붉게 부은 부분은 좋아졌으나 일부분은 뻣뻣한 감이 있었다. 대변은 비결秘結하였고 설태는 박황薄黃하였다. 앞의 처방에 판람근板藍根을 15g으로 줄이고 감초甘草를 빼고 육일산六一散 9g(별도 포장), 천화분天花粉 9g을 가하여 2제를 복용시켰더니 나았다.

2 劉 씨, 여성, 33세

문진問診차트, 1973년 12월 6일 초진

【주소증】 안면부가 붉게 부었으며 고열이 3일 동안 지속되었다.

【현병력】 3일 전 전신이 불편해지면서 부들부들 떨고 두통과 고열이 나타났으며 체온은 39℃~40℃였다. 점점 왼쪽 귀 부근에 홍반이 1개 나타나면서 작열감이 있었고 빠르게 왼쪽 뺨으로 확산되었다. 피부의 일부분이 붉게 붓고 작열감과 통증이 있었으며 표면은 광택과 긴장감이 있었고 피부 표면에 진물과 대수포가 나타났다. 눈꺼풀이 모두 부어서 눈을 뜨기가 힘들었다.

맥은 활삭滑數하였고 설태는 박황薄黃하였다.

【한의학진단】 포두화단抱頭火丹

【양의학진단】 안면단독

【변증】 풍열風熱을 바깥에서 받아서 화火와 독毒으로 변한 상태

【치법】 사화해독瀉火解毒

【처방】 보제소독음普濟消毒飮의 의미를 따랐다.

천황련川黃連 6g, 황금黃芩 9g, 현삼玄參 9g, 판람근板藍根 15g, 모란피牡丹皮 9g, 연교連翹 9g, 생감초生甘草 6g, 진피陳皮 6g, 마발馬勃 1.5g을 물에 달여 복용시켰다.

【외용】 옥로고玉露膏(120)를 붙였다.

• **두 번째 진료:** (12월 7일) 전의 처방을 1제 복용한 후, 병의 기세는 줄어들지 않고 도리어 오른쪽 뺨의 측면으로 확산되었고 붉게 부으면서 수포가 올라왔다. 열이 매우 높았고 두통이 있었으며 다리가 아파 걷거나 뛰는 것이 원활하지 못하였다. 맥과 설태는 여전하였다. 전의 치법을 따르면서 량영청열凉營清熱하는 처방을 대량으로 가했다.

【처방】 생지황生地黃 30g, 모란피牡丹皮 9g, 적작약赤芍藥 9g, 판람근板藍根 30g, 연교連翹 9g, 황금黃芩 9g, 지모知母 9g, 생석고生石膏 30g, 죽엽竹葉 9g, 대청엽大青葉 9g, 금은화金銀花 9g, 진피陳皮 6g을 물에 달여서 1제를 복용시켰다.

• **세 번째 진료:** (12월 8일) 복용한 후 왼쪽의 뺨과 귀가 붉게 부은 것이 사라졌으나 오른쪽 귀와 머리에 만연된 병변은 오히려 더 심해졌으며 신열은 조금 내렸고(38℃), 다리의 통증은 가벼워졌으나 두통과 숨이 가쁜 것, 식욕부진의 증세가 있었다. 설질은 붉고 태는 심황心黃하였으며 맥은 세활삭細滑數하였다. 전의 처방에 대청엽大青葉, 죽엽竹葉을 빼고 황련黃連 6g, 현삼玄參 9g을 가하여 물에 달여 2제를 복용시켰다.

• **네 번째 진료:** (12월 10일) 뺨과 얼굴과 귀와 목 뒤가 붉게 부은 것은 대체로 가라앉았고 열도 가라앉았으며 식욕도 돌아왔다. 뒷목 밑에는 여전히 부은 핵이 있었고 설태는 박황薄黃하였으며 맥은 세활細滑하였다. 치법은 량영청해凉營清解 위주로 하였다.

【처방】 생지황生地黃 30g, 모란피牡丹皮 9g, 적작약赤芍藥 9g, 지모知母 9g, 생석고生石膏 30g, 판람근板藍根 15g, 황금黃芩 9g, 생감초生甘草 6g을 물에 달여서 3제를 복용시켰다.

• **다섯 번째 진료:** (12월 14일) 붉게 부은 것이 모두 사라졌고 포진疱疹도 사라졌으며 다만 부은 핵은 없어지지 않았고 식욕부진도 여전히 있었다. 설은 붉고 태는 정淨하였다. 남은 독을 청해清解하는 것을 치료법으로 삼아 앞의 처방에 판람근板藍根, 지모知母, 생석고生石膏를 빼고 진피陳皮 9g을 가하여 물에 달여 3제를 복용시켰다.

• **여섯 번째 진료:** (12월 17일) 눈꺼풀의 붓기도 모두 사라졌다. 뺨 밑에 부은 핵은 아직 없어지지 않았다. 설태는 박황니薄黃膩하였고 맥은 세활細滑하였다. 계속해서 리습청열利濕清熱시켰다.

【처방】 마미련馬尾連 6g, 황금黃芩 9g, 판람근板藍根 15g, 모란피牡丹皮 9g, 적작약赤芍藥 9g, 연교連翹 9g, 조휴蚤休 9g, 진피陳皮 6g, 생감초生甘草 6g을 물에 달여 복용시켰다. 5제를 복용한 후 나았다.

2-2. 만성단독(3례)

3 藺 씨, 남성, 47세

차트번호 20092, 1957년 11월 4일 초진

【주소증】 왼쪽 종아리가 붉게 부으면서 열감이 있고 아프기를 10년 동안 반복해서 나타났다.

【현병력】 환자는 근 10여 년 동안 매번 감기 후에, 지친 후에, 많이 걸은 후에 왼쪽 종아리가 갑자기 붉게 부어오르고 아프면서 동시에 오한惡寒과 신열身熱이 나타났고 체온은 40℃에 도달할 정도로 높게 올랐다. 번번이 항생제로 치료 후 병세는 평소대로 좋아졌으나, 처음 발병한 것은 반년마다 한 번씩 발병하였는데 이어서 점점 빈발하여 심하면 한 달에 2번씩 나타나기도 하였다. 이번에는 발병한 지 6일 만에 진료를 받으러 왔으며 오른쪽 종아리가 붉게 부어오르고 종창과 작열감과 통증이 있었고 체온은 39℃였으며 왼쪽 서혜부 림프절도 붓고 아팠다.

맥은 활삭滑數하였고 설질은 붉고 설태는 누렜다.

【한의학진단】 유화流火

【양의학진단】 만성단독이 급성으로 나타난 것

【변증】 습열濕熱이 아래로 내려가 화독火毒으로 변하고 유화流火로 발병한 것이다.

【치법】 리습청열利濕淸熱, 량혈해독凉血解毒

【처방】 모란피牡丹皮 4.5g, 적작약赤芍藥 4.5g, 황금黃芩 4.5g, 인동등忍冬藤 9g, 생의이인生薏苡仁 9g, 택사澤瀉 9g, 이묘환二妙丸 9g(별도 포장), 육일산六一散 9g(별도 포장), 적복령赤茯苓 9g, 대패모大貝母 9g을 물에 달여 복용시켰다.

• **두 번째 진료:** (11월 8일) 앞의 처방을 3제 복용시킨 후 붉게 부은 것은 점차 좋아졌고 연속해서 2제를 복용시킨 후 보름 동안 탕제 대신 이묘환二妙丸 9g을 매일 복용시켰다. 복약 기간 동안 붉게 부어오르는 것은 모두 소실되어 나았다. 1년 반 뒤에 추적·조사해 본 결과 단독은 재발하지 않았다.

4 安 씨, 여성, 36세

차트번호 29503, 1958년 8월 28일 초진

【주소증】 오른쪽 종아리가 붉게 부어오르고 아픈 것이 자주 나타나 낫지 않은 것이 2년 되었다.

【현병력】 2년 전에 시작되었는데 처음에는 오한발열惡寒發熱과 두통이 있으면서 땀이 나타나면서 왼쪽 종아리 부위가 붉게 부어오르면서 아프기 시작하였고 걷는 것이 원활하지 않았다. 항생제를 10여 일 동안 주사한 후에 붉게 부어오른 것은 점차 사라졌다. 후에 반년마다 또 한 번 발병하였고 최근 2개월 동안은 발병하는 것이 빈번해져서 벌써 3번이나 발병하였다.

【검사】 급성기가 지났기 때문에 오른쪽 종아리 부분의 피부색깔은 어두운 보랏빛을 띠었고 작열감은 없었으며 만지면 약간의 통증이 있었다. 백혈구 수치는 10,000/mm^3, 중성구 백분율 74%, 림프구 백분율은 26%였다.

맥은 세활細滑하였고 설질은 붉었으며 태는 박황薄黃하였다.

【한의학진단】 유화流火

【양의학진단】 만성단독

【변증】 간비경肝脾經의 습열濕熱이 아래로 내려온 것이다.

【치법】 건비조습健脾燥濕

【처방】 창출고蒼朮膏(96)를 복용시켰다. 매일 2번씩 복용 때마다 한 숟가락씩 물에 타 먹도록 하였다. 1년 뒤 추적·관찰해 보니 단독이 재발하지 않았다. 종전에는 걸어 다니던 길이 멀게 느껴져서 힘들었으나 나은 뒤에는 3.5리를 걸어도 전혀 문제가 없었다.

5 張 씨, 여성, 65세

문진차트, 1973년 7월 31일 초진

【주소증】 허리 뒤쪽 피부가 반복해서 붉게 부어오르고 고열이 있은 지 5년이 되었다.

【현병력】 환자는 5년 전 허리 뒤쪽과 꼬리뼈에 거대한 피선皮癬(신경피부염)이 나타났다. 항상 가려워 긁은 뒤에는 그 부위에 크게 붉게 부어오르는 피부병변이 있었고 차가웠다 뜨거웠다 하는 것이 반복해서 나타났다. 일반적으로 보름 간격으로 한 번씩 나타났고 약 5년 동안 연속해서 나타났다. 대변은 비결秘結하였다.

【검사】 급성으로 나타날 때는 체온이 39℃였고 허리 뒤쪽에 손바닥만 한 크기로 붉게 부어오르면서 경계가 뚜렷하고 약간 높게 솟은 피부병변이 있었다. 맥은 세활삭細滑數하였고 설은 짙은 홍색이며 태는 정淨하였다.

【한의학진단】 화단火丹

【양의학진단】 만성단독

【변증】 풍열風熱이 안에서 울체되어 화독火毒으로 변한 것

【치법】 량영청열해독凉營清熱解毒

【처방】 생지황生地黄 30g, 모란피牡丹皮 9g, 적작약赤芍藥 9g, 황금黄芩 9g, 대청엽大青葉 9g, 지모知母 9g, 생석고生石膏 30g, 금은화金銀花 12g, 조휴蚤休 9g, 생감초生甘草 6g을 물에 달여서 복용시켰다.

• **두 번째 진료:** (8월 7일) 앞의 처방을 5제 복용한 후 국부의 붉게 부어오른 것은 이미 사라졌고 입은 쓰고 대변은 비결秘結하여 5일에 한 번씩 보았다. 입술은 당기는 느낌이 났고 설은 붉고 설태는 누렜다. 맥은 침세활沈細滑하였다.

【변증】 독毒이 남은 것이 없어지지 않아 앞의 처방에 지모知母, 석고石膏를 빼고 국화菊花 9g, 조구등 9g(후하後下)을 가했다.

• **세 번째 진료:** (8월 20일) 앞의 처방 3제를 복용하고 8월 16일에 또 한 번 발병했다고 호소하였다. 병세는 전과 마찬가지였고 설태는 박황薄黃하였으며 맥은 세이삭細而數하였다. 이에 청열량혈해독清熱凉血解毒시켰다.

【처방】 생지황生地黄 30g, 마치현馬齒莧 30g, 황금黄芩 9g, 모란피牡丹皮 9g, 적작약赤芍藥 9g, 조휴蚤休 9g, 금은화金銀花 9g, 연교連翹 9g, 적복령赤茯苓 9g, 생감초生甘草 6g을 물에 달여 5제를 복용시켰다.

• **네 번째 진료:** (9월 6일) 최근에는 화단火丹이 나타나지 않았고 완선頑癬이 침윤되어 비후하고 가렵다고 하였다. 설은 짙은 홍색이고 태는 정淨하였고 맥은 세현細弦하였다. 내복약을 주지 않고 외용으로 신오옥고新五玉膏(109)를 환부에 바르도록 하였다.

• **다섯 번째 진료:** (10월 9일) 이 기간 동안 2회 발병하였다. 지나친 과로와 관련이 있다고 보았다. 진료하는 시점에서 병세가 이미 없어졌으므로 근본을 치료하기로 하였다.

【처방】 창출고蒼朮膏(96)를 매일 2회 복용하되 매번 국 숟가락으로 1덩어리를 물에 타 복용하도록 하였다. 아울러 이묘환二妙丸을 같이 복용시켰다. 매일 1포(18g)를 복용시켰다.

• **여섯 번째 진료:** (1974년 1월 8일) 복약 기간 동안 2개월간 증세가 나타나지 않았다고 하였다. 꼬리뼈 부위에 손바닥만 한 크기의 완선頑癬이 있어 침윤되면서 가려움증이 있었다. 신오옥고新五玉膏를 붙이고 계속해서 창출고蒼朮膏와 이묘환二妙丸을 복용하도록 하였다.

• **일곱 번째 진료:** (8월 1일) 초반 반년 동안은 증세가 나타나지 않았고 6월 후에 2회 증세가 나타났다. 치료법으로 청열해독清熱解毒시켰다.

【처방】 마미련馬尾連 9g, 황금黃芩 9g, 모란피牡丹皮 9g, 적작약赤芍藥 9g, 금은화金銀花 9g, 연교連翹 9g, 대청엽大靑葉 9g, 조휴蚤休 9g을 물에 달여 복용시켰다.

1년 후에 추적·관찰한 결과 더 이상 재발하지 않았다고 하였다.

【부연설명】 현재 임상에서 볼 수 있는 단독에는 2종류가 있다.

첫째는 안면부의 단독으로, 한의학에서는 포두화단抱頭火丹이라고 일컫는데 풍온風溫이 화독火毒으로 변하는 것이다. 치료는 청열패독清熱敗毒에 중점을 두며 풍약風藥을 쓰면 안 되는데 풍風은 화火의 세력을 돕기 때문이다. 처방으로는 보제소독음普濟消毒飮(44) 가감으로 치료한다. 처방 중에 판람근板藍根이 군약으로 15~30g을 쓰인다. 승마升麻, 시호柴胡는 쓰지 않아도 되나 모란피牡丹皮, 적작약赤芍藥 등의 양혈약凉血藥은 가미한다. 인통咽痛에는 현삼玄參을 가하고 대변이 비결秘結하면 대황大黃, 원명분元明粉으로 통부사열通腑瀉熱시키는데 이는 솥 밑에 타고 있는 장작을 꺼내어 끓어오르는 것을 막는 법이다. 화독火毒이 치성하면 두 번째 예에서 보듯이 붉게 부어오르는 것이 통제가 안 되며 청온패독음清瘟敗毒飮(45) 가감방을 많이 써서 치료한다. 독毒이 영혈營血을 침범하면(패혈증) 서각지황탕犀角地黃湯, 청영탕清營湯 부류의 처방으로 치료한다.

둘째는 다리에 나타나는 단독으로, 한의학에서는 퇴유풍腿遊風이라고 일컫는데 유화流火라고 하기도 하며 습열濕熱이 아래로 스며들어 화火와 독毒으로 변한 것이다. 설은 붉고 설태는 황니黃膩한 것은 습濕이 열熱보다 심한 것으로 리습청열利濕清熱시키며 처방은 용담사간탕龍膽瀉肝湯(28)에 모란피牡丹皮, 적작약赤芍藥을 가하여 치료한다. 설이 붉고 설태가 황조黃燥한 것은 열熱이 습濕보다 심한 것으로 청열해독清熱解毒에 중점을 두며 소염방消炎方(18)을 사용할 수 있다.

하지의 단독은 재발이 쉬워서 만성단독이 되기가 쉬우며 증세가 빈번하게 나타나면 대각풍大脚風(상피퇴橡皮腿)이 되기도 한다.

주런캉 선생은 만성단독을 치료할 때 주로 급성발작을 치료한 후에 계속하여 창출고

蒼朮膏(96)를 꾸준히 복용시켰는데 창출蒼朮은 건비조습健脾燥濕하는 작용이 뛰어나 환자의 병에 대한 저항능력을 증가시키고 재발을 방지하는 데 일정한 효과가 있다고 보았다. 4번째 예에서 10년 동안 반복해서 재발하는 환자에게 창출고蒼朮膏를 3개월간 복용시킨 후에 재발하지 않았다. 또한 5번째 예에서는 환자가 창출고蒼朮膏를 복용하기 전에는 반복해서 재발하였으나 창출고蒼朮膏를 복용시킨 후에는 재발의 간격 시간이 점차 길어져 결국 재발하지 않았다. 이외에 이묘환二妙丸(창출蒼朮, 황백黃柏으로 구성)을 복용하는 것 역시 3번째 예에서 보듯이 비슷한 효능이 있었다.

• **외치법:** 급성발작으로 붉게 부어오르고 작열감과 통증이 있을 때 옥로고玉露膏(120)를 도포하거나 선판람근鮮板藍根, 선마치현鮮馬齒莧, 선인장仙人掌, 파초근엽芭蕉根葉 중에 하나를 골라 으깨어 도포한다. 만성으로 붓고 종창된 것이 오래되어 사라지지 않는 것은 금황고金黃膏(121)를 도포한다.

3. 얼굴의 절종癤腫(2례)

1 朱 씨, 여성, 27세

차트번호 22221, 초진일시: 1958년 3월 21일

【주소증】 얼굴에 종기가 난 것이 6일 되었고 발열감이 동반된 지 3일이 되었다.

【현병력】 6일 전 오른쪽 광대뼈 부위에 좁쌀 크기의 작은 종기가 나타났다. 초기에는 약간 가렵고 아프지 않아서 중요하게 여기지 않았다. 손으로 환부를 누른 뒤에 점차 붉게 부어오르는 것이 확대되어 오른쪽 얼굴로 파급되었고 붉게 붓고 통증이 있었다. 3일 전부터 발열이 있었고 입이 쓰며 식욕이 없어졌다. 페니실린 주사를 맞았지만 듣지 않았다.

【검사】 오른쪽 광대뼈 부위에 1개의 쌀알만 한 크기의 농두膿頭가 있고 종기의 꼭대기는 아직 궤농되지 않았으며 붉게 부어오른 곳이 딱딱했고 주위에 부종이 오른쪽 뺨 부위로 파급되었다. 위아래 눈꺼풀 역시 종창되어 빈틈이 없었다. 체온은 38.4°C였고 백혈구 수치는 16,400/mm^3, 중성구 백분율 82%, 림프구 백분율은 18%였다.

맥은 활삭滑數하였다. 설질은 붉었고 설태는 박황薄黃하였다.

【한의학진단】 면관정面顴疔

【양의학진단】 얼굴의 절종癤腫

【변증】 화독火毒이 응결되어 모여서 독毒이 밖으로 빠지지 않는 것이다.

【치법】 청열해독淸熱解毒시키되 투탁透托으로 보조한다.

【처방】 자화지정紫花地丁 9g, 국화菊花 6g, 적작약赤芍藥 9g, 조각자皂角刺 9g, 자갑편炙甲片 4.5g, 사과락絲瓜絡 9g, 초하거草河車 9g, 진피陳皮 6g, 생감초生甘草 3g을 물에 달여 2제를 복용시켰다.

【외용】 창두瘡頭에 발정산拔疔散(144)을 붙이고 옥로고玉露膏(120)를 도포하였다.

• **두 번째 진료:** (3월 23일) 공투탁독약攻透托毒藥을 사용한 뒤에 종기 꼭대기는 궤농되었고 고름의 독은 밖으로 빠져나왔으며 붓고 아픈 것은 한결 가벼워졌다. 기저부는 여전히 딱딱하였기 때문에 계속해서 청열화독淸熱化毒시켰다.

자화지정紫花地丁 9g, 야국화野菊花 6g, 인동등忍冬藤 9g, 연교連翹 9g, 초하거草河車 9g, 흑산치자黑山梔子 9g, 사과락絲瓜絡 9g, 생감초生甘草 3g

【외용】 창두瘡頭에 오오단五五丹(142)을 붙이고 옥로고玉露膏(120)를 도포하였다.

• **세 번째 진료:** (3월 25일) 고름이 빠져나간 뒤에 붓고 딱딱한 것은 이미 없어졌다. 앞의 처방을 계속해서 복용시켰더니 2제를 복용한 후 나았다.

2 陳 씨, 남성, 32세

차트번호 24208, 초진일시: 1958년 5월 28일

【주소증】 입과 입술 위에 종기가 붓고 아픈 것이 3일 되었다.

【현병력】 입술 위에 좁쌀만 한 작은 종기가 4개 있었는데 처음에는 가려웠다가 아팠고, 뿌리는 딱딱하였고 붉게 부어올랐다. 점점 위로 확대되었고 추위를 싫어하였다. 열이 나는 것이 아침에는 덜하고 저녁에 심하였다. 페니실린 주사를 2일 동안 맞았으나 효과가 없었다.

【검사】 입술 오른쪽 위에 농두膿頭 4개가 집중된 것이 보였고 주위는 붉게 부었으며 오른쪽 하안검까지 파급되었다. 붓고 아픈 것은 거안拒按하였고 꼭대기는 궤농되었으나 그 뿌리는 딱딱했다. 입을 벌리기가 곤란하여 음식을 먹고 마시기가 불편하였다. 체온은 38.6°C였고, 백혈구 수치는 17,500/mm^3, 중성구 백분율 78%였다.

맥은 현삭弦數하였고 설은 붉었으며 설태는 박황薄黃하였다.

【한의학진단】 호수정虎鬚疔

【양의학진단】 입술 부위의 절종癤腫

【변증】 비경脾經에 열熱이 쌓여 위로 치솟아 화독火毒으로 변한 것

【치법】 청비경지적열淸脾經之積熱, 탁독소종托毒消腫

【처방】 황금黃芩 9g, 초산치자焦山梔子 9g, 자화지정紫花地丁 9g, 야국화野菊花 9g, 인동등忍冬藤 9g, 연교連翹 9g, 사과락絲瓜絡 9g, 자갑편炙甲片 9g, 조각자皂角刺 9g을 물에 달여 2제를 복용시켰다.

옥로고玉露膏(120)를 도포시켰다.

• **두 번째 진료:** (5월 30일) 복약 후 부은 곳 한 부분에 종기 꼭대기가 높게 솟아올랐고 창두瘡頭가 모였다. 머리 부분은 비록 궤농되었으나 고름의 독이 아직 밖으로 빠져나오지 않았고 주위는 단단하였으며 동통은 비교적 심했다. 정독疔毒은 마땅히 모으고 발산시키지 않아야 하는데 밖으로 확산되는 기세는 이미 수그러들었으니 탁독청해托毒淸解하는 법을 따라 독毒을 밖으로 내보냈다.

앞 처방에 초하거草河車 9g을 가해서 2제를 복용시켰다.

• **세 번째 진료:** (6월 1일) 창두瘡頭는 궤농되었고 고름의 독은 밖으로 배설되었고 종기가 부은 것은 크게 호전되었다. 계속하여 청열패독淸熱敗毒시켰다.

【처방】 자화지정紫花地丁 9g, 국화菊花 9g, 금은화金銀花 9g, 연교連翹 9g, 모란피牡丹皮 9g, 적작약赤芍藥 9g, 황금黃芩 9g, 초하거草河車 9g, 생감초生甘草 6g

【외용】 창두瘡頭에 오오단五五丹(142)을 붙이고 옥로고玉露膏(120)를 도포하였다.

3제를 복용시킨 후 나았다.

4. 손, 손가락 부위의 감염(4례)

4-1. 림프관염을 동반한 손바닥공간감염(1례)

1 秦 씨, 여성, 45세

간이차트, 초진일시: 1971년 5월 8일

【주소증】 왼쪽 손바닥이 붓고 아프며 추위를 싫어하고 열이 난 지 2일이 되었다.

【현병력】 5일 전 왼쪽 손바닥으로 대나무를 다루다 찔려 찰상을 입었다. 2일 전 갑자기 으슬으슬 춥고 발열이 나타났으며 왼쪽 손바닥 안에 작은 농포膿疱 1개가 나타났는데 주변이 붉게 부어오르고 딱딱하며 아팠다. 아울러 붉은 선이 일어나 있었다.

【검사】 왼쪽 손바닥에서 손등으로 붉게 부은 것이 뚜렷했고 손바닥이 엄지손가락 쪽

으로 농포膿疱가 1개 있었으며 누르면 단단했고 압통이 있었으며 노뼈를 따라 손목에 붉은 선 1개가 팔꿈치까지 이어져 있었다. 체온은 39.2℃였고, 백혈구 수치는 19,200/mm³, 중성구 백분율 86%였다.

맥은 현세삭弦細數하였다. 설질은 붉었고 설태는 박황니薄黃膩하였다.

【한의학진단】 홍사정紅絲疔

【양의학진단】 림프관염을 동반한 손바닥공간감염

【변증】 독화毒火가 쌓이고 막혀 경락을 타고 위로 올라가는 것이다.

【치법】 청화해독淸火解毒, 량영설열凉營泄熱

【처방】 마미련馬尾連 6g, 황금黃芩 9g, 모란피牡丹皮 9g, 적작약赤芍藥 9g, 사과락絲瓜絡 9g, 금은화金銀花 9g, 초하거草河車 9g, 포공영蒲公英 9g, 천규초天葵草[23] 9g, 생감초生甘草 6g, 2제를 물에 달여 복용시켰다.

옥로고玉露膏(120)를 도포시켰다.

• **두 번째 진료**: (5월 10일) 손등에 붉게 부어오른 것은 이미 사라졌고 팔의 붉은 선도 없어졌으며 손바닥 중앙의 농포膿疱는 풀어졌지만 종창이 아직 남아 있었다. 동통은 현저히 줄어들었고 추위를 타면서 고열이 오르는 것도 점차 호전되었다. 맥은 세활細滑하였고 설태는 황니黃膩하였다. 남은 독毒을 청해淸解시키는 치료를 하였다.

【처방】 자화지정紫花地丁 9g, 국화菊花 9g, 금은화金銀花 9g, 연교連翹 9g, 녹두의綠豆衣 9g, 적작약赤芍藥 9g, 사과락絲瓜絡 9g

2제를 복용한 후 나았다.

4-2. 지속성선단피부염(2례)

2 李 씨, 여성, 45세

간이차트, 초진일시: 1973년 11월 17일

【주소증】 오른쪽 엄지손가락에 돋아 있는 농포膿疱가 가볍다가 심해지기를 반복한 지 15년 되었다.

【현병력】 1958년에 오른쪽 엄지손가락에 처음에는 작은 수포水疱가 나타나기 시작했다가 작은 농포膿疱가 되기를 반복하여 나타났다. 특히 월경 전후에 확실하게 심해지는데

---

23 Semiaguilegia adoxoides(DC.) Makino, 개구리발톱이라고도 한다.

농포膿疱가 일어나고 붓고 아픈 것이 치료를 계속하여도 시종일관 낫지 않았다.

【검사】 오른쪽 엄지손가락이 가볍게 붉게 부었고 아울러 구진丘疹과 농포膿疱, 미란糜爛, 낙설이 집중적으로 보였다. 피부진균현미경검사에서는 음성이었다.

맥은 현활弦滑하였으며 설질은 붉고 태는 정淨하였다.

【한의학진단】 황조癀爪

【양의학진단】 지속성선단피부염

【변증】 열독熱毒이 머무른 것이 오래되어 맑지 못한 것

【치법】 청열해독清熱解毒

【처방】 해독소염편解毒消炎片(중성약)[24]을 매일 2회 매번 5편片씩 복용시켰다.

【외용】 구판산龜板散(136)을 참기름에 섞어 도포했다.

• **두 번째 진료:** (12월 17일) 증세는 여전하고 좋아지지가 않았다. 소염방消炎方 가감으로 바꾸어 사용했다.

마미련馬尾連 9g, 황금黃芩 9g, 모란피牡丹皮 9g, 적작약赤芍藥 9g, 금은화金銀花 9g, 연교連翹 9g, 조휴蚤休 9g, 생감초生甘草 9g 10제를 복용시켰다.

옥로고玉露膏(120)를 외용外用시켰다.

• **세 번째 진료:** (1974년 1월 7일) 복약 후 붉게 부은 것은 사라졌으나 여전히 작은 농포가 존재하였고 낙설은 여전히 지속되고 있었으나 예전보다는 가벼워졌다. 월경이 다가오고 있어 농포膿疱가 심해지고 붓고 아픈 것이 반복해서 나타났는데 병변 부위를 찔러 고름을 배출시켰더니 붓고 아픈 것이 좋아졌다고 말했다. 계속해서 앞의 처방 7제를 복용시켰다.

• **네 번째 진료:** (1월 30일) 복약 후 농포膿疱가 재발하지 않았고 엄지손가락 역시 종창되지 않았다. 거의 정상으로 돌아오고 있기 때문에 소염방消炎方 7제를 계속 복용하라고 당부하고 관찰했다.

• **다섯 번째 진료:** (2월 23일) 최근에 엄지손가락 뿌리에 소량의 농포膿疱가 돋았고 다른 부위에는 피부병변이 없다고 하였다.

외용으로 마치현馬齒莧 30g, 대청엽大青葉 30g, 포공영蒲公英 15g을 물에 달인 것에 담가 씻게 하니 농포膿疱가 곧 없어졌다.

---

24 청열해독(清熱解毒)의 효능이 있어 상기도감염으로 인한 인후통, 기침, 객담, 발열 등에 쓰인다.

• **여섯 번째 진료:** (4월 23일과 7월 17일) 2차례의 외래진료에서 작은 양의 농포진膿疱疹이 반복해서 나타난 것이 보였다. 원방에 반지련半枝蓮 15g, 용규龍葵 15g, 백화사설초白花蛇舌草 30g, 토복령土茯苓 30g을 가하여 14제를 복용시켰다.

• **일곱 번째 진료:** (9월 7일) 1개월 반 전부터 복약을 하지 않았다고 말했다. 왼쪽 엄지손가락에 작은 농포膿疱가 조금 돋아 있었다. 소염방消炎方에 자화지정紫花地丁 9g, 포공영蒲公英 15g을 가하여 복용시켰고 전의 씻는 약으로 씻도록 하였다.

• **여덟 번째 진료:** 최근 가루비누를 사용해서 빨래를 한 뒤에 작은 수포水疱 몇 개가 생겼고 가려우며 농포膿疱는 아직 재발하지 않았다고 말했다. 손가락은 거의 정상이었다. 3개월 후 추적·관찰해 보니 나아 있었다.

3 宋 씨, 여성, 25세

간이차트, 1970년 6월 20일 초진

【주소증】 오른쪽 가운뎃손가락 끝부분의 피부가 파손되고 미란糜爛된 지가 1년이 되었다.

【현병력】 1년 전 오른쪽 가운뎃손가락의 끝부분이 찰상을 입은 뒤에 농포膿疱가 돋았으며 농포膿疱가 파괴된 후에 미란糜爛되었고 단면이 계속 확대되어 두 번째 마디에까지 퍼졌다. 아프고 가려운 것이 같이 있었으며 일찍이 습진濕疹으로 진단받고 여러 종류의 약과 고약을 썼으나 효과가 없었다.

【검사】 오른쪽 가운뎃손가락의 말단 마디와 2번째 마디가 홍조를 띠고 미란糜爛되어 있었으며 소량의 삼출물과 딱지가 있었다.

맥은 세활細滑했다. 설질은 붉었고 설태는 박황薄黃하였다.

【한의학진단】 황조癀爪

【양의학진단】 지속성선단피부염

【변증】 비경脾經의 습열濕熱이 있는데 외사外邪가 사지말단으로 스며들어온 것

【치법】 청열淸熱, 리습利濕, 해독解毒

【처방】 생지황生地黃 30g, 황금黃芩 9g, 적복령赤茯苓 9g, 택사澤瀉 9g, 차전자車前子(별도 포장) 9g, 목통木通 6g, 인동등忍冬藤 15g, 육일산六一散(별도 포장) 9g 5제를 물에 달여 복용시켰다.

【외용】 생지유生地榆 15g을 물 100ml에 끓였다 식기를 기다려 거즈 6겹에 적셔 습포로 사용했다. 매일 4~5회 시행시켰고 매번 20~30분간 시행시켰다.

• **두 번째 진료**: (6월 25일) 5일 후 다시 진료했을 때 피부의 손상은 크게 호전되었고 미란糜爛된 부위는 정상이 되었고 새살이 선홍색이었고 삼출물은 없었으며 약간의 딱지가 있었다. 계속해서 앞의 처방에 모란피牡丹皮 9g을 가해 5제를 복용시켰다. 외용外用으로 예전과 동일한 방법으로 습포법을 시행시켰다.

• **세 번째 진료**: (6월 30일) 오른쪽 가운뎃손가락의 중간마디의 피부병변은 정상으로 이미 회복되었고 말단의 피부병변 역시 붓기가 가라앉았다. 용담사간환龍膽瀉肝丸[25]을 매일 18g을 두 번에 나누어 복용시켰다. 피습1고皮濕一膏(99)를 외용外用시켰다.

• **네 번째 진료**: (7월 7일) 1주일 후 다시 진료했을 때 이미 나아 있었다.

【해설】 지속성선단피부염은 한의학에서 "황조癀爪"의 범주에 속한다. 사지말단 끝에서 발생하는 일종의 만성 염증성 피부염인데 항상 손톱의 조갑상(nail bed) 밑에서 시작된다. 조갑상 밑의 얕은 곳에서 농포膿疱가 보이거나 혹은 화농성 손톱주위염, 표저瘭疽가 되기도 한다. 점차 손가락 전체로 퍼지거나 손바닥, 발바닥으로 퍼진다. 사지말단의 피부병변은 대부분 표재성 농포膿疱가 되거나 표피가 탈락하거나 홍조와 미란糜爛부위가 형성되거나 소량의 삼출물이 나오거나 인설이 벗겨지는 증상이다. 손톱이 종종 파괴되어 빠지는 것으로 고생하며 일반적으로 한쪽의 손발의 끝부분에 침범한다.

주런캉 선생은 이 증세가 열독熱毒이 머무른 것이 오래되어 맑지 못하기 때문에 병이 뒤엉켜 낫기가 어렵다고 보았다. 위에서 언급한 두 예를 보면 두 번째 예에서 농포膿疱가 돋는 것에 청열해독清熱解毒시키는 소염방消炎方을 사용해서 나았는데 병의 기간이 길었기 때문에 치료과정 역시 길었다. 세 번째 예에서는 삼출물이 비교적 많아서 리습청열약利濕清熱藥을 써서 나았는데 병의 기간이 짧았기 때문에 치료과정 역시 짧았다.

4-3. 손가락 좌상 후의 2차감염(1례)

4 王 씨, 여성, 23세

간이차트, 초진일시: 1975년 9월 22일

【주소증】 오른쪽 가운뎃손가락, 집게손가락, 약손가락이 기계에 갈려 상처를 입었는데 가운뎃손가락의 말단 관절과 2번째 관절이 검게 변한 지 2주가 되었다.

【현병력】 환자는 2주 전 오른쪽 가운뎃손가락, 집게손가락, 약손가락이 부주의로 인

25 용담사간탕(龍膽瀉肝湯)을 환약으로 조제한 것.

해 기계에 갈려 상처를 입었는데 당시 집게손가락 말단 관절은 분쇄되어 1개 관절만 남았다. 가운뎃손가락은 갈린 후 감염으로 말단 관절은 완전히 괴사되어 흑색으로 변했는데 아픔이 느껴지지는 않았다. 가운데 관절의 피부색도 흑색으로 변했고 첫 번째 관절은 붉게 부어오르고 아픈 것이 뚜렷했다. 모某 병원에서 협진했을 때 감염이 심하여 확산되는 과정임을 고려하여 수술로 가운뎃손가락의 말단 관절과 가운데 관절을 제거하는 수술을 권유받았다. 환자와 환자의 가족은 수술로 손가락을 제거하는 것이 일하는 것에 영향을 주는 것을 두려워하여 한의학 치료를 받고자 내원했다.

【검사】 오른쪽 집게손가락은 말단 관절이 이미 제거되었고 가운뎃손가락의 손톱은 이미 떨어져나갔으며, 첫 번째와 두 번째 마디의 피부가 모두 검게 변했고 피와 진물이 흘렀으며 피부는 붉게 부어오르고 압통이 뚜렷했다. 손가락 측면에는 길이 약 5cm의 갈라진 상처가 있었다. 약손가락의 손가락 끝은 부어 있었다. 체온은 37.5℃였다.

맥은 세활대삭細滑帶數하였고 설태는 박황薄黃하였다.

X-ray: 오른쪽 약손가락, 가운뎃손가락, 집게손가락의 뼈가 뚜렷하게 변한 것은 없었다.

【양의학진단】 손가락 좌상 후의 2차감염

【변증】 혈어血瘀가 경락을 가로막아 열熱이 우세하여 살이 썩었다.

【치법】 청열해독清熱解毒, 량영활혈凉營活血

【처방】 자화지정紫花地丁 30g, 야국화野菊花 9g, 금은화엽金銀花葉 9g, 연교連翹 9g, 당귀미當歸尾 9g, 모란피牡丹皮 9g, 적작약赤芍藥 9g, 조휴蚤休 9g, 마미련馬尾連 9g, 황금黃芩 9g, 생감초生甘草 6g 3제를 물에 달여 복용시켰다.

【외용】 옥홍고玉紅膏(123) 30g에 홍분紅粉[26] 3g을 가하여 사조紗條로 만들었다. 매일 1회씩 약을 갈게 하였다.

• **두 번째 진료:** (9월 25일) 오른쪽 가운뎃손가락의 끝부분에 까만 딱지가 점차 담갈색으로 변했고 두 번째 마디의 까만 딱지 안에 누렇고 끈끈한 고름액이 보였다. 피부와 안색은 점차 붉고 활기가 도는 색으로 변했으나 종창은 아직 있었고, 통증은 경감되었고 체온은 정상이었다. 맥과 설태는 여전했다. 앞의 처방 2제를 계속 복용시켰고 외용법도 전처럼 시행하였다.

---

26 Hydrargyri Oxydum Rubrum, 산화수은과 니트로기의 화합물.

• **세 번째 진료**: (9월 27일) 확실하게 좋아졌고 손가락 끝의 까맣게 썩은 것도 점차 탈락되었고 고름의 양도 감소하였다. 손가락 첫 번째 마디의 붉게 부어오른 것도 점차 사라졌으며 통증은 뚜렷하지 않았다.

앞의 처방에 대청엽大青葉 9g을 가했다. 매일 붕대를 한 번씩 갈게 하였다.

• **네 번째 진료**: (9월 30일) 삼출물은 점차 감소하였고 식사도 좋아졌다. 앞의 처방에 당귀미當歸尾 9g, 진피陳皮 6g, 복령茯苓 9g을 가하여 5제를 복용시켰다. 오오단五五丹(142), 옥홍고玉紅膏 사조沙條를 외용하였다.

• **다섯 번째 진료**: (10월 5일) 손가락 끝부분의 고름은 많지 않았고 까맣게 썩은 부분은 전부 탈락하였다. 두 번째 마디 부분에 새살이 융기된 것이 붓거나 아픈 것은 없었고 표피는 점점 자라고 있었다. 설태는 박황薄黃하였고 맥은 세활細滑하였다. 남은 독毒을 청해淸解하고자 하였다. 앞의 처방에 마미련馬尾連을 빼고 잇따라 10제를 복용시켰다.

• **여섯 번째 진료**: (10월 15일) 가운뎃손가락의 두 번째 마디의 썩은 부위는 아직 다 탈락되지 않았고 종창은 없어지지 않았으며 고름은 여전히 많이 있었다. 설태는 박황니薄黃膩하였고 맥은 세활細滑하였다. 앞의 처방에 진피陳皮를 빼고 마미련馬尾連 6g을 가하여 5제를 복용시켰다. 이와 별개로 성소환醒消丸(83)을 하루에 6g씩 복용시켰다.

오오단五五丹(142), 홍분사조紅粉紗條(145)를 외용外用하였다.

손가락의 활동을 강화시키는 운동을 한 번 할 때마다 5~10분간 매일 2~3차례 시켰다.

• **일곱 번째 진료**: (10월 22일) 손가락 끝부분에 작은 고름덩어리 1개가 배출되었고 안에는 바늘 끝만 한 크기의 괴사한 뼈 한 조각이 역시 배출되었다. 고름은 점차 감소하였고 새살은 점점 평평해지고 선홍색으로 변했다. 괴사조직은 모두 탈락했고 표피가 자라는 것이 무척 빨랐다. 부정화독扶正化毒으로 치료하였다.

【처방】 생황기生黃芪 9g, 금은화金銀花 9g, 연교連翹 9g, 모란피牡丹皮 9g, 자화지정紫花地丁 9g, 당귀當歸 9g, 황금黃芩 9g, 진피陳皮 9g, 홍화紅花 9g, 생감초生甘草 9g 5제를 복용시켰다. 매일 탕약 1제를 2일에 나누어 복용시켰다. 도화단桃花丹(147)과 옥홍고玉紅膏(123)를 사조紗條로 만들어 외용하였다. 환자에게 손가락의 활동을 계속 단련시키라고 지도했다.

• **여덟 번째 진료**: (11월 1일) 창면瘡面의 새살이 선홍빛이었고 표피가 자라는 것이 양호하여 치료가 비교적 빨랐다. 익기활혈益氣活血로 기육이 새로 자랄 수 있도록 치료하였다.

생황기生黃芪 15g, 당귀當歸 9g, 백작약白芍藥 6g, 홍화紅花 9g, 모란피牡丹皮 9g, 금은화엽金銀花葉

9g, 연교連翹 9g 3제를 복용시켰다. 1제를 2일에 나누어 복용시켰다.

• **아홉 번째 진료:** (11월 8일) 손가락 끝의 남아 있던 피부도 최근에 나았다. 사묘탕四妙湯(황기黃芪 15g, 당귀當歸 9g, 금은화金銀花 9g, 생감초生甘草 6g) 3제를 복용시켰다. 외용外用으로 도화단桃花丹과 옥홍고玉紅膏를 사조紗條로 만들어 격일에 1번씩 갈아주었다. 손가락의 활동 후 집게손가락에 약간의 종창이 있었다.

• **열 번째 진료:** (11월 12일) 겨우 콩만 한 크기의 상처만 남았고 새살은 선홍색을 띠었다. 격일로 한 번씩 붕대를 갈도록 하였다.

• **열한 번째 진료:** (11월 20일) 상처는 모두 나았고 손가락의 활동이 제한되는 것도 많이 좋아졌다. 강한 손가락의 활동을 시켰고 아울러 안마치료를 병행하였다.

3개월 후에 다시 검사했을 때 오른쪽 가운뎃손가락의 기능이 정상으로 회복되었다.

【해설】 본례는 손가락이 갈리는 손상을 입은 후에 감염으로 손가락이 괴사했고 감염이 치료되지 않아 손가락을 잘라내는 것도 고려하였으나 환자와 그 가족이 손가락을 잘라내는 것을 원하지 않아 한의학 치료를 받길 원했다. 첫 치료 때는 청열해독清熱解毒법을 강하게 써서 감염이 퍼지는 기세를 막았다. 외용으로 썩은 것을 제거하고 기육을 자라는 약을 사용하여 괴사부분의 탈락을 촉진시켰다. 마지막에는 보기익혈補氣益血로 새살이 자라는 것에 초점을 맞추었고 마침내 손가락을 보존할 수 있게 되었다.

칼럼 2 정창疔瘡(furuncle)의 논치

얼굴과 손발에 생기는 화농성 염증을 한의학에서는 정창疔瘡이라고 총칭한다. 입과 코 부위에 발생하는 것은 발생 부위에 따라 비정鼻疔, 인중정人中疔, 호수정虎鬚疔이라 부르고 지두염指頭炎은 사두정蛇頭疔이라고 부르며 표저瘭疽, 손발톱 밑의 농종膿腫은 황조癀爪라고 부르고 건초腱鞘 부위는 호구정虎口疔, 탁반정托盤疔이라고 부르며 급성림프관염은 홍사정紅絲疔이라고 부르는 등 여러 종류로 나뉜다. 원인은 술과 고기를 많이 먹어 장부臟腑에 열熱이 쌓여 화독火毒이 모여 생긴 것이다. 혹은 바늘이나 대나무에 찔려서 찰상을 입은 곳에 감염이 되어 발생하기도 하며, 한의학에서는 철사독鐵蛇毒, 목사독木蛇毒, 죽사독竹蛇毒 등으로 부른다.

얼굴의 정창疔瘡은 초기에는 좁쌀만 한 작은 종기가 올라오는데 가렵기도 하고 느낌이 둔하기도 하여 종종 대수롭지 않게 여기다가 나날이 붉게 붓고 열감이 있고 아픈 것이 점차 심해진다. 심하면 눈꺼풀과 눈이 모두 붓는데 병변의 뿌리가 단단하여 화농되는 것이 더디게 된다. 치료시기를 놓치면 쉽게 열이 확 올라오고 번조煩燥하고 속이 메스꺼우며 구토를 하기도 하고 심하면 정신이 혼미해지며 헛소리를 하는데 이는 정독주황疔毒走黃(패혈증)이 된 것이다.

손 및 손가락의 정창疔瘡은 붉게 부어오르고 발열이 있으며 통증이 손바닥 한가운데를 뚫을 듯이 아픈데 이른바 열 손가락에서 손바닥 한가운데까지 연결되는 것 같다고 한다. 화농 시 절개·배농을 하는데 적절한 치료를 하지 않으면 손가락뼈의 괴사(지골 골수염)에 이를 수도 있다. 고름은 악취를 풍긴다. 표저瘭疽와 손발톱 밑의 화농은 일반적으로 붓고 아픈 것이 비교적 경미하다.

홍사정紅絲疔은 종종 위에서 말한 손가락 감염으로 일어나며 림프관을 따라 1개의 붉은 선이 돋는데 위로 뻗어 나간다. 적절한 치료를 하지 않으면 정독疔毒이 공격하여 정독주황疔毒走黃(패혈증)으로 이를 수 있다.

(1) 정창疔瘡을 치료할 때 주의사항

주런캉 선생은 정창疔瘡을 치료할 때 주의해야 할 점으로 3가지를 제시하였다. ① "정창疔瘡을 치료할 때는 호랑이를 막는 것처럼 해야 한다." 이 말의 의미는 정독疔毒을 두려워해야 한다는 것이다. 초기에 작은 종기가 일어났을 때 중요하게 여기고 충동적으로 짜는 것을 절대 금한다. 특히 얼굴의 정창疔瘡이 중요한데 정독疔毒이 확산되기 쉽고 심하면 주황走黃에 이를 수 있기 때문이다. ② "마땅히 모으고 발산發散시키지 않는다." 정창疔瘡은 화독火毒인데 신온산풍약辛溫散風藥으로 발산시키는 것을 금지하고 청열해독淸熱解毒을 중용重用하여 소종消腫시킨다. 소종消腫이 안 되면 탁독托毒시키는 것을 더하여 정독疔毒을 한곳으로 모이게 한다. 아침에는 투농透膿이 잘되나 저녁에는 사방으로 확산이 된다. ③ 생활습관을 교정하는 방법으로는 술과 고기와 비린 것과 오신五辛 등 질병을 유발시키는 음식들을 금기시키고 담백한 식품, 채소, 과일, 녹두, 얇은 녹말묵 종류의 음식을 먹도록 한다.

(2) 정독疔毒의 순증과 역증

정독疔毒 역시 순증順症과 역증逆症으로 나눌 수 있다.

① 순증順症은 화독火毒이 모여서 아직 확산되지 않은 것이다. 증상으로는 국부가 붉게 붓고 열감이 있고 통증이 있으며 맥은 현대삭弦帶數하고 설질은 붉고 태는 박황薄黃 또는 황조黃燥하다. 청열해독淸熱解毒시킨다. 지정음地丁飮(41)을 가감하여 치료한다. 설태가 황니黃膩하면 황련黃連 6g, 황금黃芩 9g을 가하고 부은 것이 딱딱하여 화농되지 않으면 자갑편炙甲片 9g, 조각자皂角刺 9g을 가하여 탁독투농托毒透膿을 시킨다.

② 역증逆症(주황증走黃證)은 패혈증과 같다. 독화毒火가 치성하여 처치가 때에 맞게 이루어지지 않으면 독毒이 영혈營血에 흘러들어 안으로 장부臟腑를 공격한다. 혹은 충동적으로 짜게 되면 정독疔毒이 확산되기도 한다. 증상은 종기의 꼭대기가 건조하면서 암적색이며 고름은 없고, 얼굴에 있으면 머리와 눈꺼풀이 모두 부으며, 손에 있으면 손과 팔이 모두 붓는다. 전신증상으로는 추위에 떨면서 열이 심하며 머리가 어지럽고 눈이 아찔하며 정신과 생각이 흐릿하며 팔다리가 뻣뻣하며 속이 메스껍고 구토한다. 안색은 푸르고 번조煩燥하면서 불안하고 식욕이 떨어지고 입이 마른다. 어떤 사람은 전신에 황달, 또는 두드러기, 어반瘀斑이 나타나면서, 심해지면 정신이 혼미해지고 입이 꽉 다물어져서 벌려지지 않고 풍사風邪가 발동하여 뻣뻣함이 나타나고 배가 창만해지고 대변은 무르며 유뇨 등의 증상이 나타난다. 맥은 홍삭洪數하고 설은 강絳하며 태는 황조黃燥하거나 회니灰膩하다. 치료는 량영청열해독凉營淸熱解毒하는 약을 크게 쓴다. 청온패독음淸瘟敗毒飮(45) 가감으로 치료한다.

(3) 가감법

정신이 혼미하고 헛소리를 하면 안궁우황환安宮牛黃丸을 가하며 하루에 1~2환씩 먹인다. 입이 꽉 다물리고 기절하는 것에는 자설단紫雪丹을 가해서 복용시키는데 매번 1.5g씩 매일 1~2차례 복용시킨다. 기침하면서 호흡이 가쁠 때는 천패모川貝母 9g, 죽력竹瀝 30g을 가한다. 설이 강絳하고 태가 광光한 것은 음陰이 상한 것이니 현삼玄參 12g, 맥문동麥門冬 9g을 가한다. 열을 낀 설사에는 금은화탄金銀花炭 12g, 황금탄黃芩炭 9g으로 바꾸어 복용시킨다. 변비가 있을 때는 대황大黃(후하後下) 9g, 원명분元明粉(탕약에 타서 복용시킨다) 9g을 가한다. 몸에 황달이 나타나면 인진호茵陳蒿 30g을 가한다.

(4) 외치법

① 얼굴의 정창疔瘡은 초기에 창두瘡頭에 발정산拔疔散(144)을 섞어 바르고 옥로고玉露膏(120)를 도포한다. 농두膿頭가 파괴되지 않을 때는 홍천추고紅千捶膏를 덮어 독毒을 빼내고 고름을 제거한다. 손가락 또는 손 부위의 정창疔瘡으로 붉게 부어오르거나 혹은 홍사정紅絲疔일 경우 모두 옥로고玉露膏를 도포할 수 있다. ② 손 부위의 정창疔瘡이 이미 화농되었을 때에는 이르면 절개·배농시키되 눌러 짜는 것은 금지하고 절개 후에 오오단五五丹(142) 약을 심지에 적셔 삽입한 후 고름을 제거하고 독毒을 뽑아낸다.

5. 다발성 절종癤腫(2례)

1 崔 씨, 남성, 35세

문진차트, 초진일시: 1957년 5월 5일

【주소증】 엉덩이 부위에 절종癤腫이 생긴 지 2년이 되었다.

【현병력】 2년 동안 엉덩이 부위에 작고 단단한 결절結節이 있었는데 기저면은 홍조를 띠면서 통증이 있었고 점차 파괴되면서 궤농되어 농성 분비물이 있었으나 오래지 않아 없

어졌다. 그러나 격주 간격으로 또다시 2~3개가 발생했는데 10여 일 정도 치료하고 나았으나 이런 것이 끊이지 않고 생겼다. 다른 병원에서 일찍이 페니실린, 차단요법 등으로 치료하였으나 낫지 않았다.

【검사】 오른쪽 엉덩이 내측에 엄지손가락 크기의 절종癤腫이 있었으며 가운데는 몰랑하여 파도처럼 찰랑거렸다. 허리와 엉덩이에 다수의 크고 작은 흉터가 남아 있었다.

고름을 채취해 배양검사를 한 결과 황색포도상구균이 검출되었다.

맥은 활대삭滑帶數하였고 설은 붉었으며 태는 박황니薄黃膩하였다.

【한의학진단】 좌판창坐板瘡

【양의학진단】 다발성 절종癤腫

【변증】 습열濕熱이 아래로 흘러내려 쌓여서 독毒으로 된 것이다.

【치법】 청열해독淸熱解毒

【처방】 천황련川黃連 6g, 황금黃芩 9g, 모란피牡丹皮 9g, 적작약赤芍藥 9g, 금은화金銀花 9g, 연교連翹 9g, 생감초生甘草 6g 4제를 복용시켰다.

오오단五五丹(142)을 외용外用시켰다.

• **두 번째 진료:** (5월 9일) 2일간 복약 후 고름이 나오고 붓는 것이 사라졌으나 4일 후 새로 절종癤腫 2개가 올라와서 계속해서 전의 처방 4제를 복용시켰다. 외용으로 금황산金黃散(139)을 꿀에 섞어 도포하였다.

• **세 번째 진료:** (5월 13일) 절종癤腫이 돋은 부위의 붓기가 사라지고 통증이 멎었다. 다만 좁쌀 크기의 경결硬結이 남았다. 환자가 살던 곳으로 돌아가고 싶다고 말했으므로, 전의 처방을 계속해서 복용하여 재발을 방지하라고 당부하였다.

이후 환자가 편지를 보내왔는데 앞의 처방을 20여 제 복용한 후 더 이상 재발하지 않았다고 하였다.

2 趙 씨, 남성, 26세

차트번호 70167, 초진일시: 1964년 3월 19일

【주소증】 전신에 반복적으로 나타나는 절종癤腫이 나타난 지 8개월 되었다.

【현병력】 1963년 6월에 먼저 왼쪽 종아리에 1개의 절종癤腫이 나타났다. 한열寒熱을 동반하여 한약을 복용하였고 페니실린 주사를 맞았더니 절종癤腫이 파괴되어 고름이 빠져나

오면서 나았다. 이어서 엉덩이에 연이어 작은 경결硬結이 나타났는데 약을 쓴 후에 없어졌다. 올해 2월 양쪽 입가 바깥쪽과 코 부위에 연속하여 절종癤腫이 나타났으나 고름이 나오고 나았다. 2주 전에 좌우 아래뺨, 왼쪽 겨드랑이 아래, 왼쪽 앞팔에 절종癤腫이 나타났는데 작열감이 있었고 붉게 부어오르면서 통증이 있었다. 속이 메스껍고 추위를 타고 발열이 나는 증상을 동반하여 한약을 복용했고 페니실린 주사를 맞았으나 낫지 않았다. 입이 말라 물을 찾았고 소변은 누렜고 대변은 정상이었다.

【검사】 오른쪽 아래뺨에 1.5cm×2cm 크기의 절종癤腫이 1개 있었는데 뿌리는 쟁반같이 말끔하였고 출렁거리는 느낌은 없었다. 오른쪽 겨드랑이에 3cm×1.5cm 크기의 절종癤腫이 1개 보였는데 약간 출렁거리는 느낌은 있었으나 국한되어 있었다. 왼쪽 앞팔에 주관절 굴측 근처 5.5cm×4cm의 종괴腫塊가 있었는데 높게 솟아올랐고 붉게 부어올랐으며 압통이 명확하게 있었다. 뒷목과 왼쪽 귀 앞에 각각 누에콩 크기의 절종癤腫이 하나씩 있었는데 출렁거리는 느낌은 없었다.

맥은 현세弦細하였고 설질은 붉었으며 태는 박백薄白하였다.

【한의학진단】 절종癤腫

【양의학진단】 다발성 절종

【변증】 풍열風熱이 울체되어 영위營衛가 조화롭지 못해 열熱이 우세하여 독毒이 된 것

【치법】 산풍청열散風淸熱, 화영화독和營化毒

【처방】 형개荊芥 9g, 방풍防風 9g, 마황麻黃 6g, 금은화金銀花 12g, 연교連翹 9g, 당귀미當歸尾 9g, 적작약赤芍藥 9g, 도인桃仁 9g, 대황大黃(후하後下) 6g, 산치자초山梔子炒 9g, 황금黃芩 9g, 생감초生甘草 4.5g 1제를 물에 달여 복용시켰다.

【외용】 큰 절癤이 붉게 부어오른 곳에는 옥로고玉露膏(120)를 도포하였다. 작은 절종癤腫에는 귀판산龜板散(136)을 참기름에 섞어 도포하였다.

• **두 번째 진료**: (3월 21일) 절종癤腫은 한창 고름이 무르익고 있었고 붓고 아픈 것은 거듭 격렬했으며 입이 말라 물을 찾았다. 앞 처방에 대청엽大靑葉 9g, 천화분天花粉 9g을 가하여 3제를 물에 달여 복용시켰다.

• **세 번째 진료**: (3월 24일) 왼쪽 겨드랑이와 왼쪽 팔에 있던 절종癤腫을 모두 절개·배농하였고 구황단九黃丹(143)을 심지에 적시어 절개·배농 부위에 삽입하였다. 붓고 아픈 것은 좋아졌으나 아직 그치지 않았고 남은 작은 절종癤腫은 없어지는 단계였으며 대변은 설사

를 하루에 2번 하였다. 맥은 활滑했고 설태는 박황薄黃하였다. 탁독소종托毒消腫으로 치료하였다.

【처방】 당귀미當歸尾 9g, 적작약赤芍藥 9g, 금은화金銀花 15g, 토패모土貝母 9g, 천화분天花粉 9g, 산치자초山梔子炒 9g, 자갑편炙甲片 9g, 조각자皂角刺 9g, 유향자乳香炙 6g, 몰약자沒藥炙 6g, 백지白芷 6g, 생감초生甘草 6g 3제를 물에 달여 복용시켰다.

• **네 번째 진료:** (3월 27일) 고름이 밖으로 배출되고 붓는 것이 사라졌으나 독毒은 아직 남아 있어 절종癤腫이 재발되는 것을 방지하고자 청해淸解하는 약을 주었다.

【처방】 자화지정紫花地丁 9g, 금은화金銀花 15g, 연교連翹 9g, 황금黃芩 9g, 산치자초山梔子炒 9g, 모란피牡丹皮 9g, 적복령赤茯苓 9g, 토패모土貝母 9g, 천화분天花粉 9g, 생감초生甘草 6g 4제를 복용시켰다.

• **다섯 번째 진료:** (5월 1일) 창구瘡口가 최근에 나았다. 환자가 탕약을 복용할 때 메스꺼운 느낌이 있다고 하여 성소환醒消丸으로 바꾸어 복용시켰는데 매일 6g씩 계속해서 5일을 복용시켜 치료를 확고하게 하였다.

• **여섯 번째 진료:** 창구瘡口가 다 나았다. 계속해서 서황환犀黃丸(81)을 1주일 동안 매일 3g씩 복용시켰다. 이후 재발은 없었다.

6. 모낭염(4례)

6-1. 만성모낭염(3례)

1 張 씨, 남성, 31세

차트번호 116516, 초진일시: 1965년 10월 7일

【주소증】 머리 부분에 작은 농포膿疱가 생긴 지 5년이 되었다.

【현병력】 5년 전부터 두피에 작고 붉은 종기가 몇 개 돋아 있었는데 농포膿疱가 점차 되면서 통증이 있게 되었고 계속해서 끊임없이 일어나면서 대량으로 출현하였다. 목 뒤에서부터 머리와 이마 전체로 파급되었다. 일찍이 모某 병원에서 연속해서 자외선을 수십 차례 쬐었고 장기적으로 효과가 있다는 술폰아미드(Sulphonamide)[27], 신토마이신

27 1930년대에 개발된 항균제.

(Syntomycin)[28] 등을 내복하였으나 효과가 없었다. 수면은 좋았고 소변과 대변은 정상이었다.

【검사】 앞 정수리에서 목 뒷부분까지 고립된 모낭성 구진丘疹 및 작은 농포膿疱가 보였고 주변은 붉게 물들어 있었다.

맥은 현세弦細하였고 설태는 박백薄白하였다.

【한의학진단】 발제창髮際瘡

【양의학진단】 만성모낭염

【변증】 비위脾胃에 열熱이 쌓여 위로 훈증한 데다 밖으로는 풍사風邪에 감수된 것

【치법】 거풍화영祛風和營, 청열해독淸熱解毒

【처방】 형개荊芥 9g, 방풍防風 6g, 천황련川黃連 3g, 황금黃芩 9g, 산치자초山梔子炒 6g, 지모知母 9g, 생석고生石膏 15g, 천화분天花粉 9g, 당귀미當歸尾 9g, 적작약赤芍藥 9g, 연교連翹 9g, 생감초生甘草 6g을 물에 달여 4제를 복용시켰다.

【외용】 창이자蒼耳子 30g, 웅황雄黃 15g, 명반明礬 9g

물에 달여 머리를 씻는데 매일 3~4차례 씻게 하였으며 한 번 씻을 때 15분간 씻게 하였다. 씻고 나서 사황산四黃散(135)을 참기름에 섞어 바르게 하였다.

- **두 번째 진료:** (10월 11일) 정수리 부분의 모낭염의 붓고 아픈 것이 모두 감소하였고 목 뒷부분은 새로 작은 절癤이 생겼다. 종전의 처방에 천화분天花粉, 지모知母, 생석고生石膏를 빼고 마치현馬齒莧 30g, 대청엽大青葉 9g, 금은화金銀花 15g을 가하여 계속 5제를 복용시켰고 외용으로 씻는 방법도 예전과 동일하게 하였다.
- **세 번째 진료:** (10월 16일) 복약 후 새로 생긴 모낭염은 없었다. 계속해서 앞의 처방을 5~10제를 복용시켰고 씻는 처방도 예전과 동일하게 하였다.
- **네 번째 진료:** (1966년 9월 21일) 수개월이 경과한 후 머리에 모낭염 3~4개가 나타났으며 반복해서 낫지 않은 지 근 2개월이 되었다. 어떤 곳에서 백신 주사를 맞았으나 효과가 크지 않았다. 계속해서 앞의 처방과 씻는 약을 쓰도록 하였다. 지방 출장으로 인해 2개월간 치료를 멈췄다가 12월부터 계속해서 치료하였으며 앞의 처방을 계속해서 복용하면서 씻는 약의 용량을 늘렸다. 창이자蒼耳子 60g, 백반白礬 60g, 웅황雄黃 15g으로 사용하도록 했더니 1개월 동안 치료한 후 더 이상 재발하지 않았다.

---

28 dl-chloramphenicol이라고도 한다. 항생제의 일종.

• **다섯 번째 진료:** (1967년 7월 3일) 반년 후 전의 증세가 다시 재발하였다. 머리 부분에 모낭염 10여 개가 나타나서 계속해서 앞의 처방을 복용시키면서 성소환醒消丸을 같이 매일 6g씩 내복시켰다. 씻는 약에 왕불유행王不留行 15g을 가하니 모낭염이 적게 나타나다 더 이상 나타나지 않았으며 치료 후 2개월이 지나자 나아서 더 이상 재발하지 않았다.

2 王 씨, 남성, 24세

차트번호 194110, 초진일시: 1967년 5월 8일

【주소증】 두피에 작은 농포膿疱가 돋은 것이 여기저기 나타났다를 반복한 지 1년이 되었다.

【현병력】 1년 동안 두피 부위에 작은 농포膿疱가 항상 나타나는 것이 재발하였다. 붓고 아팠고 발병은 정해진 시간이 없었으며 약을 복용해도 효과가 없었다.

【검사】 두피 위에 바늘 끝만 한 크기의 작고 하얀 농포膿疱가 머리 전체에 가득하게 널려 있었고 주위가 붉게 물들어 있었다.

맥은 현활弦滑하였고 설태는 박황薄黃하였다.

【한의학진단】 발제창髮際瘡

【양의학진단】 만성모낭염

【변증】 습열濕熱이 위로 훈증하여 화독火毒으로 변한 것

【치법】 청열조습淸熱燥濕, 화영해독和營解毒

【처방】 마미련馬尾連 9g, 황금黃芩 9g, 흑산치자黑山梔子 9g, 포공영蒲公英 30g, 생감초生甘草 6g

서황환犀黃丸(81)과 같이 복용시켰는데 매일 3회씩 한 번에 3g씩 복용시켰다.

【외용】 창이자蒼耳子 15g, 웅황雄黃 15g, 명반明礬 9g

물에 달여 따뜻하게 환부를 씻게 하였는데 매일 3~4차례 씻게 하였다.

외용外用으로 금황산金黃散(139) 18g, 웅황雄黃 6g을 참기름에 섞어 바르게 하였다.

• **두 번째 진료:** (5월 23일) 앞의 처방을 연속해서 15제를 복용한 후 두피 위에 있던 농포膿疱는 거의 나타나지 않았다. 환자는 평소 대변이 마르고 딱딱했기 때문에 앞의 처방에 생대황生大黃 6g(후하後下)을 가했다.

연속해서 10제를 복용한 후 전부 나았다.

3 陳 씨, 남성, 40세

간이차트, 초진일시: 1975년 4월 20일

【주소증】 두피에 종기가 난 지 1년이 되었다. 오른쪽 위팔에 고리 모양의 반괴班塊가 자란 지 2개월이 되었다.

【현병력】 1년여 동안 두피 위에 작은 종기가 항상 보였는데 붓고 아팠으며 오래지 않아 파괴되어 고름이 나온 후에 나았으나 한곳이 나으면 다른 곳이 나타나는 것이 반복하였다. 2개월 전에는 오른쪽 위팔에 고리 모양의 반괴班塊가 나타났는데 점차 확대되었고 아프거나 가렵지 않았다. 결핵의 과거력은 없었다.

【검사】 ① 두피에 산재되어 있는 작은 농포膿疱가 보였는데 가장자리는 붉게 부어 있었다. ② 오른쪽 위팔 바깥쪽 삼각근 밑에 1개의 붉은 고리 모양의 반괴班塊가 보였다. 약 3cm×3cm 크기에 경계는 명확했고 가장자리는 융기되어 있었고 중간은 옴폭 파였으며 만지면 비교적 단단하고 질겼다. 병리검사 결과 고리육아종 진단을 받았다.

맥은 현활弦滑하였고 설질은 붉었으며 태는 박황니薄黃膩하였다.

【양의학진단】 ① 만성모낭염 ② 고리육아종

【한의학진단】 발제창髮際瘡

【변증】 비경脾經의 습열濕熱이 머리로 훈증한 것

【치법】 량혈청열涼血清熱, 제습해독除濕解毒

【처방】 마미련馬尾連 9g, 황금黃芩 9g, 모란피牡丹皮 9g, 적작약赤芍藥 9g, 조휴蚤休 9g, 금은화金銀花 9g, 연교連翹 9g, 생감초生甘草 6g 6제를 물에 달여 복용시켰다.

• **두 번째 진료:** (4월 27일) 재진 시 환자가 말하기를 복약 후에 팔 위에 붉은색 반괴班塊가 바로 사라졌다고 하였다. 머리의 종기가 여전히 작게 돋아 있는 것이 보여 앞의 처방 10제를 계속 복용시켰더니 완전히 나았다.

【해설】 본례에서는 초진 때 모낭염을 집중적으로 치료하자고 생각했지 고리육아종에 대해서는 치료를 고려하지 않았으나 약 6제를 복용한 후 팔에 있던 고리 모양의 반괴班塊는 깔끔하게 소실되었다. 일반적으로 고리육아종은 치료가 되지 않을 뿐더러 없어지더라도 종종 수개월에서 심하면 수년이 지나야 하는데 본례에서처럼 단시간에 없어졌다는 것은 청열해독약清熱解毒藥이 고리육아종의 소실을 촉진시켰음을 추측해 볼 수 있다.

6-2. 농양성·천굴성 두부 모낭 주위염(1례)

1 李 씨, 남성, 31세

문진차트, 초진일시: 1957년 6월 14일

【주소증】 머리에 종기를 앓은 지 8개월이 지났다.

【현병력】 1년 전 앞이마에 농포膿疱가 몇 개 생기기 시작했다가 점차 머리 뒷부분까지 퍼졌고 반복해서 고름을 짜냈으나 낫지 않았다.

【검사】 정수리 뒷부분에 은화 크기의 피부가 울퉁불퉁하고 평평하지 않으며 물렁물렁한 종괴가 1개 있었다. 뚫어 캐낸 것 같은 고름 구멍이 3~4개 있었으며 눌렀을 때 적은 양의 고름이 배출되었으나 배농 자체는 원활하지 않았고 통증이 있었으며 주위에 쌀알 크기의 농포膿疱가 여럿 산재되어 있었다.

맥은 현활弦滑하였고 설질은 붉었으며 태는 황니黃膩하였다.

【한의학진단】 선황두蟮癀頭

【양의학진단】 만성·농양성·천굴성 두부 모낭 주위염

【변증】 습열濕熱이 위를 막아 화火로 변하고 독毒으로 된 것

【치법】 청열해독清熱解毒

【내복】 황련상청환黃連上清丸[29]을 하루에 2번씩 매번 9g씩 복용시켰다.

【외용】 먼저 금황산金黃散(139)을 꿀에 섞어 도포한 후에 사황산四黃散(135)을 참기름에 섞어 바르게 하였다.

• **두 번째 진료:** (6월 21일) 1주일 뒤 주변의 농포膿疱는 사라졌고 단지 정수리 뒷부분의 농종膿腫이 아직 거듭 심하였다. 천추고千捶膏(126) 1장으로 바꾸어 붙이되 불에 쬔 후에 종기 위에 붙였다. 3일에 한 장씩 갈아주면서 농종膿腫을 압박하여 고름이 쌓이지 못하도록 하였다. 아울러 청열해독탕제清熱解毒湯劑를 복용시켰다.

【처방】 황련黃連 6g, 황금黃芩 9g, 천후박川厚朴 6g, 흑산치자黑山梔子 9g, 모란피牡丹皮 9g, 적작약赤芍藥 9g, 금은화金銀花 9g, 연교連翹 9g, 생감초生甘草 6g

잇달아 같이 8제를 복용한 후 농종膿腫은 점점 평상시로 회복되었고 3주 후 완전히 나았다.

---

29 중성약이며 황련, 치자(강제), 연교, 만형자(초), 방풍, 형개혜, 백지, 황금, 국화, 박하, 주(酒)대황, 황백(주초), 길경, 천궁, 석고, 선복화, 감초로 구성되어 있다. 3~6g씩 하루 2회 복용한다.

칼럼 3 절종癤腫

절병癤病은 다발성 절종癤腫이라고도 하는데 신체의 각 부위에 반복해서 발생하며 낫기가 어렵다. 임상에서는 2가지 유형으로 나눌 수 있다. 속발형은 정해진 부위가 없고 잇달아 발생하는 절종癤腫으로 개수가 정해진 것이 없고 새로운 것과 오래된 것이 교차되어 돋아 있으며 몇 년이 지나도 낫지 않을 수 있다. 재발형은 일정한 부위에 항상 나타나는데 목 뒷부분(발제창髮際瘡) 또는 엉덩이 부분(좌판창坐板瘡)에 주로 발생한다.

만성모낭염은 좁쌀 크기의 작은 종기인데 많거나 적을 수도 있고 끊임없이 발생하며 머리 또는 목 뒷부분에 발생하거나(발제창髮際瘡) 수염이 난 부분에 발생하거나(양수창羊鬚瘡) 혹은 엉덩이 부분에서 보이기도 한다(좌판창坐板瘡).

농양성·천굴성 두부 모낭 주위염은 한의학에서는 선황두蟮癀頭라고 칭하며 소아의 머리에서 다발한다. 초기에는 절종癤腫으로 나타나며 시간이 지나도 낫지 않으며 붓는 것이 꾸불꾸불한 지렁이 같다고 해서 선황두蟮癀頭라는 이름이 붙여졌다. 파괴된 후에는 몇 개의 구멍이 있는데 모양이 땅강아지가 파놓은 굴 같아서 누고절螻蛄癤이라고 부르기도 한다. 고름이 모두 배출되지 못하거나 잠시 고름의 입구가 닫혀서 안에는 항상 고름이 고여 있는데, 오래지 않아 다시 염증이 나타나는 것이 마치 찐빵 같다.

(1) 내치법

상술한 증상들의 발병원인은 하나이다. 한의학에서는 습열濕熱이 안에서 쌓여 화독火毒으로 변화된다고 보았기 때문에 치법이 같다. 상반신, 머리에 발생하는 것은 화독火毒이 심하다고 보고 청화해독清火解毒으로 치료하였으며 처방은 소염방消炎方(18) 가감을 쓰되 대변이 건조하면 생대황生大黃 6~9g(후하後下), 원명분元明粉 9g(탕약에 타서 먹는다), 대청엽大青葉 15g을 가하였다. 하반신, 엉덩이에 발생하는 것은 습열濕熱이 심하다고 보고 리습청열理濕清熱로 치료하였으며 처방은 제습위령

除濕胃苓湯(29) 가감을 쓴다. 절종癤腫이 오래되어 부은 것이 딱딱해지고 궤농되지 않으면 마땅히 탁독소종托毒消腫시키니 소옹탕消癰湯(42) 가감을 쓴다. 병이 오래되어 체력이 약하고 독毒이 우세하여 병이 반복해서 재발하면 마땅히 사묘탕四妙湯으로 보정탁독補正托毒시킨다. 처방은 생황기生黃芪 15~30g, 당귀當歸 12g, 금은화金銀花 또는 인동등忍冬藤 15g, 생감초生甘草 6g이다. 매일 1제를 물에 달여 복용시킨다.

(2) 외치법

절종癤腫이 파괴되지 않았거나 모낭염이 있을 때는 모두 금황산金黃散(139)을 꿀에 섞어서 풀 모양으로 만들어(도포한 후에 흘러내리지 않게 하기 위해서이다) 하나하나씩 찔러서 터뜨린 후에 바른다. 큰 덩어리가 되었을 때는 발라서는 안 된다. 일반적으로 약을 바른 후에는 부분적으로 소실되거나 다시 확대되지 않는다. 이미 화농된 뒤에 바르면 자연배농을 촉진시켜 고름이 배출되면서 소실된다.

절종癤腫이 딱딱해서 파괴되지 않을 때는 정절고疔癤膏(125) 또는 천추고千捶膏(126)를 붙여서 절종癤腫이 스스로 없어지도록 촉진시킨다. 절종癤腫이 파괴되었으나 고름이 다 나오지 못하면 먼저 오오단五五丹 약을 심지에 적시어 창구瘡口 안으로 2일 동안 삽입시켜 고름을 제거한 후 독毒을 뽑아내며 고름이 다 나오면 스스로 낫는다. 보통 절종癤腫에서 고름이 나온 뒤에는 오오단五五丹(142)을 약간 섞어주기도 한다.

만성모낭염과 절종癤腫이 아직 파괴되지 않을 때는 금황고金黃膏(121) 또는 옥로고玉露膏(120)를 도포한다. 혹은 모창세방毛瘡洗方(172)을 사용하며 물에 달여서 머리와 목덜미를 씻어주는 것을 매번 15분씩 하며 하루에 3~4차례 씻어준다. 5~10일간 연달아 씻으며 씻은 후에는 사황산四黃散(135) 또는 발제산髮際散(134)을 참기름에 섞어 풀 모양으로 만들어 병변마다 하나하나씩 발라주는데 한 덩어리가 되었을 때는 바르지 않는다.

농양성·천굴성 두부 모낭 주위염은 안에 고름이 쌓여 있을때 먼저 중승단重升丹(142)을 3~4일간 심지에 적셔 창구瘡口안에 삽입시킨 후 고름을 제거하고 독毒을 빼낸다. 고름이 나온 후 부은 것이 사라지면 남은 독이 공격하는 것을 방지하고자 천추고千捶膏(126),(127)를 불에 말려 팽팽하게 하여 종기 위에 붙이는데 3~5일마다 한 장씩 갈아주는 것을 회복할 때까지 한다.

보통 여름철에 소아에게 열절熱癤이 자주 나타나는데 우황청열산牛黃清熱散(중성약)[30]을 내복시킨다. 소아 몸집의 크기를 고려하여 3일 또는 2일간 복용시킨다. 대변이 비결秘結하면 2호화독단二號化毒丹(79)을 복용시켜 청열해독清熱解毒한다. 외용약은 위에서 말한 방법으로 조절하여 바른다.

(3) 치료효과

우리 과는 1956년 6월부터 1957년 12월까지 주런캉 선생의 지도 아래 금련해독탕芩連解毒湯을 복용시켰고 금황산金黃散(139) 위주로 외용시켜 다발성 절종癤腫 75례를 중점적으로 관찰하면서 치료하였다. 55례에서 완전히 나았으며 6례에서 병세가 호전되었고 4례에서 효과가 없었으며 10례는 치료 여부가 불분명하였다. 만성모낭염 33례를 치료하였는데 17례에서 완전히 나았고 7례에서 병세가 호전되었고 6례에서 효과가 없었으며 3례에서 치료 여부가 불분명하였다. 연구결과 비교적 좋은 치료 효과를 거두었다.

7. 충수주위농양(2례)

1 李 씨, 여성, 65세

입원번호 39087, 초진일시: 1959년 12월 19일

【주소증】 가족이 대신 알려준 주소증은 속이 메스껍고 구토가 나며 오른쪽 아랫배의 통증을 동반한 열이 나타난 지 2주가 되었다.

【현병력】 2주 전 배꼽 주위에 통증이 일어나면서 속이 메스껍고 식욕이 없으며 음식

30 황련, 황금, 치자, 울금, 한수석, 우황, 수우각, 호박, 대모, 주사, 빙편으로 구성되어 있고 청열진경(清熱鎮驚)의 효능이 있다.

을 먹으면 토했다. 위통胃痛이 앓는다고 여겨 치료를 받지 않았다. 통증은 점차 오른쪽 아랫배 부위로 옮겨가는데 살살 아프며 오른쪽 다리가 펴지지 않아 바로 서거나 앉거나 몸을 굽혀 눕지를 못했다. 발열發熱을 동반하였는데 아침에 가볍고 저녁에 심한 것이 나날이 계속되었다. 대변은 수일 동안 풀리지 않았고 충수염 진단을 받아 페니실린 주사를 3일간 맞았으나 호전되지 않았다.

【입원검사】 의식은 명료했으나 정신은 피로하여 고통스러워 보였으며 표정은 냉담했다. 오른쪽 아랫배에 9cm×7cm 크기의 덩어리가 만져졌고 복벽은 긴장되어 있었으며 누르면 반대 방향으로 튀어오를 듯이 아팠다. 피부는 거북이등처럼 갈라져 있었으며 오른쪽 다리가 굽은 상태로 누워 있었다. 맥상은 침세沈細하였고 설첨은 광光하였으며 설태와 뿌리는 박황니薄黃膩하였다. 체온은 38℃였다. 백혈구 수치는 18,600/mm³, 중성구 백분율 81%, 혈압은 150/80mmHg였다.

【한의학진단】 장옹腸癰

【양의학진단】 충수주위농양

【변증】 습열濕熱에 어혈瘀血이 끼어 장부腸腑를 막은 탓에 영위營衛가 조화롭지 못해 열熱이 우세하여 살이 썩는 상태

【치법】 화영화어和營化瘀, 배독소종排毒消腫

【처방】 도인초桃仁炒 9g, 과루인瓜蔞仁 9g, 동과자인冬瓜子仁 9g, 모란피牡丹皮 6g, 당귀미當歸尾 9g, 적작약赤芍藥 6g, 금은화金銀花 9g, 연교連翹 9g, 자갑편炙甲片 6g, 조각자皂角刺 9g, 신근초伸筋草 9g을 물에 달여 복용시켰다.

금황고金黃膏(121)를 도포하였다.

• **두 번째 진료:** (12월 21일) 2제를 복용한 후 대변이 나왔고 아랫배의 통증이 가벼워졌고 복벽의 긴장이 완화되어 압통이 감소하였고 열의 세력이 한풀 꺾였다. 약간이나마 식욕이 생겼고 설태와 뿌리는 박니薄膩한 것이 점차 변하였으며 맥상은 현활弦滑하였다. 종전의 처방에 패장초敗醬草 9g, 의이인薏苡仁 12g을 가하여 3제를 복용시켰다.

• **세 번째 진료:** (12월 24일) 복약 후 오른쪽 아랫배의 덩어리가 확실하게 작아졌고 통증도 그리 심하지 않았다. 오른쪽 다리는 펴는 것이 가능하게 되었고 체온은 37.4℃였다. 소화는 좋았고 설태는 박포薄布하였으며 맥은 세활細滑하였다. 종전의 처방에 가감하여 치료하였다.

생의이인生薏苡仁 12g, 동과자인冬瓜子仁 9g, 당귀當歸 9g, 적작약赤芍藥 9g, 과루인瓜蔞仁 9g, 모란피牡丹皮 9g, 패장초敗醬草 9g, 진피陳皮 6g, 금은화金銀花 9g을 물에 달여 복용시켰다.

• **네 번째 진료:** (12월 27일) 3제를 복용한 후 덩어리는 만져지지 않았다. 나아서 퇴원하였다.

【해설】 본례의 환자는 급성충수염 치료를 적절할 때 받지 못하여 충수 주위에 농종膿腫이 생겼다. 나이가 있고 체력이 약하여 한약 치료를 받는 것을 선택하였다. 삼인탕三仁湯을 위주로 하였는데 모란피牡丹皮, 도인桃仁, 당귀미當歸尾, 적작약赤芍藥으로 활혈산어活血散瘀시켰고 동과자인冬瓜子仁, 생의이인生薏苡仁, 패장초敗醬草로 배농소종排膿消腫시켰다. 아울러 천산갑穿山甲, 조각자皂角刺로 그 단단함을 깨뜨렸다. 주런캉 선생은 천산갑穿山甲, 조각자皂角刺 두 약이 소消, 탁托하는 작용을 하는데 가벼운 것은 소消하고 소消하지 못하는 것은 탁托하여 궤농시키고 고름을 배출시키는 것을 촉진시킨다고 보았다. 3제를 복용 후 모든 증세가 가벼워졌고 6제를 복용 후 배에 있던 덩어리가 눈에 띄게 줄어들었다. 계속해서 종전의 처방에 천산갑穿山甲, 조각자皂角刺를 빼고 3제를 복용시킨 후에 덩어리는 완전히 사라지면서 나았다.

2 秦 씨, 여성, 34세

초진일시: 1965년 2월 15일

【주소증】 오른쪽 아랫배에 종괴가 있으면서 통증을 느낀 지 7일이 되었다.

【현병력】 임신 5개월이었다. 7일 전 갑자기 전신이 불편하면서 배꼽 부위에 통증이 나타났고 식욕이 없었으며 가끔 메스꺼웠는데 2일 후 통증이 점차 오른쪽 아랫배로 옮겨가면서 추위를 타고 발열을 동반하였고, 체온은 37.8℃였다. 기초적인 진단으로 충수염으로 보고 페니실린을 2일 동안 주사하였으나 낫지 않았고 통증과 발열이 있었다.

【검사】 오른쪽 아랫배의 복벽이 긴장되어 있었고 압통이 확실히 보였는데 누르면 반대 방향으로 튀어오를 듯이 아픈 것이 양성이었고 깊게 눌렀더니 6cm×7cm 크기의 덩어리가 만져졌다. 체온은 38.4℃였고, 백혈구 수치는 17,600/mm^3, 중성구 백분율 82%였다. 맥은 세활삭細滑數하였고 설첨은 붉었으며 설태 중간이 벗겨져 있었다.

【한의학진단】 장옹腸癰

【양의학진단】 충수주위농양

【변증】 태열胎熱이 안에서 쌓여서 영위營衛가 조화로움을 잃은 탓에 어체瘀滯하여 옹癰이 된 것

【치법】 자음화영滋陰和營, 청열해독清熱解毒

【처방】 생지유生地榆 9g, 황금黃芩 9g, 현삼玄參 9g, 맥문동麥門冬 9g, 당귀當歸 9g, 금은화金銀花 9g, 연교連翹 9g, 생감초生甘草 9g을 물에 달여 3제를 복용시켰다.

• **두 번째 진료:** (2월 18일) 복약 후 열의 기세가 꺾였다(체온 37.5℃). 오른쪽 아랫배의 통증이 감소하였고 대변이 원활하게 나왔다. 복벽은 긴장하지 않았고 압통도 감소하였다. 맥은 활대삭滑帶數하였고 설과 태는 여전하였다.

【처방】 생지유生地榆 9g, 당귀當歸 9g, 적작약赤芍藥 9g, 현삼玄參 9g, 금은화金銀花 9g, 연교連翹 9g, 조휴蚤休 9g, 패장초敗醬草 9g, 생감초生甘草 6g 3제를 복용시켰다.

• **세 번째 진료:** (2월 21일) 모든 증상은 완화되었고 오른쪽 아랫배의 덩어리는 눈에 띄게 작아졌으며 통증이 완화되어 눌러도 아파하지 않았다. 체온은 정상이었고 맥은 세활細滑하였으며 태는 박정薄淨하였다. 앞의 처방에 적작약赤芍藥을 빼고 자화지정紫花地丁 9g, 대패모大貝母 6g을 가해 복용시켰다. 3제를 복용한 후 종괴는 점점 축소되었고 2제를 복용한 후 종괴는 보이지 않았다. 다 나아서 퇴원했다.

【해설】 본례는 임신 5개월에 충수염이 나타난 케이스다. 이런 종류의 병례를 대할 때 옛사람들이 "이유가 있으면 손상이 없고, 태아도 손상이 없다."라고 말했던 것처럼 주런캉 선생은 태아에게 손상을 입히기 쉬워 상책이 될 수 없는 활혈파어活血破瘀, 통리공하通利攻下한 약을 고려해서 사용하였다. 처방에 사용된 지유地榆, 당귀當歸, 적작약赤芍藥은 량혈涼血, 청열화영清熱和營하고 현삼玄參, 맥문동麥門冬은 자음滋陰, 윤조통장潤燥通腸하며 금은화金銀花, 연교連翹, 생감초生甘草, 조휴蚤休, 황금黃芩은 청열패독清熱敗毒한다. 황금黃芩은 또한 안태安胎하는 효능이 있다. 지유地榆 하나만을 고려했을 때 일반적으로 그 효능은 량혈지혈涼血止血만 한다고만 알지 그 효능이 농창膿瘡을 치료한다는 사실은 모른다. 《신농본초경神農本草經》에서는 "농혈膿血을 멎게 하고 악창惡瘡과 열창熱瘡을 치료한다."라고 기재되어 있다. 이 예에서 약을 쓰는 것은 마치 특별할 것 없이 평범하듯 복약 후 배 안의 종괴가 축소되어 작아졌고 결국 흡수되어 소실되었다. 태아를 손상시키지 않았으니 상책이 되었다.

8. 경부림프절결핵(3례)

1 劉 씨, 남성, 37세

차트번호 17895, 초진일시: 1957년 8월 31일

【주소증】 목에 서창鼠瘡이 나타난 지 15년이 되었다.

【현병력】 1942년에 왼쪽 목에 종핵腫核 3개가 처음 나타났는데 1개는 큰 것이 밤톨만 했고 2개는 작은 것이 연밥만 했다. 초기에는 아프지 않았고 일상생활이 가능하였다. 점차 커졌는데 1년 뒤에는 호두 크기만 한 것이 3개가 같이 뭉쳤고 창두瘡頭가 점차 물렁해지면서 때로는 욱신거리기도 했는데 며칠 후 터지면서 묽은 고름이 흘렀다. 창구瘡口가 15년 동안 낫지 않아 목을 돌리기가 곤란했다. 왼쪽 겨드랑이 아래에 1개의 구멍이 생긴 지 3년이 되었는데 입구가 막힌 것이 오래지 않아 붓고 아프면서 터져서 궤농되었다. 위장이 아프고 소화불량과 식욕부진 증상을 동반하였으며 대변은 때때로 변비가 있었다.

【검사】 왼쪽 목에 손바닥 크기의 부은 덩어리가 있었는데 주위가 붓고 단단하고 겹겹이 쌓인 것이 알을 포개 놓은 것 같았고 피부색은 어두운 자줏빛을 띠었으며, 종기의 꼭대기가 곳곳이 터진 부분이 있었고 누공(누관瘻管)[31]이 서로 연결되어 있었다. 묽은 고름이 흘러나왔고 때때로 콩비지 모양의 덩어리가 끼어 있기도 하였다. 왼쪽 겨드랑이 아래에 깊이가 약 3cm인 구멍이 1개 있었고, 맥은 완활緩滑하였고 설태는 황니黃膩하였다.

【한의학진단】 나력瘰癧

【양의학진단】 경부, 액와부 림프절결핵

【변증】 간담肝膽의 화火가 항상 올라와 비脾의 운화가 제대로 되지 못한 탓에 습담濕痰이 생기고 담화痰火가 응결되어 아픈 것이며 간위肝胃가 조화롭지 못한 것

【치법】 평간화위平肝和胃, 화담연견化痰軟堅

【처방】 청반하淸半夏 6g, 진피陳皮 4.5g, 복령茯苓 9g, 대패모大貝母 9g, 하고초夏枯草 9g, 단모려煅牡蠣 9g, 석결명石決明 15g(부순 것), 곤포昆布 9g, 해조海藻 9g, 조구등釣鉤藤 9g(후하後下) 3제를 물에 달여 복용시켰다.

• **두 번째 진료:** (9월 3일) 창구瘡口의 고름이 나오는 것이 원활하지 않고 나력瘰癧 덩어리 또한 붉게 부어오르면서 통증이 있어 손도 못 대게 하였다. 창상을 절제한 후 고름이 나

---

31 피부 속 깊이 곪은 고름이 바깥으로 나오는 구멍 줄기.

오는 것이 비교적 원활해졌고 통증도 완화되었다. 계속해서 소담연견消痰軟堅, 청열화독淸熱化毒시켰다.

대패모大貝母 9g, 단모려煅牡蠣 9g, 하고초夏枯草 4.5g, 초하거草河車 9g, 적작약赤芍藥 9g, 곤포昆布 9g, 해조海藻 9g, 복령茯苓 9g, 조구등釣鉤藤 9g(후하後下), 길경桔梗 3g 3제를 복용시켰다.

외용外用으로 중승단重升丹(142) 약을 심지에 적셔 창구瘡口 안으로 삽입하였다.

• **세 번째 진료**: (9월 6일) 목 부위의 고름은 묽었으나 배출이 원활하지 않았고 겨드랑이 아랫부분은 부어오르면서 통증이 있었으니 터지면서 궤농되는 조짐이었다. 식욕은 없었고 병이 오래되어 기혈氣血이 크게 손상되었으니 기혈氣血을 조리하면서 보하고 위胃의 기능을 좋게 하는 것이 우선이라고 판단했다.

【처방】 전당귀全當歸 9g, 적작약赤芍藥 9g, 제반하制半夏 6g, 진피陳皮 6g, 복령茯苓 9g, 대패모大貝母 9g, 자갑편炙甲片 4.5g, 초하거草河車 6g, 맥아麥芽 6g, 곡아穀芽 6g, 사인砂仁 1.5g(후입後入) 물에 달여 3제를 복용시켰다.

• **네 번째 진료**: (9월 9일) 목의 누공이 괘선법掛線法[32]을 시행한 후 연결되었고 겨드랑이 밑 역시 창상 절제 후 오오단五五丹(142)을 외용하니 붓고 아픈 것이 확실히 감소했다. 계속해서 화담연견化痰軟堅하는 치료를 하였다.

【처방】 천패모川貝母 6g, 복령茯苓 9g, 단모려煅牡蠣 9g, 현삼玄參 9g, 진피陳皮 6g, 제반하制半夏 6g, 곡아穀芽 6g, 초하거草河車 9g, 해조海藻 9g, 석결명石決明 15g을 물에 달여서 10제를 복용시켰다.

• **다섯 번째 진료**: (9월 20일) 창구瘡口가 점점 붉고 활기를 띠면서 붓고 아픈 것은 모두 감소하였다. 고름의 양은 적어졌고 식욕은 좋아졌으며 창구瘡口가 아물 가능성이 보여 매일 외용약을 한 번씩 갈아주었다. 앞의 처방에 맥아麥芽 9g, 사인砂仁 1.5g(후입後入)을 가하여 조리시킨 지 한 달여 만에 나았다.

2 劉 씨, 여성, 28세

차트번호 20598, 초진일시: 1957년 11월 20일

【주소증】 왼쪽 목에 나력瘰癧이 생긴 지 6년이 되었다.

【현병력】 1951년 왼쪽 목에 2개의 밤톨만 한 크기의 종핵腫核이 2개 나타났다. 초기에

32 중의 외치(外治)의 일종으로 약으로 만든 실, 의료용 약실, 고무줄 등의 재료를 이용해 누공, 구멍(sinus) 등을 절개하는 방법.

는 아프지 않았고 밀면 움직였다. 1년 후 종핵腫核이 점점 커져서 2개의 덩어리가 점차 달라붙어 하나로 융합되었는데 딱딱하였고, 종핵腫核의 꼭대기는 점차 물렁해져서 출렁거렸고 붉게 변했으며 약간의 통증이 있었다. 2개월 만에 스스로 터져서 묽은 고름액과 치즈, 두부 모양의 썩은 덩어리가 줄줄 나왔으며 궤농 후 1년 동안 여러 방법으로 창구瘡口를 수렴시켰으나 오래지 않아 다시 붓고 딱딱해졌다가 터져서 궤농되었다. 6년 동안 수차례 붓고 수차례 터지고 수차례 수렴되었는데 올해 상반기에는 창구瘡口가 아물었으나 최근 1개월 동안 환처가 다시 붓고 아파서 아이소나이아지드(isoniazid)[33] 등의 약을 복용했다.

【검사】 신체는 말라 있었고 활력이 없었고 안색이 창백하면서 생기가 없었다. 체온은 37.8℃였으며 목 왼쪽의 종괴는 손바닥 크기만 했다. 주위는 단단하면서 붉게 부어올랐고 거안拒按하였다.

맥은 세활삭細滑數하였고 설질은 붉었으며 설태는 박황니薄黃膩하였다.

【한의학진단】 담화나력痰火瘰癧

【양의학진단】 경부림프절결핵과 감염이 혼합된 것

【변증】 음허陰虛로 내열內熱하는데 허화虛火가 위로 치솟고 담화痰火가 응결한 것

【치법】 자음청열滋陰清熱, 소담연견消痰軟堅

【처방】 천패모川貝母 9g, 현삼玄參 9g, 생모려生牡蠣 9g, 곤포昆布 9g, 해조海藻 9g, 적작약赤芍藥 9g, 복령茯苓 9g, 연교連翹 9g, 백렴白蘞 6g, 초하거草河車 6g, 사과락絲瓜絡 4.5g을 물에 달여서 5제를 복용시켰다.

옥로고玉露膏(120)를 도포시켰다.

• **두 번째 진료:** (11월 25일) 목 왼쪽에 있던 나력瘰癧 덩어리가 뿌리 부분은 단단했고 꼭대기는 붉게 부어오르면서 아팠다. 종전의 치법에 투탁透托시키는 것을 참조하여 사용하여 스스로 궤농하도록 촉진시켰다.

【처방】 천패모川貝母 9g, 당귀미當歸尾 9g, 적복령赤茯苓 9g, 초하거草河車 9g, 흑산치자黑山梔子 6g, 연교連翹 9g, 곤포昆布 9g, 해조海藻 9g, 자갑편炙甲片 9g, 조각자皂角刺 9g, 사과락絲瓜絡 4.5g, 조구등釣鉤藤 9g(후입後入) 7제를 복용시켰다.

• **세 번째 진료:** (12월 3일) 나력瘰癧 덩어리가 여전히 단단하였고 종기의 꼭대기가 밤처

33 결핵의 예방과 치료에 사용하는 항결핵성 항균제.

럼 부풀어 올랐고 누르면 부드럽게 물결쳤으니 내독內毒이 변화한 것이다. 절개해서 터뜨리니 치즈 모양의 덩어리를 낀 묽은 물과 고름이 줄줄 나왔고 통증이 완화되었다. 소담연견消痰軟堅하는 처방을 썼다.

【처방】 천패모川貝母 6g, 진피陳皮 6g, 복령茯苓 9g, 생모려生牡蠣 9g, 초하거草河車 4.5g, 연교連翹 9g, 현삼玄參 9g, 하고초夏枯草 6g 5제를 먼저 복용시킨 후에 잇달아 5제를 더 복용시켰다.

오오단五五丹(142)을 외용시켰다.

• **네 번째 진료**: (12월 13일) 복약 후 종괴가 점차 물렁해졌고 통증도 감소하였고 묽고 담박한 고름이 줄줄 흘렀으며 옆에는 터진 2개의 작은 구멍이 있었는데 통로(sinus)를 형성하여 수술로 절개하였더니 막힘없이 원활하게 흘러나왔다. 대변은 건조하여 3일에 한 번씩 보았고 입에서 냄새가 났다. 위열胃熱과 담화痰火가 심하여 청열화담清熱化痰시켰다. 종전의 처방에 청반하清半夏 4.5g, 마자인麻子仁 9g을 가하여 계속 7제를 복용시켰다.

• **다섯 번째 진료**: (12월 20일) 고름은 점차 적어졌으나 나력瘰癧 덩어리는 아직 없어지지 않아 화담산결법化痰散結法을 계속 시행하였다.

【처방】 현삼玄參 9g, 천패모川貝母 9g, 생모려生牡蠣 9g, 진피陳皮 3g, 청반하清半夏 6g, 복령茯苓 9g, 생감초生甘草 3g 연속해서 30여 제를 복용시켰다.

옥기단玉肌丹(142), 홍분사조紅粉紗條(145)를 외용하였으며 매일 약을 1차례 갈아주었다. 1958년 2월 20일까지 종기의 단면이 완전히 아물어서 1960년 추적·관찰해 보니 아직 재발되지 않음을 확인하였다.

3 劉 씨, 여성, 26세

차트번호 55273, 초진일시: 1963년 3월 15일

【주소증】 목 오른쪽에 서창鼠瘡이 생긴 지 반년여 되었다.

【현병력】 작년 가을에 목 오른쪽에 누에콩 크기만 한 종괴가 1개 생겼는데 피부색은 붉지 않았고 아프지 않았다. 금년 2월 상순에 이르러 종괴는 점차 커졌고 아팠으며 수면에 영향을 주었다. 아이소나이아지드(isoniazid)를 복용했고 마이실린(mycillin)을 주사하였으나 효과가 없었으며 흉부 X선 검사에서 양 폐는 정상이었다.

【검사】 목 오른쪽 귓불 아래에 6cm×8cm 크기의 종괴 하나가 있었는데 단단함은 중간 정도여서 약간 움직였고 압통은 확실히 있었으며 피부색은 붉지 않았고 터져서 궤

농될 조짐이 있었다. 백혈구 수치는 10,400/mm³, 중성구 백분율 71%, 림프구 백분율 24%, 호산구 백분율 3%, 단핵구 백분율 2%, 적혈구 침강 속도(ESR) 20mm/h였다. 맥은 세대삭細帶數하였고 설질은 강絳하였다.

【한의학진단】 나력瘰癧

【양의학진단】 경부림프절결핵

【변증】 간신음허肝腎陰虛로 허화虛火가 안에서 작열하여 진액을 말린 탓에 담痰이 되어 담화痰火가 울결한 것

【치법】 소담연견消痰軟堅, 공보겸시攻補兼施

【처방】 황기黃芪 9g, 현삼玄參 9g, 토패모土貝母 9g, 하고초夏枯草 9g, 생모려生牡蠣 9g, 곤포昆布 9g, 해조海藻 9g, 초하거草河車 9g, 금은화金銀花 9g, 연교連翹 9g을 물에 달여서 3제를 복용시켰다.

• **두 번째 진료:** (3월 18일) 복약 후 뿌리 부분이 묶이면서 높게 솟아올랐고 압통이 감소되어 저녁에 잠들기가 편해졌다. 앞의 처방을 3제 복용시켰는데 매일 서황환犀黃丸 6g을 같이 복용시켰다.

• **세 번째 진료:** (3월 20일) 복약 후 뿌리 부분이 점차 작아졌으나 누르면 단단하고 은은하게 아팠다. 앞의 처방에 자산갑炙山甲, 산자고山慈菇 3g을 가해서 단단함을 연하게 하였다. 3제를 복용시켰다.

• **네 번째 진료:** (3월 26일) 복약 후 통증은 크게 감소하였고 다만 한 번씩 찌르는 듯이 아픈 통증만 남았다. 종전의 처방에 귤홍橘紅, 제반하制半夏, 자강잠炙僵蠶, 자유향炙乳香, 자몰약炙沒藥 종류를 가감하였다. 연속하여 20여 제를 복용시키니 종괴가 연밥 크기로 줄었다. 계속해서 내소나력환內消瘰癧丸[34]을 매일 1포씩 복용시켰더니 종핵腫核이 없어지면서 나았다.

【부연설명】 림프절결핵은 한의학에서 전통적으로 나력瘰癧이라고 불렀는데 작은 것은 나瘰이고 큰 것은 력癧이며 속명은 서창鼠瘡이라고 한다. 나력瘰癧의 형성 원인에 담痰을 빼놓을 수가 없다. 담痰의 유래는 2가지이다. 하나는 비脾에서 유래되는데 비脾는 담痰의 발생의 근원이며 사려思慮로 인해 비脾를 상하면 비脾가 운화를 하지 못해 습濕과 담痰이 생기게 된다. 하나는 음허화성陰虛火盛으로 진액을 졸여 담痰이 되는 것이다. 담痰이 경락經絡을 막으면 근육이 오그라들면서 핵核이 생긴다.

---

34 중성약으로 하고초, 현삼, 대청엽, 해조, 절패모, 박하, 천화분, 합각(煅), 백렴, 연교, 대황(熟), 감초, 지황, 길경, 지각, 당귀, 현명분, 꿀, 전분으로 구성되어 있다. 연견산결(軟堅散結)의 효능이 있다.

나력瘰癧은 여러 종류로 나눌 수 있는데 비교적 자주 볼 수 있는 것이 2종류이다.

첫 번째 예에서 간경울화肝經鬱火로 비습脾濕이 담痰이 되었는데 담화痰火가 서로 뭉쳤다. 터져서 궤농된 후 병이 15년 동안 지속되어 낫지 않았고 위胃의 통증으로 식욕부진이 같이 있었는데 이는 간위肝胃가 조화롭지 못한 증세라고 보았다. 이진탕二陳湯으로 화위화담和胃化痰시켰고 석결명石決明, 조구등釣鉤藤으로 평간平肝시켰으며 패모貝母, 모려牡蠣, 곤포昆布, 해조海藻로 소종연견消腫軟堅시켰다. 치료의 시작과 끝을 이 처방을 가감해서 사용하였으며 아울러 창상 절제와 괘선법卦線法으로 누공과 구멍(sinus)을 제거하여 단기간 내에 나았다.

두 번째 예에서는 음허陰虛로 내열內熱이 생겼는데 허화虛火가 위로 치솟아 담화痰火가 응결한 것이다. 소력방消瘰方에서 현삼玄參, 천패모川貝母, 생모려生牡蠣을 위주로 치료하였고 보조적으로 곤포昆布, 해조海藻, 백렴白蘞, 적작약赤芍藥으로 연견산결軟堅散結시켰고 조휴蚤休, 연교連翹로 청열해독清熱解毒시켰으며 아울러 외치법을 같이 시행하였다. 치료한 지 3개월이 지나자 완전히 아물었다.

세 번째 예는 경부림프절결핵 중 단단해진 시기의 환자로서 간신음허肝腎陰虛로 허화虛火가 안에서 치성하여 진액을 졸인 탓에 담痰이 되어 담화痰火가 울결된 것이다. 병이 반년이 지나서 붓고 단단하고 통증이 있으며 궤농하려는 조짐이 있어서 즉시 공보겸시攻補兼施와 소담연견消痰軟堅하는 치료법을 사용하였다. 황기黃芪, 현삼玄參으로 보허補虛하였고 패모貝母, 생모려生牡蠣, 곤포昆布, 해조海藻, 산갑山甲, 산자고山慈菇로 그 단단함을 깨뜨렸고 마침내 터져서 궤농하는 것을 막았기 때문에 종핵腫核이 스스로 없어져서 낫게 되었다.

9. 안면 파종상 속립성 낭창(1례)

1 范 씨, 남성, 40세

간이차트, 초진일시 1977년 1월 30일

【주소증】 얼굴에 종기가 난 지 3개월이 지났다.

【현병력】 얼굴에 좁쌀만 한 크기의 붉은색 피진皮疹이 돋았다가 점점 커져서 모某 병원에서 검사를 받은 결과 속립성 낭창이라는 진단을 받았다. 연속해서 아이소나이아지드(isoniazid), 스트렙토마이신(streptomycin)을 복용했고 한약인 산결영散結靈[35], 활혈소염환活血

35 중성약으로 음저(陰疽) 초기에 피부색은 좋으나 붓고 딱딱하면서 아플 때 혹은 나력(瘰癧)에 쓴다.

消炎丸36, 내소나력환內消瘰癧丸 등을 내복하였으나 효과가 없었으며 오히려 더 커졌다.

【검사】 얼굴, 눈꺼풀, 코 주위, 입 주변 등에서 좁쌀 크기부터 쌀알 크기의 어두운 홍색의 구진丘疹이 많게는 100개 이상 가득 분포하였으며 자각증상은 없었다. 유리 조각으로 눌러보면 황갈색의 작은 결절結節이 보였다. 양쪽 손바닥 측면에 완두콩 크기만 한 작은 결절結節 몇 개가 있었고 신체는 건강했다. 흉부 X레이 검사결과 정상이었다.

맥은 세활細滑하였다. 설첨은 붉고 미뢰가 돋아 있었으며 태는 박황薄黃하였다.

【양의학진단】 안면 파종상 속립성 낭창

【변증】 음허陰虛로 화火가 올라가면서 담어痰瘀가 서로 결합된 것

【치법】 자음청열滋陰淸熱, 활혈연견活血軟堅

【처방】 생지황生地黃 15g, 모란피牡丹皮 9g, 복령茯苓 9g, 택사澤瀉 9g, 산약山藥 9g, 당귀當歸 9g, 단삼丹參 9g, 천초茜草 9g, 홍화紅花 9g, 생감초生甘草 6g 5제

• **두 번째 진료:** (2월 4일) 증세가 여전했으므로 앞의 처방에 초삼릉炒三棱 9g을 가해 7제를 복용시켰다.

• **세 번째 진료:** (2월 11일) 구진丘疹이 평평해졌고 자각증상도 호전되었다. 최근 대변이 건조하였고 맥이 소활小滑하였고 설은 붉고 태는 황니黃膩하였다. 종전의 처방에 산약山藥을 빼고 대청엽大靑葉 15g을 가하여 7제를 복용시켰다.

• **네 번째 진료:** (2월 18일) 안면의 구진丘疹이 점점 얕고 옅게 변했으므로 앞의 처방에 황금黃芩 9g을 가해 7제를 복용시켰다.

• **다섯 번째 진료:** (2월 25일) 얼굴의 구진丘疹이 계속해서 편평하게 변했고 색은 옅어졌으며 부분적으로는 없어져 확실하게 호전되었다. 이후의 종전의 처방을 증감하여 계속 복용시켰다.

• **여섯 번째 진료:** (5월 6일) 재진하였을 때 얼굴의 구진丘疹이 확실하게 없어졌으므로 환약으로 고쳐 처방하였다.

모란피牡丹皮 60g, 복령茯苓 60g, 택사澤瀉 60g, 지골피地骨皮 60g, 홍화紅花 30g, 천초茜草 30g, 감초甘草 30g, 초삼릉炒三棱 30g, 대청엽大靑葉 60g, 황금黃芩 60g, 진피陳皮 30g

곱게 갈아 가루 내어 꿀에 녹여 환약을 빚었다. 매 환약마다 9g씩 매일 2개씩 환약을

36 중성약으로 유향(醋炙), 몰약(醋炙), 석창포침고(石菖蒲浸膏), 황미(黃米[蒸熟]), 우황으로 구성되어 있으며 피부병에 주로 쓰인다.

복용시켜 낫게 하였다.

【해설】 안면 파종상 속립성 낭창은 속립성 낭창이라고 부르기도 하는데 병정이 만성이며 종종 수년 동안 낫지 않기도 한다. 일반적으로 항결핵약의 효과는 분명하지 않다. 이 예에서 육미지황환六味地黃丸을 가감하면서 천초茜草, 홍화紅花, 지골피地骨皮, 삼릉三棱 등 활혈연견活血軟堅시키는 약을 가해 비교적 좋은 효과를 거두었다.

10. 버거씨병(3례)

1 劉 씨, 남성, 50세

차트번호 99477, 초진일시: 1957년 10월 12일

【주소증】 오른쪽 종아리와 발가락이 괴사되어 오른쪽 종아리를 수술로 절제한 지 1년이 지나 왼쪽 발과 발가락이 또한 암홍색으로 변하였고 통증을 느낀지 9개월이 되었다.

【현병력】 1956년 3월 양발의 마비감과 종아리 안쪽이 종창하고 아픈 것이 시작되었다. 당시에는 진료를 받지 않고 호골환虎骨丸[37]을 복용했고 밀폐요법을 시행하였으나 아픈 것이 점차 심해졌고 간헐성 파행이 나타났다. 1956년 10월에 이르러 좌우 엄지발가락이 콩 크기만큼 검게 변했고 발등은 자홍색이 나타났으며 11월에 이르러 괴사되었고 점차 확대되어 종아리 아랫부분까지 이르렀다. 다른 병원에서 다리를 절제할 것을 권유받았으나 환자가 동의하지 않았고 9일 후 괴사된 부분이 계속 위로 연장되자 부득이 오른쪽 종아리를 제거할 수밖에 없었다. 수술 경과는 순조로웠다. 이 기간에 왼쪽 종아리 또한 가볍게 통증과 시린 증상이 나타났다. 1957년 1월 통증이 가중되었고 왼쪽에 교감신경절 절제술을 시행받았으나 시술 후 통증은 좋아지지 않았다. 일찍이 사묘용안탕四妙勇安湯[38] 200여 제를 복용하였고 아울러 서황환犀黃丸을 복용하였으나 효과가 없었다. 환자는 철광 노동자로 항상 추위와 습기에 노출되는 환경에서 생활하였다.

【검사】 몸은 말랐고 병색은 만성병에 찌든 느낌이었다. 왼쪽의 엄지발가락과 그 부근

---

37 《성제총록(聖濟總錄)》에 나오는 처방으로 호골, 생건지황, 방풍, 현호삭, 작약, 지각, 단삼, 오가피, 길경, 의이인, 파극천, 계지, 당귀, 복신, 빈랑, 대마인, 영양각, 욱리인으로 이루어져 있으며 부인의 혈풍노기(血風勞氣), 사지구급(四肢拘急)을 치료한다.

38 《험방신편(驗方新編)》에 나오는 처방으로 금은화, 현삼, 당귀, 감초로 이루어져 있으며 청열해독, 활혈지통시키는 효능이 있다.

의 조직이 어두운 홍색을 띠었고 새끼발가락과 발목에 이르는 발 바깥쪽이 어두운 홍색을 띠었으며 종아리 안쪽 하단이 정맥을 따라 부었고 작열감이 있었으며 손으로 건드리지 못할 정도로 압통이 심했다. 발등의 동맥은 침세미약沈細微弱하였다.

맥은 세활이삭細滑而數하였다. 설은 붉었으며 태는 황니黃膩하였다.

【한의학진단】 탈저脫疽

【양의학진단】 정맥염을 동반한 버거씨병(폐색성 혈전 혈관염)

【변증】 한습寒濕이 오랫동안 쌓여 전화轉化된 습열濕熱이 낙맥絡脈에 들어가 막힌 것

【치법】 통락화영通絡和營, 청열화습淸熱化濕

【방제】 화독제습탕가감化毒除濕湯加減

【약물】 당귀미當歸尾 9g, 모란피牡丹皮 9g, 적작약赤芍藥 9g, 금은화金銀花 15g, 건지룡乾地龍 9g, 자유향炙乳香 4.5g, 자몰약炙沒藥 4.5g, 적복령赤茯苓 9g, 신근초伸筋草 9g, 위령선威靈仙 9g, 사과락絲瓜絡 4.5g, 생감초生甘草 3g

• **두 번째 진료:** 8제를 복용시켰고 서황환犀黃丸을 매일 9g씩 같이 복용시켰다. 통증은 확실히 경감했고 붉게 부어오른 것도 점차 사라졌으며 이후 가벼운 통증이 끊이지를 않아 앞의 처방을 가감했다. 11월 3일까지 증세와 병정은 점점 안정되었으나 다만 간헐적으로 국부가 붉게 부으면서 2차례 통증이 발생하였는데 오래지 않아 좋아져서 보행이 가능하였다. 이후 방기防己, 해풍등海風藤, 모과木瓜, 상지桑枝, 상기생桑寄生, 우슬牛膝, 진교秦艽, 제천오制川烏 등 통락거풍通絡祛風, 제습지통除濕止痛시키는 약을 가했다. 계속해서 치료·관찰한 지 4개월이 되었을 때 발 부위의 색깔이 정상으로 회복되었으며 대체로 병이 나아서 원래 있던 곳으로 돌아갔다.

2 南 씨, 남성, 51세

차트번호 30313, 초진일시: 1958년 3월 5일

【주소증】 양발의 발등이 시리고 아픈 지 1년이 되었다.

【현병력】 1957년 1월에 왼쪽 발이 때때로 열이 났다 사라지는 느낌이 있었다가 점차 저리고 시리게 되었다. 엄지발가락의 색이 변했고 통증이 있었으며 심할 때는 걷거나 오래 서 있을 때 확연했다. 1개월 후에 오른쪽 발가락 역시 유사한 증상이 발생하였으며 걷기가 곤란하였고 저녁에 아픈 것이 심해졌다. 환자는 중약방中藥方의 노동자로 둥베

이東北 지역에서 20년간 근무하였고 애연가였다. 베이징의 모某 병원에서 치료를 받았을 때 다리를 절제할 것을 권유받았으나 환자가 동의하지 않고 한의학 치료를 받고자 하였다.

【검사】 양 다리의 발목관절 이하와 왼쪽 발가락의 피부가 모두 어두운 홍색을 띠었다. 왼쪽 발가락은 시렸고 발등의 동맥은 아직 촉지가 가능하였다. 오른쪽 발은 왼쪽 발보다 비교적 증세가 가벼웠다.

맥은 부긴浮緊하였고 설태는 박백薄白하였다.

【한의학진단】 탈저脫疽

【양의학진단】 버거씨병(폐색성 혈전 혈관염)

【증상】 양 발가락이 차고 시렸고 저리고 느낌이 없었으며 막히듯 아팠고 발이 무거웠다. 엄지발가락은 자흑색이었다.

【변증】 한사寒邪가 응체되어 낙맥絡脈이 저리고 경락經絡이 비색痞塞된 것

【치법】 온경통락溫經通絡, 활혈행비活血行痺

【처방】 마황麻黃 4.5g, 당귀當歸 9g, 적작약赤芍藥 4.5g, 천궁川芎 6g, 우슬牛膝 9g, 강활羌活 4.5g, 방기防己 4.5g, 상지桑枝 15g, 상기생桑寄生 9g, 적복령赤茯苓 9g, 육계말肉桂末 1.5g(탕약에 타서 마신다)

• **두 번째 진료:** (3월 13일) 8제를 복용한 후 발등의 어두운 색이 감퇴하였고 기침이 있어 가슴과 옆구리를 당기듯 아팠다. 앞의 처방에 육계肉桂를 계지桂枝 30g으로 바꾸고 아울러 관동화款冬花 9g, 동과자冬瓜子 9g, 해백두薤白頭 4.5g을 가해 하루 1제씩 복용시켰다.

• **세 번째 진료:** (3월 28일) 보름 후 기침은 점차 안정되었고 다리의 마목감은 가벼워졌다. 발등의 색깔은 활기를 띤 붉은색이었으며 점차 따뜻해졌다. 계속해서 앞 처방을 가감해 1개월 동안 치료한 후 모든 증상은 좋아졌고 걷는 것이 가능해졌다. 계속해서 호잠환虎潛丸[39]과 호골모과환虎骨木瓜丸[40]을 복용시켰더니 3개월 후에 대체로 다 나았다.

---

39 《단계심법(丹溪心法)》에 수록되어 있는 처방으로 황백, 귀판, 지모, 생지황, 진피, 백작약, 쇄양, 호골(구골[狗骨]로 대체하기도 한다), 건강으로 구성되어 있으며 자음강화(滋陰降火), 강장근골(强壯筋骨)의 효능이 있다.

40 《어약원방(御藥院方)》에 수록되어 있는 처방으로 호골, 남유향, 몰약, 모과, 천마, 종용, 우슬로 구성되어 있으며 기혈(氣血)을 보하고 통증을 멎게 한다.

3 李 씨, 남성, 28세

차트번호 32311, 초진일시: 1958년 11월 4일

【주소증】 왼쪽 발이 시리고 아프며 간헐성 파행이 있은 지 10개월이 되었고 왼쪽 새끼발가락과 지단肢端 부위에 궤양潰瘍이 생긴 지 1개월이 되었다.

【현병력】 1958년 1월에 왼쪽 발꿈치의 통증이 시작되었는데 따라서 발 앞꿈치 전반부와 발가락 역시 통증이 있었다. 이후 보행 후에 종아리의 배 부분이 터질 듯이 아팠고 쉬면 좀 나았다. 간헐성 파행이 나타난 것이었는데 이와 같이 된 지가 10개월 남짓 되었다. 병정은 나날이 심해져 1개월 전에는 왼쪽 새끼발가락과 지단肢端에 궤양潰瘍이 형성되었는데 통증이 극심하여 밤마다 잠을 잘 수 없었다. 진통제를 복용했으나 완화가 잘 되지 않았다. 환자는 주물공장 노동자였으며 일찍이 오래전부터 습기와 한랭에 노출되었고 담배를 핀 지 10여 년 되었다.

【검사】 얼굴은 누렇고 말랐으며 병색은 만성병에 찌든 느낌이었다. 왼쪽 새끼발가락과 지단肢端에 궤양潰瘍이 약 1cm×1cm 있었고 누런 분비물이 약간 있었으며 썩은 살은 떨어지지 않았다. 발등은 어두운 보랏빛이었고 오른쪽 발등의 동맥은 비교적 미약하였으며 왼쪽 발은 시렸고 발등의 동맥은 촉지가 가능하였다.

맥은 활삭滑數하였고 설태는 황미니黃微膩하였다.

【한의학진단】 탈저脫疽

【양의학진단】 버거씨병(폐색성 혈전 혈관염)

【변증】 한사寒邪가 응결하고 습濕이 막아서 경락經絡이 비색痞塞한 것이며 기혈氣血이 잘 돌지 않아 심한 통증이 발생하였고 보행할 때 발이 무거웠다. 환자의 정기正氣는 점점 소모되었고 한寒이 울체된 것이 열熱로 변화되어 열熱이 우세한 탓에 살이 썩고 새끼발가락에 궤양潰瘍이 생겼다.

【치법】 통락화영通絡和營, 청열화습淸熱化濕

【처방】 금은화金銀花 30g, 당귀미當歸尾 9g, 모란피牡丹皮 9g, 적작약赤芍藥 9g, 자유향炙乳香 4.5g, 자몰약炙沒藥 4.5g, 사과락絲瓜絡 4.5g, 건지룡乾地龍 9g, 이묘환二妙丸 9g(별도 포장), 해풍등海風藤 9g 아울러 서황환犀黃丸을 9g 복용시켰다.

• **두 번째 진료:** (11월 9일) 약을 8제 복용했더니 설태가 황니黃膩한 것이 변화되었고 통증이 감소하였다. 사묘용안탕四妙勇安湯으로 바꾸어 처방하였다. 당귀當歸 60g, 금은화金銀花

30g, 현삼玄參 30g, 생감초生甘草 15g

• **세 번째 진료:** (11월 13일) 4제를 복용한 후 통증은 명백히 감소하였으나 지단肢端의 썩은 살은 여전히 탈락되지 않았다. 설심舌心에 황니黃膩한 태가 아직 보였고 맥은 활삭滑數하였다. 위 처방에 이습약理濕藥인 적복령赤茯苓 15g, 생의이인生薏苡仁 9g을 가했다.

• **네 번째 진료:** (11월 20일) 3제를 복용한 후 새끼발가락의 썩은 살이 없어지고 입구가 아물었다. 다만 걸을 때 아직 통증이 있고 이후 새끼발가락에 있던 궤양潰瘍의 입구가 약간 터져 분비물이 조금 흘렀다. 앞의 처방에 황기黃芪 9g을 가하여 20여 제를 복용시켰더니 입구가 점차 아물었다. 계속해서 관찰한 지 3개월이 지나 대체로 나았다.

【부연설명】 맥관염脈管炎은 환자가 병에 걸리기 전에는 일반적으로 추위에 노출된 과거가 있다. 매우 추운 날 외출하거나 눈을 무릅쓰고 얼음을 밟으며 추위에 떤 후, 만약 눈덩어리로 추위에 노출된 사지를 마찰한다면 온기를 점점 회복하므로 걱정할 것이 없다. 매우 심할 때는 바로 불에 쬐거나 혹은 뜨거운 물에 담그면 안 된다. 그렇게 하면 이 병에 걸리기가 쉽다. 예방하거나 치료하는 방법이 매우 중요하다. 이 병의 초기와 2기에는 한응寒凝과 혈어血瘀가 경락經絡을 막은 탓에 통하지 못하여 통증이 나타난다. 약을 쓸 때에는 온경산한溫經散寒, 통락활혈通絡活血, 회양지통回陽止痛에 집중하면 대체로 치료가 된다. 말기에는 한울寒鬱로 열熱로 변화하여 열이 우세한 탓에 살이 썩고 뼈가 문드러지는데 자음익기滋陰益氣, 청열화독淸熱化毒시키는 약을 대거 응용한다. 고보탕顧步湯[41], 사묘용안탕四妙勇安湯 등으로 치료하면 다리를 절제하는 것을 면할 수 있다.

41 《변증록(辨證錄)》에 기재되어 있는 처방으로 우슬, 금채석곡(金釵石斛), 인삼, 황기, 당귀, 금은화로 구성되어 있으며 탈저(脫疽)에 쓰는 처방.

칼럼 4 버거씨병의 논치

버거씨병(폐색성 혈전 혈관염)은 한의학에서 "탈저脫疽"라고 부르는 범주에 속한다. 《영추靈樞》에서 탈저脫疽에 대한 기록이 있고 그 후에 《외과정종外科正宗》, 《의종금감醫宗金鑑》에서도 탈저脫疽에 대한 기록이 있으나 병들기 전 증상이 소갈消渴과 꽤 유사하여 마치 당뇨병성 괴저에 속하는 것 같다. 이후《치정회요治疔滙要》[42]와《마배지외과의안馬培之外科醫案》[43] 내에서 탈저脫疽의 원인과 증상을 기술함으로써 버거씨병의 증후에 접근하기 시작하였다.

【병인병기】《치정회요治疔滙要》에서 말하기를 "대한大寒에 눈을 뒤집어쓰고 눈을 밟고 추위를 쐬었을 때 뜨거운 물로 점차 따뜻하게 하면 염려가 없으나 불에 쬐어 한寒을 핍박하여 뼈로 들어가면 봄이 왔을 때 증세가 발가락에 나타나 발가락은 반드시 탈저脫疽가 나타나고 탈저脫疽가 나타난 후에는 목숨이 위험하다."라고 하였다.《마배지외과의안馬培之外科醫案》에서 말하기를 "매우 추울 때 물을 건너면 기혈氣血이 얼어붙는데 오래 쌓이면 한寒이 열熱로 변한다."라고 하였다. 앞서 말한 내용을 종합하여 임상소견과 결합시켜 보면 이 병의 환자는 대다수 추위에 노출된 경험이 있다. 한습寒濕이 경락經絡을 저체함으로써 기혈氣血이 조화롭지 못하여 점차 한응寒凝하고 낙맥絡脈이 저려 기혈氣血이 일맥상통하지 못하여 결국엔 한寒이 울체되므로 열熱로 변한다. 열熱이 우세하면 살이 썩고 뼈가 문드러지며 괴사壞死가 형성된다.

【증상】《마배지외과의안馬培之外科醫案》에서 말하기를 "시작은 발가락에 느낌이 없고 시린데 계속되면 붉고 자줏빛 색깔이 나타나고 발등이 붓고 열이 나며 발가락이 시리다. 피부와 기육과 근육과 뼈가 모두 죽어 관절의 틈이 점점 벌어져서 더러운 물이 흐르고 근육이 끊어지고 살이 박리되어 벗겨진다."

【변증논치】

(1) 내치법

병기에 따라 나눌 수 있는데 병정이 악화하는 증세와 예후가 시기에 따라 같지 않기 때문이다. 대체로 3기로 나눌 수 있다.

① 제1기

【변증】 물을 건너고 얼음을 밟으면 한습寒濕이 낙맥絡脈을 막아 기혈氣血이 조화롭

42 청나라 과주(過鑄)가 1896년에 지은 중의 외과서적으로 50여 종의 정창(疔瘡)을 논한다.
43 마배지(馬培之)가 1893년 간행한 중의 외과서적.

지 못하여 경락經絡이 저리고 저체된다.

【증상】 다리가 아파 오래 걷지 못하고 종아리의 배 부분이 붓는다. 다리가 시리면서 창백해지고 발가락, 발등, 복숭아뼈 등의 부분이 조금씩 붉게 물들기 시작한다. 맥은 침완沈緩하고 설태는 박백薄白하며 부양맥趺陽脈은 촉지가 가능하다.

【치법】 거풍산한祛風散寒, 서근활락舒筋活絡, 화영활혈和營活血

【방제】 독활기생탕가감獨活寄生湯加減

【처방】 독활獨活 12g, 상기생桑寄生 9g, 방기防己 9g, 당귀當歸 9g, 천궁川芎 6g, 적작약赤芍藥 15g, 계지桂枝 9g, 복령茯苓 9g, 도인桃仁 9g, 홍화紅花 9g, 계혈등鷄血藤 15g, 신근초伸筋草 9g을 물에 달여 복용시킨다.

【방의】 독활獨活, 상기생桑寄生, 방기防己, 복령茯苓은 거풍리습祛風理濕시킨다. 당귀當歸, 천궁川芎, 적작약赤芍藥, 도인桃仁, 홍화紅花는 화영활혈和營活血시킨다. 계지桂枝, 계혈등鷄血藤, 신근초伸筋草는 온경통락溫經通絡시킨다.

② 제2기

【변증】 한응寒凝하여 낙맥絡脈이 저려 통하지 않으므로 아프게 된다. 기혈氣血은 일맥상통하지 못하여 양기陽氣가 아래로 도달하지 못하게 된다.

【증상】 병기가 비교적 오래되어 환자의 다리가 얼듯이 차갑고 발가락과 발등은 어두운 홍색을 띠게 된다. 환측 발을 높게 쳐들면 창백해지고 통증으로 땅을 디디기가 어려우며 행동이 불편해진다. 맥은 침세沈細하고 설태는 하얗고 부양맥趺陽脈은 미약하다.

【치법】 온경산한溫經散寒, 통락화영通絡和營, 회양지통回陽止痛

【방제】 양화탕陽和湯, 당귀사역탕當歸四逆湯 위주

【처방】 숙지황熟地黃 15g, 마황麻黃 9g, 계지桂枝 9g, 녹각상鹿角霜 9g, 백개자白芥子 9g, 포강炮薑 9g, 세신細辛 6g, 당귀當歸 15g, 적작약赤芍藥 30g, 감초甘草 15g

【방의】 숙지황熟地黃, 마황麻黃, 포강炮薑, 계지桂枝, 세신細辛, 백개자白芥子는 온통경락溫通經絡시킨다. 당귀當歸, 적작약赤芍藥은 화영활혈和營活血시킨다. 감초甘草는 화혈해독和血解毒시킨다.

③ 제3기

【변증】 병이 오래되어 한寒이 울체되어 열熱로 변하는데 반드시 음액陰液을 손상하며 열熱이 우세하면 살이 썩고 뼈가 문드러진다.

【증상】 지단肢端이 검게 물들고 궤란潰爛되며 괴사되거나 또는 썩은 뼈가 있거나 혹은 궤양潰瘍이 나타난다. 통증이 극심해 잠을 잘 수가 없고 앉거나 서는 것에 안정감이 없고 안색이 푸르거나 검게 변하며 마음이 조급해지고 목이 말라 물을 찾는다. 맥은 침세삭沈細數하고 설은 강絳하며 부양맥趺陽脈은 촉지되지 않는다.

【치법】 대제大劑로 양음청열養陰淸熱, 화영화독和營化毒

【방제】 고보탕가감顧步湯加減

【처방】 황기黃芪 15~30g, 현삼玄參 30g, 석곡石斛 12g(선전先煎), 당귀當歸 30g, 우슬牛膝 15g, 지정地丁 30g, 국화菊花 15g, 금은화金銀花 30g, 포공영蒲公英 15g, 천화분天花粉 12g, 생감초生甘草 15g을 물에 달여 복용시킨다.

【방의】 현삼玄參, 석곡石斛, 천화분天花粉은 양음생진養陰生津시킨다. 황기黃芪, 당귀當歸, 우슬牛膝은 보기행혈補氣行血시킨다. 금은화金銀花, 국화菊花, 지정地丁, 포공영蒲公英, 감초甘草는 청열화독淸熱化毒시킨다.

【가감】 통증이 극심할 때는 서황환犀黃丸 또는 성소환醒消丸을 매일 9g씩 가해 쓰거나 혹은 처방에 자유향炙乳香, 자몰약炙沒藥을 각각 6g을 가한다. 궤농 후 검게 썩어 떨어지지 않을 때는 자갑편炙甲片 9g, 조각자皂角刺 9g으로 탁독托毒시킨다. 밤새 잠을 자지 못하면 산조인초酸棗仁炒 15g, 복신茯神 15g을 가한다. 궤농 후 시일이 지났으나 창구瘡口가 아물지 않고 안색이 여위면서 누렇고 식욕이 떨어지고 육맥六脈이 허세虛細하고 설이 담淡하고 태가 정淨하면 마땅히 기혈氣血을 크게 보해 새살을 돋게 하고 입구를 아무는 것을 촉진해야 하니 인삼양영탕人參養榮湯을 쓴다.

(2) 외치법

① 초기에 환측 다리가 시리고 걸을 때 아프면 통경활혈약通經活血藥을 사용한다. 당귀當歸 15g, 독활獨活 30g, 위령선威靈仙 15g, 홍화紅花 15g. 물에 달여서 대야에 절반

정도 부어 따뜻할 때 15~30분간 환측 다리를 담근다. 매일 1~2회 실시한다. 환측 발가락이 자주색을 띠고 아프면 감초甘草를 가루 내어 참기름에 섞은 후 환측 발가락에 두텁게 붙인다. ② 궤농 후 썩은 살이 탈락하지 않으면 오오단五五丹(142)을 약간 섞어 만든 바셀린 사조紗條 또는 드레싱을 붙인다. ③ 썩은 뼈가 있을 때는 반드시 먼저 그것을 꺼내고, 썩은 살이 없어졌으나 고름이 아직 깨끗해지지 않을 때는 옥기단玉肌丹(142)을 외용한다. ④ 고름이 깨끗해졌으나 새살이 돋지 않으면 도화단桃花丹(147) 또는 생기산生肌散(148)을 섞어 만든 옥홍고사조玉紅膏紗條 또는 드레싱을 붙인다.

【부연설명】 상술한 변증논치辨證論治의 원칙을 근거로 우리 과에서는 1957년 1월부터 1958년 12월까지 버거씨병 20례를 치료·관찰하였다. 효과를 관찰한 결과 대체로 7례에서 치유가 되었고(증상, 통증이 모두 사라지고 궤양潰瘍이 유합된 것), 뚜렷한 효과를 본 것이 8례였으며(통증은 가볍게 보이고 궤양潰瘍은 유합에 근접하고 어두운 색과 시린 감은 아직 남은 것), 4례에서 조금 좋아졌고(통증과 증상이 모두 개선된 것), 변화가 없는 것이 1례였다.

11. 대상포진(5례)

1 王 씨, 여성, 33세

차트번호 11931, 초진일시: 1958년 4월 4일

【주소증】 왼쪽 허리와 왼쪽 대퇴부에 작은 수포水疱가 집중적으로 나타나면서 극렬하게 아픈 지 3일이다.

【현병력】 7일 전 허리 왼쪽과 왼쪽 허벅지에 발작성으로 따끔거리듯 찌르는 통증이 발생했고 "신경통"으로 의심했으나 치료는 받지 않았다. 3일 전 허리 왼쪽과 왼쪽 허벅지 바깥쪽에 큰 홍반紅斑과 작은 수포水疱가 나타났고 찌르는 듯한 통증은 더 심해져 감히 건드리지 못할 정도였고 앉고 일어서는 것이 불안하였다. 진통제를 복용하였으나 통증은 풀리지 않았다. 대변은 건결乾結하였다.

【검사】 허리 왼쪽과 왼쪽 허벅지 바깥쪽을 따라 허리는 1~2분절에 해당하는 부분에서 작은 수포水疱가 넓은 면적에 집중적으로 나타난 것이 보였으며 부분부분 혈포血疱가 보였고 기저부는 붉게 물들어 있었다.

맥은 현이대삭弦而帶數하였고 설태는 박황薄黃하였다.

【한의학진단】 사관창蛇串瘡

【양의학진단】 대상포진

【변증】 심간心肝 2경經의 화火가 안에서 울체된 것

【치법】 사심간지화내울瀉心肝之火內鬱

【처방】 천황련川黃連 9g, 황금黃芩 9g, 초산치焦山梔 9g, 대청엽大青葉 9g, 번사엽番瀉葉 9g, 금은화金銀花 9g, 연교連翹 9g, 적작약赤芍藥 9g, 천화분天花粉 9g, 청대青黛 1.5g을 물에 달여 복용시켰고 옥로고玉露膏(120)를 외용시켰다.

• **두 번째 진료:** (4월 6일) 2제를 복용한 후 수포水疱는 딱지가 되었고 찌르는 듯한 통증은 눈에 띄게 감소하였으며 대변은 3일 동안 한 번도 보지 못했다. 설태는 황조黃糙하였고 맥은 현삭弦數하였다. 통부설열通腑泄熱시키는 처방을 고려하였다.

생대황生大黃 6g(후입後入), 황금黃芩 9g, 초산치焦山梔 6g, 대청엽大青葉 6g, 연교連翹 9g, 모란피牡丹皮 9g, 적작약赤芍藥 9g, 인동등忍冬藤 9g 2제

• **세 번째 진료:** (4월 8일) 포진皰疹의 대부분이 말라 굳었으며 통증은 대체로 사라졌고 대변이 원활하게 통했다. 앞의 처방에 대황大黃을 빼고 천화분天花粉 9g을 가했다. 2제를 복용한 후 나았다.

2 楊 씨, 남성, 60세

간이차트, 초진일시: 1973년 1월 28일

【주소증】 오른쪽 눈꺼풀 부근에 포진皰疹이 나타나면서 아픈 지 3일이 되었다.

【현병력】 3일 전 갑자기 오른쪽 아랫눈꺼풀 부근에 포진皰疹이 나타나면서 붉게 부어오르면서 아팠고 오른쪽 눈은 눈물을 흘리면서 누런 눈곱이 끼었다. 아울러 오른쪽으로 편두통이 나타났으며 안절부절못했고 대변은 건조하고 변비가 있었으며 목이 말라 차가운 음료수를 마시고 싶어했다.

【검사】 오른쪽 안면 눈꺼풀 부근에 집중적으로 수수쌀 크기의 작은 붉은색 포진皰疹이

돋아 있는 것이 보였고 오른쪽 윗이마에도 포진疱疹이 언덕처럼 쌓여 있었는데 만지면 통증이 극심했다. 오른쪽 눈꺼풀 위아래가 공처럼 붉게 부어올라 눈을 뜨지 못했고 눈물을 흘렸으며 누런 눈곱이 끼였다. 맥은 현弦했고 설은 붉었으며 설태는 황조黃燥하였다.

【한의학진단】 사단蛇丹

【양의학진단】 대상포진(삼차신경 1~2분지)

【변증】 담경膽經의 습열濕熱이 내성內盛하여 화독火毒으로 변하여 위로 치성한 것

【치법】 청화습열淸化濕熱, 통부사화通腑瀉火

【처방】 마미련馬尾連 9g, 황금黃芩 9g, 대청엽大靑葉 15g, 대황大黃 6g(후입後入), 모란피牡丹皮 9g, 적작약赤芍藥 9g, 금은화金銀花 9g, 마치현馬齒莧 60g, 포공영蒲公英 15g, 생감초生甘草 6g

옥로고玉露膏(120)를 외용시켰다.

• **두 번째 진료:** (2월 1일) 3제를 복용한 후에 재진해 보니 포진疱疹은 마른 딱지로 맺혔고 눈이 부은 것이 가라앉아서 눈을 뜰 수 있게 되었고 시력은 평상시와 같았다. 통증은 눈에 띄게 좋아졌고 부열腑熱이 풀렸다. 설태는 박황薄黃하였고 맥은 세활細滑하였다. 종전의 처방에 대황大黃을 빼고 천화분天花粉 6g을 가하여 3제를 복용시킨 후 나았다.

3 馬 씨, 남성, 61세

간이차트, 초진일시: 1974년 8월 31일

【주소증】 오른쪽 이마에 통증이 나타난 지 2주가 되었고 붉게 부어오른 수포水疱가 나타난 지 1주가 되었다.

【현병력】 2주 전 오른쪽 이마에 통증이 나타났는데 같은 쪽 안면부까지 파급되었고 진통제를 복용하였으나 통증이 좋아지지 않았다. 1주 전 오른쪽 볼과 관자놀이 부분에 집중적으로 작은 포진疱疹이 나타나면서 홍조를 띠며 타는 듯이 아팠으며 코끝과 오른쪽 윗입술까지 점점 파급되었고 침에 찔린 듯 아팠고 안절부절못했다. 모某 병원에서 비타민 B_{12} 주사를 5번 맞았고 오레오마이신(aureomycin)과 모록시딘(moroxydine)[44]을 경구 복용하였으나 효과가 없었고 극심한 통증은 멎지 않았다. 원래 고혈압(혈압 170/120mmhg), 폐기종이 있었다. 입이 말라 마실 것을 찾았고 대변은 건조했으며 소변은 누렜다.

【검사】 오른쪽 안면이 이마부터 뺨, 윗입술까지 수수쌀 크기부터 크게는 누런 콩 크

44 항바이러스제의 일종.

기의 수포水疱가 밀집되어 있었고 위아래 눈꺼풀이 수종水腫으로 눈을 뜰 수가 없었다.

맥은 현세弦細하였고 설은 붉었으며 태는 누렜다.

【한의학진단】 사단蛇丹

【양의학진단】 대상포진

【변증】 습열濕熱이 위에서 막혀 화火와 독毒으로 변한 것

【치법】 청열제습淸熱除濕, 사화해독瀉火解毒

【처방】 마미련馬尾連 6g, 황금黃芩 9g, 대청엽大青葉 15g, 포공영蒲公英 15g, 마치현馬齒莧 60g, 모란피牡丹皮 9g, 적작약赤芍藥 9g, 연호색延胡索 9g, 생감초生甘草 6g을 물에 달여 복용시켰다.

옥로고玉露膏(120)를 외용시켰다.

• **두 번째 진료:** (9월 3일) 3제를 복용한 후 재진했을 때 붉게 부어오른 것은 없어졌고 통증도 눈에 띄게 가벼워졌다. 앞의 처방에 자화지정紫花地丁 15g, 마미련馬尾連 9g, 자유향炙乳香 6g, 자몰약炙沒藥 6g을 계속해서 3제를 복용시켰고 그후 재진이 없었다. 나중에 방문추적을 했더니 말하기를 3일 후에 딱지가 생겼고 붓고 아픈 것이 모두 감소되어 가벼운 통증이 남았다가 7일 후 소실되었다고 하였다.

4 劉 씨, 여성, 49세

간이차트, 초진일시: 1974년 7월 5일

【주소증】 허리 오른쪽에 대량의 수포水疱가 나타났고 찌르는 듯이 아픈 지 5일이 되었다.

【현병력】 5일 전 허리 오른쪽에 갑자기 대량으로 집중된 수포水疱가 나타났고 점점 증가했으며 찌르는 듯한 통증이 극심해서 자나 깨나 불안했다. 부근의 병원에서 치료 후 수포水疱는 더 늘었다.

【검사】 허리 오른쪽과(요추 1,2분절) 복부 오른쪽 및 등에 큰 편片의 밀집된 수포水疱가 보였고 피부는 타는 듯이 붉었으며 통증이 감히 건드리지 못할 정도였다. 피부병변이 허리 오른쪽 앞뒤까지 연장되어 있었다.

맥은 현세弦細하였고 설질은 강絳하였으며 태는 정淨하였다.

【한의학진단】 전요사단纏腰蛇丹

【양의학진단】 대상포진

【변증】 비경脾經의 습열濕熱이 경락을 따라 바깥으로 발한 것

【치법】 청열해독清熱解毒

【처방】 마치현합제馬齒莧合劑(마치현馬齒莧 60g, 포공영蒲公英 15g, 대청엽大青葉 15g) 3제를 물에 달여 복용시켰다.

• 두 번째 진료: (7월 8일) 복약 후 아직 병정이 좋아지지 않았고 여전히 수포水疱가 등 쪽으로 새로 돋은 것이 만연하였고 발열로 체온은 39.1°C였다. 국부의 수포水疱가 터진 후 가벼운 감염이 있었다.

위 처방에 마미련馬尾連 9g, 황금黃芩 9g, 금은화金銀花 15g, 생감초生甘草 6g을 가했다. 옥로고玉露膏(120)를 외용시켰다.

• 세 번째 진료: (7월 11일) 여전히 수포水疱가 바깥쪽으로 확장하여 돋았고 발열은 없어졌으며 배가 창만하면서 찬 기운이 있었고 식욕이 없었다. 맥은 세활細滑하였고 설태는 백니白膩하였다. 열熱은 물러나고 습濕이 성했기 때문에 온화제습溫化除濕시키는 것으로 바꾸었다.

【처방】 창출蒼朮 6g, 천후박川厚朴 9g, 진피陳皮 9g, 복령피茯苓皮 9g, 저령猪苓 9g, 택사澤瀉 9g, 계지桂枝 9g, 황금黃芩 9g, 육일산六一散 9g(별도 포장) 4제를 물에 달여서 복용시켰다. 사황고四黃膏를 외용시켰다.

• 네 번째 진료: (7월 15일) 수포水疱가 터졌고 부분적으로 딱지가 생겼다. 통증은 가벼워졌고 병정이 대체로 좋아졌다. 배의 창만은 가벼워졌고 식욕이 생겼다. 맥은 침세沈細하였고 설태는 정淨하였다. 계속해서 앞의 처방 4제를 복용시켰다. 외용外用도 전과 동일하게 하였다.

• 다섯 번째 진료: (7월 19일) 등에 모두 마른 딱지가 맺혔고 배에 작은 궤양면潰瘍面이 있었고 배가 약간 창만해짐을 느꼈다. 종전의 처방에 황금黃芩, 계지桂枝를 빼고 목향木香 3g, 마치현馬齒莧 15g을 가하여 3제를 복용시켰다.

미란糜爛된 면에 홍분사조紅粉紗條(145)에 옥홍고玉紅膏(123)를 가해 외용시켰다.

• 여섯 번째 진료: (7월 22일) 대부분 마른 딱지가 맺혔고 아직 여전히 찌르는 듯한 통증이 남아 있었다. 앞의 처방에 자유향炙乳香 6g, 자몰약炙沒藥 6g을 가하여 계속해서 5제를 복용시켰더니 나았다.

5 韓 씨, 여성, 48세

간이차트, 초진일시: 1970년 10월 7일

【주소증】 왼쪽 얼굴과 두피에 통증을 느낀 지 1년이 되었다.

【현병력】 작년 9월 왼쪽 얼굴에 대상포진을 앓고 나은 뒤에 왼쪽 얼굴에 눈꺼풀과 관자놀이 부위를 따라서 극렬하게 찌르는 듯 아픈 것이 발작성으로 나타났고 통증이 이마와 두피 등의 부분으로 방사되었으며 하루에 수차례 나타났다.

【검사】 통증으로 고통받는 표정이었다. 국부에 피부는 이상한 부분이 없었다.

맥은 현긴弦緊하였고 설질은 붉었으며 태는 박백薄白하였다.

【변증】 간담경肝膽經에 풍사風邪와 화火가 울체된 것

【치법】 산풍청열散風清熱, 식풍정통息風定痛

【처방】 천궁川芎 6g, 국화菊花 9g, 백질려白蒺藜 9g, 강활羌活 6g, 선의蟬衣 4.5g, 조구등釣鉤藤 16g(후입後入) 7제를 물에 달여 복용시켰다.

따로 전갈全蝎 30g을 가루내어 10포로 만들어 매일 2차례 매번 1포씩 끓인 물에 타서 복용시켰다.

- **두 번째 진료:** (10월 18일) 복약 후 통증이 눈에 띄게 감소하였고 통증이 나타나는 횟수 역시 감소하였다. 앞의 처방에 초백작炒白芍 9g, 천마天麻 6g을 가하여 계속해서 7제를 복용시켰다. 전갈全蝎 가루는 매일 1포씩 복용시켰다.

- **세 번째 진료:** (10월 27일) 통증은 대체로 완화되어 매일 1~2차례씩 나타났고 수초 만에 그쳤다. 앞의 처방에 천마天麻를 빼고 잇달아 7제를 복용시킨 후에 통증이 멎었다.

【부연설명】 위에 서술한 5개의 병례에서 2례는 두면부에 발생했고 2례는 허리와 허벅지에 발생했다. 포진疱疹이 돋은 범위가 비교적 넓었고 병정도 비교적 심했다. 마지막 1례는 대상포진 후유증이었다. 주런캉 선생의 경험을 살펴보면 1~3례 모두 간담경肝膽經의 습열濕熱이 화火와 독毒으로 변화한 것으로써 화열火熱에 속한 증상이며 붉은 좁쌀처럼 돋고 붉게 부어오르면서 아픈 것에 치우친 특징을 가지고 있다. 이로 인해 치법은 청열사화清熱瀉火, 량영해독凉營解毒에 중점을 두어 비교적 빠른 효과를 보았다. 4례는 허리 오른쪽과 배 부위에 밀집된 수포水疱가 돋은 것이 특징인데 초진, 재진 시에는 처방을 써도 듣지를 않고 범위가 확대되면서 통증이 극렬했으며 아울러 소화부진, 찬 기운을 동반한 복창腹脹 증세가 나타났다. 열熱이 물러나고 습濕이 성한 것으로 보아 온화제습溫化除濕으로

고쳐 썼더니 병이 좋아지기 시작했고 결국은 낫게 되었다. 5례는 두면부의 대상포진을 앓고 난 뒤의 후유증과 삼차신경통으로 시간이 지나도 그치지를 않았다. 전갈全蝎을 중용重用하여 수풍搜風시켰고 산풍청열散風清熱, 식풍지통息風止痛시키는 처방을 같이 배합하였더니 3주 만에 나았다. 이 병에 동반된 발작하는 신경통은 환자에게 매우 큰 고통을 주는데 그 정도와 경중은 종종 나이에 따라 같지 않다. 일반적으로 젊은 사람이 이 병을 앓으면 크게 신경 쓸 정도의 통증은 아닌 데 비해 나이 든 사람에게는 통증이 대단히 심하다. 더욱이 노인에게는 매우 긴 시간에 걸쳐 겨우 완화된다. 상술한 병례는 통증이 발작하는 것이 1년 이상 지속된 비교적 특수한 케이스였다.

칼럼 5 대상포진의 논치

대상포진은 피부에 홍반紅斑과 수포水疱가 나타나는 것인데 한의학에서는 "단丹" 문門에 배치시켰다. 이 병은 가슴과 옆구리 부위에 호발하여 "전요화단纏腰火丹"이라고 불렀으며 두면부와 기타 부위에 발생하는 것을 총칭하여 "사단蛇丹"이라고 불렀다.

한의학에서는 임상증례상 건乾, 습濕 2종류로 나눈다. 건乾은 피부에 붉은 좁쌀 같은 것이 떼 지어 돋으면서 벌레가 쏘듯 아픈 것이다. 간경肝經의 습화濕火로 인하며 맥은 현삭弦數하고 설은 붉고 태는 누렇다. 치료는 용담사간탕龍膽瀉肝湯(28)에 모란피牡丹皮, 적작약赤芍藥을 가하고 외용으로 옥로고玉露膏(120)를 도포한다. 습濕은 황백색의 수포水疱가 돋으면서 미란糜爛되고 물이 줄줄 흐르며 통증은 더 심하다. 비경脾經의 습열濕熱에 속하는데 식욕부진과 복창腹脹, 묽은 대변 등의 증상을 동반한다. 맥은 활대삭滑帶數하고 설태는 백니白膩하다. 치료는 제습위령탕除濕胃苓湯(29) 가감을 쓰며 외용으로 금황고金黃膏(125)를 도포한다.

대상포진은 일종의 병독病毒으로 인한 피부병이다. 우리 과는 주런캉 선생의 지도 아래 청열해독清熱解毒을 위주로 하는 마치현합제馬齒莧合劑(마치현馬齒莧 60g, 대청엽大青葉 15g, 포공영蒲公英 15g)를 응용하였다. 1974년 1월에서부터 1975년 6월까지 공동으로 대상포진 144례를 치료하면서 관찰하였다. 치료효과는 다음과 같다. 1~10일 내에 피부병변 부위에 딱지가 생기고 탈락되면서 통증이 소실한 것이 125례였고 평균 치료일수는 5.3일이었다. 10일 이상 걸려 치유된 케이스가 19례였다. 마치현합제馬齒莧合劑가 대상포진을 치료하면서 용약用藥이 간단하고 치료과정을 단축시키면서 통증을 경감하는 등 여러 방면에서 비교적 좋은 작용을 함을 처음으로 알 수 있었다.

12. 사마귀(3례)

1 劉 씨, 여성, 45세

간이차트, 초진일시: 1972년 4월 5일

【주소증】 얼굴에 사마귀가 난 지 1년이 되었다.

【현병력】 1년 전에 시작되었으며 먼저 왼쪽 이마에 사마귀가 1개 돋았는데 처음에는 유두 모양의 돌기처럼 생겼다가 점차 커졌다. 이후 얼굴에 계속해서 사마귀 3개가 돋았다. 쑥뜸을 뜨고 아담자鴉膽子를 짓이겨 발랐고 한약을 복용하였지만 사마귀가 없어지지 않았다.

【검사】 왼쪽 이마에 땅콩 알맹이만 한 크기의 더러운 갈색을 띤 사마귀 모양의 덩어리가 1개 보였고 표면은 거칠고 평평하지 않아 꽃술처럼 생겼다. 왼쪽 뺨과 턱에 누런콩 크기의 비슷한 모양의 사마귀 3개가 분포하였다.

【한의학진단】 고근전枯筋箭

【양의학진단】 보통사마귀

【치법】 청열해독淸熱解毒

【처방】 마치현馬齒莧 60g, 노봉방露蜂房 9g, 대청엽大靑葉 15g, 생의이인生薏苡仁 30g 1제를 매일 물에 달여 5제를 복용시켰다.

후에 다른 환자를 소개시킬 때 와서 재진을 받으면서 말하기를 4제를 복약한 후 사마귀가 모두 떨어져나갔다고 하였다.

2 楊 양, 여성, 13세, 학생

초진일시: 1973년 4월

【주소증】 뺨과 손등에 편평사마귀가 돋은 지 1년이 되었고 1주일 전부터 심해졌다.

【현병력】 작년에 뺨 부위에 몇 개의 멍울이 돋았는데 최근 1주일 동안 심해졌고 뺨에 두루 있었다. 손등 역시 몇 개가 돋아 있었는데 뚜렷한 자각증상은 없었다. 치료는 아직 받지 않았다.

【검사】 얼굴, 뺨, 눈꺼풀, 아래뺨에 0.1~0.3cm의 크기의 작은 편평사마귀가 50~60개 보였고 피부 표면으로부터 약간 융기되어 있었는데 색깔은 정상피부와 똑같았다. 손등 역시 같은 편평사마귀가 약간 돋아 있는 것이 보였다.

【한의학진단】 편후扁瘊

【양의학진단】 편평사마귀

【치료】 스스로 써본 경험방인 "마치현합제3방馬齒莧合劑三方"(즉 거우3호방去疣三號方이다)으로 치료했다. 마치현馬齒莧 60g, 자초紫草 15g, 패장초敗醬草 15g, 대청엽大青葉 15g을 물에 달여 복용시켰다.

18제를 복약 후 사마귀 모두가 떨어져나갔고 흉터 없이 나았다.

3 周 씨, 여성, 30세, 간부

초진일시: 1974년 1월

【주소증】 얼굴과 뺨, 손등의 사마귀가 1년이 되었다.

【현병력】 1년 동안 얼굴과 뺨, 손등 부위에 사마귀가 돋았고 숫자가 점점 늘었으며 뚜렷한 자각증상은 없었다. 진료를 받기 전에 비타민 B_{12} 주사(100μg×14개), 판람근板藍根 주사액을 맞고 목적초木賊草와 향부자香附子를 달인 물로 씻었으나 모두 효과가 없었다.

【검사】 뺨 부위에 0.1~0.3cm 크기의 편평사마귀가 20~30개 보였고 피부면에서 조금 융기되어 있었으며 피진皮疹은 담홍색을 띠었다.

【치료】 "마치현합제3방馬齒莧合劑三方" 11제를 복용시켰더니 사마귀가 모두 탈락했고 색소침착반을 남기고 나았다.

【해설】 우리 과에서는 1972년 6월에서 1974년 말까지 주런캉 선생이 만든 치료경험방인 마치현합제3방馬齒莧合劑三方으로 청년기의 편평사마귀 75례에서 치료 및 관찰을 시행

하였다. 치료결과는 다음과 같다. 완치(모두 탈락)는 47례, 호전(대부분 또는 부분적으로 떨어져 나감)은 11례, 효과 없음(복약 2주가 지나도 별다른 변화가 없었음)은 17례였다. 비교적 좋은 치료효과가 있다는 것을 알게 되었다. 본 치료법은 약으로 쓸 수 있는 자원은 풍부하면서도 간단하고 싸고 편리하고 검증된 장점을 두루 갖추고 있다.

칼럼 6 사마귀의 논치

현재에 비교적 자주 보이는 사마귀에는 보통사마귀, 편평사마귀와 물사마귀(전염성 물렁종) 등이 있는데 모두 인유두종 바이러스로 인한 것이다.

(1) 보통사마귀

한의학에서는 "우목疣目", "고근전枯筋箭", "천일창千日瘡", "후자瘊子" 등으로 호칭한다. 대부분 손, 발에 적게는 1~2개(먼저 1개가 일어나는 것을 모우母疣라고 부른다), 많게는 수십 개에 이른다. 사마귀 수가 적으면 외치법을 쓸 수 있다. ① 매일 수건으로 환부를 문질러 씻거나 혹은 작은 칼로 표면의 각화층을 제거한 뒤에 아담자鴉膽子 껍질을 제거하고 짓이겨 사마귀 부위에 붙인다. 아담자유鴉膽子油(170)를 사마귀 위에 점찍어 바르기도 한다. 수일 후 사마귀 본체의 주변이 붉어지고 점차 말라 탈락된다. ② 생반하生半夏를 가루 내어 흰 설탕을 조금 더하여 끓인 후 식힌 물에 타서 풀처럼 만들어 사마귀 꼭대기에 바르는데 3일에 이 약을 한 번 바르면 점차 탈락된다. ③ 쑥뜸법: 쑥뜸 한 다발을 사마귀 위에 놓고 불을 붙인 후 잠깐 기다렸다가 소음이 난 후 핀셋으로 집어 뽑으면 박리된다. 사마귀가 정리된 후에 겐티안 바이올렛(gentian violet)을 바른다. 사마귀의 개수가 많으면 거우4호방去疣四號方(24)을 복용시킨다. 활혈거우活血去疣의 효능이 있어 1제를 물에 초탕 및 재탕으로 2차례 달여 섞은 후 저녁에 첫 번째 달인 것을 복용하고 새벽에 두 번째 달인 것을 복용하는데 매번 달일 때 황주 30ml를 타서 복용한다(이 처방은 임신부에게는 금기다). 일반적으로 5제를 한 번의 치료과정으로 하는데 많게는 2

번의 치료과정까지 진행 관찰한다. 거우2호방去疣二號方(22)을 쓰기도 한다.

(2) 편평사마귀

편후扁瘊라고도 한다. 청년기 안면, 손등, 목 등의 부위에서 자주 볼 수 있는데 그 모양은 편평한 것이 참깨나 좁쌀 크기이며 옅은 갈색을 띠고 있고 적게는 수 개에서 많게는 백 개에 이르기도 한다. 아담자유鴉膽子油(167)로 치료할 수 있는데 이쑤시개나 성냥개비로 아담자유鴉膽子油를 조금 찍어 사마귀에 조심스럽게 찍어 바른다(주위 정상 피부에 바르면 안 된다). 2~3일 간격으로 시행하면 탈락된다. 주의할 점은 많이 발라서 함몰흉터가 생기지 않도록 해야 한다. 다수에서 마치현합제3방馬齒莧合劑三方(23) 또는 거우2호방去疣二號方(22)을 복용시킨다. 매일 1제를 물에 달여 복용시키는데 아침저녁으로 달여서 나눈 후 복용시킨다. 7~14제를 한 번의 치료과정으로 삼는다. 우세방疣洗方(170)도 사용할 수 있는데 물에 끓여서 환부를 씻고 비빈다. 매일 3~5차례 씻으며 매번 15분간 시행한다.

(3) 물사마귀(전염성 물렁종)

목, 가슴, 등 부위 등에서 많이 볼 수 있는데 초기에는 작은 동그란 점이 돋으면서 점차 커져서 쥐의 젖꼭지처럼 된다(한의학에서는 서유鼠乳라고 이름한다). 중앙에는 배꼽처럼 함몰된 곳이 있는데 왁스처럼 광택이 난다. 점점 길어지고 점점 많아져 전염성을 띤다. 다수에서 거우2호방去疣二號方(22) 또는 거우3호방去疣三號方(23)을 복용하여 다발하는 것을 억제한다. 외치법으로는 알코올 소독을 한 바늘로 사마귀의 중앙을 찔러 터뜨린 후 두부 모양의 찌꺼기를 짜내고 요오드팅크를 재차 발라준다.

13. 무좀의 2차감염(1례)

1 曾 씨, 여성, 34세

간이차트, 초진일시: 1976년 8월 13일

【주소증】 왼쪽 다리가 붓고 아프면서 걷지 못한 지 보름이 되었다.

【현병력】 무좀을 앓은 지 몇 년이 되었다. 평소 두 발이 가렵고 물집이 돋았고 미란糜爛하면서 진물이 나왔다. 2주 전 왼쪽 발을 긁다가 발 솔기 부분의 피부가 벗겨졌고 다음날 왼쪽 발등 앞면이 붉게 부어오르면서 통증이 나타나 땅을 밟지 못하였다. 아울러 종아리를 따라 한 가닥 붉은 선이 일어났는데 왼쪽 허벅지 뿌리 부분의 림프선이 크게 부어 건드리면 아팠다. 전신에 열이 나타나 지역의 병원에서 치료를 받았는데 페니실린 주사를 1주일 동안 맞고 열은 사라졌으나 왼쪽 발에 붉게 부어오르면서 아픈 것은 2주가 지나도 좋아지지가 않아 우리 병원으로 치료를 받으러 왔다.

【검사】 왼쪽 발등이 붉게 부어올랐고 누르면 옴폭하게 들어갔으며 발의 솔기 부분이 미란糜爛되어 있었고 진물이 나왔고 딱지가 앉아 있었으며 농성 분비물이 있었다. 왼쪽 배와 허벅지에 종괴가 있었으며 누르면 아팠다.

【양의학진단】 무좀감염

【변증】 습열濕熱이 아래로 흘러내려 화火와 독毒으로 변한 것

【치법】 청열해독淸熱解毒, 리습소종利濕消腫

【처방】 적복령赤茯苓 9g, 황금黃芩 9g, 택사澤瀉 9g, 모란피牡丹皮 9g, 조휴蚤休 9g, 포공영蒲公英 15g, 연교連翹 9g, 목통木通 6g, 차전자車前子(별도 포장) 9g, 육일산六一散 9g(별도 포장) 3제를 물에 달여 복용시켰다.

【외용】 생지유生地楡 60g, 마치현馬齒莧 60g, 황백黃柏 60g

위의 약을 3부분으로 나누어 매일 1부분씩 물로 약 300ml를 끓여 식기를 기다린다. 깨끗한 작은 수건을 물에 적신 후 조금 쥐어짜서 반은 건조하면서 반은 습하도록 만들어 환부를 촉촉이 적시는데 매번 30분간 매일 3~4차례 시행하였다.

- **두 번째 진료:** (8월 16일) 3일 후 왼쪽 발등의 붉게 부은 것이 점차 좋아졌으며 미란糜爛되어 진물이 나오는 것도 가벼워졌고 농성 분비물은 보이지 않았다. 통증 역시 감소하여 지팡이를 짚고 갈 수 있게 되었다. 종아리 뿌리에 있던 종핵腫核은 사라졌다. 계속해서 앞의 처방에 이묘환二妙丸 9g(별도 포장)을 가하여 3제를 복용시켰다. 습포도 전과 동일

하게 시행하였다.

• **세 번째 진료:** (9월 19일) 발등의 붉게 부어오른 것은 완전히 없어졌고 허물이 보였다. 발의 솔기 부분은 말라 있었고 약간 가려웠다. 계속해서 육일산六一散 9g, 고반枯礬 3g을 혼합하여 발의 솔기 부분 안에 뿌렸다. 5일 후 계속해서 초포방醋泡方(168)을 매일 저녁으로 30분간 발을 담그게 하여 예방과 치료의 수단으로 삼았다.

14. 피부사상균피진(1례)

1 耿 씨, 여성, 25세

차트번호 58892, 초진일시: 1963년 7월 5일

【주소증】 원래 손발에 무좀이 있었는데 최근 페니실린을 주사한 후에 양손과 양발에 작은 물집이 돋은 지 5일이 되었다.

【현병력】 발에 무좀이 있은 지 5~6년이 되었고 평상시에는 가려우면서 표피가 벗겨지고 손 역시 가벼운 감염이 보였다. 환자가 말하기를 원래 페니실린에 대한 과민이 있었는데 8일 전에 관절염으로 피부에 시험해 보니 음성이 나와서 연속해서 페니실린 주사를 3일 동안 맞았고 다음날 주사 부위가 붉게 부어올랐다. 또한 양손과 양발에 밀집된 작은 물집이 돋았고 가려움이 심했다. 대변은 묽고 소변은 누렜다.

【검사】 양 발과 발가락 사이에 미란糜爛이 보였고 조금 붉은 느낌이었고 손바닥, 발바닥에 밀집된 깊은 소수포小水疱가 보였다. 발목 부위에 대칭성 습진 모양의 피부병변이 있었다.

맥은 소활小滑하였고 설은 붉었으며 태는 박백薄白하였다.

【양의학진단】 손발백선, 피부사상균피진

【변증】 비脾의 운화가 제대로 안 되어 풍습風濕이 침범하여 스며든 것

【치법】 건비健脾, 이습理濕, 청열清熱

【처방】 초백출炒白朮 9g, 진피陳皮 6g, 이묘환二妙丸 9g(별도 포장), 적복령赤茯苓 9g, 택사澤瀉 9g, 모란피牡丹皮 9g, 황금黃芩 9g, 흑산치자黑山梔子 9g, 희렴초豨薟草 9g, 해동피海桐皮 9g, 인동등忍冬藤 12g 4제

• **두 번째 진료:** (7월 9일) 재진 시 손과 발의 수포水疱가 대부분 말랐고 아직 가벼운 정도

의 가려움이 남았다. 매일 설사를 3~4회 하였으니 치료는 건비제습健脾除濕하되 거풍祛風으로 보좌했다.

【처방】 초백출炒白朮 9g, 복령茯苓 9g, 택사澤瀉 9g, 생의이인生薏苡仁 9g, 천후박川厚朴 6g, 이묘환二妙丸 9g(별도 포장), 육일산六一散 9g(별도 포장), 백편두白扁豆 9g, 진피陳皮 6g, 희렴초豨薟草 9g, 강활羌活 6g, 인동등忍冬藤 9g 3제를 복용한 후 나았다.

칼럼 7 진균증의 논치

진균증은 일반적으로 백선이라고 통칭하며 임상에서 자주 보는 것에는 머리백선, 체부백선, 손백선, 발백선, 조갑백선, 어루러기 등이 있다.

(1) 머리백선

자주 보이는 것으로 백선白癬, 황선黃癬으로 나눈다. 한의학에서는 독창禿瘡이라 통칭한다. 백선白癬은 주발선蛀發癬, 백독창白禿瘡이라고 부른다. 황선黃癬은 지역별로 명칭이 다르며 라리두癩痢頭, 계시퇴鷄矢堆, 라두창癩頭瘡 등으로 부른다.

【치료】 임상에서는 외치법 위주로 치료한다. 약을 바르기 전에 머리카락을 빡빡 깎고 깨끗한 물로 씻어낸 다음 재차 비누와 물로 씻어 깨끗하게 하고 닦아서 말린 후에 상술할 약을 바른다. 외용약으로는 고련자고苦楝子膏(114), 독창고禿瘡膏(115), 월황고月黃膏(116), 삼호선약수三號癬藥水(156) 중에 하나를 골라 쓴다. 매일 1차례 바른다. 일반적으로 10일을 한 번의 치료과정으로 삼는데 머리카락이 재차 자라면 다시 빡빡 깎고 완치될 때까지 2~3번의 치료과정 동안 발라준다.

(2) 체부백선

한의학에서는 "원선圓癬" 또는 "금전선金錢癬", "하엽선荷葉癬" 등의 명칭으로 부른다. 허벅지에 발생하는 것은 고선股癬인데 한의학에서는 "음선陰癬"이라 부른다. 또한 소위 "단선丹癬"이라는 것은 "홍선紅癬"과 같다.

【치료】 임상에서는 외치법 위주로 치료한다. 1호一號, 2호二號, 3호선약수三號癬藥水(154~156) 및 보선수普癬水(158) 중에 골라 쓴다.

(3) 손백선

한의학에서는 아장풍鵝掌風의 범주에 속한다. 손바닥 부위가 각화, 비후, 파열되면서 인설이 벗겨지는 것으로, 아장풍鵝掌風이라고 통칭한다. 이로 인하여 아장풍鵝掌風은 손백선, 수부파열, 한포진, 손발각화증, 대칭성진행성홍반각화증 등을 포괄한다.

【치료】 임상에서는 외치법 위주로 치료한다. 2차감염이 있으면 내치를 같이 한다.

초포방醋泡方(168)을 외용하는데 매일 30분 정도 담근다. 2주를 한 번의 치료과정으로 삼는다. 손의 각화가 확실한 경우 홍유고紅油膏(113)같은 연고를 함께 매일 1~2차례 도포해 준다.

(4) 발백선

명칭이 정말 많은데 각기창脚氣瘡, 각인증脚蚓症, 란각아爛脚丫, 향항각香港脚 등이다.

【치료】 임상에서는 외치법 위주로 치료한다. 2차감염이 있으면 내치를 같이 한다.

㉠ **수포형**: 왕불유행王不留行 30g, 명반明礬 9g을 물에 달인 것에 양발을 담그는데 매번 15분간 담그고 매일 2~3차례 담근다. 연속해서 10~20일 동안 담근다.

㉡ **미란형**糜爛型: 육일산六一散 9g, 고반枯礬 3g 곱게 가루 내어 발가락의 솔기 부분에 뿌려준다. 혹은 오배자五倍子, 해표초海螵蛸를 같은 분량으로 하여 갈아서 아주 고운 가루로 만들어 환측 발에 뿌려준다.

㉢ **각화형**角化型: 초포방醋泡方(168)을 외용하며 매일 30분 정도 담근다. 각화와 파열이 매우 심한 경우에는 홍유고紅油膏(113)를 외용한다. 또한 상술한 수포형침포방水疱型浸泡方을 사용할 수도 있는데 모두 효과가 있다.

(5) 조갑백선

한의학에서는 아조풍鵝爪風, 유회지갑油灰指甲 등으로 부른다.

【치료】 임상에서는 외치법 위주로 치료한다. 2차감염이 있으면 내치를 같이 한다.

먼저 뜨거운 물에 담가 손발톱을 연하게 만든 다음 칼로 손발톱을 얇게 깎은 후 초포방醋泡方으로 담근다. 혹은 백봉선화白鳳仙花 30g, 명반明礬 9g을 짓이겨 환측 손발톱에 바른 다음 싸매는데 하루에 한 번 약을 갈아준다.

(6) 어루러기

한의학에서는 자백전풍紫白癜風이라고 부르고 속칭 한반汗班이라도 한다.

【치료】 외치법 위주로 치료한다.

- **한반찰제**汗班擦劑: 밀타승密陀僧 30g, 유황硫黃 30g, 백부자白附子 15g. 모두 곱게 가루내어 식초에 섞어 풀 모양으로 만들어 오이꼭지로 찍어 바른다. 또는 보선수普癬水(158)를 바른다.

15. 습진濕疹(10례)

15-1. 범발성 습진(2례)

1 柴 씨, 남성, 38세

간이차트, 초진일시: 1970년 9월 2일

【주소증】 전신에 두루 피진皮疹이 발생했는데 재발하면서 낫지 않은 지 3년이 되었다.

【현병력】 3년 전 겨울에 양쪽 종아리에 작은 면적에 구포진丘疱疹이 집중적으로 돋으면서 가렵고 긁으면 진물이 나왔는데 오래 치료해도 낫지를 않았고 오히려 병변의 범위가 넓어졌다. 1969년 겨울에는 점점 퍼져서 양 팔뚝에 이르렀는데 겨울이 될 때마다 증세가 심해졌다. 금년 가을에 피부병변 부위가 점차 확대되어 가슴, 배, 등 부위까지 이르렀다. 평상시에 위완부에 통증이 있었고 식욕이 없었으며 식사 후 배가 창만했다. 대변은 하루에 2~3차례 보며 소화되지 않은 음식이 대변으로 나왔는데 변은 무른 편이어

서 날 음식과 차가운 음식, 과일을 감히 먹지 못했다.

【검사】 가슴, 배, 등, 사지에 편片 모양의 홍반紅斑, 구진丘疹 및 집중된 구포진丘疱疹, 삼출물, 미란糜爛, 긁어 생긴 흉터와 딱지가 보였으며 부분적으로 암갈색을 띠고 가려움이 심했다.

맥은 완활緩滑하였고 설질은 담淡했으며 태는 박백니薄白膩하였다.

【한의학진단】 침음창浸淫瘡

【양의학진단】 범발성 습진

【변증】 비양脾陽이 제 기능을 다하지 못해 수습水濕이 안에서 생긴 탓에 기육과 피부에 넘쳐 흐르고 스며들어 창瘡이 된 것

【치법】 온양건비溫陽健脾, 방향화습芳香化濕

【처방】 창출蒼朮 9g, 진피陳皮 9g, 곽향藿香 9g, 선령비仙靈脾 9g, 저령猪苓 9g, 계지桂枝 9g, 복령茯苓 9g, 택사澤瀉 9g, 육일산六一散 9g(별도 포장) 사상자蛇床子 9g을 물에 달여 10제를 복용시켰다.

【외용】 ① 생지유生地榆 30g을 물에 달인 후 진물이 흐르는 곳에 습포했다. ② 피습1고皮濕一膏(99)

• **두 번째 진료:** (9월 15일) 복약 후 피부병변이 가벼워졌고 진물의 양이 감소했으며 가려움증은 심하지 않았다. 대변은 물렀고 식욕이 점차 돋았으며 맥과 설태는 여전했다. 종전의 법을 사용했다.

【처방】 창출蒼朮 9g, 초백출炒白朮 9g, 곽향藿香 9g, 진피陳皮 9g, 저령猪苓 9g, 복령茯苓 9g, 초의이인炒薏苡仁 12g, 산약山藥 9g, 선령비仙靈脾 9g, 사상자蛇床子 9g, 육계肉桂 1.5g(가루 내어 탕약에 타서 복용한다)을 물에 달여 복용시켰다.

• **세 번째 진료:** (9월 26일) 전의 처방을 10제 복용한 후 체간의 피부병변이 확실하게 좋아졌고 사지의 피부병변 역시 호전되었다. 대변은 모양 있게 보며 식욕이 돋았고 설태는 백니白膩가 점차 변화되었다. 앞의 치법을 계속해서 썼다. 앞의 처방에 육계肉桂를 빼고 택사澤瀉 9g을 가하여 물에 달여 10제를 복용시켰다. 외용으로 피습2고皮濕二膏(100)를 사용하였다.

• **네 번째 진료:** (10월 3일) 체간과 사지의 피부병변이 모두 없어졌으나 처음에 나타났던 종아리의 피부병변은 아직 다 낫지 않아 치료를 견고하게 하기 위해 종전의 건비리습健脾理濕법을 사용했다.

【처방】 창출蒼朮 9g, 초백출炒白朮 9g, 진피陳皮 9g, 곽향藿香 9g, 복령茯苓 9g, 택사澤瀉 9g, 차전자車前子 9g(별도 포장), 편두의扁豆衣 9g, 초의이인炒薏苡仁 9g

계속해서 10제를 복용한 후 피진皮疹이 없어지면서 나았다.

1975년 초 방문했을 때 말하기를 몇 년 동안 재발하지 않았다고 했다.

【해설】 본례는 범발성 습진으로 3년 동안 고생한 케이스로 갑작스럽게 나타난 증후는 비양부진脾陽不振의 현상이다. 위장의 통증과 배의 창만, 식욕부진과 무른 대변, 식사 후 소화되지 않은 음식이 대변으로 나오는 등의 증상이 있었다. 주요 원인은 비양부진脾陽不振으로 운화運化가 제대로 되지 않아 수습水濕이 정체한 탓에 바깥의 피부로 스며들어 발병한 것으로 침음창浸淫瘡이 되었다. 또한 겨울철마다 병정이 가중되었는데 겨울철에는 양기陽氣가 쇠약해지기 때문이라고 설명할 수 있다. 치료는 그 주요 원인을 하나씩 없애는 것으로 온양건비溫陽健脾, 방향화습芳香化濕하는 처방을 썼다. 창출蒼朮, 진피陳皮는 건비조습健脾燥濕시킨다. 곽향藿香은 방향화습芳香化濕시킨다. 저령猪苓, 복령茯苓, 택사澤瀉, 육일산六一散은 담삼리습淡滲利濕시킨다. 계지桂枝, 육계肉桂는 통양화기通陽化氣시킨다. 선령비仙靈脾, 사상자蛇床子는 보신장양補腎壯陽, 온화제습溫化除濕시킨다. 보조적으로 사용한 산약山藥, 백편두白扁豆, 의이인薏苡仁은 보비지사補脾止瀉시킨다. 병정이 3년이 되었으나 약을 40제를 복용한 후 나았다. 범발성 피부병변 역시 사라졌다. 4년 후 방문했을 때에도 재발하지 않은 상태였다.

2 田 씨, 남성, 24세

차트번호 180631, 초진일시: 1967년 3월 13일

【주소증】 전신에 붉은색 뾰루지가 나면서 가려운 지 1개월이 되었다.

【현병력】 1개월 가까이 사지와 체간에 처음에는 붉은색 뾰루지가 돋았는데 긁은 후에 물이 나왔고 전신에 두루 발생했으며 특히 위팔과 양 허벅지 부위가 심했다. 탕약을 복용하고 티오황산나트륨 주사[45]를 맞는 등 치료를 받았으나 전혀 개선되지 않았다.

【검사】 전신에 산재된 좁쌀 모양의 작고 삼출물이 있는 붉은색 구포진丘疱疹이 보였는데 사지에 뚜렷하게 나타났고 대칭성과 미만성 피부병변을 띠었다.

맥은 완緩했고 설은 정상이었으며 설태는 정淨했다.

【한의학진단】 속창粟瘡

---

45 시안 및 시안화합물 중독을 해독하거나 시스플라틴 유발 신독성을 예방하는 효능이 있다.

【양의학진단】 범발성 습진

【변증】 안에 비습脾濕이 쌓인 지 오래되어 열熱로 변화했고 습열濕熱이 찌면서 바깥으로는 풍風에 감수한 것

【치법】 리습청열利濕清熱

【방제】 용담사간탕가감龍膽瀉肝湯加減 4제

- **두 번째 진료:** (3월 17일) 증세는 전과 동일하여 호전되지 않았고 가려움증이 더 심해져 수면에 영향을 끼쳤다. 설은 붉고 태는 박백薄白했으며 맥은 현세弦細하였다. 량혈청열凉血清熱, 소풍지양消風止痒으로 바꾸었다.

【처방】 생지황生地黃 30g, 단삼丹參 9g, 적작약赤芍藥 9g, 형개荊芥 9g, 인동등忍冬藤 12g, 고삼苦參 9g, 지부자地膚子 9g, 백선피白鮮皮 9g, 이묘환二妙丸 9g(별도 포장), 육일산六一散 9g(별도 포장) 4제

- **세 번째 진료:** (3월 21일) 복약 후 가려움이 감소했고 피부병변이 점차 좋아졌다. 앞처방에 천초茜草 9g, 선의蟬衣 6g, 창이자蒼耳子 9g을 가하여 5제를 복용시켰다.

- **네 번째 진료:** (3월 26일) 복약 후 피부병변이 대부분 원래대로 회복하였으며 새로 돋은 것은 없었다. 저녁에 아직 가려움이 있었다. 앞의 처방에 적복령赤茯苓 9g을 가하여 5제를 복용시킨 후 나았다.

【해설】 본례는 습진으로 몸에 좁살 모양의 작은 뾰루지(구포진丘疱疹)가 돋으면서 가려움증이 극심하였고 긁은 후에 삼출물이 나온 것이다. 초진 때 리습지제利濕之劑에 무게를 두고 용담사간탕가감龍膽瀉肝湯加減을 투여하였으나 복용한 후 효과가 나타나지 않았다. 두 번째 진료에서는 맥상이 현세弦細하였고 설질이 붉으면서 태가 박백薄白하여 습濕의 형태가 명확하지 않다고 판단하여 혈열풍血熱風이 심한 증세로 보고 량혈청열凉血清熱, 소풍지양消風止痒시키는 처방으로 바꾸어 치료하니 나았다. 한의학으로 병을 치료함에 있어 변증辨證의 중요성이 얼마나 큰지 알 수 있었다.

15-2. 지루성 습진(6례)

3 畢 씨, 여성, 45세

간이차트, 초진일시: 1975년 7월 8일

【주소증】 두피가 가려우면서 뾰루지가 돋으면서 진물이 흐르고 딱지가 생긴 지 4년이 되었다.

【현병력】 4년 동안 두피가 항상 가려우면서 뾰루지가 돋아 있는데 긁어서 터지면 끈끈한 물이 흐르면서 누런 딱지가 맺히는 것이 어떨 때는 덜하고 어떨 때는 심하며 반복해서 나타났으며 매번 치료해도 효과는 별로 없었다.

【검사】 두피에 큰 면적의 피부병변이 있었는데 위는 지루성 인설鱗屑로 뒤덮여 있었고 긁어 터뜨린 부위에는 진물, 미란糜爛, 피딱지, 누런 딱지가 보였다. 앞이마를 따라 경계가 뚜렷하면서 약간 침윤되고 홍조를 띠며 진물이 나는 피부병변 부위가 보였다.

설태는 박황니薄黃膩하였고 맥은 현활弦滑하였다.

【양의학진단】 지루성 습진

【변증】 비위脾胃의 습열濕熱이 위로 훈증한 것

【치법】 리습청열利濕淸熱

【처방】 생지황生地黃 30g, 포공영蒲公英 9g, 황금黃芩 9g, 복령茯苓 9g, 택사澤瀉 9g, 목통木通 6g, 차전자車前子 9g(별도 포장), 육일산六一散 9g(별도 포장), 모란피牡丹皮 9g, 적작약赤芍藥 9g을 물에 달여 6제를 복용시켰다.

외용外用으로 생지유生地楡 90g을 5일에 걸쳐 물에 달여 식힌 후 습포하는데 매일 4차례 습포하였으며 매번 30분간 습포하였다.

• **두 번째 진료:** (7월 14일) 복약 후 진물은 적어졌고 가려운 느낌은 감소했으며 설질은 붉었고 태는 황니黃膩하였다.

앞의 처방에 대청엽大靑葉 9g을 가해 6제를 복용시켰다. 외용은 전과 동일했다.

• **세 번째 진료:** (7월 21일) 치료 후 효과를 보았으며 단지 머리의 양측의 피부병변 부위가 붉고 항상 가려웠다. 대변은 건조하였고 설태는 박황薄黃하면서 니膩했다.

앞의 처방에 모란피牡丹皮, 적작약赤芍藥, 대청엽大靑葉을 빼고 생대황生大黃 3g(후하後下)을 가했다.

• **네 번째 진료:** (7월 26일) 머리와 이마의 피부병변 부위가 눈에 띄게 감소하였고 인설鱗屑은 조금 보였고 아주 조금 가려웠다. 설질은 담淡했고 태는 박황니薄黃膩하였으며 맥은 세활細滑하였다. 앞의 처방에 생대황生大黃을 빼고 당귀當歸 9g, 적작약赤芍藥 9g을 가했다. 외용으로 거습고祛濕膏(108)를 사용하였다.

• **다섯 번째 진료:** (8월 2일) 피부병변 부위가 점차 줄어들었고 삼출물은 없었으며 다만 가벼운 정도의 가려움증만 있었다. 설태와 맥상은 전과 같았다. 앞의 처방을 계속해서 6제를 복용시켰다.

• **여섯 번째 진료:** (8월 9일) 피부병변 부위는 대체로 나았고 가끔 가려웠다. 앞의 처방에 창이자蒼耳子 9g을 가하여 5제를 계속 복용시켜 견고한 치료효과를 볼 수 있게 도왔다.

4 周 씨, 여성, 43세

차트번호 54773, 초진일시: 1963년 2월 28일

【주소증】 양 귀 뒷부분에 낙설落屑과 가려움증이 나타난 지 1년이 되었으며 3주 전부터 심해졌다.

【현병력】 1년 전 양 귀 뒷부분에 낙설落屑과 가려움증이 나타났는데 3주 전에 피부병변 부위가 점점 확대되어 귓바퀴와 목 옆 부분까지 이르렀다. 피부가 짓물렀고 홍조와 낙설이 나타났으며 부분적으로 삼출물이 있었고 가려움증이 극심하였다. 아랫볼에도 작은 면적의 삼출물이 흐르는 피부병변이 있었다.

【검사】 양 귀 뒷부분 및 귓바퀴의 피부가 짓물렀고 약간의 인설鱗屑이 보였으며 부분적으로 삼출물, 미란糜爛, 딱지가 있었다. 아랫볼 부위에는 불규칙한 모양으로 작은 면적의 홍반紅斑과 구포진丘疱疹이 보였다. 양 뺨과 코의 모공이 확대되어 그곳으로 피지와 지루가 나왔고 아울러 모세혈관 확장도 보였다.

맥은 활滑했고 설질은 붉었으며 태는 박백薄白하였다.

【한의학진단】 면유풍面遊風

【양의학진단】 지루성 습진

【변증】 비위脾胃의 습열濕熱이 위로 훈증한 것

【치법】 량혈청열凉血清熱, 제습지양除濕止痒

【처방】 생지황生地黃 15g, 모란피牡丹皮 9g, 적작약赤芍藥 9g, 생의이인生薏苡仁 9g, 이묘환二妙丸 9g(별도 포장), 황금黃芩 9g, 백선피白鮮皮 9g, 지부자地膚子 9g, 고삼苦參 9g, 인동등忍冬藤 9g, 육일산六一散 9g(별도 포장) 3제를 물에 달여 복용시켰다.

• **두 번째 진료:** (3월 4일) 습열濕熱이 스며드는 기세가 아래로 뻗어나가 목까지 도달했다. 피부는 붉게 부어올랐고 물이 줄줄 새어 나왔으며 찌르는 듯한 가려움으로 참기가 어려웠다. 소변은 붉었고 태의 뿌리 부분은 박니薄膩하였다. 치료법은 습濕을 아래로 이끌어 나가도록 하였다. 처방은 용담사간탕가감龍膽瀉肝湯加減을 썼다.

【처방】 생지황生地黃 30g, 모란피牡丹皮 9g, 적작약赤芍藥 9g, 용담초龍膽草 9g, 흑산치자黑山梔子 9g,

적복령赤茯苓 9g, 택사澤瀉 9g, 목통木通 4.5g, 황금黃芩 6g, 지모知母 9g, 인동등忍冬藤 12g, 생감초生甘草 4.5g 4제를 물에 달여 복용시켰다.

외용으로 청백산清白散(129)을 참기름에 섞어 도포했다.

• **세 번째 진료:** (3월 8일) 붉게 부어오른 것과 습진濕疹과 가려움이 모두 좋아졌고 설태의 니膩함이 정상으로 점점 돌아왔다. 종전의 처방에 지모知母, 감초甘草를 빼고 차전자車前子 9g(별도 포장), 육일산六一散 9g(별도 포장)을 가했다. 3제를 복용한 후 대체로 치유되었기에 복약을 그만하도록 하였다.

• **네 번째 진료:** (4월 11일) 4일 전에 목 뒷부분에 갑자기 피진皮疹이 나타났으며 붉게 부어오르고 짓무른 것이 편片을 이루었고 가려움증이 심했다고 말했다. 환자 스스로 곡당유谷糖油[46]를 사용한 후 좋아졌으며, 지금은 피부가 거칠고 인설鱗屑이 탈락되면서 작열감과 가려움증이 나타나는 것이 보였다. 뺨 부위도 조금 붉고 인설鱗屑이 탈락되어 있었고 설첨은 붉고 태는 정淨했으며 맥은 활滑했다. 치법은 리습청열利濕清熱, 거풍지양祛風止痒하기로 하였다.

용담초龍膽草 9g, 흑산치자黑山梔子 9g, 해동피海桐皮 9g, 이묘환二妙丸 9g, 적복령赤茯苓 9g, 택사澤瀉 9g, 희렴초豨薟草 9g, 고삼苦參 9g, 지부자地膚子 9g, 인동등忍冬藤 9g, 육일산六一散 9g(별도 포장) 10제를 계속해서 복용시켰더니 나았다.

【해설】 지루성 습진은 두면부에 발생하는 것으로 한의학에서는 면유풍面遊風이라고도 부른다. 병정은 때로는 가볍고 때로는 심한 것이 뒤엉켜 낫기가 힘들다. 주런캉 선생은 변증논치辨證論治 방면에서 습濕에 치우친 것과 풍風에 치우친 것 2가지로 나누어 생각했다. 습濕에 치우치면 진물이 흐르고 풍風에 치우치면 건조하면서 인설鱗屑이 탈락되고 가려움증이 심하다(아래의 증례를 참고하라). 풍風에 치우친 때와 습濕에 치우친 때 역시 관찰이 가능한데 치료에서는 구체적인 정황에 근거해야 적절한 처치가 가능하다. 위의 2례 중 앞의 예는 습濕에 치우친 것으로 삼출물이 나오는 것이 비교적 많았다. 리습청열법利濕清熱法과 습포법을 사용하였더니 4년 된 질환이 1개월의 치료기간 동안 낫게 되었다. 뒤의 예는 습열濕熱이 모두 심한 것으로 량혈청열제습凉血清熱除濕하는 치료법을 사용했더니 나았다. 1개월 뒤 다시 재발하였는데 풍風이 심한 것으로 인설鱗屑이 탈락되면서 가려운 것이니 거풍지양祛風止痒시켜 10제를 복용한 후 나았다.

---

46 좁쌀의 껍질에서 추출해 낸 일종의 물질. 중국에서는 피부미용 및 치료에 응용하기도 한다.

5 朱 씨, 여성, 32세

차트번호 129809, 초진일시: 1967년 1월 3일

【주소증】 얼굴, 손등이 가려우며 인설鱗屑이 탈락한 지 1개월이 되었다.

【현병력】 1개월 전 먼저 뺨 부위의 피부가 홍조를 띠면서 낙설落屑과 가려운 것이 점차 확대되어 목과 손등까지 이어졌다.

【검사】 얼굴, 목, 양 손등에 홍조와 침윤을 동반한 큰 면적의 피부병변이 보였으며 아울러 작고 얇은 인설鱗屑이 보였다.

맥은 현세弦細하였고 설은 담淡했으며 태는 박포薄布하였다.

【한의학진단】 면유풍面遊風

【양의학진단】 지루피부염(지루성 습진)

【변증】 풍조風燥가 혈血을 상한 것

【치법】 양혈거풍養血祛風

【처방】 생지황生地黃 9g, 숙지황熟地黃 9g, 단삼丹參 9g, 형개荊芥 9g, 고삼苦參 9g, 백선피白鮮皮 9g, 비파엽枇杷葉 9g, 상백피桑白皮 9g, 인동등忍冬藤 9g, 생감초生甘草 6g 5제

외용으로 청백산淸白散(129)을 참기름에 섞어 도포하였다.

• **두 번째 진료:** (1월 9일) 복약 후 얼굴의 낙설落屑이 감소하였고 가려움증 역시 현저하게 감소하였으나 다만 양 앞팔에서 새롭게 반구진斑丘疹이 돋았고 최근에 허리가 아파 돌리는 것이 원활하지 못했다. 종전의 처방에 인동등忍冬藤을 빼고 천속단川續斷 9g, 구척狗脊 9g을 가하여 5제를 복용시켰더니 대체로 나았다.

6 郭 씨, 여성, 33세

간이차트, 초진일시: 1970년 9월 14일

【주소증】 두면부 등 부분이 가렵고 인설鱗屑이 탈락한 지 2년이 되었다.

【현병력】 2년 전에 두피의 가려움증이 시작되어서 긁은 후에는 뾰루지가 돋았는데, 뒤따라서 이마와 얼굴에 인설鱗屑이 나타났으며 반년 뒤에는 귀와 뒷목 사이에 홍조를 띠면서 인설鱗屑이 나타났다. 머리카락과 눈썹의 털이 쉽게 탈락되어서 점차 드문드문해졌다.

【검사】 전발제前髮際를 따라 이마 주위에 큰 면적의 홍조와 작고 얇은 인설鱗屑, 누런 딱지

가 보였으며 미간과 양 뺨에도 유사한 피부병변이 보였다. 눈썹의 털은 부분적으로 탈락되어 드문드문 털이 나 있었다. 양 귓바퀴와 목 역시 홍조와 짓무름, 낙설落屑이 있는 큰 면적의 피부병변 부위가 보였다.

맥은 세현활細弦滑하였고 설은 담淡했으며 태는 박포薄布하였다.

【한의학진단】 면유풍面遊風

【양의학진단】 지루피부염(지루성 습진)

【변증】 비위脾胃의 쌓인 열이 위로 훈증하면서 밖으로는 풍風을 감수한 것이 오래되어 풍조風燥가 혈血을 상한 것

【치법】 양혈윤조養血潤燥, 소풍지양消風止痒

【처방】 생지황生地黃 15g, 숙지황熟地黃 15g, 당귀當歸 9g, 단삼丹參 9g, 형개荊芥 6g, 방풍防風 6g, 선의蟬衣 4.5g, 지각枳殼 9g, 지부자地膚子 9g, 백선피白鮮皮 9g 7제를 물에 달여 복용시켰다.

거습고祛濕膏(108)를 외용시켰다.

• **두 번째 진료:** (9월 22일) 복약 후 가려움증이 확실히 가벼워졌고 인설鱗屑도 감소하였으며 식욕이 비교적 좋아졌다. 종전의 처방에 진피陳皮 6g, 복령피茯苓皮 9g을 가하여 7제를 복용시켰다.

• **세 번째 진료:** (9월 30일) 두피와 얼굴은 더 이상 가렵지 않고 귀, 목, 가슴은 여전히 가벼운 인설鱗屑이 보였으며 가려움 역시 가볍게 있었다. 계속해서 앞의 처방에 고삼苦參 9g을 가했다.

계속해서 원방을 가감해서 40여 제를 복용시켰더니 대체로 나았다.

7 毛 씨, 남성, 32세

간이차트, 초진일시: 1971년 1월 8일

【주소증】 두피와 얼굴의 가려움증과 낙설落屑이 1년 되었다.

【현병력】 환자는 평소에 냉수로 머리를 감았었는데 1년 전부터 두피에 계속되는 가려움증이 생겼고 긁은 후에는 인설鱗屑과 두피도 벗겨지면서 딱지가 생겼다. 잇달아 이마의 전발제前髮際, 양 귀와 귓바퀴, 뺨 등의 부분에 가려움증과 낙설落屑이 나타났으며 시간이 지나도 낫지 않았다.

【검사】 두피에 큰 면적의 홍조와 짓무름을 동반한 피부병변이 있었고 귓바퀴, 목, 뺨

역시 가벼운 정도의 짓무름이 있으면서 작고 얇은 인설鱗屑로 뒤덮힌 피부병변이 보였다.

맥은 현활弦滑하였고 설질은 붉었으며 태는 정淨하였다.

【한의학진단】 백설풍白屑風, 면유풍面遊風

【양의학진단】 지루피부염(지루성 습진)

【변증】 기육의 열熱에 풍風이 더해진 것인데 풍사風邪가 리里로 들어가 시간이 지나 조燥로 변화하여 음陰을 상하고 혈血을 모손시킨 것

【치법】 자음청열滋陰淸熱, 윤조지양潤燥止痒

【처방】 생지황生地黃 30g, 현삼玄參 9g, 복령茯苓 6g, 택사澤瀉 9g, 모란피牡丹皮 9g, 창이자蒼耳子 9g, 지부자地膚子 9g, 마자인麻子仁 9g 7제를 물에 달여 복용시켰다.

거습고祛濕膏(108)를 외용시켰다.

• **두 번째 진료:** (1월 15일) 복약 후 가려움증이 좋아졌으며 피부병변이 점차 얕아졌고 인설鱗屑이 감소하였다. 앞의 처방에 숙지황熟地黃 15g, 단삼丹參 9g을 가하여 계속해서 7제를 복용시켰다.

• **세 번째 진료:** (1월 22일) 두피의 피부병변이 더 이상 보이지 않았고 가려움증은 가벼워졌으며 단지 뺨 부위가 가렵고 홍조를 띠면서 가벼운 정도의 짓무름이 있었고 아울러 여드름 모양의 피부병변이 보였다.

초진 때 썼던 처방에 비파엽枇杷葉 9g, 상백피桑白皮 9g을 가하여 청폐경열淸肺經熱시켰는데 계속해서 7~14제를 복용시켰다. 1개월 후 다시 검사해 보니 피부병변은 대체로 사라졌다.

8 몇 씨, 여성, 37세

간이차트, 초진일시: 1974년 11월 11일

【주소증】 두면과 목이 가렵고 인설鱗屑이 조금 생긴 지 1년여 되었다.

【현병력】 1년 전 두피와 얼굴에 가려움증이 생겼고 인설鱗屑이 약간 생겼으며 피부는 점점 두꺼워졌고 목 주위와 가슴 등의 부위로 이어졌다. 항상 가렵고 긁은 후 낙설落屑이 생기면서 점차 두터워졌고 삼출물은 보이지 않았다. 병원에 가서 치료를 받았고 외용약을 처방받았지만 효과가 없었고 저녁에 가려움증이 심해 수면에 지장을 줄 정도였다.

【검사】 두피에 인설鱗屑이 많았고 얼굴과 미간에 약간의 짓무름이 있었으며 목 양쪽과 앞가슴에 피부가 짓무르고 홍조를 띠었고 긁은 상처와 피딱지가 보였다.

맥은 세현활細弦滑하였고 설질은 붉었으며 태는 박백薄白하였다.

【한의학진단】 면유풍面遊風, 뉴구풍鈕扣風

【양의학진단】 지루피부염(지루성 습진)

【변증】 오신후미五辛厚味를 과식하여 비위脾胃에 열이 쌓인 상태에서 밖으로 풍사風邪를 감수해 시간이 지나 혈열풍조血熱風燥가 된 것

【치법】 량혈청열凉血清熱, 소풍지양消風止痒

【처방】 생지황生地黃 30g, 당귀當歸 9g, 형개荊芥 9g, 방풍防風 6g, 백선피白鮮皮 9g, 고삼苦參 9g, 선의蟬衣 6g, 감초甘草 9g 5제를 물에 달여 복용시켰다.

거습고祛濕膏(108)를 외용시켰다.

• **두 번째 진료**: (11월 16일) 앞의 처방을 5제 복용하고 외용약外用藥을 사용한 후 가려움증은 확실히 감소하였고 수면도 좋아졌으며 피부병변은 감소하였고 얇아졌다. 계속하여 앞의 처방 5제를 복용시키니 대체로 나았다.

• **세 번째 진료**: (1975년 5월 20일과 6월 2일) 2번째로 진료를 받으러 올 때 말하기를 목의 피부에 때때로 가려움증을 느껴 앞의 처방을 복용하고 싶다고 하였다. 3제를 복용한 후에 나았다.

• **네 번째 진료**: (1975년 11월 10일) 5개월 후 진료받으러 와서 말하기를 목에 가려움증이 있고 피부병변은 보이지 않아 앞의 처방을 복용해서 완전히 낫고 싶다고 하였다.

【부연설명】 이 병은 지루가 나와서 나타나는 만성 염증이다. 일반적으로 피지분비가 많은 부위에서 많이 볼 수 있는데 머리, 얼굴, 목, 가슴과 겨드랑이 등의 부위가 그러하다. 한의학에서는 발생부위에 따라 백설풍白屑風, 면유풍面遊風, 뉴구풍鈕扣風 등으로 부른다. 병정은 흔히 만성으로 나타나 몇 년이 지나도 낫지 않는다. 게다가 가려움증의 정도가 같지 않아 심한 경우는 가려움증으로 인하여 피부병변 부위가 두터워지기도 한다. 발병원인은 극렬한 운동 후에 머리에 땀이 나고 기육에 열이 있는 상태에서 바람을 맞거나 또는 찬물로 머리를 감아 외풍外風을 거듭 감수한 탓에 풍사風邪가 모공으로 침입해 울체된 것이 오래되어 조燥로 변화한다. 혹은 맵고 자극적인 음식이나 기름진 음식을 과식하여 비위脾胃에 쌓인 열이 위로 훈증한 상태에서 외풍外風을 거듭 받아 시간이 지나면서 조燥로 변화하기도 한다. 주런캉 선생은 지루성 피부염에 대해서 이렇게 판단했다.

① 일반적으로 초기의 병정이 길지 않을 때 피부는 붉으며 약간 붓고 가려움증이 나

타나며 낙설落屑이 생긴다. 맥은 현활弦滑하고 설질은 붉으며 태는 박백薄白하거나 박황薄黃하다. 이러한 증세는 혈열풍조血熱風燥에 속한다. 생지황生地黃, 단삼丹參, 적작약赤芍藥으로 량혈凉血시키고 지모知母, 생석고生石膏등으로 청기열淸肌熱시키고 형개荊芥, 선의蟬衣, 백질려白蒺藜로 소풍消風시키고 당귀當歸, 마자인麻子仁, 감초甘草로 윤조潤燥시키며 고삼苦參, 백선피白鮮皮로 지양止痒시킨다.

② 병정이 이미 수년이 지날 정도로 오래된 경우에는 피부가 건조하고 색이 어두우며 비후되면서 겹겹이 쌓인 낙설落屑이 있고 가려워서 긁게 된다. 대변은 건조하고 비결秘結하며 맥은 현세弦細하고 설은 담淡하며 태는 정淨한 등의 증세가 있다. 증세는 혈허풍조血虛風燥에 속한다. 치료는 응당 양혈윤조養血潤燥, 소풍지양消風止痒시킨다. 숙지황熟地黃, 당귀當歸, 단삼丹參, 백작약白芍藥, 하수오何首烏, 맥문동麥門冬으로 양혈자음養血滋陰시키고 지각枳殼, 마자인麻子仁, 감초甘草로 윤조潤燥시키며 백질려白蒺藜, 백선피白鮮皮로 소풍지양消風止痒시킨다.

이것이 일반적인 치료 원칙이나 다만 때에 따라 구체적인 정황을 근거로 사람에 따라 치료한다. 위에서 나열한 병례는 모두 풍중화조風重化燥에 속하는 증세이다. 5번째 예의 병은 갓 1개월이 되었으나 설은 담淡하고 태는 정淨하여 역시 혈허풍조血虛風燥로 보아 양혈소풍養血消風시키는 처방을 투여하니 효과를 보았다. 8번째 예에서 병은 해를 넘겼으나 피부는 홍조가 보였으며 설은 붉었고 태는 박백薄白하여 여전히 혈열血熱이 있다고 보아 량혈소풍凉血消風시키는 약을 쓰니 나았다. 7번째 예는 병이 이미 몇 년여 되었으나 두피가 붉었고 낙설落屑이 있었으며 설은 강絳하였고 태는 정淨하였으니 풍조상음風燥傷陰으로 보고 자음윤조滋陰潤燥시키니 효과를 보았다.

• **외치법:** ① 두피의 인설鱗屑이 많고 기름이 많으며 가려운 것에는 지일성세방脂溢性洗方을 사용할 수 있다. 처방은 창이자蒼耳子 30g, 왕불유행王不留行 30g, 고삼苦參 15g, 명반明礬 9g을 물에 달여 머리를 감는데 매번 15분간 씻는다. 머리를 너무 자주 감는 것은 좋지 않다. ② 두피가 가려우면 고삼주苦參酒(159) 또는 백선피주白鮮皮酒(백선피白鮮皮 15g, 생지황生地黃 30g, 고량주 100ml를 병 안에 7일 동안 담근 후 사용한다)를 바른다. ③ 피부가 건조하고 인설鱗屑이 탈락되면서 가려우면 거습고祛濕膏(108)나 마풍고摩風膏(111)를 바른다.

15-3. 화폐상 습진(1례)

9 章 씨, 남성, 8세

간이차트, 초진일시: 1973년 1월 8일

【주소증】 전신에 습진濕疹이 나타난 지 3년이 되었다(아버지가 대신 진술함).

【현병력】 1970년 봄에 먼저 왼쪽 종아리에 작은 면적의 붉은 뾰루지가 출현하였고 긁어서 터뜨리니 삼출물이 나오다 동전 모양으로 점차 변했으며 오래지 않아 오른쪽 종아리에도 같은 모양의 피부병변이 나타났고 점차 퍼져서 항문, 음경까지 나타났다가 전신으로 범발하였고 가려움증이 극심하여 수면에 영향을 주었다. 3년 동안 한약과 양약을 복용하였으나 효과가 없었다.

【검사】 전신에 동전 모양의 집중된 구포진丘疱疹이 산재되어 있었으며 부분적으로 미란糜爛, 삼출물, 인설鱗屑, 긁어 생긴 상처가 거듭 쌓여 있었는데 특히 양 종아리, 항문, 회음, 음경 등 부위가 심했다.

맥은 세활細滑하였고 설질은 담淡하였으며 태는 정淨하였다.

【한의학진단】 습독창濕毒瘡

【양의학진단】 화폐상 습진

【변증】 초기에 습열濕熱이 스며들었다가 시간이 지나 음陰을 상하고 혈血을 모손한 것

【치법】 자음양혈滋陰養血, 제습윤조除濕潤燥

【처방】 생지황生地黃 15g, 현삼玄參 9g, 단삼丹參 9g, 당귀當歸 9g, 육일산六一散 9g(별도 포장), 복령茯苓 9g, 택사澤瀉 9g, 백선피白鮮皮 9g, 사상자蛇床子 9g 5제를 물에 달여 복용시켰다.

거습고祛濕膏(108)를 외용시켰다.

- **두 번째 진료:** (1973년 1월 27일) 복약을 마친 지 며칠 뒤에 내원해서 진료를 받으면서 말하기를 복약 후 가려움증은 확실히 감소하였고 피부병변은 점차 좋아지고 있다고 하였다. 계속해서 앞의 처방에 지부자地膚子 15g을 가해 5제를 물에 달여 복용시켰다.

- **세 번째 진료:** (4월 2일) 복약 후 재진했을 때 체간, 음경, 항문 등에 있던 피부병변은 사라졌고 다만 양 종아리의 피부병변이 여전히 3~4개 정도 남아 있었다. 계속해서 앞의 처방을 7제 복용시켰고 외용약外用藥도 전과 같이 하였다.

- **네 번째 진료:** (4월 14일) 요 며칠 동안 물고기와 육류 등을 먹었더니 종아리 부분의 피부병변이 다시 재발하였고 가려우며 삼출물이 보였다고 말하였다. 설질은 붉었고 태는 박황薄黃하였으며 맥은 소활小滑하였다. 리습청열利濕淸熱하는 치료법으로 바꾸어 보기로 했다.

생지황生地黃 30g, 황금黃芩 6g, 적복령赤茯苓 9g, 택사澤瀉 9g, 차전자車前子 6g(별도 포장), 목통

木通 3g, 육일산六一散 9g(별도 포장) 5제를 물에 달여 복용시켰다.

매일 외용外用으로 생지유生地楡 15g을 물에 달여 습포시켰다.

이후에 진료받으러 오지 않았다. 1976년 5월 그 아버지가 내원해서 말하기를 전년에 나은 후에 2년 동안 재발하지 않았다고 한다. 보름 전 우유를 마신 후 종아리에 작은 구포진丘疱疹이 돋았다고 한다. 제습환除濕丸(64)을 복용시켰고 오석고五石膏(101) 30g을 거습산祛濕散(133) 9g과 섞어 외용시켜서 나았다.

【해설】 본례의 습진은 3년 동안 지속되었는데 당시의 변증辨證은 설이 담淡하고 태가 정淨하면서 맥은 세이활細而滑하였다. 주런캉 선생은 삼출물이 오래되어 음陰을 이미 상하고 혈血을 모손한 것으로 보았다. 그러므로 생지황生地黃, 현삼玄參으로 자음증액滋陰增液시켰고 당귀當歸, 단삼丹參으로 양혈윤부養血潤膚시켰고 복령茯苓, 택사澤瀉로 제습除濕시키면서도 음陰을 상하지 않게 하였으며 사상자蛇床子, 백선피白鮮皮, 육일산六一散으로 거풍제습祛風除濕시키면서 지양止痒시켰다. 10제를 복용한 후 피부병변은 크게 감소하였다. 후에 음식을 신중하게 먹지 않았고 물고기와 육류 등 병을 쉽게 유발할 수 있는 음식을 먹고 나서 부분적으로 피부병변이 다시 재발하였다. 설질은 붉었고 태는 박황薄黃하여 습열濕熱현상이 나타난 것으로 보고 리습청열법利濕清熱法으로 바꾸어 치료하니 낫게 되었다. 나은 지 2년이 지났지만 재발하지 않았고 우유를 마신 이후로 조금 재발하여 전과 같이 치료하였더니 나았다.

15-4. 영아습진(1례)

10 郭 군, 남성, 1세 반

간이차트, 초진일시: 1972년 5월 11일

그의 아버지가 대신 말하기를 환아가 습진濕疹을 앓은 지 1년이 되었다고 하였다.

【현병력】 환아가 출생 후 2개월에 얼굴에 홍반紅斑, 구진丘疹이 돋았으며 평소 소화불량이 있어 수유기간에는 대변이 묽었으며 성장한 후에도 식사량은 늘었으나 다만 식사 후 오래지 않아 대변이 나왔고 소화되지 않은 곡물이 대변으로 나왔으며 항상 울며 불안해했다.

【검사】 몸은 말랐고 안색은 창백했으며 두피와 얼굴에 구포진丘疱疹이 돋아 있었으며 색깔은 피부색과 같았으며 붉지 않았다. 배와 양쪽 종아리에 같은 모양의 피진皮疹이 돋아 있었고 담갈색을 띠었으며 삼출물은 많지 않았다.

설태는 박백薄白하였다.

【한의학진단】 태전창胎癲瘡

【양의학진단】 영아습진

【변증】 위胃는 강하고 비脾는 약하여 운화運化가 제대로 되지 않은 탓에 수습水濕이 안에서 생겨 기육과 피부로 스며든 것

【치법】 건비리습健脾理濕

【처방】 창출蒼朮 4.5g, 진피陳皮 4.5g, 초맥아炒麥芽 9g, 복령茯苓 4.5g, 택사澤瀉 4.5g, 육일산六一散 6g(별도 포장) 5제를 물에 달여 복용시켰다. 매번 100ml를 달여 2~3차례에 나누어 복용시켰다.

외용으로 수습분收濕粉(131)을 참기름에 섞어 발랐다.

• **두 번째 진료:** (1972년 5월 16일) 복약 후 대변이 약간 묽었고 피진皮疹이 점차 없어졌고 가려움증이 좋아졌으며 밤에 자는 것이 점차 안정되었다. 계속해서 앞의 처방을 5제 복용시켰다.

• **세 번째 진료:** (5월 23일) 1주일 후 진료했을 때 피진皮疹은 대체로 없어졌고 새롭게 돋은 피부병변 부위를 발견하지 못하였으며 대변은 모양 있게 보았다. 계속해서 "건비편健脾片[47]"을 복용시켜 완전히 낫게 하였다.

【해설】 본례는 영아습진으로 한의학에서는 태전창胎癲瘡으로 호칭한다. 그 원인은 선천부족先天不足으로 위胃는 강하고 비脾는 약한데, 위胃가 강하면 식사량은 늘어나지만 비脾가 약하므로 운화運化가 잘되지 않아 곡류를 완전히 소화시키지 못하고 수습水濕이 내생內生하여 침음浸淫하여 창瘡이 된다. 병의 뿌리는 주로 비脾에 있기 때문에 치료에서도 비脾를 치료하는 데 주안점을 두어 비허脾虛를 보補하여 비脾가 약한 것을 강하게 만들어 수곡水穀이 운화運化되어 습濕이 생기지 않게 한다. 창출蒼朮, 진피陳皮는 건비리습健脾理濕시킨다. 복령茯苓, 택사澤瀉, 육일산六一散은 리습利濕시킨다. 초맥아炒麥芽는 소식화중消食和中시킨다. 10제를 복약 후 비脾의 운화능력이 회복되어 대변은 정상으로 돌아왔고 밖으로 나타났던 습진濕疹도 사라졌다. 계속해서 건비편健脾片을 복용시켜 완전히 낫게 하였다.

---

47 중약의 일종으로 비위허약, 완복창만, 식소변당에 쓰인다.

16. 습진모양 피부염(1례)

1 傅 씨, 여성, 29세

차트번호 56656, 초진일시: 1963년 4월 15일

【주소증】 얼굴, 앞가슴, 외음부, 허벅지에 피진皮疹이 나타난 지 5일이 되었다.

【현병력】 5일 전에 먼저 허벅지에 넓은 면적으로 좁쌀 모양의 피진皮疹과 소수포小水疱가 나타났고 가려움증이 극심했으며 곧바로 외음부와 항문 전체로 파급되었는데 큰 면적의 홍반紅斑과 구포진丘疱疹이 나타났고 삼출물은 많지 않았으며 작열감과 가려움증이 나타났다. 2일 전에는 얼굴과 가슴에도 피진皮疹이 돋았는데 크고 붉게 물들어 있었고 가슴이 답답하고 목이 말랐으며 식욕은 좋지 않았다. 대변은 건결乾結하였고 소변은 황적黃赤하였다. 약을 복용한 적은 없었다.

【검사】 얼굴, 가슴, 팔다리의 접히는 부분, 외음부 등 부위에서 넓은 면적의 홍반紅斑과 구포진丘疱疹이 보였으며 약간의 삼출물이 있었다.

맥상은 세삭細數하였고 설은 붉었으며 태는 정淨하였다.

【한의학진단】 속창粟瘡

【양의학진단】 습진모양 피부염

【변증】 심화心火가 안에서 치성하여 혈열血熱이 풍風을 일으킨 것

초진 시 용담사간탕龍膽瀉肝湯 3제를 복용시켰다.

• **두 번째 진료:** (4월 18일) 병정이 감소하지 않았으며 가슴, 등, 얼굴에 모두 붉은색의 좁쌀 모양의 피진皮疹이 보였다. 앞의 처방에 모란피牡丹皮 9g, 적작약赤芍藥 9g을 가하여 2제를 물에 달여 복용시켰다.

• **세 번째 진료:** (4월 20일) 새로 돋아난 반구진班丘疹이 보였고 맥은 세활細滑하였으며 설은 붉었고 태는 누렜다. 량혈청열凉血清熱, 해독지양解毒止痒시키는 처방으로 바꾸어 치료해 보고자 하였다.

생지황生地黃 30g, 모란피牡丹皮 9g, 적작약赤芍藥 9g, 지모知母 9g, 생석고生石膏 30g, 죽엽竹葉 9g, 천황련川黃連 3g, 목통木通 4.5g, 적복령赤茯苓 12g, 금은화金銀花 12g, 연교連翹 9g, 고삼苦參 9g, 백선피白鮮皮 9g, 지부자地膚子 9g 6제를 복용시켰다.

• **네 번째 진료:** (5월 3일) 피진皮疹이 대부분 없어졌고 어두운 홍색을 띠었으며 건조하면서 가려움증이 나타났고 대변은 비결秘結하였다. 열熱이 영혈營血을 상하여 피부가 혈血의 영

양을 공급받지 못한 증세로 보고 양혈윤부지양養血潤膚止痒으로 고쳐 치료해 보고자 하였다.

생지황生地黃 9g, 숙지황熟地黃 9g, 하수오何首烏 9g, 단삼丹參 9g, 마자인麻子仁 9g, 백질려白蒺藜 9g, 인동등忍冬藤 12g, 이묘환二妙丸 9g(별도 포장), 생감초生甘草 6g, 고삼苦參 9g, 지부자地膚子 9g, 백선피白鮮皮 9g을 물에 달여 복용시켰다.

10제를 복약한 후 피부의 가려움증은 좋아져서 대풍자유大楓子油를 주어 바르게 하였다. 계속해서 앞의 처방 5제를 복용시켰다. 12월에 추적·관찰해 보니 복약 후 다 나았고 재발하지 않았다고 말했다.

【해설】 본례는 습진모양 피부염으로 한의학에서는 속창粟瘡이라고 부른다. 몸에 큰 면적의 좁쌀 모양의 피진皮疹이 돋고 가려움증이 극심하다. 초기에 치료할 때 약을 증상에 맞추어 쓰지 않다 증세와 병정이 더 심해졌다. 후에 증상을 탐문하고 원인을 찾아 치료하였는데, 《내경內經》에서 "모든 통증과 가려움과 창瘡은 모두 심心에 속한다."라고 말하는 것에서 근거를 찾을 수 있었다. 심心은 화火를 주관하고 혈맥血脈을 주관하기 때문에 심화心火가 안에서 치성하면 혈열血熱을 생산하게 되므로 몸에 붉은 좁쌀이 돋는다. 거듭하여 혈열血熱로 인해 풍風이 생기는데 풍風이 움직이면 곧 가렵다. 아울러 심번心煩과 구갈口渴, 대변이 비결秘結하면서 소변이 황적黃赤한 증세가 보였는데 전부 혈열血熱의 현상이었다. 이처럼 변증을 명확하게 한 뒤에 약을 고쳐썼는데 생지황生地黃, 모란피牡丹皮, 적작약赤芍藥으로 량혈凉血시켰고 지모知母, 생석고生石膏, 연교連翹로 청기열淸肌熱시켰으며 천황련川黃連, 죽엽竹葉으로 청심화淸心火시켰다. 보조적으로 적복령赤茯苓, 목통木通, 고삼苦參, 백선피白鮮皮, 지부자地膚子로 제습지양除濕止痒시켰다. 4제를 복용시킨 후 피진皮疹이 대부분 사라졌으나 여전히 피부가 건조하고 가려움증은 남아 있어 양혈윤조약養血潤燥藥으로 마무리하였다. 본례는 시종일관 풍약風藥을 쓰지 않았는데 풍화風火가 서로 부채질하여 병세가 가중되는 것을 방지하고자 함이었다.

17. 자가과민성피부염(1례)

1 丁 씨, 남성, 38세

간이차트, 초진일시: 1972년 8월 21일

【주소증】 왼쪽 팔이 가렵고 미란糜爛과 삼출물이 있으면서 피부가 벗겨진 지 1개월여 되

었다.

【현병력】 1개월 전 환자가 자전거를 타다 넘어진 후에 왼쪽 팔꿈치 부분의 피부에 찰과상을 입었는데 갑자기 그 부위의 피부가 가려운 것이 나날이 더 심해지면서 전체 위팔로 퍼지며 지수脂水가 줄줄 흘렀다. 5~6일 후에는 전신으로 확산되어 양 귀와 체간 등의 부분에 모두 발진發疹이 보였다. 환자는 평소 외지로 출장을 갈 때마다 양고기, 물고기, 새우 등 질병을 일으킬 만할 음식을 먹었다. 왼쪽 종아리 부위에 만성습진濕疹을 앓은 지 18년이 되었다. 식욕이 좋지 않았고 대변은 건조하였으며 소변은 누렜다.

【검사】 왼쪽 상지의 손바닥, 손등을 제외한 대부분은 피부가 습란濕爛하여 대량의 삼출물들이 나왔고 색깔은 어두운 홍색을 띠었으며 주변부에 밀집된 수포水疱와 포진疱疹이 보였고 딱지가 맺혀 있었다. 체간과 양 귀 부분에는 산재된 붉은색 작은 구진丘疹 또는 구포진丘疱疹이 보였으며 왼쪽 종아리에는 은화만 한 크기의 만성·침윤성 피부병변이 1개 보였다.

맥은 현활弦滑하였고 설질은 붉었으며 태는 박백薄白하였다.

【한의학진단】 습독창濕毒瘡

【양의학진단】 자가과민성피부염

【변증】 비습脾濕과 심화心火로 인해 습열濕熱이 스며든 것

【치법】 리습청열利濕清熱

【처방】 생지황生地黃 30g, 용담초龍膽草 9g, 황금黃芩 9g, 목통木通 6g, 포공영蒲公英 15g, 금은화金銀花 12g, 복령피茯笭皮 9g, 육일산六一散 9g(별도 포장), 생대황生大黃 6g(후하後下) 3제를 물에 달여 복용시켰다.

외용으로 생지유生地楡 30g, 마치현馬齒莧 30g을 물에 달인 후에 차갑게 만들어 습포시켰다.

• **두 번째 진료:** (8월 24일) 삼출물은 점차 감소하였으나 아직 붉게 부어오른 것이 보였다. 앞의 처방에 모란피牡丹皮 9g, 적작약赤芍藥 9g, 택사澤瀉 9g을 가하여 량혈제습凉血除濕시켰다. 4제를 복용시켰고 외용은 전과 같게 하였다.

• **세 번째 진료:** (8월 28일) 어제 점심 때 새우계란탕을 한 그릇을 먹고 난 뒤 삼출물이 다시 증가하였고 피부병변이 어깨, 오금까지 확장되었으며 작은 면적으로 집중된 구포진丘疱疹이 산재되어 돋았다. 식욕은 좋지 않았다. 앞의 처방에 용담초龍膽草를 빼고 창출蒼朮

9g, 진피陳皮 6g, 천후박川厚朴 6g, 황백黃柏 6g을 가해 건비리습健脾理濕으로 보좌하여 5제를 물에 달여 복용시켰다. 외용은 전과 같게 하였다.

• **네 번째 진료**: (9월 2일) 왼쪽 팔의 피부병변은 많이 없어졌고 삼출물은 확실히 감소하였으며 미란糜爛된 부분은 선홍색을 띠었고 표피가 대부분 자라 있었다. 다른 부위의 피부병변은 많이 감소하였다. 식욕은 좋아졌으나 수면은 좋지 않았고 대변은 원활하지 않았다.

【처방】 생지황生地黃 30g, 모란피牡丹皮 9g, 적작약赤芍藥 9g, 적복령赤茯苓 9g, 택사澤瀉 9g, 창출蒼朮 9g, 황백黃柏 6g, 차전자車前子 9g(별도 포장), 육일산六一散 9g(별도 포장), 포공영蒲公英 15g, 금은화金銀花 12g, 생대황生大黃 6g(후하後下) 5제를 물에 달여 복용시켰다.

• **다섯 번째 진료**: (9월 7일) 왼쪽 팔의 피부병변은 대체로 없어졌으며 어제 밤에 자다가 긁어 진물이 나왔다. 앞의 처방에 금은화金銀花를 빼고 백선피白鮮皮 9g, 지부자地膚子 9g을 가했다.

• **여섯 번째 진료**: (9월 12일) 왼쪽 앞팔 가운데가 때때로 가려우나 다른 부위의 피부에는 모두 광택이 돌아왔다. 앞의 처방에 당귀當歸 9g, 노봉방露蜂房 9g, 선의蟬衣 6g을 가해 양혈소풍養血消風시켜 보좌하였다. 5제를 복용시킨 후 다 나았다.

【해설】 본례의 환자는 원래 만성습진이 있던 환자로서 이번에 왼쪽 팔에 찰과상을 입은 후 큰 면적의 피부병변과 미란糜爛이 나타나면서 대량의 삼출물이 줄줄 흐르며 그치지 않았고 아울러 전신에도 작은 면적에 집중적으로 구포진丘疱疹이 산재되어 나타났다. 한의학에서는 습열濕熱이 모두 성하여 생긴 것으로 보아 리습청열량혈利濕清熱凉血하는 처방에 치중하여 사용하였고 아울러 외용으로는 습포법을 사용하였는데 삼출물이 어느 정도 컨트롤이 되었다. 그러다가 새우계란탕을 먹은 뒤 삼출물이 다시 증가하였고 피부병변의 범위도 확산되었다. 식욕이 좋지 않아 앞의 처방을 기초로 건비리습健脾理濕하는 처방을 가하여 치료하니 병정이 흔쾌히 좋아졌다. 이 케이스와 같은 증을 대할 때 한의학에서는 물고기나 새우 같은 해산물과 오신五辛처럼 병을 일으킬 수 있는 음식을 먹지 말라고 강조한다.

칼럼 8 습진濕疹의 논치

한의학에서는 습진濕疹을 정의할 때 대체로 국한성과 범발성 2가지로 크게 구분한다. 전신에 범발된 예의 경우 전신에 침음浸淫하고 삼출물이 많은 것을 "침음창浸淫瘡"이라 부른다. 전신에 붉은 좁쌀 같은 것이 돋고 가려움증이 극심한 것을 "속창粟瘡"이라 부른다. 긁은 후 피가 나는 것을 이르러 "혈풍창血風瘡"이라 부른다. 만약 한곳에 국한되어 있다면 "습독창濕毒瘡"이라 부른다. 발병 부위가 같지 않기 때문에 명칭도 제각기 다르다. 귓바퀴에 나타나는 것은 "선이창旋耳瘡"이라 부른다. 손등에 나타나는 것은 "가창瘑瘡"이라고 부른다. 종아리에 나타는 것은 "습렴창濕臁瘡"이라 부른다. 음낭에 나타나는 것은 "신낭풍腎囊風" 또는 "포루창胞漏瘡"으로 부른다. 얼굴의 지루성 습진은 "면유풍面游風"이라 부른다. 이외에 영유아의 습진濕疹을 이르러 "태전창胎癲瘡", "내선奶癬" 등이라 부른다.

(1) 습진의 원인

습진의 원인은 내인內因이 위주이며 습濕, 열熱, 풍風 3가지가 있다.

① 습濕

비脾는 습濕을 주관하는데 비脾가 운화運化을 건실하게 하는 것을 잃으면 먹고 마시는 것이 엉망으로 되어 습濕이 안을 타고 생기게 된다. 차나 술을 많이 마시면 차습茶濕, 주습酒濕이 생기고 생선이나 고기, 해산물, 오신五辛 등 질병을 유발하는 음식을 많이 먹으면 습열濕熱이 생기며 생랭한 과일을 많이 먹으면 비양脾陽을 손상하여 수습水濕이 안에서 생긴다.

② 열熱

심心은 화火를 주관하고 혈맥血脈을 주관하는데 무릇 정신이 산란하고 마음이 괴로우면 심경心經에 화火가 생기고 혈열血熱이 안에서 생긴다. 청년기에 혈기血氣가 왕성하고 영아의 태胎 속에 열熱이 남아 있는 것은 모두 혈열血熱의 유래가 된다. 비습脾濕과 혈열血熱에서 습열濕熱이 서로 엉겨붙으면 기육과 피부에 스며들어 습진이 된다.

③ 풍風

삼출물이 나오는 것이 오래되면 음陰을 상하고 혈血을 모손한다. 혹은 습열濕熱이 안에서 쌓인 것에 밖에서 풍사風邪를 거듭 감수하거나 또는 맵고 자극적인 음식을 과식하면 혈조血燥하여 풍風이 생긴다.

(2) 변증논치

임상에서는 내치와 외치 두 방면으로 치료하며 주로 볼 수 있는 것은 아래에 서술하는 몇 가지이다.

① 습열형濕熱型

혈열血熱과 비습脾濕이 기육과 피부에 스며든 것이다. 주로 급성습진, 지루성 습진 및 만성습진에서의 급성발작기에서 볼 수 있으며 모두 아래에 서술하는 증상을 가지고 있다. 피부에 홍반紅斑과 수포水疱가 돋으면서 가려움이 극심하고 누런 물이 줄줄 나오는 것이 비릿한 향을 풍기면서 끈끈하다. 또는 누런 딱지와 미란糜爛이 나타나며 피부가 벗겨지기도 한다. 대변은 건조하며 소변은 황적黃赤하고 설은 붉고 태는 누렇거나 니膩하다. 맥은 유활濡滑하다. 치료는 리습청열利濕清熱하며 용담사간탕가감龍膽瀉肝湯加減을 쓴다. 처방은 다음과 같다.

생지황生地黃 30g, 모란피牡丹皮 9g, 적작약赤芍藥 9g, 용담초龍膽草 9g, 황금黃芩 9g, 흑산치자黑山梔子 9g, 복령피茯苓皮 9g, 택사澤瀉 9g, 목통木通 6g, 차전자車前子 9g(별도 포장), 육일산六一散 9g(별도 포장)

긁어서 생긴 2차감염으로 농포膿疱가 생길 때는 포공영蒲公英 12g, 금은화金銀花 9g, 연교連翹 9g을 가한다. 다리에 나타나는 습진濕疹에는 비해삼습탕萆薢滲濕湯(31)을 사용한다.

② 비습형脾濕型

비脾의 운화運化가 제대로 되지 못해 습濕이 안을 따라 생겨 스며든 탓에 습진이 되는 것이다. 아급성 습진 또는 범발성 습진에서 많이 볼 수 있으며 모두 아래에 서술하는 증상을 가지고 있다. 피부에 물집이 돋는데 색은 어둡거나 옅고 붉지 않으며 가려우면서 진물이 난다. 위완부의 통증이 있으면서 식욕이 많이 없고 안색이 누렇고 다리가 부으면서 대변은 무르고 소변은 약간 누런 등의 증상이 나타난다. 설은 담淡하고 태는 백白 또는 니膩하며 맥은 완緩하다. 치법은 건비제습健脾除濕한다. 제습위령탕가감除濕胃苓湯加減을 쓴다. 처방은 다음과 같다.

창출蒼朮 9g, 진피陳皮 9g, 천후박川厚朴 9g, 저령猪苓 9g, 복령茯苓 9g, 택사澤瀉 9g, 육일산六一散 9g(별도 포장), 백선피白鮮皮 9g, 지부자地膚子 9g

식욕부진, 소화불량에는 곽향藿香 9g, 패란佩蘭 9g으로 방향화습芳香化濕시킨다.

③ 혈열형血熱型

습열濕熱이 안에서 쌓이고 밖으로는 풍風을 감수하는데 열熱이 습濕보다 심한 상태이다. 구진성 습진과 같으며 모두 아래에 서술하는 증상을 가지고 있다. 전신에 붉은 구진丘疹이 돋으면서 가려움이 극심하고 긁어서 피가 난다. 한의학에서는 속창粟瘡 또는 혈풍창血風瘡이라고 부른다. 맥은 현활弦滑하고 설질은 붉으며 태는 박백薄白하다. 치법은 량혈청열凉血清熱, 거풍제습祛風除濕한다. 량혈제습탕가감凉血除濕湯加減을 쓴다. 처방은 다음과 같다.

생지황生地黃 30g, 모란피牡丹皮 9g, 적작약赤芍藥 9g, 희렴초豨薟草 9g, 해동피海桐皮 9g, 고삼苦參 9g, 백선피白鮮皮 9g, 지부자地膚子 9g, 육일산六一散 9g(별도 포장)

④ 음상형陰傷型

삼출물이 나온 지 오래되어 음陰을 상하고 혈血을 모손한 것이다. 혈조血燥하여 풍風이 생긴다. 아급성, 범발성 습진에서 많이 볼 수 있으며 모두 아래에 서술하는 증상을 가지고 있다. 피부가 침윤浸潤되어 있고 건조하며 낙설落屑이 있고 가려움이 극렬하고 때때로 삼출물이 나온다. 설은 붉고 태는 광光하며 맥은 세현활細弦滑하다. 치료법은 자음양혈滋陰養血, 제습지양除濕止痒한다. 자음제습탕滋陰除濕湯을 쓴다. 처방은 다음과 같다.

생지황生地黃 30g, 현삼玄參 9g, 당귀當歸 9g, 단삼丹參 12g, 복령茯苓 9g, 택사澤瀉 9g, 백선피白鮮皮 6g, 사상자蛇床子 9g

병정이 어느 정도 감소한 후에는 제습환除濕丸(64)으로 바꾸어 복용시킨다. 주런캉 선생은 자음제습滋陰除濕하는 치료법이 보기에는 모순이 있을 것 같지만 그렇지 않다고 지적하였다. 일반적으로 자음滋陰은 습濕을 도울 수 있고 리습利濕은 음陰을 상하게 할 수 있다고 생각한다. 이 처방은 삼출물이 나온 지 오래되어 음陰을 상하고 혈血을 모손한 증상에 사용하는데 생지황生地黃, 현삼玄參, 당귀當歸, 단삼丹參은 자음양혈滋陰養血하면서도 습濕을 돕는 것에 이르지 않고 복령茯苓, 택사澤瀉는 제습除濕하면서도 음陰을 상하게 하지 않는다. 재발하여 낫지 않는 습진과 만성 음낭습진에 사용하며 치료효과가 비교적 좋은 편이다.

(3) 외치법

① 탑지법溻漬法(습포와 같다)

급성으로 진물이 많이 나올 때 활용한다. 황백黃柏 또는 마치현馬齒莧 또는 생지유生地楡 중 하나를 고른다. 매번 30g을 물에 달여 그 즙을 취한 후 그릇에 두고 식기를 기다린다. 거즈 6~7겹 또는 두꺼운 수건에 용액을 스며들게 하여 약간 쥐어짠 후에 피부에 습포하는데 매 5분 동안을 1차례로 하여 20~30분 정도 시행하고 매일 약 3~5회 시행한다. 수렴收斂, 청열淸熱, 해독解毒작용을 한다.

② 약고藥膏(연고와 호제糊劑를 포괄한다)

급성, 아급성기에 진물이 많이 나오지 않을 때 습진고濕疹膏(98), 습독고濕毒膏(97), 오석고五石膏(101), 피습1고皮濕一膏(99)를 쓸 수 있다. 만성기에 피부병변 부위가 두텁고 침윤浸潤되어 있으면 피습2고皮濕二膏(100), 박부고薄膚膏(102), 리부고利膚膏(106), 피지고皮脂膏(105), 거습고祛濕膏(108)를 쓸 수 있다. 균열성 습진에는 낭독고狼毒膏(104)를 쓸 수 있다. 이상에서 하나를 선택해 사용하며 여러 개를 섞어 사용하는 것도 가능하다.

③ 분제粉劑

급성 또는 아급성기에 활용하는 것은 일반적으로 약가루에 식물기름(참기름 또는 유채기름)을 더해 섞어서 두터운 풀 모양으로 만드는데 약고藥膏에 비해서는 비교적 얇다. 피부병변 부위에 바르는데 분제粉劑는 약고藥膏에 비해 삼투가 비교적 용이하다. 청백산靑白散(129), 습진분濕疹粉(130)을 상용한다.

④ 구진성 습진

구진성 습진에는 삼석수三石水(161) 또는 구화분세제九華粉洗劑(160)를 사용한다.

칼럼 9 영아습진嬰兒濕疹의 논치

한의학에서는 영유아의 습진을 태전胎癲으로 부른다. 피부병변의 형태가 건조하거나 습윤하여 같지 않기 때문에 습전濕癲과 건전乾癲의 구분이 있고 후자는 내선奶癬이라 부르기도 한다.

아토피피부염은 영유아의 습진으로 아동기에 이르기까지 빈번히 끊어졌다 나타났다 하면서 생기는 것으로 피부병변이 손과 팔꿈치, 오금 부위 또는 발목 부위에 국한되어 있으며 항상 대칭성을 띠므로 한의학에서는 "사만풍四彎風"이라고도 부른다.

(1) 습진의 2가지 형태

태전胎癲의 증세를 한의학에서는 엄마가 오신五辛과 질병을 유발할 만한 음식을 먹어 열熱을 태아에게 물려주어 생겼다고 본다. 건乾, 습濕의 2가지 형태가 있다.

① 습전濕癲

습열형濕熱型에 속한다. 발육이 양호하거나 비만한 아이에게서 자주 보인다. 증세는 피부병변에 홍조를 띠고 미란糜爛과 삼출물, 딱지가 있으며 대변은 건조하고 소변은 누렇다. 설은 붉고 태는 박황薄黃하다. 치법은 리습청열利濕清熱시킨다. 우황청열산牛黃清熱散(중성약)을 복용하며 1병을 2일 또는 3일에 나누어 복용시킨다. 또는 서황화독단西黃化毒丹(80)을 복용시킨다. 대변이 건조하면 2호화독단二號化毒

丹(79)을 복용시킨다. 외용으로는 삼출물이 많을 때는 습포법을 사용하며 습진분濕疹粉(130)을 참기름에 섞어 바르거나 또는 습진고濕疹膏(98)를 바른다.

② 건전乾癬(내선奶癬)

비허형脾虛型에 속한다. 발육이 허약한 아이에게서 자주 볼 수 있다. 증세는 피부병변에 홍반紅斑, 구진丘疹, 인설鱗屑이 있으며 삼출물은 적다. 소화불량이 있고 대변은 묽으며 설은 담淡하고 태는 박백薄白하다. 치료법은 건비화습健脾化濕시킨다. 화습탕化濕湯을 복용시킨다. 처방은 다음과 같다. 창출蒼朮 6g, 진피陳皮 4.5g, 복령茯苓 6g, 택사澤瀉 6g, 초맥아炒麥芽 9g, 육일산六一散 9g(별도 포장). 자초유紫草油(자초紫草 9g, 참기름 150ml를 오래 끓여 찌꺼기를 제거한 것)를 외용한다. 아토피피부염의 피부병변 부위가 태선화가 된 것에는 거습고祛濕膏(108)를 외용할 수 있다.

(2) 습진 예방법

① 뜨거운 물과 비누로 씻지 말 것 ② 모유 수유 중인 엄마와 환아가 물고기나 비린 고기, 질병을 유발할 만한 물질을 섭취하지 않도록 할 것 ③ 긁는 것을 방지하기 위해서 환아의 양손을 싸매는 것이 좋고 환아가 팔꿈치 굴측을 긁는 것을 방지하기 위해 팔꿈치에 작은 협판을 대는 것 역시 좋다. 머리에는 부드러운 천으로 된 모자를 씌운다. ④ 양털로 된 옷을 입히지 말 것

(3) 225례의 각 유형별 습진의 증상과 원인의 논치를 연구

우리 과는 주런캉 선생의 지도 아래 1963년에서 1965년까지 문진問診을 통하여 각 유형의 습진濕疹 225례를 관찰 및 치료하였다. 습진濕疹의 원인과 증상과 치료에 대한 기초적인 연구를 시행했던 것이다. 임상에서 피부병변이 어떻게 나타났고 전신 증상과는 어떻게 결합하였으며 설과 태와 맥상은 어떤지 변증논치辨證論治를 통하여 살펴보았다. 대체로 습열형濕熱型에는 용담사간탕龍膽瀉肝湯(28)을 사용하였고 혈열형血熱型에는 량혈제습탕凉血除濕湯(30)을 사용했으며, 비습형脾濕型에는 제습위령탕除濕胃苓湯(29)을 사용하였고 풍습열형風濕熱型에는 량혈소풍산凉血消風散(6)을 사

용하였다. 태열형胎熱型(영아습진嬰兒濕疹)에는 서황화독단西黃化毒丹(80)을 위주로 사용하였다. 거듭 살폈을 때 풍風, 습濕, 열熱 3가지 중 가볍고 심한 것을 증세를 통하여 살펴 가감하였다. 가령 혈열血熱이 심했을 때에는 생지황生地黃, 모란피牡丹皮, 적작약赤芍藥, 자초紫草를 많이 써서 량혈청열凉血淸熱시켰다. 습열濕熱이 심했을 때는 용담초龍膽草, 황금黃芩, 산치자山梔子를 많이 써서 고한청열苦寒淸熱시켰다. 삼출물이 많았을 때는 저령猪苓, 복령茯苓, 택사澤瀉, 차전자車前子, 육일산六一散을 많이 써서 담삼리습淡滲利濕시켰다. 습濕으로 가려웠을 때는 고삼苦參, 백선피白鮮皮, 지부자地膚子를 가하여 제습지양除濕止痒시켰다. 풍風으로 가려웠을 때는 당귀當歸, 질려蒺藜, 창이자蒼耳子, 희렴초豨薟草 등으로 거풍지양祛風止痒시켰다. 외치법으로는 삼출물이 많았을 때는 주로 황백수黃柏水에 담갔다(습포). 외용약으로 오석고五石膏(101)를 사용하였고 만성일 때는 리부고利膚膏(106), 거습고祛濕膏(108)를 위주로 사용하였다.

• **치료효과**: 통계를 냈더니 완전히 나은 케이스가 107례, 확실하게 효과를 본 케이스(피부병변 부위가 80% 이상 좋아짐)가 65례, 어느 정도 나아진 케이스가 38례, 효과가 없었던 케이스가 15례였다.

(4) 145례의 만성음낭습진을 변증해서 치료한 효과를 관찰

만성 음낭습진은 한의학에서는 신낭풍腎囊風의 범주에 속하는데 비교적 자주 볼 수 있는 일종의 피부질환이며 공장과 광산에서 자주 볼 수 있다. 이환 기간이 길고 가려움증이 극심하여 환자의 노동과 작업, 학습에 크게 지장을 준다. 피부과에서는 주런캉 선생의 지도 아래 1971년말부터 이 병의 진행과 치료·예방에 대해서 연구를 시작하였으며, 1974년 초까지 시행하였고 145례를 치료 및 관찰하였다. 한의학 변증辨證을 근거로 4가지 유형을 나누었다. ① 음상형陰傷型: 음낭의 피부병변이 두텁고 건조하면서 갈라져 있고 가려움증이 극렬하였다. ② 풍습형風濕型: 음낭의 피부병변이 침윤浸潤되어 있었고 어두운 흑색을 띠었으며 긁으면 삼출물이 보였다. ③ 양허형陽虛型: 음낭이 축축하면서 차가웠고 땀이 나면서 가려웠다. 그중에 음상형陰傷型이 다수를 차지하였기 때문에 자음제습탕滋陰除濕湯(3)

을 복용시키거나 복용하기 쉽게 만들어진 제습환除濕丸(64)을 사용하였다. 이외에도 풍습형風濕型에 활혈소풍방活血疏風方(33)을 복용시켰고 양허형陽虛型에 온신건비방溫腎健脾方(32)을 복용시켰다. 외용약外用藥으로 오배자고五倍子膏(103)를 위주로 사용하였다.
④ 습열형濕熱型: 급성발작기의 케이스였는데 급성습진과 동일하게 치료하였다.

• **치료효과**: 74례에서 완전히 나았고 49례에서 확실하게 좋아졌으며(작은 피부병변이 아직 남아 있었다) 17례에서 어느 정도 나았고 5례에서 효과가 없었다. 완치된 74례 중 2년 동안 추적·관찰한 결과 겨우 9례에서만 재발하였다.

18. 두드러기(12례)

18-1. 인공두드러기(4례)

1 董 씨, 남성, 32세

간이차트, 초진일시: 1970년 9월 10일

【주소증】 피부의 가려움증이 있었는데 긁은 후에 나뭇가지 모양의 융기가 돋았고 반년 동안 낫지 않았다.

【현병력】 반년 전부터 피부가 화끈거리면서 가려움증이 나타났는데 긁은 직후에 가지 모양의 융기가 돋았으며 심할 때에는 저녁에 더 심하였으며 약간만 건드려도 즉시 붉은 융기가 돋았다.

【검사】 등 부위 피부의 긁은자국검사(+).

맥은 현활대삭弦滑帶數하였으며 설질은 홍자紅紫, 태는 정淨하였다.

【한의학진단】 풍은진風癮疹(혈어형血瘀型)

【양의학진단】 인공두드러기

【변증】 어혈瘀血이 낙맥絡脈에 저체되어 혈어血瘀가 풍風을 일으킨 것

【치법】 활혈거풍活血袪風

【처방】 당귀미當歸尾 9g, 적작약赤芍藥 9g, 도인桃仁 9g, 홍화紅花 9g, 형개荊芥 9g, 방풍防風 9g, 선의蟬衣 6g, 모란피牡丹皮 9g, 금은화金銀花 9g, 오미자五味子 9g, 생감초生甘草 6g 3제를 물에 달여 복용시켰다.

• **두 번째 진료:** (9월 14일) 복약 후 피부의 가려움증이 가벼워졌으며 긁은 후의 상처도 보이지 않았다. 계속해서 앞의 처방에 천초茜草 9g, 백질려白蒺藜 9g을 가하여 3제를 복용한 후 완전히 나았다.

2 余 씨, 여성, 32세

간이차트, 초진일시: 1974년 5월 27일

【주소증】 전신의 피부가 가려우면서 긁은 후 손을 따라 두드러기가 돋은 지 반년이 되었다.

【현병력】 반년 동안 전신의 피부가 가려웠으며 긁은 후 손을 따라 나뭇가지, 새끼줄 모양의 두드러기가 돋았으며 작은 두드러기가 산재해 있었다. 량혈청열방涼血清熱方을 복용하여 모든 증세가 약간은 가라앉았으나 곧 재발하였다. 월경은 매달 2번 하였고 양은 많았으며 색은 붉었다.

【검사】 피부의 긁은자국검사(+), 입안과 혀가 미란糜爛하였다.

맥은 세활細滑하였고 설첨은 붉었으며 미뢰가 돋아 있었고 태는 정淨하였다.

【한의학진단】 풍은진風癮疹(혈열형血熱型)

【양의학진단】 인공두드러기

【변증】 심경心經에 화火가 있어 혈열血熱이 풍風을 일으킨 것

【치법】 량혈소풍涼血消風

【처방】 생지황生地黃 30g, 당귀當歸 9g, 백질려白蒺藜 9g, 형개荊芥 9g, 지모知母 9g, 생석고生石膏 30g, 자초紫草 15g, 적작약赤芍藥 9g, 현삼玄參 9g, 생감초生甘草 6g 4제를 물에 달여 복용시켰다.

• **두 번째 진료:** (6월 3일) 복약 후 가려움증은 가벼워졌고 월경 때가 다가왔다. 종전의 처방에 활혈거풍活血祛風으로 보좌하였다.

【처방】 당귀當歸 9g, 모란피牡丹皮 9g, 적작약赤芍藥 9g, 형개荊芥 6g, 방풍防風 6g, 백질려白蒺藜 9g, 선의蟬衣 6g, 감초甘草 6g, 자초紫草 9g, 도인桃仁 9g, 홍화紅花 9g 6제를 복용시켰다.

• **세 번째 진료:** (6월 10일) 두드러기가 적게 돋았고 가려움증 역시 줄어들었으며 월경은 시작되었으나 복통은 느끼지 못하였다. 앞의 처방 5제를 복용시켰다.

1975년 4월 말에 추적해서 회신을 받았는데 전의 증상이 재발하지 않았고 최근 내과약을 복용한 뒤 가끔 피부가 약간 가려웠는데 앞의 처방을 스스로 복용한 뒤 효과를 봤

다고 말했다.

3 張 양, 여성, 17세

간이차트, 초진일시: 1975년 8월 23일

【주소증】 피부가 가려웠는데 긁은 후에 나뭇가지, 새끼줄 모양의 융기가 돋는 것이 1년여 되었다.

【현병력】 1년 동안 전신의 피부가 가려웠으며 긁은 후에 바로 두드러기가 돋거나 나뭇가지, 새끼줄 모양이 융기가 돋았는데 심할 때는 저녁에 열을 쬐면 더 심하다고 하였다. 항히스타민약과 한약을 많이 복용했으나 효과가 없었다.

【검사】 온몸에 가려워서 긁은 상처가 쌓여 있었다. 피부의 긁은자국검사(+).

맥은 침세현沈細弦하였고 설질은 붉었으며 태는 박황薄黃하였다.

【한의학진단】 풍은진風癮疹(풍열형風熱型)

【양의학진단】 인공두드러기

【변증】 풍사風邪가 오래 울체되어 아직 발설發泄되지 못한 것

【치법】 수풍청열搜風清熱

【방제】 오사구풍탕烏蛇驅風湯

【처방】 오사烏蛇 9g, 형개荊芥 9g, 방풍防風 9g, 선의蟬衣 6g, 강활羌活 9g, 백지白芷 6g, 황금黃芩 9g, 마미련馬尾連 9g, 금은화金銀花 9g, 연교連翹 9g, 생감초生甘草 6g 3제를 물에 달여 복용시켰다.

- **두 번째 진료:** (8월 30일) 복약 후에 피부의 가려움증이 가벼워졌고 긁은 후에 두드러기가 돋는 것 역시 적게 돋았다고 말했다. 계속해서 앞의 처방 6제를 복용시켰다.
- **세 번째 진료:** (9월 9일) 약을 9제를 복용한 후 피부는 더 이상 가렵지 않았고 두드러기와 긁은 자국 역시 완전히 나타나지 않았다.

4 李 씨, 남성, 34세

간이차트, 초진일시: 1974년 6월 13일

【주소증】 피부가 가려워서 긁은 후에 두드러기가 돋은 지 1년여 되었다.

【현병력】 1년 가까이 매일 저녁마다 처음에는 피부가 가려우면 긁었다. 그 후 피부에 나뭇가지 모양의 두드러기가 돋으면서 매우 가려웠고 나중에는 하루 종일 돋으면서 돋

을 때마다 가슴이 답답하고 불편했다.

맥은 현세弦細하였고 설첨은 붉었으며 태는 정淨하였다.

【한의학진단】 풍은진風癮疹(혈열형血熱型)

【양의학진단】 인공두드러기

【변증】 심경心經에 화火가 있어 혈열血熱이 풍風을 일으킨 것

【치법】 량혈소풍凉血消風

【처방】 생지황生地黃 30g, 자초紫草 15g, 당귀當歸 9g, 형개荊芥 9g, 방풍防風 6g, 백질려白蒺藜 9g, 도인桃仁 9g, 지모知母 9g, 생석고生石膏 30g, 선의蟬衣 6g, 생감초生甘草 6g 6제를 물에 달여 복용시켰다.

• **두 번째 진료**: (6월 19일) 복약 후 피부의 가려움증이 확실하게 줄었으나 두드러기는 여전히 돋았다. 설질은 붉었고 맥은 현세弦細하였다. 종전처럼 량혈청열凉血淸熱시키면서 소풍지양消風止痒시켰다.

【처방】 생지황生地黃 30g, 모란피牡丹皮 9g, 자초紫草 15g, 적작약赤芍藥 9g, 지모知母 9g, 생석고生石膏 30g, 생감초生甘草 6g, 금은화金銀花 9g, 연교連翹 9g, 선의蟬衣 4.5g, 형개荊芥 9g 6제를 물에 달여 복용시켰다.

• **세 번째 진료**: (6월 26일) 피부는 약간 가려웠으며 긁은 후에 두드러기는 거의 일어나지 않았다. 설질은 보라색이었고 태는 정淨하였다. 맥은 침세현沈細弦하였다. 앞의 처방을 계속해서 10제를 복용시켰다.

10개월 후 추적·관찰해 보니 두드러기는 이미 나았고 재발하지 않았다.

【해설】 인공두드러기는 피부스크래치증이라고도 하는데 한의학에서는 풍은진風癮疹이라 부른다. 위에서 말한 4례는 병정이 모두 반년에서 1년 이상 지속된, 완고하여 낫기 어려운 케이스였다. 한의학의 변증辨證을 근거로 병인병기病因兵機를 살펴봤더니 모두 같지 않았다. 첫 번째 예는 설질이 자홍紫紅하였으니 혈어血瘀의 증이므로 활혈거풍活血祛風하는 치료를 시행하였다. 두 번째, 네 번째 예는 설첨이 붉으면서 미뢰가 돋아 있었고 입안과 혀가 미란糜爛된 것이 심화心火가 있는 것이었다. 두 번째 예는 월경이 한 달에 두 번 있어 혈열血熱의 증세를 겸했다. 두 예 모두 먼저 량혈소풍凉血消風하면서 후에 활혈거풍活血祛風하는 치료법을 보조하였더니 효과를 거두었다. 세 번째 예는 맥상이 침현세沈弦細하였고 설은 붉었으며 태는 박황薄黃하였는데, 이는 풍사風邪가 울체된 것이 오래되어 아직 발설發泄하지

못한 것이므로 수풍청열搜風淸熱시키니 비로소 나았다. 동일한 병증이었으나 치법은 왜 같지 않았을까? 변증辨證이 명확하기만 하면 증세를 살펴 투약할 수 있는데 비록 증세가 완고해도 핵심만 풀리면 다른 것들도 잇달아 풀리므로 단기간에 나을 수 있었던 것이다.

18-2. 급성 두드러기, 알레르기 자반증(1례)

5 何 씨, 남성, 40세

차트번호 196734, 초진일시: 1967년 5월 18일

【주소증】 전신에 두드러기가 돋은 지 1주일이 되었고 양 종아리에 어반瘀斑이 나타난 지 5일이 되었다.

【현병력】 1주일 전 전신에 범발성으로 두드러기가 돋았고 야간에 더 심했다. 가려움증이 극심하여 밤에 잠을 자지 못했다. 5일 전에는 양 종아리 신측에 자홍색 어반瘀斑이 나타났는데 자각증상은 없었고 종아리 부위가 부었으며 속이 메스껍고 구토하는 증상을 동반하였다. 1957년에 유사한 증상이 나타났었다고 말했다. 비타민 B_{12}, 칼슘제 주사를 맞았고 효모 덩어리와 비타민 C 등을 복용했으나 효과가 없었다.

【검사】 전신에 산재된 두드러기가 보였고 색깔은 붉었다. 양 종아리 신측에 밀집된 선홍색과 어두운 홍색 자반점이 보였는데 좁쌀 크기였으며 피부 표면에서 높게 솟아 있었다. 양 발목은 가볍게 부어 있었다.

맥은 현활弦滑하였고 설은 붉었으며 태는 박포薄布하였다.

【한의학진단】 풍배뢰風痦癗(혈열형血熱型)

【양의학진단】 ① 급성 두드러기 ② 알레르기 자반증

【변증】 풍열風熱이 영營을 상하여 혈血이 넘쳐흘러 반班으로 된 것

【치법】 량혈凉血, 청열淸熱, 소풍消風

【처방】 생지황生地黃 30g, 단삼丹參 9g, 적작약赤芍藥 9g, 천초茜草 9g, 측백엽側柏葉 9g, 흑산치자黑山梔子 9g, 대청엽大靑葉 9g, 생석고生石膏 30g, 형개荊芥 9g, 방풍防風 9g, 인동등忍冬藤 15g 4제를 물에 달여 복용시켰다.

- **두 번째 진료:** (5월 22일) 복약 후 자반紫癜이 없어졌고 두드러기 역시 돋지 않았다. 앞의 처방에 생석고生石膏를 빼고 생지황生地黃을 15g으로 바꾸어 3제를 복용시켰더니 완전히 나았다.

【해설】 본례는 급성 두드러기에 알레르기 자반증을 동반한 증상으로 풍열風熱이 영營을 상하여 혈열血熱이 되었고 혈열血熱이 밖으로 넘쳐흘러 반斑이 된 것으로 키포인트는 혈열血熱에 있었다. 치료에서는 량혈청열凉血清熱하는 것에 주안점을 두었는데 혈열血熱이 식혀지니 자반紫斑이 소실되었고 두드러기 역시 돋지 않았다.

18-3. 만성 두드러기(7례)

6 張 씨, 여성, 32세

차트번호 174795, 초진일시: 1967년 2월 17일

【주소증】 전신에 반복적으로 두드러기가 돋은 지 4년이 되었다.

【현병력】 4년 전부터 반복적으로 두드러기가 돋았는데 거의 매일 돋았고 야간에 더 심하였다. 온도가 따뜻해지면 나타났으며 차가운 물로 씻어도 역시 돋았다. 여러 가지 치료를 하였으나 효과가 없었다.

옥병풍산玉屛風散에 계지탕桂枝湯을 가하여 복용시켜 고위어풍固衛御風하는 치료를 시행하였다.

- **두 번째 진료:** (2월 23일) 앞의 처방을 6제 복용한 후 두드러기 발작이 더 심해졌고 월경이 시작되면서 메스꺼움과 외한을 동반하였다.

맥은 세현細弦하였고 설질은 붉었으며 태는 박황薄黃하였다.

【한의학진단】 풍배뢰風痦癗(혈열형血熱型)

【양의학진단】 만성 두드러기

【변증】 풍열風熱이 안에서 울체되어 영위營衛가 조화롭지 못한 것

【치법】 산풍청열散風清熱, 량혈화영凉血和營

【방제】 마황연교적소두탕가미麻黃連翹赤小豆湯加味

【처방】 자마황炙麻黃 9g, 연교連翹 9g, 적소두赤小豆 9g, 행인杏仁 9g, 생감초生甘草 9g, 형개荊芥 9g, 방풍防風 9g, 지모知母 9g, 생석고生石膏 30g, 선의蟬衣 6g, 자강잠炙僵蠶 9g, 상백피桑白皮 9g, 대력자大力子[48] 9g, 단삼丹參 9g, 적작약赤芍藥 9g 1제를 매일 2번으로 나누어 복용시켰다.

- **세 번째 진료:** (3월 8일) 앞의 처방을 4제 복용한 후 두드러기가 적게 돋았고 비교적 확실히 가벼워졌다. 앞의 처방에 지모知母, 자강잠炙僵蠶을 빼고 인동등忍冬藤 9g을 가하였다.

- **네 번째 진료:** (3월 15일) 5제를 복용한 후 두드러기는 나타나지 않았고 단지 월경 직전

48 우방자(牛蒡子)의 이명(異名).

에 두훈頭暈, 메스꺼움, 피로감을 동반하였다. 평간식풍平肝熄風하는 치료법으로 바꾸었다.

【처방】 당귀當歸 9g, 적작약赤芍藥 9g, 백작약白芍藥 9g, 제반하制半夏 9g, 진피陳皮 6g, 초죽여炒竹茹 9g, 국화菊花 9g, 구등鉤藤 12g(후입後入), 단삼丹參 9g, 단모려煅牡蠣 9g, 백질려白蒺藜 9g 5제를 복용한 후 두드러기는 더 이상 발작하지 않았다.

【해설】 본례는 만성 두드러기로 병정이 4년 동안 지속되었고 한열寒熱을 막론하고 모두 돋았다. 초진 시에 고위어풍固衛御風하는 치료법을 썼으나 듣지 않았다. 증상에 있어서 비록 월경 때 메스꺼움과 외한畏寒을 동반하였으나 설질은 붉었고 태는 박황薄黃하였으며 맥은 현세弦細한 것을 보아 풍열風熱에 속한다고 보고 마황연교적소두탕가미麻黃連翹赤小豆湯加味를 4제 복용시켰더니 좀 좋아졌고 연거푸 5제를 더 복용시켰더니 두드러기가 거의 나타나지 않았다. 또한 월경 전에 두훈頭暈과 메스꺼움을 동반한 증상을 간양상선肝陽上旋하는 것으로 보고 평간식풍平肝熄風하는 치료법으로 바꾸어 처방했더니 5제를 복용한 후 두드러기 발작이 멎었다. 4년 된 묵은 병이 보름도 안 되어 나았다.

7 李 씨, 남성, 성인

간이차트, 초진일시: 1973년 4월 15일

【주소증】 전신에 선홍색을 띤 큰 면적의 두드러기가 돋은 지 10개월이 되었다.

【현병력】 1972년 6월 전신에 큰 면적의 두드러기가 돋기 시작했는데 선홍색을 띠었으며 대체적으로 오후에 나타났으며 아침에 일어나면 소실되었고 저녁마다 발병하였다. 계속해서 소풍청열消風清熱, 고위어풍固衛御風, 건비제습健脾除濕하는 한약을 복용하였으나 모두 효과를 보지 못했다. 발병은 음식과는 관련이 없었고 대변은 건조하여 2일에 한 번 보았다.

【검사】 전신에 산재된 큰 덩어리의 두드러기가 보였으며 선홍색을 띠었다.

맥은 부삭浮數하였고 설질은 붉었으며 태는 박황薄黃하였다.

【한의학진단】 풍배뢰風痦癗

【양의학진단】 만성 두드러기

【변증】 풍사風邪가 밖에서 침범하여 오래 울체되어 열熱로 변화하여 풍열風熱이 상박相搏하여 두드러기가 발병한 것

【치법】 수풍청열搜風清熱

【처방】 오사烏蛇 9g, 선의蟬衣 6g, 마미련馬尾連 9g, 황금黃芩 9g, 금은화金銀花 9g, 연교連翹 9g, 생감초生甘草 6g, 강활羌活 6g, 형개荊芥 9g, 방풍防風 9g, 백지白芷 6g, 대황大黃 6g(후하後下) 5제를 물에 달여 복용시켰다.

- **두 번째 진료:** (4월 20일) 복약 후 처음에는 심해졌다가 후에는 확실하게 감소하였다. 계속해서 앞의 처방을 5제 복용시켰다.

- **세 번째 진료:** (4월 25일) 복약 후 다시 두드러기가 돋았는데 환자가 일하느라 바빠서 탕약을 복용하는 것이 곤란하다며 중성약中成藥을 복용하고 싶다고 하였다. 소패독고小敗毒膏[49] 5병을 주고 매일 반 병씩 복용하여 치료효과를 확실하게 하고자 하였다. 복약 후 3년이 지났으나 재발하지 않았다.

【해설】 본례는 풍배뢰風痦瘟가 10개월 동안 지속되어 방약方藥을 두루 시험해 보았으나 여전히 저녁마다 발병하였는데 자세히 살펴보니 풍사風邪가 오래 지속된 것이 울체되어 열熱로 변화된 것이다. 수풍청열搜風淸熱하는 처방으로 바꾸어 처방하였다. 오사烏蛇, 선의蟬衣, 형개荊芥, 강활羌活, 백지白芷는 풍사風邪를 골라내어 기육과 체표로부터 이끌어내기 때문에 처음에 복용 시 중용重用하였고 황금黃芩, 황련黃連, 금은화金銀花, 연교連翹, 대황大黃, 감초甘草로 통부설열通腑泄熱시키는 치료법으로 보좌하여 표리表裏를 같이 푸는 치료법을 사용하였다. 5제를 복용한 후 가벼워졌고 10제를 복용한 후 재발하지 않았다.

8 沈 씨, 여성, 25세

차트번호 60139, 초진일시: 1963년 7월 12일

【주소증】 전신에 범발성으로 두드러기가 돋은 지 3년이 되었다.

【현병력】 1957년 4월에 전신에 가려움증을 느꼈고 긁은 후 피부에 나뭇가지와 새끼줄 모양의 융기가 보였고 3일 후에 사라졌는데 이후에 매년 1차례씩 발병하였고 발병 전에는 어떠한 약물이나 특별한 음식을 먹지 않았다고 한다. 1960년 초겨울에 갑자기 전신에 두드러기가 돋았는데 이불 안에서 잘 때는 없어졌다가 일어나면 바로 돋았고 가려움이 심해 참기가 어려웠다. 2주 동안 앓으면서 점점 나았다. 1961년 10월 2일부터 다시 발병했는데 매일 전신에 범발성으로 두드러기가 돋았으며 눈의 결막, 구강, 질까지 모두 발병했다. 한약 30제, 항알레르기 약물을 계속해서 복용했고 자가혈액요법, 침

49 청열해독(淸熱解毒), 소종지통(消腫止痛)의 효과가 있는 중성약(中成藥).

구치료, 칼슘제 등을 시행하였으나 치료효과는 없었다. 평소에 더위를 많이 타서 냉수를 좋아했고 땀을 쉽게 흘렸다. 땀을 흘린 뒤에는 냉수나 온수로 씻었는데 씻은 후에 두드러기가 쉽게 돋았다. 음식은 크게 관련된 것이 없었다.

【검사】 전신에 산재된 크고 작은 다양한 모양의 두드러기가 보였고 붉은색을 띠었으며 피부의 긁은자극검사에서는 음성이었다.

맥은 현활弦滑하였고 설첨은 붉었으며 태는 정淨하였다.

【한의학진단】 풍배뢰風痦癗

【양의학진단】 만성 두드러기

【변증】 혈열血熱이 내성內盛한 탓에 기육의 열熱로 주리가 열려 땀이 나오면서 풍風을 맞아 풍사風邪가 밖에서 침범한 것

【치법】 량혈청열凉血清熱, 소풍고위消風固衛

【처방】 모란피牡丹皮 9g, 적작약赤芍藥 9g, 선의蟬衣 6g, 제강잠制僵蠶 9g, 백질려白蒺藜 9g, 방풍防風 9g, 백출白朮 9g, 황기黃芪 9g, 인동등忍冬藤 12g, 목통木通 3g 4제를 물에 달여 복용시켰다.

• **두 번째 진료:** (7월 16일) 복약 후 돋은 것이 많지 않았으며 계속해서 10제를 더 복용한 후 두드러기는 다시 나타나지 않았다.

1964년 7월 20일. 그 일이 있은 후 1년이 지나 감기와 기침으로 인하여 3개월 동안 낫지 않았는데 연달아 마두麻豆 모양을 띤 작은 덩어리의 두드러기가 돋았다. 폐肺는 피모皮毛를 주관하기 때문에 위기衛氣가 단단하지 못하여 외풍外風이 침입한 것으로 보고 먼저 선폐화담宣肺化痰시키면서 고위각풍固衛却風으로 보좌하기로 하였다.

【처방】 형개荊芥 9g, 선의蟬衣 6g, 대력자大力子 9g, 행인杏仁 9g, 길경桔梗 3g, 전호前胡 9g, 황기黃芪 6g, 초백출炒白朮 9g, 방풍防風 9g 7제.

• **세 번째 진료:** (7월 27일) 복약 후 기침은 가벼워졌고 땀을 흘려서 물을 묻히면 두드러기가 돋았다. 설은 담淡했고 태는 박백薄白하였으며 맥은 침세沈細하였다. 고위어풍固衛御風으로 바꾸어 처방하였다.

방풍防風 9g, 황기黃芪 9g, 초백출炒白朮 9g, 계지桂枝 6g, 선의蟬衣 6g, 자강잠炙僵蠶 9g, 진피陳皮 6g, 복령茯苓 9g, 감초甘草 6g 3제를 복용한 후 재발하지 않았다.

【해설】 본례는 발병에 규칙이 있었는데 아침에 일어나면 두드러기가 돋았고 이불 속에서 자면 두드러기가 사라졌으며 땀을 흘린 후에 다시 돋았는데 모두 바람을 타는 현

상을 표현한 것이다. 위외衛外가 단단하지 못하여 땀을 흘릴 때 주리가 열리면서 외풍外風이 쉽게 침입하여 생긴 것으로 판단하였다. 또한 피진皮疹의 색깔은 붉었고 설첨도 붉었으며 목이 말라 따뜻한 음료를 찾았는데 리裏에 혈열血熱이 있는 것으로 보고 량혈청열凉血清熱, 소풍고위消風固衛시키니 복약 후 발병하지 않았다. 1년 후 감기로 기침을 한 후에 두드러기가 나타났는데, 이것은 폐肺의 청숙清肅이 실조되어 위기衛氣가 단단하지 못한 것이었다. 치법은 먼저 숙폐화담肅肺化痰 위주로 투여하였고 후에 고위어풍固衛御風 위주로 투여했더니 10제를 복용한 후 완전히 나았다.

9 張 씨, 남성, 69세

간이차트, 초진일시: 1972년 11월 3일

【주소증】 전신에 반복적으로 두드러기가 발병하였고 재채기를 한 지 5년이 되었다. 금년에 매일 두드러기가 돋은 지 4개월이 되었다.

【현병력】 5년 전 전신에 반복적으로 두드러기가 발병하였고 약 10여 일 후에 나았다. 금년 7월에 연한 콩꼬투리, 복숭아를 먹은 뒤 다시 두드러기가 돋았는데 4개월이 지나도록 여러 치료를 해도 낫지 않았다.

【검사】 전신에 크기가 일정하지 않은 두드러기가 산재되어 있는 것이 보였고 융합되어 덩어리를 이루었는데 중간의 색은 희었다.

맥은 세활細滑하였고 설은 담淡하였으며 태는 정淨하였다.

【한의학진단】 풍배뢰風痞癗

【양의학진단】 만성 두드러기, 알레르기 비염

【변증】 폐기肺氣가 허虛하여 위외衛外가 단단하지 못해 외풍外風이 쉽게 침범한 것

【치법】 익폐고위益肺固衛, 이어외풍以御外風

【처방】 황기黃芪 9g, 사삼沙參 9g, 방풍防風 9g, 백출白朮 9g, 시호柴胡 6g, 진피陳皮 6g, 복령피茯苓皮 9g, 지부자地膚子 9g, 백선피白鮮皮 9g, 대조大棗 5개 5제를 계속해서 복용시켰는데 복약 후 다시 발병하지 않았다.

1973년 9월 4일 재진(첫 번째 진료): 작년에 복약 후 두드러기가 발병하지 않았다고 말했다. 올해 7월에 재채기가 시작되면서 콧물이 흐르고 기침이 약간 있다고 했다. 감기 후에 다시 두드러기가 발생하였고 낫지 않은 것이 지금까지 이르렀다. 항알레르기약을

복용하면 조금 낫긴 했지만 곧 재발하였다.

맥은 현활弦滑하였고 설은 붉었으며 태는 정淨하였다.

【변증】 폐肺가 청숙淸肅하지 못해 밖에서 풍風에 감수된 것

【치법】 고위어풍固衛御風, 청숙폐금淸肅肺金

【처방】 사삼沙參 9g, 방풍防風 6g, 신이辛夷 3g, 황기黃芪 9g, 초백출炒白朮 9g, 상백피桑白皮 6g, 비파엽枇杷葉 9g, 감초甘草 6g, 대조大棗 5개 5제를 물에 달여 복용시켰다.

• **두 번째 진료:** (9월 10일) 복약 후 풍배뢰風痦癗가 약간 돋았고 재채기와 콧물 역시 감소하였다. 맥과 설태는 여전하였기 때문에 종전의 처방을 사용하였다. 앞의 처방에 비파엽枇杷葉, 상백피桑白皮를 빼고 오미자五味子 9g, 시호柴胡 6g을 가하여 5제를 물에 달인 후 복용시켰다.

• **세 번째 진료:** (9월 15일) 전의 증세가 모두 더 이상 나타나지 않았다. 기침이 약간 있었다. 앞의 처방에 시호柴胡를 빼고 전호前胡 9g을 가했다.

• **네 번째 진료:** (9월 22일) 전의 증세가 모두 가벼워졌고 기침이 남았다. 설태는 정淨하였고 촌맥寸脈은 비교적 유력有力하였다. 앞의 처방에 신이辛夷를 빼고 길경桔梗 3g, 백합百合 9g, 대력자大力子 9g을 가하여 폐기肺氣를 숙강肅降시켰다. 5제를 복용한 후 나았다.

1974년 9월 2일에 진료를 받으러 왔는데 올해 8월부터 다시 알레르기 비염이 시작되었다고 하소연하였다. 재채기와 콧물이 나날이 잦아진다고 하였다. 맥은 세현활細弦滑하였고 설태는 정淨하였다. 익폐고위益肺固衛하는 처방을 사용하였다.

【처방】 사삼沙參 12g, 황기黃芪 9g, 방풍防風 6g, 신이辛夷 6g, 창이자蒼耳子 9g, 초백출炒白朮 9g, 오미자五味子 9g, 상백피桑白皮 9g, 감초甘草 6g, 대조大棗 5개 5제를 복용한 후 알레르기 비염이 그쳤다.

【해설】 본례는 원래 알레르기 비염이 있어 가을에 서늘해질 때마다 발병했는데 연한 콩꼬투리, 복숭아를 먹은 뒤부터 재채기, 콧물, 기침이 나타나면서 동시에 두드러기가 돋았던 것이 수년이 되었다. 주런캉 선생은 코는 폐肺의 구멍이고 폐肺는 피모皮毛를 주관하니 피부는 폐肺를 바깥에서 지킨다고 보았다. 폐기肺氣가 허약하여 위외衛外가 단단함을 잃어버리면 주리가 치밀하지 못하여 풍사風邪가 침범하기 쉬우므로 비염과 풍배뢰風痦癗를 일으켰다. 치료에서는 폐기肺氣를 보익補益하는 것에 치중하여 바깥 주변을 단단하게 했다. 황기黃芪, 방풍防風, 백출白朮은 고위익기固衛益氣하였다. 사삼沙參, 백합百合, 오미자五味子는 보

익폐기補益肺氣하였다. 창이자蒼耳子, 신이辛夷로 보좌하여 청폐규淸肺竅하였다. 상백피桑白皮, 비파엽枇杷葉, 대력자大力子, 길경桔梗으로 청숙폐금淸肅肺金시키는 등 가감하여 치료하였다.

10 郝 씨, 남성, 23세

간이차트, 초진일시: 1975년 8월 1일

【주소증】 전신에 두드러기가 반복해서 돋은 지 10여 년 되었다.

【현병력】 10년 전에 두드러기가 돋기 시작했는데 매년 1차례씩 발병했으며 약을 복용한 후 오래지 않아 나았다. 최근 몇 년 동안 발병이 잦아 매달 1차례씩 발병하였고 발병할 때 구토와 복통, 묽은 대변을 동반하였다. 십이지장궤양이 있어 지금껏 식욕이 좋지 않았다고 호소하였다.

【검사】 전신에 산재된 두드러기가 보였는데 색은 비교적 담박했다.

맥은 완활緩滑하였고 설은 담淡했으며 태는 박백薄白하였다.

【한의학진단】 풍배뢰風𤺋瘤(비위형脾胃型)

【양의학진단】 만성 두드러기(위장형)

【변증】 비위脾胃에 습濕이 우세하면서 밖으로 풍風을 감수한 것

【치법】 건비제습健脾除濕, 리기고표理氣固表

【처방】 창출蒼朮 9g, 진피陳皮 6g, 저령猪苓 9g, 복령茯苓 9g, 택사澤瀉 9g, 목향木香 3g, 오약烏藥 9g, 방풍防風 9g, 강활羌活 9g, 황기黃芪 9g, 초백출炒白朮 9g 5제.

3개월 후에 와서 말하기를 복약을 한 후에 지금까지 전의 증세가 재발하지 않았다고 전하였다.

【해설】 본례는 전형적인 위장형 두드러기이다. 한의학에서는 위허胃虛로 운화運化가 잘 안 되어 습濕이 안에서 생긴 데다가 위기衛氣가 단단하지 못하여 풍사風邪를 밖에서 감수한 것으로 보았다. 따라서 건비리습健脾理濕, 고표리기固表理氣시켰는데 5제를 복용한 후에 다 나았다.

11 郭 씨, 남성, 29세

차트번호 188288, 초진일시: 1967년 5월 15일

【주소증】 두드러기가 반복적으로 돋은 지 4개월이 되었다.

【현병력】 지난 겨울에 시작되어 추위에 자극될 때마다 안면, 팔다리 노출부위에 두드러기가 돋았는데 4개월 가까이 매일 발병하였고 관절이 시큰거리고 불편한 증상을 동반하였다. 항알레르기 약물을 복용하였고 칼슘제 주사를 맞았으며 부평환浮萍丸[50], 자운풍환紫雲風丸[51], 방풍통성환防風通聖丸, 량혈소풍凉血消風시키는 한약 등을 복용하였으나 모두 효과가 없었다.

맥은 현세弦細하였고 태는 박백薄白하였다.

【한의학진단】 풍배뢰風痦癗(풍한형風寒型)

【양의학진단】 한랭 두드러기

【변증】 영위營衛가 조화롭지 못하여 풍한風寒이 밖에서 침범한 것

【치법】 조영고위調營固衛, 거풍산한祛風散寒

【처방】 당귀當歸 9g, 단삼丹參 9g, 적작약赤芍藥 9g, 황기黃芪 9g, 방풍防風 9g, 초백출炒白朮 9g, 마황麻黃 9g, 계지桂枝 9g, 선의蟬衣 6g, 강활羌活 9g, 감초甘草 6g을 물에 달여 매일 1제를 복용시켰는데 2번 달여서 나누어 복용시켰다.

• **두 번째 진료:** (5월 19일) 앞의 처방 4제를 복용한 후 두드러기는 적게 올라왔고 관절의 통증은 줄어들었으며 맥과 설은 여전하였다. 앞의 처방에 생강生薑 3쪽을 가하여 물에 달여 복용시켰다.

• **세 번째 진료:** (6월 1일) 앞의 처방 8제를 복용한 후 손, 팔, 머리와 얼굴의 노출부위가 점점 차가웠다 뜨거워졌다 하여 조화롭지 못해 두드러기가 돋았다. 앞의 처방에 적작약赤芍藥을 백작약白芍藥 9g으로 바꾸어 처방하였다. 약 4제를 복용한 후 확실하게 호전되었으며 두드러기는 대체로 돋지 않았다.

• **네 번째 진료:** (7월 1일) 음습한 날씨로 인해 손과 손목 부분에서 작은 두드러기가 몇 개 돋았다. 원방에서 황기黃芪를 빼고 형개荊芥 9g, 적복령赤茯苓 9g을 가하였다. 5제를 복용한 후 완전히 나았다.

【해설】 본례는 한랭 두드러기로서 바람을 맞거나 추위에 노출되면 나타난다. 한의학에서는 영위營衛의 불화로 인해 풍한風寒이 쉽게 침범하여 발생하는 것으로 풍한형風寒型에

---

50 부평(浮萍), 괄루근(括樓根) 등으로 이루어진 중약(中藥)으로 소갈(消渴), 허열(虛熱)에 쓰인다.

51 하수오(何首烏), 오가피(五加皮), 강잠(僵蠶), 고삼(苦參) 등으로 이루어진 중약(中藥)으로 혈분수습(血分受濕), 전신에 자혈포(紫血疱)가 나타난 것 등을 치료한다.

속한다고 보았다. 이전에 썼던 약물인 부평환浮萍丸, 자운풍환紫雲風丸, 방풍통성환防風通聖丸 등의 종류는 일반적인 풍열형風熱型의 두드러기를 치료하는 것으로 비교적 효과를 볼 수 있으나, 이 예에서는 약이 증상에 맞지 않으므로 효과를 볼 수 없었다. 조영고위調營固衛에 치중하여 치료하니 크게 효과를 볼 수 있었다.

12 耿 씨, 여성, 42세

간이차트, 초진일시: 1973년 12월 5일

【주소증】 전신에 큰 면적의 두드러기가 생긴 지 2개월 되었다.

【현병력】 2개월 전부터 전신에 사발 크기의 큰 두드러기가 생겼으며 가려움증이 극심하였고 약을 복용했으나 효과가 없었다.

【검사】 전신에 산재된 큰 모양의 두드러기가 보였으며 큰 것은 사발 크기였다. 안색은 붉지 않았고 두면부, 사지에 많이 있었다.

맥은 현활弦滑하였고 설태는 백니白膩하였다.

【한의학진단】 풍배뢰風㾦瘟(풍습형風濕型)

【양의학진단】 만성 두드러기

【변증】 풍습風濕의 기운이 피부와 주리에 쌓인 것

【치법】 거풍제습祛風除濕

【처방】 형개荊芥 9g, 선의蟬衣 6g, 부평浮萍 9g, 창출蒼朮 9g, 진피陳皮 9g, 복령피茯苓皮 9g, 적작약赤芍藥 9g, 백선피白鮮皮 9g, 지부자地膚子 9g 3제를 복용한 후에 두드러기가 나타나지 않았다.

1974년 9월 12일에 내원하여 진료받았다. 물고기, 비린 음식, 풍風을 일으키고 기氣를 동하게 하는 음식들을 섭취하여 두드러기가 발생했으며 붉게 부어오르면서 가려웠다. 설질은 붉었고 태는 박황니薄黃膩하였으며 맥은 현활대삭弦滑帶數하였다.

【변증】 풍열風熱이 주리에 침범하여 영위營衛가 조화롭지 못한 것(풍열형風熱型)

【치법】 소풍청열疏風清熱

【처방】 형개荊芥 9g, 방풍防風 9g, 부평浮萍 9g, 선의蟬衣 6g, 대청엽大青葉 9g, 당귀當歸 9g, 적작약赤芍藥 9g, 황금黃芩 9g, 창출蒼朮 9g 3제를 복용한 후 호전되었으며 계속해서 3제를 더 복용한 후 다 나았다.

【해설】 본례는 2년 전부터 2차례에 걸쳐 나타난 두드러기다. 앞의 1차 때는 큰 면적의

두드러기였으며 안색은 붉지 않았고 설은 담淡하였으며 태는 백니白膩하였고 맥은 현활弦滑하였다. 풍습형風濕型에 속하는 것으로 거풍제습祛風除濕시켰고 3제를 복용한 후 나았다. 뒤의 1차 때 나타난 것은 두드러기가 붉게 부어오르면서 가려운 것으로 설은 붉었고 태는 황니黃膩하였으며 맥은 현활대삭弦滑帶數하였다. 풍열형風熱型에 속한 것으로 소풍청열疏風清熱하였으며 6제를 복용한 후 나았다. 한의학에서는 변증논치辨證論治의 특징에 중점을 두는데, 이 예가 바로 그것이다.

칼럼 10 두드러기의 논치

두드러기는 일종의 증상으로 가지각색의 병인病因이 모두 두드러기를 초래할 수 있다. 두드러기는 한의학에서 풍배뢰風瘔瘰라고 호칭하는데 속칭 "귀반흘탑鬼飯疙瘩" 또는 "풍진괴風疹塊"라고도 한다. 옛날 책에 기록이 있는데 소씨巢氏의《제병원후론諸病源候論》에서는 "풍소은진風瘙癮疹"이라고 호칭하였다. 주런캉 선생은 이 병을 다년간 치료하여 쌓인 경험으로 기초적으로 탐색한 결과 일정한 규율을 발견하기에 이르렀다. 풍배뢰風瘔瘰가 생기는 원인은 외부에서 생긴 원인뿐만 아니라 안에서 생긴 원인으로 발생한 경우도 적지 않다는 사실을 말이다. 내인 중에서 어떤 것은 외인과 서로 영향을 주고받는데 뚜렷이 나눌 수 없다. 일반적으로 급성기는 풍열風熱, 풍습風濕의 2가지 유형으로 소풍청열疏風清熱 또는 거풍승습祛風勝濕하는 법을 써볼 수 있다. 만성 두드러기에 이르면 대부분 완고하여 낫기 어려운데 반드시 세심하게 증상을 살피고 원인을 알아내야지 비로소 치료할 수 있다. 풍사風邪가 오래 울체되어 배출되지 못한 경우 수풍搜風하는 약을 많이 써서 풍사風邪를 몰아내어 밖으로 빼낸다. 위기衛氣가 치밀하지 못한 경우 바람을 맞거나 추위에 노출되면 바로 나타나는데 고위어풍固衛御風시킨다. 기존에 내인이 있는데 거듭 외풍外風을 감수하여 촉발되면 식욕이 저하되고 비허脾虛하여 운화運化되지 못한다. 거듭 외풍外風을 감수하면 위장이 아프고 구토, 복통, 설사에 이르는데 온중건비溫中健脾, 이기지통理氣止痛시킨다. 이외에 내인으로 혈열血熱, 혈어血瘀가 병이 되는 경우가 있는데, 혈열血熱이 풍風을 일으키는 것이 드문 일이 아니다. 증세는 피부에 작열감과 가려움증이 보이며 긁은 후에는 붉게 부어오르고 상처 자국이 생긴다. 이것은 외풍外風이 내풍內風을 유발하는 것으로 반드시 량혈청열凉血清熱에 치중하여 내풍內風을 그치게 해야 한다. 혈어血瘀의 증세는 어혈瘀血이 경락經絡과 기육, 주리의 사이에 저체되어 영위營衛가 조화롭지 못하여 두드러기가 발생하는 것으로 마땅히 활혈거풍活血祛風에 치중해야 한다. 소위 "풍風을 치료할 때는 우선 혈血을 치료하는데 혈血이 원활하게 흐르면 풍風은 스스로 멎는다."라고 말한 바이다. 한열寒熱이 섞인 증의 경우 한열을 같이 치료한다. 정리하면 병정이 비교적 복잡하더라도 상세히 연구하고 증세를 살피어 그 원인을 구하면 거의 치료할 수 있다.

(1) 변증논치

임상에서 자주 보이는 유형은 다음과 같다.

① 풍열형風熱型

일반적으로 급성 두드러기에서 보이며 만성에서도 보인다. 풍열風熱이 밖에서 침범하여 기육과 주리에 머무르면 영혈營血을 손상시킨다. 증세는 두드러기가 붉은색을 띠면서 큰 덩어리를 이루어 붉게 부어오르고 가려움증이 끊이질 않으며 심한 경우 얼굴과 입술이 모두 붓는다. 땀을 흘린 뒤 열을 받으면 쉽게 일어나고 인후는 건조하며 가슴이 답답하다. 맥은 현활대삭弦滑帶數하고 설은 붉으며 태는 박백薄白하거나 박황薄黃하다. 치료는 마땅히 소풍청열疏風清熱하고 량혈凉血로 보좌해야 한다. 소풍청열음消風清熱飮(8) 또는 소풍청열음疏風清熱飮(35)을 가감하여 치료한다. 풍열風熱의 사기邪氣가 오래 울체되어 배출되지 못한 경우 두드러기가 발작하여 1~2년이 지나도 낫지 않는데 치료는 마땅히 수풍청열搜風清熱시키며 오사구풍탕烏蛇驅風湯(15)으로 치료한다.

② 풍한형風寒型

한랭 두드러기와 같다. 위기衛氣가 치밀하지 못해 풍한風寒이 밖에서 침범하여 영위營衛가 조화롭지 못하다. 증세는 두드러기의 색깔이 담홍색이거나 창백하며 바람을 맞거나 추위에 노출된 후에 바로 노출부위에 발병한다. 맥은 긴緊 또는 완緩하고 설은 담淡하고 태는 박백薄白하다. 치법은 고위화영固衛和營, 어풍산한御風散寒하며 고위어풍탕固衛御風湯(10)에 숙부자熟附子를 가하여 치료한다.

③ 풍습형風濕型

구진성 두드러기의 한 종류에 속하며 소아에게서 비교적 많이 보인다. 비脾의 운화運化가 제대로 안 되어 밖에서 풍습風濕의 사기邪氣를 받아 온몸에 구진丘疹, 수포水疱 또는 대수포大水疱가 산재하는데 부으면서 붉은 덩어리가 돋고 저녁에 가려움이 심하다. 거풍승습탕祛風勝濕湯(9)으로 치료한다. 비허脾虛하여 운화運化가 되지 않으면 지각枳殼, 백출白朮을 가한다.

④ 비위형脾胃型

위장 두드러기와 같다. 비脾의 운화運化가 잘되지 못하고 밖으로는 풍한風寒을 감수한 것이다. 증상은 몸에 두드러기가 돋으면서 식욕이 떨어지고 복통·복창 또는 오심·구토가 있으면서 대변은 묽거나 설사한다. 맥은 현활弦滑하고 태는 백白 또는 니膩하다. 치법은 건비리기健脾理氣, 거풍산한祛風散寒시킨다. 건비거풍탕健脾祛風湯(11) 또는 수풍유기음搜風流氣飮(37)을 가감해서 치료한다.

⑤ 혈열형血熱型

인공두드러기(피부스크래치증)에서 다수 보이며 한의학에서는 풍은진風癮疹이라고 부른다. 심경心經에 화火가 있어 혈열血熱이 풍風을 일으킨다. 일반적으로 몸에 두드러기가 적게 돋으며 언제나 저녁이 되면 피부에 작열감과 가려움증이 먼저 나타나며 긁은 후에는 손을 따라 붉고 자줏빛을 띤 나뭇가지 모양의 두드러기가 돋는데 긁을수록 그 수는 증가한다. 발병할 때 가슴속이 답답하여 불안하다. 맥은 현활대삭弦滑帶數하고 설은 붉으며 태는 박황薄黃하다. 치법은 량혈청열凉血淸熱, 소풍지양消風止痒한다. 처방은 량혈소풍산凉血消風散(6)을 가감하여 쓴다.

⑥ 혈어형血瘀型

어혈瘀血이 경맥經脈의 흐름을 막아 영위營衛의 기氣가 펴지지 못하고 풍열風熱 또는 풍한風寒이 상박相搏하게 된다. 두드러기의 증세는 어두운 붉은색을 띠고 안색은 어두우며 입술의 색깔은 자줏빛을 띤다. 혹은 허리띠가 압박하는 부위에서 두드러기가 보인다. 맥은 세삽細澁하고 설질은 자암紫暗하다. 치료는 활혈거풍탕活血祛風湯(12) 또는 통경축어탕通經逐瘀湯(39)을 가감한다. 풍열風熱에 금은화金銀花, 연교連翹를 더하고 풍한風寒에 마황麻黃, 계지桂枝를 더한다.

19. 약진(8례)

19-1. 성홍열모양약진 등(5례)

1 王 씨, 여성, 22세

간이차트, 초진일시: 1970년 3월 2일

【주소증】 페니실린 주사를 맞은 뒤에 두면부와 손, 팔 부위가 갑자기 붉게 부어오른 지 3일이 되었다.

【현병력】 3일 전 급성 편도선염을 앓아 현지 보건소에서 페니실린 40만 단위를 주사로 맞고 2시간 뒤부터 갑자기 얼굴, 양 손등, 팔이 붉게 부어오르면서 수포水疱가 나타났다. 환자가 말하기를 이전에는 페니실린 주사를 맞아도 반응이 없었기 때문에 이번에는 따로 피부시험을 하지 않았다고 하였다. 발병 후 디펜하이드라민(diphenhydramine)[52]을 사용하였고 글루콘산칼슘[53]을 정맥주사하였으나 효과가 없었다.

【검사】 얼굴은 따갑고 붉게 부어올라 양 눈이 부어서 감겨 있었고 양 손등과 팔뚝의 3분의 1이 부어올라 있었다. 집중된 구포진丘疱疹이 보였고 음부 역시 붉게 부었으며 작은 수포水疱가 돋아 있었고 부분적으로 삼출물이 있었다. 체온은 38℃였다.

맥은 현활대삭弦滑帶數하였고 설질은 붉었으며 태는 박포薄布하였다.

【한의학진단】 풍독종風毒腫

【양의학진단】 약물성 피부염

【변증】 약독藥毒의 기운에 중독되어 풍독종風毒腫이 발생한 것

52 항히스타민제.

53 칼슘 보급제.

【치법】 량영凉營, 청열清熱, 화독化毒

【처방】 생지황生地黃 30g, 모란피牡丹皮 9g, 적작약赤芍藥 9g, 금은화金銀花 15g, 연교連翹 9g, 죽엽竹葉 9g, 목통木通 6g, 지모知母 9g, 생석고生石膏 30g, 생감초生甘草 9g 3제를 물에 달여 복용시켰다.

【외용】 생지유生地楡 90g을 3부분으로 나누었다. 매일 1부분을 쓰되 물로 400ml가 될 때까지 달였다. 식기를 기다린 뒤 깨끗하고 마른 작은 수건으로 그 액을 적시어 각각 얼굴, 손과 팔, 음부 등의 부위를 습포하였다. 매일 4~5차례 시행하였는데 시행할 때마다 20~30분간 습포하였다.

• **두 번째 진료:** (1970년 3월 5일) 3일 후 재진 시 얼굴과 손등의 붉게 부어오른 것은 대체로 가라앉았으나 음부는 여전히 붓기가 완전하게 가라앉지 않았고 삼출물이 약간 보였다. 계속해서 앞의 처방을 3제 복용시켰으며 음부는 계속해서 습포시켰다. 3일 후 모두 사라졌다.

2 李 씨, 남성, 67세

간이차트, 초진일시: 1974년 6월 26일

【주소증】 전신에 피진皮疹이 난 지 2일 되었다.

【현병력】 설사병을 앓아서 5일 전에 푸라졸리돈(furazolidone)[54]과 복방천심련편複方穿心蓮片[55]을 경구 복용하였고 약을 복용한 지 3일 뒤에 전신에 큰 면적의 두드러기와 붉은색 좁쌀 모양의 피진皮疹이 나타났으며 가려움이 극심하였고 번조煩燥하여 불안하였다.

【검사】 전신에 크고 작은 두드러기가 보였고 아울러 큰 면적의 홍조를 띤 홍역 모양의 피진皮疹이 보였다.

맥은 활삭滑數하였고 설첨은 붉었으며 태는 박황薄黃하였다.

【한의학진단】 풍독종風毒腫

【양의학진단】 약물성 피부염

【변증】 안으로 약독藥毒의 기운에 중독되어 열熱이 치성하여 풍風을 일으킨 것

【치법】 량혈청열凉血清熱, 해독소종解毒消腫

【처방】 생지황生地黃 30g, 모란피牡丹皮 9g, 적작약赤芍藥 9g, 지모知母 9g, 생석고生石膏 30g, 금은

54 국소항감염제, 항트리코모나스제, 장의 세균 감염을 치료한다.

55 중성약으로 청열해독(清熱解毒), 리습(利濕)하는 효능이 있다. 습열설사(濕熱泄瀉)를 치료한다.

화金銀花 9g, 연교連翹 9g, 죽엽竹葉 9g, 복령피茯苓皮 9g, 동과피冬瓜皮 9g 2제.

• **두 번째 진료:** (6월 28일) 약을 복용한 뒤 상반신의 피진皮疹이 좋아졌고 두드러기는 전에 비해 줄어들었으며 피진皮疹의 색깔도 전에 비해 옅어졌다. 하반신은 피진皮疹에 변화가 보이지 않았으며 가려움증이 여전히 심했다. 맥은 세현활細弦滑하였고 태는 박황니薄黃膩하였다.

앞의 처방에 복령피茯苓皮, 동과피冬瓜皮를 빼고 백선피白鮮皮 9g, 지부자地膚子 9g을 가하여 3제를 물에 달인 후 복용시켰다.

• **세 번째 진료:** (7월 1일) 피진皮疹은 대체로 사라졌고 조금 가려웠다. 앞의 처방을 계속해서 2제 복용시켰다.

• **네 번째 진료:** (7월 3일) 피진皮疹은 전부 없어졌다. 약 복용을 중단하고 관찰하였다.

3 袁 씨, 여성, 60세

차트번호 62391, 초진일시: 1963년 9월 3일

【주소증】 전신에 크고 홍조를 띤 피진皮疹이 나타난 지 3일 되었다.

【현병력】 3일 전 전신에 크고 홍조를 띤 수종水腫의 피진皮疹이 나타났는데 가려움증이 극심했다. 예전에 왼쪽 팔뚝이 아파서 수면제인 페노바르비탈(phenobarbital)을 복용했더니 통증이 바로 멎었다고 말했다. 3일 전 앞의 약을 또 복용했더니 다음날 전신에 홍조, 발열, 가려움증이 나타나면서 목이 말라 물을 찾고 식욕이 없어졌으며 자나 깨나 불안하였다. 대변과 소변은 정상이었고 몸은 차가웠고 미열이 있었으며 때때로 헛구역질을 하면서 어지러웠다.

【검사】 전신에 산재된 성홍열 모양의 피진皮疹과 미만성 홍조가 보였고 대부분 융합되어 편片을 이루고 있었으며 작열감이 확실히 있었다.

맥은 세대삭細帶數했고 설은 붉었으며 태는 박백薄白하였다.

【한의학진단】 풍독종風毒腫

【양의학진단】 약물성 피부염

【변증】 안으로 약독藥毒의 기운에 중독되어 열熱이 영혈營血로 들어간 것

【치법】 량혈凉血, 청열淸熱, 해독解毒

【처방】 생지황生地黃 30g, 모란피牡丹皮 9g, 적작약赤芍藥 9g, 현삼玄參 9g, 지모知母 9g, 생석고生

石膏 30g, 국화菊花 9g, 금은화金銀花 9g, 연교連翹 9g, 죽엽竹葉 9g, 생감초生甘草 9g 3제

• **두 번째 진료:** (9월 7일) 약을 복용한 후 홍반紅斑은 완전히 사라졌으나 가벼운 가려움증은 여전히 있었다. 맥은 현세弦細하였고 설태는 박포薄布하였다. 계속해서 앞의 처방에 지모知母, 생석고生石膏를 빼고 2제를 복용시켰더니 다 나았다.

4 魏 씨, 여성, 21세

간이차트, 초진일시: 1975년 11월 10일

【주소증】 이질을 앓아 약을 복용한 후 반복해서 두드러기가 나타난 지 1개월이 되었다.

【현병력】 1개월 전에 급성 이질을 앓아서 푸라졸리돈(furazolidone)을 경구 복용하고 나서 나았다. 1주일 후에 전신에 두드러기가 범발하면서 가려웠는데 매일 돋았으며 지금까지 낫지 않았다. 항알레르기약을 복용했으나 효과가 없었다.

【검사】 진료받으러 올 때는 두드러기가 보이지 않았다.

맥은 세현활細弦滑하였고 설질은 붉었으며 설태는 박백薄白하였다.

【한의학진단】 풍은진風癮疹

【양의학진단】 약물성 피부염(두드러기형)

【변증】 약독藥毒의 기운에 중독되어 혈열血熱이 풍風을 일으킨 것

【치법】 량혈소풍凉血消風, 청열해독淸熱解毒

【처방】 생지황生地黃 30g, 모란피牡丹皮 9g, 황금黃芩 9g, 금은화金銀花 9g, 연교連翹 9g, 죽엽竹葉 9g, 선의蟬衣 4.5g, 적작약赤芍藥 9g, 생감초生甘草 6g을 물에 달여 복용시켰다.

• **두 번째 진료:** (11월 14일) 약을 3제 복용한 후 두드러기가 약간 돋았다. 계속해서 앞의 처방을 복용시켰다.

• **세 번째 진료:** (11월 18일) 약을 3제 복용한 후 진료해 보니 두드러기는 더 이상 돋지 않았다. 계속해서 앞의 처방을 3제 복용시켜 치료효과를 견고하게 하였다.

5 袁 씨, 여성, 65세

간이차트, 초진일시: 1975년 9월 13일

【주소증】 환자는 9월 7일 이질을 앓아서 푸라졸리돈(furazolidone) 2개를 복용하였고

1일 후에 또 1개를 복용하였다. 그저께 오후에 베르베린(berberine)[56] 주사를 1대 맞았다. 어제는 등과 사지에 크고 홍조를 띤 바늘 끝 크기의 피진皮疹이 돋았으며 숨이 차는 증상이 나타났다. 저녁에 모某 병원에서 5% 포도당 용액에 히드로코르티손(hydrocortisone) 100mg을 가하여 정맥으로 링거를 맞았는데 링거를 맞은 지 5분 후 갑자기 숨이 막힐 듯이 차는 것이 심해져 주사를 그만 맞았고 산소를 공급받은 후 겨우 점차 완화되었다.

【검사】 스스로 움직일 수 있었고 액하체온은 39℃였으며 맥박은 분당 126회였고 호흡은 분당 28회였다. 전신에 홍조를 띤 홍역 모양의 피진皮疹이 보였고 가슴과 등, 사지에 더 많이 분포하였다.

맥은 활삭滑數하였고 설태는 황후黃厚하였다.

【한의학진단】 풍독종風毒腫

【양의학진단】 약물성 피부염

【변증】 안으로 약독藥毒의 기운에 중독되어 풍독風毒이 부어오른 것

【치법】 량혈청열凉血清熱, 패독소종敗毒消腫

【처방】 생지황生地黃 30g, 모란피牡丹皮 9g, 적작약赤芍藥 9g, 지모知母 9g, 생석고生石膏 30g, 마황麻黃 3g, 행인杏仁 9g(가루 낸다), 마미련馬尾連 9g, 황금黃芩 9g, 금은화金銀花 9g, 연교連翹 9g, 생감초生甘草 6g 2제를 물에 달여 복용시켰다.

• **두 번째 진료:** (9월 15일) 환자가 연로하여 진료를 받으러 오지 못하고 가족이 대신하여 와서 말하기를 복약 후 전신의 피진皮疹이 대부분 사라졌고 숨이 가쁜 것도 비교적 완화되었으나 객담으로 불편하여 눕기가 어렵다고 하였다. 체온은 38℃ 정도 된다고 하였다.

【치법】 청해여독清解餘毒, 화담평천化痰平喘

【처방】 마황麻黃 6g, 행인杏仁 9g(가루 낸다), 생석고生石膏 60g, 마미련馬尾連 9g, 황금黃芩 9g, 금은화金銀花 9g, 연교連翹 9g, 울금鬱金 9g, 길경桔梗 6g, 원지遠志 9g, 복령茯苓 9g 3제

• **세 번째 진료:** (9월 18일) 피진皮疹은 완전히 없어졌고 숨이 찬 것도 완화되었으며 단지 기침이 여전히 잦았기 때문에(원래 만성기관지염을 앓고 있었다) 기침을 치료하고 화담化痰하는 것에 치중하여 치료하였다.

【처방】 마황麻黃 3g, 행인杏仁 9g, 황금黃芩 9g, 마미련馬尾連 9g, 박하薄荷 6g(후하後下), 상백피桑白皮

56 황련, 황백 등에 함유된 알칼로이드. 건위, 항균작용을 한다.

9g, 패모분貝母粉 6g(탕약에 타서 복용한다), 생석고生石膏 30g(선전先煎), 초원지炒遠志 9g, 백부百部 9g, 천화분天花粉 9g, 비파엽枇杷葉 9g 3제

복약 후 가족이 와서 말하기를 피진皮疹은 없어졌다고 하였다. 뒤에 기관지염 치료를 위해 내과로 전과하였다.

【해설】 본례는 푸라졸리돈(furazolidone)으로 유발된 약물성 피부염이다. 주런캉 선생은 약독藥毒의 기운에 중독된 것으로 병세가 비교적 사납다고 보았다. 치료는 량혈청열해독凉血清熱解毒하는 약물들을 많이 쓰는 것에 치중하여 급하게 약독藥毒을 푸는데 청온패독음清瘟敗毒飮의 의미를 본받았다. 처방 중에 서각지황탕犀角地黃湯(귀중한 약인 서각犀角으로 병을 물리친다)은 량영청열凉營清熱시킨다. 백호탕白虎湯 중의 지모知母, 생석고生石膏는 기육의 열을 푼다. 설태가 황후黃厚한 것에는 황금黃芩, 마미련馬尾連으로 제습청열除濕清熱시켰다. 금은화金銀花, 연교連翹로 약독藥毒을 풀었다. 마행석감탕麻杏石甘湯을 참조하여 사용하여 청선폐열清宣肺熱, 평천지해平喘止咳시켰다. 2제를 복용한 후 온몸의 피진皮疹이 없어져 약물성 피부염이 흔쾌히 억제되었다. 일반적으로 푸라졸리돈(furazolidone)이 약물성 피부염을 일으키는데(두드러기형) 지속시간이 비교적 긴 편이다. 본례는 히드로코르티손(hydrocortisone)을 정맥으로 링거를 맞자마자 반응이 나타났는데 한약으로만 치료한 결과 2일 후 피진皮疹이 대부분 없어졌다.

19-2. 고정약진(2례)

6 馮 군, 남성, 12세

초진일시: 1975년 11월 22일

【주소증】 진통제를 복용한 후 입 주위와 손, 팔뚝에 홍반紅斑, 수포水疱가 나타난 지 3일이 되었다.

【현병력】 5일 전 종아리 통증으로 진통제를 복용한 후 2일이 지나 입술 주위와 팔뚝에 홍반紅斑, 수포水疱가 나타났고 과거에도 이랬던 적이 2차례 있었으며 점차 더 심해졌으나 약을 복용한 것과 관련이 있다고는 생각하지 않았다고 했다.

【검사】 입술 주위, 아래턱, 팔 원위부, 양 손등에 동전 크기만 한 홍반紅斑과 피진皮疹이 보였고 중심부에는 수포水疱가 보였으며 경계는 명확했고 대칭성을 띠었다. 구강점막은 미란糜爛되었다.

맥은 세활細滑하였고 설질은 붉었으며 태는 벗겨져 있었다.

【한의학진단】 중약독中藥毒

【양의학진단】 고정약진

【변증】 약열藥熱이 영혈營血로 들어가 풍독風毒으로 변화한 것

【치법】 량영凉營, 청열淸熱, 해독解毒

【처방】 생지황生地黃 30g, 모란피牡丹皮 9g, 적작약赤芍藥 9g, 은화엽銀花葉 9g, 연교連翹 9g, 죽엽竹葉 9g, 지모知母 9g, 생석고生石膏 30g, 생감초生甘草 6g을 물에 달여 복용시켰다.

• **두 번째 진료:** (11월 24일) 2제를 복용한 후 피부병변은 확실히 좋아졌고 홍반紅斑은 점차 옅어졌으며 수포水疱는 말라 딱지가 되었다. 계속해서 앞의 처방을 3제 복용시켰다.

• **세 번째 진료:** (11월 27일) 손등, 팔뚝의 피부병변은 없어졌다. 입술 주위의 피부병변은 가벼워져 색소침착이 남았다. 앞의 처방을 3제를 복용시켰더니 다 나았다.

7 孟 씨, 남성, 40세

간이차트, 초진일시: 1974년 11월 7일

【주소증】 APC[57]를 경구복용 후 음낭이 붉게 붓고 진물이 흐른 지 3일이 되었다.

【현병력】 환자는 감기로 APC 1알을 복용했는데 1일 후 음낭이 갑자기 붉게 붓고 수포水疱가 돋았으며 가려움증이 극심하였고 긁은 후에 검은 딱지가 생겼다. 예전에는 APC를 복용했어도 이런 반응은 없었다.

【검사】 음낭 전체가 가볍게 붉게 부어 있었고 구포진丘疱疹이 산재되어 있었으며 삼출물이 약간 있었다. 손톱 크기만 한 검은 딱지가 1개 보였고 붉게 물들어 있었다.

설질은 자암紫黯하였고 태는 박황薄黃하였다.

【한의학진단】 중약독中藥毒

【양의학진단】 고정약진

【변증】 화독火毒이 아래로 스며들어 열熱이 우세하여 살이 썩은 것

【처방】 생지황生地黃 30g, 모란피牡丹皮 9g, 적작약赤芍藥 9g, 금은화金銀花 9g, 연교連翹 9g, 죽엽竹葉 9g, 지모知母 9g, 생석고生石膏 30g, 생감초生甘草 6g 3제를 물에 달여 복용시켰다.

【외용】 생지유生地楡 15g, 마치현馬齒莧 16g. 매번 물 300ml로 달여 차갑게 습포하는데 매

57 acetylsalicylic acid, phenacetin, caffeine의 혼합제제, 진통 해열제.

일 4~5차례 매번 30분씩 습포시켰다.

• **두 번째 진료:** (11월 11일) 음낭이 붉게 부어오른 것이 좋아졌고 검은 딱지는 탈락했으며 동전 크기만 한 궤양면潰瘍面이 보였고 농성 분비물은 없었다. 맥과 설태는 전과 같았다. 계속해서 앞의 처방을 복용시키면서 습포를 3일 시행하였다.

• **세 번째 진료:** (11월 14일) 음낭이 붉게 부어오른 것은 완전히 사라졌고 다만 작은 궤양潰瘍이 남았는데 전과 비교하면 크기가 줄어들었다. 앞의 처방에 지모知母, 생석고生石膏를 빼고 당귀當歸 9g, 현삼玄參 9g, 도인桃仁 9g을 가하여 6제를 물에 달인 후 복용시켰다.

• **네 번째 진료:** (11월 25일) 궤양면潰瘍面의 크기가 줄었다. 외용外用으로 도화단桃花丹(147)을 사용하였고 옥홍고玉紅膏(123)를 사조紗條로 하여 궤양潰瘍에 붙였다. 팔진환八珍丸[58]을 매일 1개씩 복용시켰다. 10일 후에 창구瘡口가 수렴되면서 완전히 나았다.

19-3. 박탈피부염(1례)

8 寧 씨, 남성, 61세

초진일시: 1970년 10월 5일

【주소증】 주사 후 전신의 피부가 홍조를 띠며 박리가 된 지 15일 되었다.

【현병력】 15일 전 전신의 피부가 가려워 모某 공사公社병원에서 치료를 받았고 비산나트륨[59] 주사를 근육주사로 2대 맞았다. 2일 후에 전신의 피부가 모두 홍조를 띠면서 붉은 색깔을 띤 좁쌀 모양의 피진皮疹이 돋았다. 뒤이어 피부가 밀기울 모양처럼 탈락했고 손발의 피부가 장갑과 양말을 벗듯이 덩어리째 탈락되었다. 호르몬제를 복용하여 병정이 어느 정도 호전되었다.

【검사】 얼굴과 몸통, 사지의 피부가 미만성으로 붉으면서 가벼운 낙설落屑이 있었고 손발에는 완전히 탈락하지 못한 두꺼운 피부가 보였다. 입이 말라 마실 것을 찾았다.

맥은 세활대삭細滑帶數하였고 설질은 붉었으며 태는 광박光剝하였다.

【한의학진단】 중약독中藥毒

【양의학진단】 박탈피부염

【변증】 독열毒熱이 영분營分에 들어가 음陰을 손상하고 진액을 말려 피부가 영양을 공급받

---

58 팔물탕을 중성약으로 만든 것이다.

59 갑신산납주사액(甲砷酸鈉注射液)이라고도 하며 중국에서는 만성 두드러기 등 피부병에 쓰인다.

지 못해 피부와 기육과 손발톱이 층층이 탈락되는 것

【치법】 대제자음증액大劑滋陰增液, 청영해독清營解毒

【처방】 생지황生地黃 30g, 현삼玄參 15g, 금석곡金石斛 12g(선전先煎), 자구갑炙龜甲 12g, 자별갑炙鱉甲 12g, 모란피牡丹皮 9g, 지골피地骨皮 9g, 복령피茯苓皮 9g, 금은화金銀花 15g, 생감초生甘草 6g을 물에 달여 복용시켰다.

• **두 번째 진료:** (10월 11일) 앞의 처방을 5제 복용한 후 피부의 홍조가 명확하게 감소했고 낙설落屑도 역시 줄어들었다. 가려움증의 정도도 완화되었으며 물을 마시는 양도 줄어들었다. 맥은 세현細弦하였고 설태는 점차 윤택해졌다. 종전의 치법을 증감하여 양혈식풍지양養血熄風止痒하는 제제를 보좌하였다.

생지황生地黃 30g, 현삼玄參 12g, 맥문동麥門冬 9g, 자별갑炙鱉甲 12g, 단삼丹參 15g, 모란피牡丹皮 9g, 복령피茯苓皮 9g, 백선피白鮮皮 9g, 단모려煅牡蠣 15g, 진주모珍珠母 15g, 생감초生甘草 6g을 물에 달여 복용시켰다.

• **세 번째 진료:** (10월 16일) 앞의 처방을 5제 복용한 후 피부의 홍조와 낙설落屑이 더 이상 보이지 않았고 약간의 가려움증이 있었다. 설태는 박윤薄潤하였고 맥은 세현활細弦滑하였다. 치법은 자음식풍滋陰熄風, 양혈윤부養血潤膚시켰다.

【처방】 생지황生地黃 15g, 숙지황熟地黃 15g, 백작약白芍藥 9g, 단삼丹參 12g, 자별갑炙鱉甲 12g, 복령피茯苓皮 9g, 단모려煅牡蠣 15g, 마자인麻子仁 9g, 생감초生甘草 6g을 물에 달여 5제를 복용한 후 피부병변은 완전히 사라져 다 낫게 되었다.

【해설】 본례는 비산나트륨을 근육주사 후 발생한 박탈피부염으로 한의학에서는 안으로 약독藥毒에 중독되어 독열毒熱이 영혈營血로 들어간 것으로 본다. 증상은 피부가 붉어지고 또한 음액陰液이 크게 상하여 피부가 영양을 공급받지 못한 탓에 큰 덩어리의 피부가 층층이 박탈되는 것이 보였고 입이 말라 마실 것을 찾았고 설은 붉고 광박光剝하였다. 따라서 생지황生地黃, 현삼玄參, 맥문동麥門冬, 석곡石斛, 귀갑龜甲, 별갑鱉甲 등 크게 자음증액滋陰增液시키는 약물을 써서 피부를 윤택하게 하였다. 모란피牡丹皮, 지골피地骨皮, 복령피茯苓皮는 피皮로서 피부로 약력을 닿게 하였다. 금은화金銀花, 감초甘草는 약독藥毒을 해독하였다. 복약 후 홍조와 낙설落屑은 좋아졌으나 아직 가려움증이 남아 생모려生牡蠣, 진주모珍珠母로 식풍지양熄風止痒시켰다. 마지막으로 피부가 정상으로 돌아오면서 건조하며 가려움증의 느낌이 있었기에 생지황生地黃, 백작약白芍藥, 단삼丹參, 마자인麻子仁 등 양혈윤조養血潤燥하는 약물들을 써서

완전히 낫게 하였다.

20. 알레르기 피부염(1례)

1 陳 씨, 여성, 59세

간이차트, 초진일시: 1972년 12월 27일

【주소증】 안면이 갑자기 붉게 부어오르면서 진물이 나타난 지 3일 되었다.

【현병력】 3일 전 안면이 갑자기 붉게 부어올랐는데 양 눈꺼풀과 코가 특히 심했다. 붉게 부어오르면서 따끔거렸고 가려움증이 있었으며 진물과 딱지가 있었다. 특수한 물건을 접촉하지 않았고 환자는 고혈압(200/90mmhg)으로 인해 혈압약을 복용 중이었다(약명은 알 수 없었다). 대변은 건조했고 소변은 약간 누렜다.

【검사】 얼굴이 붉게 부었는데 눈꺼풀과 코에서 두드러졌고 큰 홍반紅斑 위에 밀집된 구포진丘疱疹이 보였으며 부분적으로 삼출물, 미란糜爛, 누런 딱지가 있었다. 양손과 양팔에 역시 비교적 가벼운 같은 종류의 피부병변이 보였다.

설태는 황니黃膩하였고 맥은 세활細滑하였다.

【한의학진단】 면유풍독面遊風毒

【양의학진단】 알레르기 피부염

【변증】 습열濕熱이 위에서 막힌 것

【치법】 청열해독淸熱解毒, 량영리습凉營利濕

【처방】 생지황生地黃 30g, 모란피牡丹皮 9g, 적작약赤芍藥 9g, 황금黃芩 9g, 포공영蒲公英 9g, 적복령赤茯苓 9g, 택사澤瀉 9g, 차전자車前子 9g(별도 포장), 목통木通 6g, 육일산六一散 9g(별도 포장), 대황大黃 6g(후하後下)

【외용】 생지유生地楡 30g을 물에 달여서 습포하는데 매일 4~5차례 시행하며 매번 30분간 습포하였다.

10제를 복용한 후 붉게 부어오른 것이 점차 가라앉으면서 나았다.

- **두 번째 진료:** (1973년 6월 29일) 3일 전 생선을 먹고 안면이 또 붉게 부어올랐다. 삼출물은 보이지 않았으며 대변은 비결秘結하였다. 맥은 현세弦細하였고 설은 붉었으며 태는 박황薄黃하였다.

【변증】 비脾에 습열濕熱이 쌓여 화독火毒으로 변화한 것

【치법】 량영凉營, 청열淸熱, 사화瀉火

【처방】 생지황生地黃 30g, 모란피牡丹皮 9g, 적작약赤芍藥 9g, 지모知母 9g, 생석고生石膏 30g, 죽엽竹葉 9g, 금은화金銀花 9g, 연교連翹 9g, 생감초生甘草 9g, 대황大黃 9g(후하後下) 6제를 복용한 후 없어졌다.

1974년 8월 22일 3번째로 증상이 나타났는데 원인이 명확하지 않았고 전날 안면이 또 갑자기 붉게 부어오르면서 대량의 구포진丘疱疹과 가려움증이 나타났다. 앞의 처방에 백선피白鮮皮 9g을 가하여 계속 복용시켰더니 6제를 복용한 후 전부 없어졌다. 1975년 5월에 추적·관찰해 보니 지금까지 괜찮다고 하였다.

칼럼 11 약물성 피부염, 접촉피부염의 논치

(1) 약물성 피부염

내복, 주사, 외용, 좌약, 삽입 등의 경로로 약을 주입한 뒤 발생하는 피부염 증반응을 모두 약물성 피부염이라고 한다. 한의학에서는 "풍독종風毒腫"이라고 호칭하는데 그 기세가 바람처럼 맹렬하고 신속하여 붙인 이름이다. 또는 밖에서 풍독風毒과 종腫을 감수해서 붙여진 이름이라고도 한다. 《소씨병원巢氏病源》에서 일찍이 이 병과 유사한 기록이 있는데 "풍독종風毒腫은 먼저 붉은색을 띠며 아픈 것이 폭풍같이 오면서 열이 나고, 부은 부위에 수포水疱와 삼출물이 있으면서 불로 지지는 것 같다."고 하였다. 또한 이 책에서는 "석화단石火丹"에 대한 기록이 있는데 서양의학에서의 고정약진과 유사하다.

일반적으로 내복약을 복용하여 생긴 나쁜 반응을 한의학에서 중약독中藥毒이라고 한다. 약독藥毒은 약물을 과량으로 복용한 것을 포괄하여 나타나는 중독성 반응으로 《소씨병원巢氏病源》 중 《해제약독후解諸藥毒候》, 《해제독후解諸毒候》, 당唐·손사막孫思邈의 《천금방千金方》 중 《해백약독편解百藥毒篇》 등에서 기록되어 있다.

선천적으로 약한 체질의 사람이 어떤 종류의 약물을 내복하거나 외용하면 그

약독藥毒에 중독되어 독毒이 영혈營血로 들어가므로 밖으로 기육과 주리로 흐르고 안으로는 장부臟腑로 전하여 발병하는데, 이 병은 얼굴에 다발하므로 면유풍독面遊風毒이라는 이름이 붙었다. 《양의준승瘍醫准繩》60에서 말하기를 "면유풍독面遊風毒은…… 안에서 열이 쌓이거나 또는 맵고 자극적이며 기름진 음식을 많이 먹거나(음식물 알레르기를 지칭한다) 또는 금석강제金石剛劑를 많이 복용하여(광물약을 복용하여 생긴 알레르기를 지칭한다) 열이 상초上焦를 막고 기혈氣血이 끓어올라 생긴 것으로……"라고 하였다.

장기간 다수의 임상에서의 관찰에 근거한 결과, 한약이 일으키는 약물성 피부염은 화학 합성으로 만들어진 약물이 일으키는 약물성 피부염보다 적게 나타났다. 한약은 대부분 자연계의 동식물과 광물이면서 임상에서 방제를 응용할 때 일부분의 단방單方과 경험방을 제외하고는 대부분 복방複方을 썼으므로 거의 피부염을 일으키지 않았다. 한약으로 발생된 약물성 피부염은 대부분 수은제(홍분紅粉, 경분輕粉, 주사朱砂)와 비소제(웅황雄黃, 신석信石) 등의 성분을 배합했을 때 나타났다.

주런캉 선생은 약물성 피부염을 혈열형血熱型, 독열형毒熱型, 음상형陰傷型으로 나누어 변증논치辨證論治하였다.

① **혈열형**血熱型

약물성 피부염의 경증에서 많이 보이는 것으로 홍역 모양 피진皮疹 또는 성홍열 모양의 피진皮疹, 두드러기 등이 속한다. 증상은 설이 붉고 태는 박황薄黃하며 맥은 세활대삭細滑帶數하다. 치법은 량혈청열해독凉血清熱解毒한다. 처방은 피염탕皮炎湯(경험방)을 쓴다.

【처방】 생지황生地黃 30g, 모란피牡丹皮 9g, 적작약赤芍藥 9g, 지모知母 9g, 생석고生石膏 30g, 죽엽竹葉 9g, 금은화金銀花 9g, 연교連翹 9g, 생감초生甘草 6g을 물에 달여 복용한다.

② **독열형**毒熱型

약물성 피부염의 중증에서 많이 보이는 것으로 박탈피부염, 수포성 표피박리증이 속한다. 증상은 고열이 나고 머리가 아프고 메슥거리며 번조煩燥하다. 설은 붉고 태는 황조黃燥하며 맥은 삭數하다. 치법은 청영패독清營敗毒시킨다. 청온패독

60 명 왕긍당(王肯堂)의 저서로 《양의증치준승(瘍醫證治準繩)》이다.

음가감清瘟敗毒飮加減을 쓴다.

【처방】 광서각말廣犀角末 3g(탕약에 타서 복용한다), 선생지황鮮生地黃 30g, 모란피牡丹皮 9g, 적작약赤芍藥 9g, 천황련川黃連 6g, 황금黃芩 9g, 지모知母 9g, 생석고生石膏 30g, 죽엽竹葉 9g, 금은화金銀花 30g, 연교連翹 9g, 생감초生甘草 6g

③ 음상형陰傷型

박탈피부염에서 많이 보인다. 대수포大水疱가 돋으면서 대량의 삼출물이 흐른다. 피부가 층층이 벗겨지고 열이 음액陰液을 손상시킨다. 증상은 입이 마르고 설은 강絳, 광박光剝하다. 맥은 세삭細數하다. 치법은 자음증액滋陰增液, 청열해독淸熱解毒시킨다. 처방은 증액해독탕增液解毒湯(경험방) 가감加減을 사용한다.

【처방】 생지황生地黃 30g, 단삼丹參 15g, 적작약赤芍藥 15g, 현삼玄參 12g, 맥문동麥門冬 9g, 사삼沙參 12g, 석곡石斛 12g(선전先煎), 천화분天花粉 9g, 금은화金銀花 15g, 연교連翹 9g, 생감초生甘草 6g

• **외치법**: 수포水疱가 발생하고 터진 후에 미란糜爛과 삼출액이 나오는 것에 매일 생지유生地楡 30~60g을 물에 달여 300~500ml를 식힌 후 거즈를 5~6겹으로 약액을 적셔 환부에 습포하는데 한 번에 20~30분간 습포하고 매일 4~5차례 습포한다. 2~3일 연속으로 습포하면 삼출물이 감소하고 미란糜爛이 아물면서 홍종紅腫이 없어진다.

피부병변이 미만성으로 홍조를 띠면서 홍역 모양 또는 성홍열 모양의 피부병변이 나타나거나 혹은 두드러기 모양의 피진皮疹이 나타나면서 가려움증이 극심하면 삼석수三石水(161) 또는 구화분세제九華粉洗劑(160)를 외용할 수 있다. 삼출물이 많지 않은 피부병변에는 역시 오석고五石膏(101)를 외용할 수 있다. 외용약을 한마디로 말하자면 약효가 있도록 노력하면서도 약미藥味가 간단하여 쉽게 사용할 수 있고 알레르기 교차반응을 방지한다고 볼 수 있다.

(2) 접촉성 피부염

외부 세계의 각종 자극인자가 피부에 접촉 후 발생하는 일종의 과민반응을 가리킨다. 한의학의 고대 서적에서 접촉성 피부염과 유사한 기록이 있다.《소씨병원巢氏病源·권오십券五十》에서 말하기를 "남녀노소를 불문하고 선천적으로 옻에 약한 사람이 옻이나 새로운 옻그릇을 보거나 옻독에 접촉하면 머리와 얼굴과 몸이 붓고 붉은 두드러기가 돋는데 창양통瘡瘍痛이 발생하는 것이다."라고 하였다.

이것은 인체의 체질이 선천적으로 옻에 과민한 것을 지적하고 있다. 옻이나 옻으로 만든 제품을 접촉한 후에 옻독이 오르는 것으로 한의학에서는 칠창漆瘡이라고 호칭한다. 사람의 피모와 주리가 치밀하지 못하여 밖으로 외계의 신열辛熱한 독기毒氣에 감수되어 발생한다. 현대에서는 외용약, 고약膏藥 및 접촉염료, 플라스틱 제품 등의 접촉물이 모두 접촉성 피부염을 일으키는데 한의학에서는 전통적으로 풍독風毒이라고 불렀다. 역시 앞에서 이야기했던 몇 가지 종류로 나누어 변증시치辨證施治를 할 수 있다.

주런캉 선생은 한의학에서 말한 "풍독종風毒腫"이 상술한 약물성 피부염과 접촉성 피부염뿐 아니라 식물광선피부염도 포괄한다고 보았다. 북방에서는 명아주를 먹어서, 남방에서는 자운영을 먹어서 발생하는데 이외에도 털비름(야현채野莧菜), 쇠비름(마치현馬齒莧), 겨자(개채芥菜)를 먹어도 발생할 수 있다. 풍風을 일으키고 기氣를 동動하게 하는 음식을 많이 먹으면 비위脾胃의 운화運化가 잘되지 못하여 습열濕熱이 안에서 생기는데, 거듭 풍열風熱을 감수하거나 햇볕을 쬐면 풍습열風濕熱이 기육과 주리에 쌓이므로 화火와 독毒으로 변화하여 갑자기 발병하게 된다.

주런캉 선생의 경험으로 이 병을 치료함에 신온산풍辛溫散風하는 약물을 쓰면 안 된다고 보았는데 풍風이 화火의 세력과 붓는 세력을 도와 더 맹렬하게 되는 것을 방지하고자 하였다. 임상에서는 이런 종류의 병례가 적지 않았는데 일반적으로 호르몬 치료를 배합하지 않고 경험방인 "피염탕皮炎湯"을 단독으로 사용하여 치료하였다. 상술한 병례에서 주로 피염탕皮炎湯을 약간 가감하였더니 흔쾌히 치료효과를 얻을 수 있었다. 음경, 음낭의 피부병변의 경우 도적산導赤散의 의미를 따라 증세에 목통木通을 가하여 사용하였다. 습열濕熱이 명확하게 보였을 때는 증세에 따라 황금黃芩, 적복령赤茯苓, 택사澤瀉 등의 약을 가하여 사용하였다.

21. 범발성 신경피부염(4례)

1 杜 씨, 여성, 39세, 노동자

차트번호 217683, 초진일시: 1967년 8월 24일

【주소증】 전신에 범발된 피선皮癬이 2년 되었다.

【현병력】 2년 전후에 목 뒤와 양 팔꿈치 신측, 하지 등 부위에서 피선皮癬이 나타났는데 가려움증이 극심하였다. 낮에는 가벼웠지만 저녁에 심하여 잠을 자기 어려웠고 치료를 받았으나 모두 효과가 없었다.

【피부검사】 목 뒤, 양 팔꿈치 신측, 앞가슴, 다리 등 부위에 비교적 대칭성으로 경도의 태선화苔癬化가 된 피부병변이 있었고 담홍색을 띠었다. 긁은 상처가 많이 보였고 피딱지가 맺혀 있었으며 약간의 삼출물이 보였다.

맥은 현세弦細하였고 태는 황니黃膩하였다.

【양의학진단】 범발성 신경피부염

【한의학진단】 풍선風癬

【변증】 혈열血熱이 안에서 치성하여 풍風이 우세하므로 조燥로 변화된 것

【치법】 량혈청열凉血淸熱, 소풍지양消風止痒

【방제】 피선탕皮癬湯(경험방) 가감加減

【처방】 생지황生地黃 15g, 단삼丹參 9g, 적작약赤芍藥 9g, 형개荊芥 9g, 방풍防風 6g, 천초茜草 9g, 마미련馬尾連 9g, 황금黃芩 9g, 고삼苦參 9g, 창이자蒼耳子 9g, 백선피白鮮皮 9g, 지부자地膚子 9g을 물에 달여 복용시키되 매일 1제를 2번 나누어 복용시켰다.

• **두 번째 진료:** (8월 31일) 앞의 처방 7제를 복용한 후 대부분의 피부병변은 현저하게 옅어졌고 낙설落屑이 약간 보였으며 가려움증도 감소하였다. 계속해서 앞의 처방에 홍화紅花 9g을 가하여 활혈소풍活血消風시켰다. 10제를 복용한 후 병정이 약간 올라오는 것이 보였다. 이후에 계속해서 약 2개월간 치료하였다. 앞의 처방에 숙지황熟地黃 12g, 하수오何首烏 9g을 가하여 양혈윤조養血潤燥, 소풍지양消風止痒시켰고 국부에 고삼주苦參酒를 외용外用으로 발랐더니 완전히 나았다.

2 李 씨, 여성, 27세

간이차트, 초진일시: 1970년 5월 9일

【주소증】 전신에 범발된 피선皮癬이 있으면서 가려움증이 심한 지 2년 되었다.

【현병력】 2년 전 먼저 목 뒤에 기다란 피선皮癬이 나타났는데 이어서 양 팔꿈치 신측에도 피선皮癬이 나타났으며 가려움증이 극심하였다. 여러 종류의 약물을 사용하였으나 모두 효과가 없었다. 이후에 어떤 사람이 소개해 준 민간요법을 해봤는데 그중에 반모斑蝥 등의 약이 들어 있어 외용 후 국부에 포진疱疹과 미란糜爛이 나타났다. 동시에 가슴, 허리와 배, 양쪽 서혜부 등지에 범발성으로 피선皮癬이 나타났으며 가려움증 역시 심했다. 명의를 여러 번 찾았지만 효과를 보지 못했다. 환자는 밤새도록 가려워 수면에 지장이 있었다. 정신이 활기가 없었고, 안색이 좋지 않았으며 대변이 건비乾秘하였다.

【검사】 목 뒤에 왼쪽에 8cm×10cm 크기의 원발성 피부병변이 1개 보였고 비후 및 침윤浸潤되어 있었으며 만성태선苔蘚 모양의 손상이 눈에 띄었다. 양 팔꿈치 신측에 각각 손바닥 크기의 유사한 피부병변이 1개씩 보였다. 가슴 양쪽과 겨드랑이 밑에도 큰 붉은색 편평구진扁平丘疹이 보였다. 허리와 배 양쪽과 배와 서혜부와 허벅지에도 큰 진갈색의 태선화苔癬化된 피부병변이 보였으며 긁은 상처로 피딱지가 겹겹이 쌓여 있었다.

맥은 현세弦細하였고 설질은 붉었으며 태는 박백薄白하였다.

【양의학진단】 범발성 신경피부염

【한의학진단】 완선頑癬

【변증】 풍열風熱이 울체된 지 오래되어 혈血을 손상하여 조燥로 변한 것

【치법】 량혈청열凉血清熱, 양혈윤조養血潤燥

【처방】 생지황生地黃 15g, 숙지황熟地黃 15g, 단삼丹参 9g, 천초茜草 9g, 사상자蛇床子 9g, 금은화金銀花 9g, 창이자蒼耳子 9g, 고삼苦参 9g, 백선피白鮮皮 9g, 지부자地膚子 9g, 마자인麻子仁 9g, 생감초生甘草 6g 5제를 물에 달여 복용시켰다.

피선고皮癬膏(110)를 외용시켰다.

- **두 번째 진료:** (5월 14일) 복약 후 가려움증이 완화되었고 목 뒤의 피부병변이 옅어졌으며 가슴의 붉은색 구진丘疹의 색깔이 점차 옅어졌다. 양 허벅지의 피부병변은 아직 좋아지지 않았다. 설태와 맥은 전과 같았다. 앞의 처방을 증감하기로 하였다. 앞 처방에 천초茜草를 빼고 오사烏蛇 9g, 황금黃芩 9g을 가하여 5제를 물에 달인 후 복용시켰다.

• **세 번째 진료:** (5월 20일) 가려움증이 가벼워져 적게 긁었고 목과 양 허벅지의 피부병변은 점차 좋아지고 색이 옅어졌다. 가슴, 허리와 배 부위의 구진丘疹은 없어지기 시작하였다. 대변은 원활하였다. 양혈윤조養血潤燥, 거풍지양祛風止痒으로 바꾸어 처방하였다. 처방은 다음과 같다.

생지황生地黃 15g, 숙지황熟地黃 15g, 단삼丹參 9g, 당귀當歸 9g, 홍화紅花 9g, 오사烏蛇 9g, 형개荊芥 9g, 적작약赤芍藥 9g, 고삼苦參 9g, 백선피白鮮皮 9g, 지부자地膚子 9g, 마자인麻子仁 9g, 지각枳殼 9g, 감초甘草 9g 7제를 계속해서 복용시켰다.

목과 허벅지에는 전과 같이 외용약을 사용시켰다.

• **네 번째 진료:** (5월 28일) 가려움증은 확실히 좋아졌고 가슴과 배 부위의 피부병변은 대체로 없어졌다. 목 뒤와 허벅지의 피부병변 역시 확실하게 좋아졌다. 대변은 원활하였다. 앞의 처방에 오사烏蛇를 빼고 계속 복용시켰으며 2주 후에 완전히 나았다.

3 樊 씨, 남성, 61세

간이차트, 초진일시: 1970년 9월 13일

【주소증】 온몸이 가려우면서 범발성으로 피선皮癬이 나타난 지 1년이 되었다.

【현병력】 작년 8월에 양 겨드랑이 아래에서 피선皮癬이 2개 나타나면서 가려워 선병癬病에 쓰는 각종 고약을 사용하였고 피부염에 쓰는 경고硬膏를 붙여보았으나 효과가 없었다. 1차례 음주 후 극심한 가려움증이 일어나면서 가슴, 허리와 배, 등, 양팔, 양 종아리에 범발성으로 크게 붉게 부어오른 피선皮癬이 나타났으며 가려움증이 극심하여 밤새도록 잠을 자지 못했다. 여러 치료를 해보았으나 효과를 보지 못한 것이 지금까지 1년이 되었다. 피부는 두껍게 변했고 진갈색을 띠었다. 가려움증으로 참기 어려웠고 활기가 없었으며 식욕이 감소하였다.

【검사】 목부터 시작하여 가슴, 배, 등, 사지에 큰 만성화된 태선苔蘚 모양의 병변이 보였으며 긁은 상처로 피딱지가 겹겹이 쌓여 있었다.

맥은 현세弦細하였고 설질은 붉었으며 태는 박황薄黃하였다.

【한의학진단】 풍선風癬

【양의학진단】 범발성 신경피부염

【변증】 풍습風濕이 울체된 것이 오래되어 조燥로 변화한 것

【치법】 수풍패독搜風敗毒, 제습지양除濕止痒

【처방】 오사烏蛇 9g, 선의蟬衣 6g, 당귀當歸 9g, 천초茜草 9g, 형개荊芥 9g, 방풍防風 9g, 사상자蛇床子 9g, 창이자蒼耳子 9g, 고삼苦參 9g, 백선피白鮮皮 9g, 지부자地膚子 9g, 생감초生甘草 6g 7제를 물에 달여 복용시켰다.

피선수皮癬水(157)를 외용시켰다.

• **두 번째 진료**: (1970년 9월 21일) 복약 후 가려움증이 현저히 감소하였고 피부병변은 전에 비하여 옅어졌다. 계속해서 앞의 처방을 7제 복용시켰고 외용약도 전과 같이 하였다.

• **세 번째 진료**: 가족이 대신 와서 말하기를 온몸의 피부병변이 옅어지면서 색깔도 옅어졌고 가려움증은 대폭 감소했다. 계속해서 앞의 처방과 외용약 처방을 원했다.

• **네 번째 진료**: (10월 25일) 약을 근 20제를 복용하였다. 원래 있던 피부병변은 대부분 옅어져 정상 피부에 가까웠다. 가려움증은 심하지 않았다. 단지 최근 며칠 동안 뚜렷한 원인 없이 가슴과 배 등의 부위에 새로운 붉은색 구진丘疹과 가려움증이 나타났고 가슴이 번조煩燥하였다.

맥은 현활弦滑하였고 설질은 붉었으며 태는 누렜다.

【변증】 심화心火와 혈열血熱이 풍風을 일으키고 조燥로 변화한 것

【치법】 량혈청열凉血淸熱, 식풍지양熄風止痒

【처방】 생지황生地黃 30g, 모란피牡丹皮 9g, 적작약赤芍藥 9g, 천초茜草 9g, 선의蟬衣 4.5g, 백선피白鮮皮 9g, 금은화金銀花 9g, 지부자地膚子 9g, 생감초生甘草 6g 5제를 물에 달여 복용시켰다.

• **다섯 번째 진료**: (11월 5일) 10제를 복용한 후 완화되었으며 새로 생겼던 피부병변은 사라졌고 가려움증만 남았다. 앞의 처방에 천초茜草를 빼고 창이자蒼耳子 9g을 가하여 5제를 계속 복용시켜 치료효과를 확실하게 하였다.

4 張 씨, 남성, 38세

간이차트, 초진일시: 1975년 2월 17일

【주소증】 목에 긴 선癬이 생긴 지 3~4년 되었다.

【현병력】 3년 전 목에 기다란 피선皮癬이 나타나면서 가려웠고 피부병변이 가려울수록 두꺼워졌다. 오래지 않아 양쪽 팔과 팔꿈치 신측伸側 역시 피선皮癬이 나타났다. 여러 종류의 고약을 바르고 붙여보았으나 모두 효과를 보지 못했다. 밤에 특히 가려움증이 극렬

하여 수면에 영향을 주었다. 보름 전에는 가슴에 걸쳐 붉은색 피부병변이 나타났으며 가려움증이 더 심해졌다.

【검사】 목 왼쪽에 손바닥만 한 크기의 경계가 뚜렷하면서 침윤浸潤, 비후된 태선苔蘚 모양의 피부병변이 보였다. 양 팔꿈치 신측에도 역시 유사한 피부병변이 보였다. 가슴과 겨드랑이 밑에도 산재된 붉은색 작은 구진丘疹이 보였다.

맥은 현활弦滑하였고 설질은 붉었으며 태는 박백薄白하였다.

【한의학진단】 완선頑癬

【양의학진단】 범발성 신경피부염

【변증】 혈열血熱이 풍風을 일으킨 것이 오래되어 조燥로 변한 탓에 기육과 피부가 영양을 공급받지 못한 것

【치법】 량혈청열涼血清熱, 소풍지양消風止痒

【처방】 생지황生地黃 30g, 당귀當歸 9g, 적작약赤芍藥 9g, 황금黃芩 9g, 백질려白蒺藜 9g, 백선피白鮮皮 9g, 지부자地膚子 9g, 고삼苦參 9g, 창이자蒼耳子 9g, 감초甘草 6g을 물에 달여 복용시켰다.

신오옥고新五玉膏(109)를 외용시켰다.

• **두 번째 진료:** (2월 28일) 6제를 복용하였으나 효과를 보지 못했고 아직도 가려웠다. 량혈청열涼血清熱, 거풍제습祛風除濕하는 처방으로 바꾸었다. 처방은 다음과 같다.

생지황生地黃 30g, 모란피牡丹皮 9g, 적작약赤芍藥 9g, 백선피白鮮皮 9g, 지부자地膚子 9g, 창이자蒼耳子 9g, 천초茜草 9g, 홍화紅花 9g 6제를 복용시켰다.

박부고薄膚膏(102)를 외용시켰다.

• **세 번째 진료:** (3월 17일) 복약 후 조금씩 가려움이 그치기 시작했으나 다만 효과가 확실하지 않았고 환자가 출장을 갈 예정이라 활혈소염환活血消炎丸(82) 10포를 매일 1포씩 복용시켰다.

• **네 번째 진료:** (3월 25일) 가려움증은 여전히 좋아지지 않았고 피부병변 역시 호전이 없다고 말했다. 수풍청열법搜風清熱法으로 바꾸었다. 처방은 다음과 같다.

오사烏蛇 9g, 마미련馬尾連 9g, 황금黃芩 9g, 강활羌活 6g, 선의蟬衣 6g, 금은화金銀花 9g, 연교連翹 9g, 모란피牡丹皮 9g, 형개荊芥 9g, 생감초生甘草 6g 6제를 복용시켰다.

• **다섯 번째 진료:** (3월 31일) 복약 후 가려움증이 확실하게 좋아졌으며 가슴의 피부병변은 점점 없어졌다. 앞의 처방을 계속해서 6제 복용시켰다.

• **여섯 번째 진료:** (4월 8일) 앞가슴의 피진皮疹이 사라졌고 목 뒤와 양 팔꿈치의 피부병변은 확실하게 옅어졌으며 가려움증은 심하지 않았다. 앞의 처방을 6제 더 복용시켰더니 피부병변이 모두 사라졌다.

칼럼 12 신경피부염의 논치

신경피부염은 한의학에서 선문癬門에 실려 있다. 흔히 완고하여 낫기 어려운 것을 고대에서는 "완선頑癬"이라고 통칭하였다. 임상에서는 피부병변의 형태가 동일하지 않아 우피선牛皮癬(건선과 구별한다), 풍선風癬, 도선刀癬 등 명칭이 같지 않다(《의종금감醫宗金鑑·외과심법요결外科心法要訣》을 참조할 것). 이외에도 《소씨병원巢氏病源》에는 "섭령창攝領瘡 같은 선癬의 부류는 목 위에서 발생하며 가렵고 아픈 것이 옷깃을 스치면 극심해진다."라고 기재되어 있다. 목 뒤가 이 병의 호발부위임을 설명할 뿐만 아니라 발병이 물리적 마찰과 관련이 있음을 밝힌 것이다.

이 병은 내인이 위주인데 마음이 심란하고 칠정내상七情內傷으로 안에서 심화心火가 생겨 이르는 것이다. 초기에 피진皮疹은 비교적 붉고 가려움증은 비교적 심하다. 이것은 심心이 혈맥血脈을 주관하는데 심화心火가 항성亢盛하여 영혈營血을 뒤덮게 되면 혈열血熱을 발생시켜 혈열血熱이 풍風을 일으키고 풍風이 성하면 조燥가 되므로 혈열풍조血熱風燥에 속하는 것이다. 병이 오래되면 피부병변이 비후되고 피부결이 거칠며 태선화苔癬化를 띠게 되는데, 이것은 오래된 병으로 혈血이 손상되면서 풍風이 성하여 조燥가 되므로 혈허풍조血虛風燥에 속한다.

임상에서는 국한성과 범발성으로 크게 구분한다. 예를 들면 다음과 같다. 우피선牛皮癬은 모양이 소의 목덜미의 피부처럼 두껍고 단단하다. 풍선風癬은 해가 오래되어 낫지 않은 완선頑癬이다. 긁으면 완비頑痺가 되어 아픈지도 가려운지도 모른다. 도선刀癬은 윤곽이 없고 가로세로가 정해진 바가 없는데, 후자는 범발성 신경피부염과 유사하다. 국한성은 외치법 위주로 치료하고, 범발성은 내치법 위주로 치료한다.

(1) 내치법

주런캉 선생은 3가지 형태로 나누어 논치論治하였다.

① 혈열형血熱型

초기에 발생하여 오래되지 않은 범발성 피부병변에서 많이 보인다. 심경心經의 화火로 혈열血熱이 풍風을 일으켜 풍風이 우세하면 가렵다. 증상은 작은 붉은색 구진丘疹이 나타나면서 가려움증이 심하다. 설질은 붉고 태는 박백薄白하며 맥은 현활弦滑하다. 치료는 량혈청열凉血淸熱, 소풍지양消風止痒한다. 처방은 피선탕皮癬湯(경험방)을 쓴다.

【처방】 숙지황熟地黃 30g, 모란피牡丹皮 9g, 적작약赤芍藥 9g, 창이자蒼耳子 9g, 백선피白鮮皮 9g, 고삼苦參 9g, 지부자地膚子 9g, 황금黃芩 9g, 생감초生甘草 9g

② 풍조형風燥型

오래된 범발성 피부병변에서 많이 보인다. 오래되면 풍조風燥가 혈血을 손상하여 기육과 피부가 영양을 공급받지 못한다. 증상은 가려움증이 극심하고 피부가 침윤浸潤, 비후되고 태선화苔蘚化가 보인다. 설은 담淡하고 설태는 정淨하며 맥은 세활細滑하다. 치료는 양혈윤조養血潤燥, 소풍지양消風止痒한다. 풍선탕風癬湯(경험방)으로 치료한다.

【처방】 생지황生地黃 12g, 당귀當歸 9g, 백작약白芍藥 9g, 모란피牡丹皮 9g, 홍화紅花 9g, 형개荊芥 9g, 고삼苦參 9g, 백질려白蒺藜 9g, 창이자蒼耳子 9g, 백선피白鮮皮 9g

③ 풍성형風盛型

미만성으로 피부가 침윤浸潤, 비후하는 피부병변에서 많이 보인다. 풍사風邪가 울체한 지 오래되어 발산되지 못한 탓에 기육과 주리에 쌓여 잠복한 것이다. 증상은 수년에서 수십 년에 걸쳐 완고한 증상으로 온몸이 극심하게 가렵고 피부병변의 모양은 소 목덜미의 피부와 같다. 맥은 현弦하고 설질은 붉으며 태는 누렇다. 치료는 수풍청열搜風淸熱하는데 오사구풍탕烏蛇驅風湯을 쓴다.

【처방】 오사烏蛇 9g, 선의蟬衣 6g, 형개荊芥 9g, 방풍防風 9g, 강활羌活 9g, 백지白芷 6g, 천황련川黃連 9g, 황금黃芩 9g, 금은화金銀花 12g, 생감초生甘草 6g

(2) 외치법

치료 원칙은 국한성 또는 범발성 피진皮疹이 비교적 붉은 초기의 손상은 마땅히 내복약을 위주로 치료하며 외용은 비교적 완화시키는 약물을 쓴다. 만성 국한성 피부병변으로 비후, 태선화苔蘚化된 것에는 마땅히 자극성이 비교적 강한 외용약물을 선택하여 쓴다.

① **고약:** 초기에 비교적 얇은 피부병변에는 신오옥고新五玉膏(109)를 도포한다. 비교적 두꺼운 피부병변에는 피선고皮癬膏(110) 또는 박부고薄膚膏(102)를 도포한다.

② **물약:** 비교적 얇은 피부병변에는 보선수普癬水(158) 또는 반모초斑蝥醋(156)를 바른다. 비교적 두꺼울 때는 피선수皮癬水(157), 양제근주羊蹄根酒(154)를 외용外用한다. 이상에서 한 가지를 골라 쓰거나 몇 가지를 같이 사용할 수 있다.

22. 피부소양증(5례)

1 庹 씨, 여성, 72세

간이차트, 초진일시: 1974년 10월 21일

【주소증】 온몸에 피부가 가려운 지 4개월이 되었다.

【현병력】 4개월 전부터 전신의 피부가 가려운 것이 극심하였고 야간에 더 심해서 밤새도록 잠을 이루기 힘들었다. 량혈청열涼血清熱, 거풍제습祛風除濕시키는 처방을 복용하였지만 좋아지지 않았다. 대변은 건조하고 비결秘結하여 5일에 한 번씩 보았다.

【검사】 전신의 피부가 건조하여 늘어져 있었고 긁어서 생긴 상처가 보였다. 가늘고 얇은 인설鱗屑이 보였고 피딱지가 겹겹이 쌓여 있었다.

맥은 현활弦滑하였고 설질은 자줏빛이었으며 태는 광光하였다.

【한의학진단】 혈풍창血風瘡

【양의학진단】 노년 피부소양증

【변증】 나이가 연로하여 혈허음상血虛陰傷하여 피부가 영양을 공급받지 못한 탓에 풍風이 우세하여 조燥하고 풍風이 동動하여 가려운 것

【치법】 양혈윤조養血潤燥, 활혈거풍活血祛風

【처방】 당귀當歸 12g, 백작약白芍藥 9g, 숙지황熟地黃 30g, 현삼玄參 9g, 맥문동麥門冬 9g, 모란피牡丹皮 9g, 홍화紅花 9g, 형개荊芥 9g, 백질려白蒺藜 9g, 마자인麻子仁 9g, 감초甘草 6g 6제를 물에 달여 복용시켰다.

• **두 번째 진료:** (10월 31일) 복약 후 피부의 가려움증이 확실히 호전되었으며 밤에 수면을 취할 수 있게 되었다. 맥은 현弦하였고 설질은 자홍紫紅하였으며 태는 정淨하였다.

계속해서 앞의 처방을 6제 복용시켰다.

• **세 번째 진료:** (11월 16일) 복약 후 가려움증은 가벼워졌으나 최근에 다시 가려움증이 비교적 심해졌다. 긁은 후 작고 붉은 종기가 돋았고 대변은 다시 건조해졌다. 맥은 현세弦細하였고 설은 자줏빛이었으며 태는 광光하였는데 그 중심은 박황薄黃하였다. 종전의 방법을 가감하였다.

【처방】 당귀當歸 12g, 적작약赤芍藥 9g, 도인桃仁 9g, 홍화紅花 9g, 현삼玄參 9g, 형개荊芥 9g, 백질려白蒺藜 9g, 모란피牡丹皮 9g, 마자인麻子仁 9g, 감초甘草 6g 6제를 복용시켰다.

• **네 번째 진료:** (75년 1월 9일) 피부의 가려움증은 이미 가벼워졌고 가슴, 배, 허리둘레 등 부위에 아직 가려움증이 남아 있었다. 맥은 현弦하였고 설은 광박光剝하였으며 그 중심은 박황薄黃하였다.

계속해서 10월 21일에 썼던 처방을 6제 복용시켰다.

1975년 5월에 추적·관찰해서 회신을 받았는데 병이 완전히 나았다고 하였다.

2 秘 씨, 여성, 62세

문진차트, 초진일시: 1974년 2월 4일

【주소증】 상반신의 피부가 가려운 지 5개월 되었다.

【현병력】 5개월 전부터 가슴, 등, 상지 피부의 가려움증이 극렬하였고 야간에 더 심했다. 피가 날 때까지 긁었지만 계속 가려웠고 밤에 잠을 잘 수가 없었다. 식욕이 없었고 정신이 활력이 없었으며 대소변은 정상이었다.

【검사】 상지 및 가슴과 등 부위의 피부가 건조하면서 긁은 상처와 피딱지가 겹겹이 쌓여 있었고 약간의 진물이 보였다.

맥은 현세弦細하였고 설태는 백니白膩하였다.

【한의학진단】 혈풍창血風瘡

【양의학진단】 피부소양증

【변증】 비경脾經에 습濕이 쌓인 것에 밖으로 풍風을 감수한 것

【치법】 건비제습健脾除濕, 소풍지양疏風止痒

【처방】 형개荊芥 9g, 방풍防風 6g, 강활羌活 6g, 백지白芷 6g, 진피陳皮 9g, 복령피茯苓皮 9g, 금은화金銀花 9g, 감초甘草 6g을 물에 달여 복용시켰다.

• **두 번째 진료**: (2월 11일) 앞의 처방 5제를 복용한 후 피부의 가려움증은 확실히 가벼워졌으나 식욕은 아직도 좋지 않았고 식후에 배가 창만脹滿했으며 얼굴은 약간 부었다. 비脾의 운화運化가 잘 이루어지지 않아 비습脾濕이 쌓여 적체된 증상에 속했다. 건비제습健脾除濕 위주로 치료하였다.

창출蒼朮 9g, 진피陳皮 9g, 복령피茯苓皮 9g, 택사澤瀉 9g, 동과피冬瓜皮 9g, 육일산六一散 9g(별도 포장)

• **세 번째 진료**: (2월 17일) 앞의 처방 3제를 복용한 후 식욕이 돌기 시작했으며 복창腹脹과 얼굴의 붓기가 모두 사라졌다. 피부는 여전히 약간 가렵다. 양혈소풍養血消風하는 법으로 치료했다.

당귀當歸 9g, 단삼丹參 9g, 형개荊芥 6g, 방풍防風 6g, 진피陳皮 9g, 복령피茯苓皮 9g, 금은화金銀花 9g, 감초甘草 6g 3제를 복용시켰다.

1975년에 추적·관찰하여 답신을 받았는데 1년여 동안 피부의 가려움증이 아직 재발하지 않았다고 하였다.

3 張 씨, 여성, 39세

문진차트, 1975년 2월 28일 초진

【주소증】 전신의 피부가 가려운 지 1년이 되었다.

【현병력】 1년 동안 전신의 피부가 가려웠는데 바람이 불거나 차갑고 뜨거운 자극을 받거나 땀이 흘러 피부가 축축해질 때 모두 가려움증이 극심하였다. 한약과 양약 치료를 받았으나 효과를 보지 못했다. 대변은 때때로 희박稀薄하여 매일 1~2회 보았다.

【피부검사】 전신의 피부에 긁은 상처와 피딱지가 겹겹이 쌓여 있는 것이 보였고 부분적으로 피부에 침윤浸潤과 색소가 침착된 반점이 산재되어 있었으며 원발성 피부병변은 보이지 않았다.

오른쪽 맥은 현弦하였고 왼쪽 맥은 현세弦細하였다. 설질은 자암紫黯하였고 태는 정淨하였다.

【한의학진단】 혈풍창血風瘡

【양의학진단】 피부소양증

【변증】 혈어血瘀가 풍風을 일으켜 풍風이 동動하여 가려운 것

【치법】 활혈화어活血化瘀, 소풍지양消風止痒

【처방】 당귀미當歸尾 9g, 적작약赤芍藥 9g, 선의蟬衣 4.5g, 형개荊芥 6g, 모란피牡丹皮 9g, 도인桃仁 9g, 자초紫草 9g, 고삼苦參 9g, 백질려白蒺藜 9g, 감초甘草 6g을 물에 달여 복용시켰다.

• **두 번째 진료:** (3월 7일) 앞의 처방을 7제 복용한 후 피부의 가려움증이 조금 가벼워졌다. 맥은 소현小弦하였고 설질은 자줏빛을 띠었으며 태는 박포薄布하였다. 종전의 치법에 가감하였다. 앞의 처방에 고삼苦參, 도인桃仁을 빼고 백선피白鮮皮 9g을 가했다.

• **세 번째 진료:** (3월 14일) 앞의 처방을 7제 복용한 후 피부의 가려움증은 점점 더 가벼워졌다. 두훈頭暈과 목현目眩이 있다고 호소하였다. 고혈압의 과거력이 있었고 힘이 없는 것을 스스로 깨닫고 있었다. 설태와 맥은 전과 같았다. 앞의 처방에 생용골生龍骨 12g, 생모려生牡蠣 12g, 창이자蒼耳子 9g을 가했다.

• **네 번째 진료:** (4월 11일) 앞의 처방 7제를 복용한 후 2주간 약 복용을 하지 않았다. 하지와 엉덩이에 또 가려움증을 느꼈다. 맥은 현세弦細하였고 설 가운데가 벗겨졌다. 앞의 처방에 창이자蒼耳子를 빼고 지부자地膚子 9g, 우슬牛膝 9g을 가했다.

• **다섯 번째 진료:** (5월 16일) 앞의 처방 10제를 복용한 후 장염을 앓아서 다른 약을 복용하였으며 진료 시 대변이 묽었고 관절 부근의 피부가 아직 가려웠으나 다른 곳의 피부는 정상으로 회복되었다. 건비제습거풍健脾除濕祛風하는 치법으로 바꾸었다.

창출蒼朮 9g, 진피陳皮 6g, 복령茯苓 9g, 택사澤瀉 9g, 형개荊芥 9g, 강활羌活 6g, 백질려白蒺藜 9g, 단용골煅龍骨 9g, 단모려煅牡蠣 9g 7제를 복용한 후 와서 말하기를 병이 완전히 나았다고 했다.

4 張 씨, 여성, 37세

간이차트, 초진일시: 1975년 3월 8일

【주소증】 온몸의 피부가 가려운 지 4년여 되었다.

【현병력】 1970년 겨울부터 피부의 가려움증이 시작되었으며 양 종아리에서부터 점점

온몸으로 이르렀다. 초기에는 항알레르기약을 경구 복용했으나 여전히 듣지 않았고 이후에 복용한 약들도 효과가 없었다. 피부를 긁었으나 가려움증이 해결되지 않았고 심해져서 밤에 잠을 자지 못했으며 낮에 일하는 것에 영향을 주었다.

【검사】 피부가 건조하였고 긁어 생긴 상처가 겹겹이 쌓여 있었다. 긁은 곳에는 핏자국과 박피된 피부로 온몸에 상처가 있었다.

맥은 현세弦細하였고 설태는 박백薄白하였다.

【한의학진단】 혈풍창血風瘡

【양의학진단】 피부소양증

【변증】 풍습風濕의 기운이 오래 지속되어 기육과 주리 사이에 쌓여 적체된 것

【치법】 거풍제습祛風除濕, 청열지양淸熱止痒

【처방】 형개荊芥 9g, 방풍防風 6g, 강활羌活 9g, 백지白芷 6g, 진피陳皮 9g, 복령피茯苓皮 9g, 금은화金銀花 9g, 생감초生甘草 6g 6제를 물에 달여 복용시켰다.

• **두 번째 진료:** (3월 7일) 복약 후 피부의 가려움증이 비교적 가벼워져 밤에 잠을 잘 수 있었다. 계속해서 앞의 처방 6제를 복용시켰다.

• **세 번째 진료:** (3월 29일) 피부의 가려움증이 계속해서 줄어들었으며 긁은 상처도 많이 없어졌다. 마침 월경이 시작될 때였는데 양이 적었고 배가 아팠다. 종전의 처방에 조경활혈調經活血하는 약물을 가하였다.

앞의 처방에 당귀當歸 12g, 천궁川芎 6g, 적작약赤芍藥 9g을 가하여 6제를 물에 달여 복용시켰다.

• **네 번째 진료:** (4월 3일) 피부가 다시 가려웠으며 월경이 그치지 않았다. 맥은 현세활弦細滑하였고 설질은 자줏빛이었으며 태는 박정薄淨하였다.

앞의 처방에서 천궁川芎, 당귀當歸를 빼고 당귀미當歸尾 9g으로 바꾸고 나서 6제를 복용시켰다.

• **다섯 번째 진료:** (5월 27일) 근 2개월 동안 피부는 대체로 가렵지 않았으나 전날에 물고기와 비린 것, 질병을 유발할 수 있는 음식을 먹은 뒤 또다시 가렵기 시작했다. 맥은 현세弦細하였고 설은 붉었으며 태는 박황薄黃하였다. 습濕이 쌓여 변화했기 때문에 풍사風邪가 완전히 빠져나가지 못한 데다가 또 질병을 유발할 수 있는 음식을 잘못 먹어 발생한 것으로 수풍지양搜風止痒, 청열패독淸熱敗毒하는 처방으로 바꾸었다.

【처방】 오사烏蛇 9g, 강활羌活 9g, 형개荊芥 9g, 방풍防風 6g, 백지白芷 6g, 마미련馬尾連 9g, 황금黃芩 9g, 금은화金銀花 9g, 연교連翹 9g 생감초生甘草 6g 6제

• **여섯 번째 진료:** (7월 28일) 앞의 처방을 복용한 후 피부는 더 이상 가렵지 않았으며 최근 종아리가 약간 가렵다고 했다. 환자의 월경이 다가오고 있으므로 증세가 다시 나지 않도록 예방하기 위해 탕약을 계속 복용하기를 원했다.

【처방】 오사烏蛇 9g, 강활羌活 9g, 형개荊芥 9g, 방풍防風 6g, 선의蟬衣 6g, 당귀當歸 9g, 적작약赤芍藥 9g, 백선피白鮮皮 9g, 금은화金銀花 9g, 감초甘草 6g 6제

2개월 후 추적·관찰하여 회신을 받았는데 피부가 더 이상 가렵지 않고 완전히 나았다고 했다.

5 張 씨, 여성, 32세

간이차트, 초진일시: 1971년 5월 7일

【주소증】 음부의 가려움이 4개월 되었다.

【현병력】 4개월 전에 음부가 갑자기 가렵기 시작했다. 백대하白帶下는 양이 많지 않았고 도말검사에서 트리코모나스는 발견되지 않았다. 밤에 가려움증이 더 심하여 반드시 뜨거운 물로 씻어낸 뒤에야 가려움증이 조금 완화되었다.

【검사】 음부에 원발성 피부병변은 보이지 않았고 긁은 상처와 피딱지가 보였다.

맥은 세활細滑하였고 설질은 담淡하였으며 태가 없었다.

【한의학진단】 음양陰痒

【양의학진단】 음부소양증

【변증】 간신肝腎의 음陰이 허虛하여 풍風이 안을 따라 생긴 것

【치법】 자음滋陰, 식풍熄風, 지양止痒

【처방】 생지황生地黃 30g, 복령茯苓 9g, 택사澤瀉 9g, 현삼玄參 9g, 백선피白鮮皮 9g, 단삼丹參 9g, 백질려白蒺藜 9g, 생모려生牡蠣 15g, 감초甘草 6g 7제를 연속해서 복용시켰다.

【외용약】 고삼苦參 30g, 사상자蛇床子 15g, 석류피石榴皮 15g, 명반明礬 9g을 물에 달인 물로 씻는데 매일 아침저녁으로 1차례씩 씻게 하였다.

【외용】 황백黃柏 9g, 경분輕粉 3g, 빙편氷片 1.5g을 곱게 가루를 내어 참기름에 섞어서 발랐다.

• **두 번째 진료:** (5월 14일) 1주 후 재진 시 말하기를 가려움증이 좋아졌다고 했다. 앞의 처방을 계속해서 1주일 더 사용한 후 완전히 가렵지 않게 되었다.

【해설】 주런캉 선생은 풍소양風瘙痒의 원인은 풍風을 벗어나지 않는다고 보았다. 풍風은 외풍外風과 내풍內風으로 나눌 수 있다. 외풍外風에는 풍열風熱, 풍습風濕이 있고 내풍內風에는 혈열생풍血熱生風, 혈허생풍血虛生風 및 혈어생풍血瘀生風이 있다. 일반적으로 장년에는 혈열생풍血熱生風이 많이 보이는데 여름철에 가려움증이 많이 보이고, 노년에는 혈허생풍血虛生風이 많이 보이는데 겨울철에 가려움증이 심한 것이 많이 보인다.

첫 번째 예는 노년에 나타나는 피부소양증으로 나이가 칠순을 넘겨 혈허血虛하여 음陰이 상한 탓에 피부가 영양을 공급받지 못하여 풍風이 우세하여 건조했고 풍風이 동動하여 가려웠다. 대변은 비결秘結하였고 설은 자줏빛이었으며 태는 광光한 것이 혈허형血虛型에 속했다. 그러므로 양혈식풍養血熄風, 자음윤조滋陰潤燥로 치료했는데 뒤에 활혈거풍活血祛風하는 치법을 가하여 효과를 보았다. 두 번째 예는 노년 환자로서 설태가 백니白膩했고 식욕이 없었으며 정신이 피로하였는데 이는 풍습형風濕型으로 볼 수 있다. 초진 시 거풍제습祛風除濕시켰더니 가려움증이 가벼워졌고, 두 번째 진료 때는 건비제습健脾除濕시켰더니 붓기가 없어졌고 복창腹脹도 없어졌다. 세 번째 진료 때는 양혈거풍養血祛風시키는 처방을 보좌하여 공을 세웠다. 세 번째 예는 설질이 자암紫黯하였고 맥상이 현세弦細했는데 혈어형血瘀型으로 보고 활혈거풍活血祛風으로 치료했더니 효과를 보았다. 이는 "풍風을 치료할 때는 우선 혈血을 치료한다. 혈血이 원활하게 돌면 풍風은 스스로 그친다."는 뜻을 취한 것이다. 네 번째 예는 병정이 4년이 되었는데 이는 풍風이 중重한 것으로 풍습風濕이 오래되어 머물러 있을 뿐 사라지지 않은 것이다. 처음에는 거풍제습祛風除濕시켜 가려움증을 좋게 하였고 이후에는 수풍청열搜風清熱시켜 완전히 낫게 하였다. 다섯 번째 예는 음부의 가려움증인데 음부는 간신肝腎 2경經에 속하여 순행하는 곳으로 음허陰虛하면 간肝이 영양을 공급받지 못하여 안으로 풍風이 생기므로 자음식풍滋陰熄風하여 치료하였다.

칼럼 13 피부소양증의 논치

(1) 내치법

피부에 원발성 피부병변이 없으면서 다만 가렵기만 한 것을 이르러 피부소양증이라고 한다. 한의학에서는 풍소양風瘙痒이라고 이름하였다(《소씨병원巢氏病源》을 참고할 것). 항상 피부를 긁기 때문에 피딱지가 겹겹이 쌓여 있어 혈풍창血風瘡이라고 부르기도 한다. 한곳에 국한된 부위에 발생하기도 하는데 음낭, 음부, 항문 등 부위에 생기는 것을 이르러 음양陰痒이라고 한다. 주런캉 선생의 임상경험에 근거하여 크게 4가지 종류로 나누어 변증논치辨證論治한다.

① 혈열형血熱型

심경心經의 화火로 인해 혈열血熱이 풍風을 일으키는 것이다. 증상은 피부가 가려우면서 붉게 부어오르고 긁은 후에는 나뭇가지 모양의 피딱지가 생기고 열을 받으면 쉽게 가렵다. 혹은 입이 마르고 가슴이 답답하다. 여름철에 많이 발생한다. 맥은 현활대삭弦滑帶數하고 설은 강絳하거나 설첨이 붉으며 설태는 박황薄黃하다. 치법은 량혈청열凉血清熱, 소풍지양消風止痒한다. 지양식풍탕止痒熄風湯을 가감加減한다.

【처방】 생지황生地黃 30g, 모란피牡丹皮 9g, 적작약赤芍藥 9g, 단삼丹參 9g, 현삼玄參 9g, 백선피白鮮皮 9g, 단용골煅龍骨 12g, 단모려煅牡蠣 12g, 백질려白蒺藜 9g, 생감초生甘草 6g을 물에 달여 복용시킨다.

② 혈허형血虛型

노년의 가려움증에서 많이 보이며 가을철, 겨울철에 많이 발병한다. 기혈氣血이 양허兩虛하여 혈血이 피부를 영양하지 못한 탓에 간풍肝風이 안에서 생기면서 풍風이 우세하여 가렵게 된다. 증상은 피부가 건조하고 가려우며 피딱지가 널리 분포하고 있다. 안색은 좋지 않거나 혹은 머리가 어지럽고 두근거리며 잠을 자지 못한다. 맥은 현세弦細하고 설은 담淡하며 태는 정淨하다. 치법은 양혈윤조養血潤燥, 소풍지양消風止痒시킨다. 처방은 당귀음자當歸飮子나 양혈윤부음養血潤膚飮(62)을 가감加減한다.

【처방】 생지황生地黃 12g, 숙지황熟地黃 12g, 하수오何首烏 12g, 당귀當歸 9g, 백작약白芍藥 9g, 형개荊芥 9g, 백질려白蒺藜 9g, 황기黃芪 12g, 마자인麻子仁 9g, 맥문동麥門冬 9g, 감초甘草 9g을 물에 달여 복용시킨다.

잠을 자지 못하면 산조인酸棗仁 12g, 복령茯苓 9g, 합환피合歡皮 9g을 가한다.

③ **풍습형**風濕型

습열濕熱이 안에서 쌓인 데다가 밖으로 풍風을 감수해서 생기는 것이다. 증상은 피부가 가렵고 긁으면 수포水疱와 구진丘疹 혹은 진물 등 습창濕瘡 모양의 피부병변이 돋는다. 맥은 현활弦滑하고 설태는 백니白膩하거나 박황니薄黃膩하다. 치법은 거풍승습祛風勝濕, 청열지양淸熱止痒한다. 국방소풍산가감局方消風散加減을 쓴다.

【처방】 형개荊芥 9g, 방풍防風 6g, 강활羌活 9g, 선의蟬衣 4.5g, 진피陳皮 6g, 복령피茯苓皮 9g, 백지白芷 4.5g, 지각枳殼 9g, 금은화金銀花 9g, 감초甘草 6g을 물에 달여 복용시킨다.

④ **풍중형**風重型

풍사風邪가 울체된 것이 오래되어 열熱과 조燥로 변화하는 것이다. 증상은 전신의 피부가 가렵고 해가 갈수록 피부는 비후되어 태선화苔蘚化가 되면서 완고해져 낫지 않는다. 맥은 현세弦細하고 설은 붉으며 태는 박황薄黃하다. 치법은 수풍청열搜風淸熱한다. 오사구풍탕烏蛇驅風湯(15)으로 치료한다.

(2) 외치법

① 온몸의 피부가 가려울 때는 뜨거운 물과 비누로 씻는 것을 피하고 가려울 때 고삼주苦參酒(159) 또는 구화분세제九華粉洗劑(160), 삼석수三石水(161)를 도포한다.

② 피부가 건조하면서 가려우면 윤기고潤肌膏(124)를 외용한다.

③ 음낭이 가려울 때는(신낭풍腎囊風) 자음제습탕滋陰除濕湯(3)에 단용골煅龍骨 15g, 단모려煅牡蠣 15g을 가해서 복용시키고 외용으로 희렴초豨薟草 30g, 고삼苦參 30g, 지부자地膚子 15g, 백선피白鮮皮 15g을 물에 달여 환처를 씻는데 매번 15분씩 매일 1~2차례 씻는다.

④ 여성의 음부 또는 항문이 가려우면 외용外用으로 고삼苦參 30g, 사상자蛇床子

15g, 석류피石榴皮 15g, 명반明礬 15g을 물에 달여 환처를 매일 1~2차례 씻는다. 항문에 요충蟯蟲이 있을 때는 백부百部 30g을 달여 그 탕액으로 관장한다.

23. 편평태선(3례)

1 周 씨, 남성, 30세

문진차트: 1973년 1월 26일 초진

【주소증】 전신에 자암紫黯색을 띤 작은 반편斑片이 나타나면서 진갈색 색소침착이 동반된 지 6년이 되었다.

【현병력】 1966년 등에 좁쌀 크기의 뾰루지가 집중된 작은 피부병변이 2개 생기기 시작했으며 약간 가려웠고 긁은 뒤에는 진갈색 색소침착을 띠었다. 크기가 점점 확대되고 그 수가 늘어나 목, 가슴, 배, 위팔과 허벅지 부위에도 연속해서 유사한 피부병변이 나타났으며 저녁에 가려움증이 확실하게 나타났고 때때로 잠자다가 가려움증으로 깨기도 했다. 병정은 만성이어서 이 부위는 나았다 저 부위에서 나타났다 하면서 반복적으로 재발했다.

【피부검사】 목, 위팔, 가슴, 등, 배와 허벅지 부위에 산재된 콩 크기의 자홍반紫紅斑이 보였으며 약간 침윤浸潤되어 있었고 국부가 자극 후 붉어지는 것이 비교적 확실하였으며 경도의 위축을 동반한 색소침착반斑이 산재되어 있는 것이 보였다. 구강, 양 볼의 점막에 회백색 그물 모양의 균열이 보였다.

맥은 현활弦滑하였고 설질은 정상이었으며 태는 박백薄白하였다.

【양의학진단】 편평태선

【변증】 풍습열風濕熱이 기육과 주리에 울체되어 기체혈어氣滯血瘀한 것

【치법】 우선 거풍祛風, 제습除濕, 청열清熱

【처방】 오사烏蛇 9g, 강활羌活 9g, 백지白芷 6g, 형개荊芥 9g, 방풍防風 9g, 선의蟬衣 6g, 마미련馬尾連 9g, 황금黃芩 9g, 금은화金銀花 9g, 연교連翹 9g, 생감초生甘草 6g 7제를 매일 1제씩 물에 달여 복용시켰다.

• **두 번째 진료:** (2월 20일) 피부가 오나烏癩[61]의 모양처럼 얼룩덜룩한 것이 점점 호전되었다. 환자는 목구멍이 마르고 목이 마르다고 느꼈다. 설질은 붉었고 태는 정淨했다. 맥은 현활대삭弦滑帶數하였다. 소풍청열법消風清熱法을 사용하였다.

【처방】 생지황生地黃 30g, 당귀當歸 9g, 형개荊芥 9g, 방풍防風 9g, 선의蟬衣 6g, 오사烏蛇 9g, 백질려白蒺藜 9g, 지모知母 9g, 생석고生石膏 30g, 고삼苦參 9g, 생감초生甘草 6g 10제를 복용시켰다.

• **세 번째 진료:** (3월 5일) 몸에 난 얼룩과 색소가 점점 옅어져 담갈색 색소침착이 보였다. 목이 마른 증상은 나았다. 종전의 처방에 지모知母, 생석고生石膏를 빼고 도인桃仁 9g, 홍화紅花 9g을 가하여 활혈화어活血化瘀시켰다.

• **네 번째 진료:** (3월 13일) 병정이 나날이 호전되어 색소는 점차 옅어졌고 약간 미미한 가려움증이 있었다. 맥은 세활細滑하였고 혀 부위에 자반紫斑이 여전히 남아 있었다. 활혈거풍活血祛風으로 치료하였다.

【처방】 당귀미當歸尾 9g, 적작약赤芍藥 9g, 도인桃仁 9g, 홍화紅花 9g, 오사烏蛇 9g, 강활羌活 6g, 형개荊芥 9g, 방풍防風 9g, 백질려白蒺藜 9g, 생감초生甘草 6g을 물에 달여 복용시켰다.

1975년 3월 26일 내원할 때 다시 검사했더니 환자가 말하기를 2년 전에 복약 후 몸에 있던 피부병변들은 없어졌고 색소 역시 대부분 사라져서 대체로 다 나았다고 하였다. 금년 봄에 새로운 피부병변이 조금 나타났는데 늑간, 배, 등에 모두 3~4개 정도 작은 암자색 반편斑片으로 크기는 약 동전 반 개 크기였다. 설태는 박황薄黃하였고 맥은 세활細滑하였다. 계속해서 앞의 처방을 복용시켰다.

2 張 씨, 여성, 30세

문진차트, 초진일시: 1972년 8월 4일

【주소증】 전신에 자홍색 반편斑片이 나타나면서 다리에 수포水疱와 혈포血疱가 나타났으며 가려움증을 동반한 지 1년여 되었다.

【현병력】 1971년 4월부터 전신에 갑자기 자홍색 반편斑片이 나타났는데 누에콩 크기였고 양 다리에 많았다. 가려움은 비교적 극심했고 부분적으로 수포水疱 또는 혈포血疱가 돋

---

61 나병의 일종으로 초기에는 피부색이 검고 두드러기 같으며 가렵다. 진행되면 나병의 증세가 나타난다. 《제병원후론(諸病源候論)》에 기재되어 있다.

은 것이 나날이 개수가 늘었다. 클로로퀸(Chloroquine)[62] 및 호르몬 치료를 받으면 뚜렷하게 좋아졌다가 복약을 그치고 3일 뒤 다시 심해졌기에 우리 병원으로 치료를 받고자 내원하였다.

【피부검사】 전신에 자홍색 반편斑片이 산재되어 있는 것이 보였고 크기는 누에콩만 했으며 양 다리에 많이 보였다. 구강과 뺨의 점막과 혀의 가장자리에도 자줏빛 손상이 보였다. 병리검사 결과 편평태선으로 진단되었다.

맥은 현세弦細하였고 설태는 박백薄白하였다.

【양의학진단】 편평태선(급성 범발성)

【변증】 풍습열風濕熱이 기육과 주리에 울체되어 기체혈어氣滯血瘀한 것

【치법】 우선 거풍祛風, 제습除濕, 청열淸熱

【처방】 오사烏蛇 9g, 선의蟬衣 6g, 강활羌活 9g, 형개荊芥 9g, 방풍防風 9g, 백지白芷 6g, 마미련馬尾連 9g, 황금黃芩 9g, 금은화金銀花 9g, 연교連翹 9g, 생감초生甘草 6g 7제를 계속해서 복용시켰다.

• **두 번째 진료:** (9월 8일) 복약 후 피부병변은 없어지기 시작했으나 복약을 멈춘 뒤에 다시 약간 나타났으며 가려움증도 있었다. 맥과 설태는 전과 동일하였다. 종전의 처방에 가감加減하였다. 앞의 처방에 연교連翹를 빼고 전갈全蝎 6g, 도인桃仁 9g을 가하여 활혈거풍活血去風시켰으며 5제를 복용시켰다.

• **세 번째 진료:** (1974년 8월 10일) 약을 복용한 후 2년 동안 괜찮다가 최근 보름 전부터 전신에 유사한 피부병변이 산재되어 나타났다고 말했다. 앞의 처방 6제를 복용시켰다.

• **네 번째 진료:** (8월 24일) 복약 후 호전되어 피부병변이 줄어들었으며 가려움증도 심하지 않다고 하였다. 계속해서 앞의 처방 6제를 복용시켰다.

1975년 4월 내원시켜 다시 검사한 결과 전의 증상은 지금까지 재발하지 않았다고 하였다.

3 李 씨, 여성, 20세

간이차트, 초진일시: 1975년 1월 10일

【주소증】 구강이 건조하고 긴장되어 먹기가 편하지 않았고 입과 입술이 거칠고 건조하여 파열된 지 3개월이 되었다.

62 말라리아의 특효약.

【현병력】 3개월 전부터 구강이 건조하고 긴장되며 입과 입술이 거칠고 건조하여 파열됨을 스스로 느꼈다. 진찰을 해보았더니 편평태선 진단이 나왔다.

【검사】 입과 입술 안의 점막에 자갈紫褐색 그물 모양의 얼룩이 있었고 입술 가장자리는 거칠고 파열되었는데 특히 아랫입술이 더 심했다. 입과 뺨 안쪽의 점막과 입천장에 유백乳白색으로 융기된 피부병변이 보였다.

맥은 세활細滑하였고 설질은 붉었으며 태는 박니薄膩하였다.

【양의학진단】 구강편평태선

【변증】 비위脾胃의 습열濕熱이 훈증된 것

【치법】 거풍화습祛風化濕, 청열해독清熱解毒

【처방】 오사烏蛇 9g, 선의蟬衣 6g, 강활羌活 6g, 백지白芷 6g, 형개荊芥 9g, 방풍防風 6g, 금은화金銀花 9g, 연교連翹 9g, 마미련馬尾連 9g, 황금黃芩 9g, 생감초生甘草 6g

이후 도인桃仁 9g, 홍화紅花 9g을 가해 54제를 계속해서 복용시켰다. 복약 후 입과 입술 안의 자갈紫褐색 그물 모양의 반진斑疹과 왼쪽 뺨 점막에 피부병변이 보이지 않았으나 입천장과 왼쪽 뺨 안에 피부병변은 여전히 보였다.

1975년 6월 18일에 검사해 보니 입과 입술, 왼쪽 뺨의 점막, 입천장의 피부병변은 모두 사라졌고 뺨 점막에 여전히 누에콩만 한 크기의 작은 피부병변이 없어지지 않아 가벼운 불편감을 느꼈다. 환자가 약을 복용하기 불편하다고 하여 환약으로 바꾸어 주었다.

오사烏蛇 30g, 마미련馬尾連 30g, 황금黃芩 30g, 금은화金銀花 30g, 연교連翹 30g, 강활羌活 15g, 백지白芷 15g, 형개荊芥 15g, 방풍防風 15g, 감초甘草 15g

곱게 가루 내어 꿀로 9g씩 환약을 빚었다. 매일 2환씩 복용시켰다.

【해설】 편평태선은 일종의 원인이 밝혀지지 않은 피부병이다. 일반적으로 발병원인은 신경의 과도한 긴장과 관련이 있다고 본다. 임상에서는 전형적인 병변으로 다각형이면서 표면에 광택이 있는 자홍색 편평구진扁平丘疹이 보이는데 그 크기는 작게는 침두針頭 크기부터 크게는 콩 크기이다. 종종 다발하며 피진皮疹은 태선화苔蘚化를 띤 편片이 된다. 어떤 것은 띠 모양 또는 고리 모양으로 배열되며 구강점막, 입술, 혀, 손목의 굴측, 종아리 안쪽, 음경 등의 부위에 호발한다. 만성 국한성은 위축성, 대포大疱성, 우상疣狀, 선상線狀, 환상環狀, 모낭성 같은 특수한 유형들이다.

주런캉 선생은 편평태선을 한의학의 "오나풍烏癩風" 또는 "자전풍紫癜風"의 범주에 속한다고 보았다. 그 발생병기는 풍습風濕이 쌓이고 모여 울체된 것이 오래되면 독毒으로 변화하는데 기육과 주리에 머물러 기체혈어氣滯血瘀가 되기 때문이다. 치료 원칙은 수풍조습搜風燥濕, 청열해독淸熱解毒 위주다. 오사烏蛇, 선의蟬衣는 수풍화독搜風化毒을 위주로 하는 약이고 형개荊芥, 방풍防風, 강활羌活, 백지白芷로 보좌하여 구풍지양驅風止痒한다. 아울러 황련黃連, 황금黃芩, 금은화金銀花, 연교連翹, 감초甘草로 청열해독淸熱解毒시켜 보조한다. 활혈화어活血化瘀하는 도인桃仁, 홍화紅花, 천초茜草 등의 약으로 활혈소풍活血消風시킬 수도 있다.

24. 결절성 양진(2례)

1 朱 씨, 여성, 22세

간이차트, 초진일시: 1973년 9월 7일

【주소증】 사지와 가슴, 등에 산재된 소결절小結節이 나타나면서 가려움이 극심한 지 1년이 되었다.

【현병력】 1년 전에 왼쪽 종아리가 모기에게 물린 후 가려움증이 나타나서 긁으니 피가 났으며 작은 결절이 점차 생겼다. 계속해서 다른 곳에도 작고 붉은 구진丘疹이 나타났는데 작고 단단한 결절結節로 점점 변하였다. 나날이 증가하면서 가려움증이 극심하여 참을 수 없을 정도였고 밤에 잠을 제대로 자지 못하였으며 치료를 받아보았으나 효과가 좋지 않았다.

【검사】 사지, 체간에 녹두 또는 콩 크기의 작은 결절結節이 대량으로 산재되어 있는 것이 보였고 회갈색을 띠고 있었으며 약 100여 개 정도 되었다. 상지의 신측과 가슴, 등에 많이 분포하였다.

맥은 활滑하였고 설은 붉었으며 태는 박백薄白하였다.

【한의학진단】 마개馬疥

【양의학진단】 결절성 양진

【변증】 풍습風濕으로 독毒이 뭉쳐 피부 속과 살에 단단히 맺힌 것

【치법】 수풍제습搜風除濕, 청열해독淸熱解毒

【방제】 오사구풍탕烏蛇驅風湯

【처방】 오사烏蛇 9g, 강활羌活 9g, 백지白芷 6g, 형개荊芥 9g, 방풍防風 9g, 마미련馬尾連 9g, 황금

黃芩 9g, 금은화金銀花 9g, 연교連翹 9g, 생감초生甘草 6g 5제

• **두 번째 진료:** (9월 17일) 가려움증이 좋아졌으나 작고 단단한 결절結節은 아직 그대로였다. 앞의 처방에 당귀當歸 9g, 적작약赤芍藥 9g을 가해 5제를 복용시켰다. 동시에 독각연고獨角蓮膏(128)를 붙였다.

• **세 번째 진료:** (9월 22일) 가려움증이 발생하는 것이 현저히 줄어들어 자기 전에 조금 가렵고 지속시간도 짧았다. 결절結節 역시 평평해졌다. 계속해서 독각연고獨角蓮膏를 외용하였고 아울러 앞의 처방에 고삼苦參 9g을 가하여 5제를 복용시켰다.

• **네 번째 진료:** (1974년 2월 12일) 치료를 중단한 지 5개월 되었다. 작년에 치료한 후 대부분의 경결硬結이 나았고 가려움증 역시 나타나지 않았다고 말했다. 왼쪽 종아리에 몇 개의 경결硬結이 남아 있었으나 치료받지 않고 그대로 놔두고 있었다. 최근 가려움증이 나타났고 습진화濕疹化가 보여 앞의 처방 5제를 복용하였고 지양세방止痒洗方을 외용하였다.

투골초透骨草 30g, 고삼苦參 15g, 홍화紅花 15g, 웅황雄黃 15g, 명반明礬 15g을 물에 달여서 씻는데 매일 2~3회 씻고 매번 15분간 씻게 하였다.

• **다섯 번째 진료:** (3월 8일) 작은 결절結節은 다 나았고, 가려움증이 남았기 때문에 앞의 처방 7제를 복용시켰더니 다 나았다.

2 王 양, 여성, 19세

간이차트, 초진일시: 1974년 7월 3일

【주소증】 양 다리에 산재된 완두콩 크기의 경결硬結이 나타나면서 극심하게 가려운 지 3년이 되었다.

【현병력】 3년 전부터 양 다리에 작고 단단한 결절結節이 여러 개 나타났고 그 수가 점점 늘어났으며 가려움증이 극심하였다. 이전에 옥홍고玉紅膏(123)를 사용했으나 효과를 보지 못했으며 이 약을 쓴 뒤에 수포水疱와 까진 피부가 나타났으나 결절結節은 없어지지 않았고 오히려 확대되었다.

【검사】 양 다리에 완두콩 크기의 고립된 작은 결절結節이 다수 보였고 피부 표면보다 조금 높았으며 암갈색을 띠고 있었다.

【한의학진단】 마개馬疥

【양의학진단】 결절성 양진

【변증】 풍습風濕으로 독毒이 뭉쳐 응취되어 창瘡이 된 것

【치법】 수풍해독搜風解毒, 제습지양除濕止痒

【방제】 오사구풍탕가미烏蛇驅風湯加味

【처방】 오사烏蛇 9g, 선의蟬衣 6g, 백지白芷 6g, 강활羌活 9g, 형개荊芥 9g, 방풍防風 9g, 마미련馬尾連 9g, 황금黃芩 9g, 금은화金銀花 9g, 연교連翹 9g, 도인桃仁 9g, 홍화紅花 9g, 생감초生甘草 6g 6제를 물에 달여 복용시켰다.

• **두 번째 진료:** (1974년 7월 12일) 복약 후 가려움증이 눈에 띄게 줄었으며 때때로 가렵지 않았다. 계속해서 앞의 처방 12제를 복용시켰더니 증세가 가벼워졌다. 후에 간염으로 병원에 왔기 때문에 앞의 처방의 복용을 중지했다.

• **세 번째 진료:** (1975년 2월 17일) 가려움증이 다시 심해져서 앞의 처방에 소종연견消腫軟堅시키는 약인 초삼릉炒三棱 9g, 초아출炒莪朮 9g을 가해 3제를 복용시켰다.

가려움증이 눈에 띄게 경감했고 후에 다시 20제를 복용시켰다. 결절結節이 평평해졌으며 가려움증 역시 그쳤다.

【해설】 결절성 양진은 피부 표면에 높게 솟은 녹두콩 크기에서 누에콩 크기의 갈흑색의 딱딱한 결절結節인데 표면은 평활하지 않고 고립되고 산재되어 있으며 가려워 참을 수가 없다. 발병원인은 모기에 물리는 등 국부자극과 관련이 있는 것이 많다. 일반적으로 종아리와 팔에서부터 발생하는 것이 많고 점점 그 수가 증가하여 사지와 체간으로 이어진다. 이 병은 완고하여 치료가 어렵고 사라지더라도 다시 재발한다. 한의학에서는 심한 가려움증으로 인하여 개疥의 한 종류로 본다. 《소씨병원巢氏病源·개후疥候》에서 "마개馬疥는 피부 안이 들쭉날쭉한(평평하지 못함) 뿌리에서 일어나는데 긁으면 아픈 것을 알지 못한다."라고 말했다. 마개馬疥가 결절성 양진과 유사함을 알 수 있다. 이 증상은 풍습열風濕熱이 안에 쌓여 있는 것에다 밖에서 독충에게 물리고 쏘여 기혈氣血이 응체凝滯된 것이 모여 창瘡이 된 것이다. 그러므로 반드시 수풍제습搜風除濕, 청열해독淸熱解毒시키는데 오사구풍탕烏蛇驅風湯을 위주로 처방하였다. 앞의 2례 모두 현저한 치료효과를 보았다.

【부연설명】 마땅히 강조하건대 주런캉 선생은 임상에서 일부 완고한 피부병을 치료할 때 경험방인 "오사구풍탕烏蛇驅風湯"을 잘 운용하였다. 한의학의 이병동치異病同治의 원칙에 근거하면 풍습열風濕熱의 사기邪氣가 기육과 주리의 사이에 잠복하다가 시간이 지나도 발설發泄되지 않으면 피부가 극심하게 가려운데 오래되면 낫지 않는다. 이 책에서 언급한 만성

두드러기(일곱 번째 예), 범발성 신경피부염(세 번째 예), 피부소양증(네 번째 예), 편평태선 3례, 결절성 양진 2례 등 어떤 약도 듣지 않는 일부 완고한 피부병에 주런캉 선생은 이 처방을 증감하여 시치施治하였고 모두 비교적 좋은 치료효과를 거두었다.

25. 건선(4례)

1 袁씨, 여성, 46세

간이차트, 초진일시: 1970년 7월 2일

【주소증】 전신에 흰색 인설鱗屑로 덮인 큰 홍반紅斑이 나타난 지 21년이 되었다.

【현병력】 20년 전부터 전신에 범발성으로 큰 붉은색 피진皮疹이 나타나 지역의 병원과 타지의 병원에서 다방면으로 치료를 받았으나 계절을 가리지 않았고 오래되어도 사라지지 않았다. 초기에는 피진皮疹이 많지 않았으나 최근 몇 년간 점점 증가하여 전신에 퍼져 있었다. 대변은 건비乾秘하였다.

【검사】 비만한 체형으로 두피, 안면, 체간, 사지 등 양손을 제외하고는 모두 지도 모양의 자홍색 피진皮疹이 보였다. 표면은 은백색의 비교적 두터운 인설鱗屑이 뒤덮고 있었고 손으로 벗겨내면 바닥면에 체 모양의 출혈점이 드러났다.

맥은 세대삭細帶數하였고 설질은 강絳하였으며 태는 정淨했다.

【한의학진단】 백비풍白疕風

【양의학진단】 건선(진행기)

【변증】 풍열風熱이 울체된 것이 오래되어 음陰을 상하여 조燥로 변한 것

【치법】 량혈청열凉血清熱, 자음윤조滋陰潤燥

【처방】 생지황生地黃 30g, 생괴화生槐花 30g, 자초紫草 15g, 모란피牡丹皮 9g, 적작약赤芍藥 9g, 마자인麻子仁 15g, 지각枳殼 9g, 맥문동麥門冬 9g, 대청엽大青葉 9g 10제를 물에 달여 복용시켰다.

홍유고紅油膏(113)를 외용시켰으며 매일 1회씩 바르게 하였다.

• **두 번째 진료:** (7월 12일) 복약 후 종아리 부분의 피부병변이 점점 좋아졌으며 다른 부위의 인설鱗屑 역시 확실히 감소하였다.

계속해서 앞의 처방에 마자인麻子仁 9g, 대청엽大青葉 15g으로 고쳐 10제를 복용시켰다.

• **세 번째 진료:** (7월 24일) 체간, 상지의 피부병변이 모두 좋아지고 있었다. 하지의 피

부병변은 없어진 후 새로 점 모양의 피진皮疹이 생겼다. 입이 말라 마실 것을 찾고 설태는 박황薄黃하였다. 계속해서 앞의 처방에 황금黃芩 9g, 천화분天花粉 9g을 가하여 10제를 복용시켰다.

1개월 뒤에 추적해 보니 두피에 작은 피부병변 몇 개만 아직 완전하게 없어지지 않았고 나머지는 모두 정상으로 돌아왔다고 했다. 또한 고약膏藥을 바른 부위에 피부병변이 없어지는 것이 비교적 더 좋았으나, 약을 바르지 않은 부위 역시 좋아지고 있다고 말했다.

【해설】 본례는 넓은 면적의 지도 모양의 우피선牛皮癬으로 병을 앓은 지 20년이 되었고 다방면으로 치료를 받았으나 오래되어 낫지가 않았다. 양손을 제외하고 피부병변이 온몸에 빽빽이 분포하였고 설은 강絳하였고 변비가 있었다. 이것은 풍열風熱이 울체한 지 오래되어 영음營陰이 모상耗傷되면서 조燥와 화火로 변한 증세이다. 그러므로 생지황生地黃, 괴화槐花, 모란피牡丹皮, 적작약赤芍藥, 자초紫草를 많이 써서 량영청열凉營清熱시켰고 맥문동麥門冬, 지각枳殼, 마자인麻子仁으로 자음윤조滋陰潤燥시켰으며 대청엽大青葉으로 청화清火에 치중하였다. 10제를 복용한 후 피부병변은 점점 사라졌고 계속해서 앞의 처방에 대청엽大青葉을 늘려 복용시켰다. 10제를 복용한 후 사지의 피부병변은 대부분 없어졌으나 아직 입이 마르고 마실 것을 찾으며 설이 붉고 태가 누런 증상이 있어 천화분天花粉, 황금黃芩으로 증액청열增液清熱시켰다. 계속해서 10제를 복용한 후 진료를 받으러 오지 않아 1개월 뒤에 추적·관찰해 보니 두피에 작은 피부병변만 남고 대체로 다 나았다고 하였다.

2 張 씨, 여성, 23세

간이차트, 초진일시: 1971년 7월 16일

【주소증】 전신에 인설鱗屑을 동반한 붉은색 반괴班塊가 나타난 지 5개월 되었다.

【현병력】 금년 2월 초 감기로 인후가 아팠다. 보름 후 온몸에 범발성으로 붉은색 점 모양의 피진皮疹이 나타나면서 인설鱗屑이 약간 있었다가 점점 확대되어 편片을 이루었고 가려움증은 심하지 않았다. 그 지방의 병원에서 치료를 받았으나 시종일관 그대로여서 진료를 받고 치료를 받고자 내원했다.

【검사】 두피, 가슴, 등, 사지에 범발된 화폐 모양의 붉은색 반괴班塊가 보였으며 그 위에는 은백색 인설鱗屑이 뒤덮여 있었고 기저는 침윤浸潤, 조홍潮紅되어 있었다. 부분적으로

융합되어 편片을 이룬 것이 박하잎 모양 같았고 경도의 가려움증이 있었다.

맥은 침세현沈細弦하였고 설질은 붉었으며 태는 정淨했다.

【한의학진단】 백비풍白疕風

【양의학진단】 건선

【변증】 풍열風熱이 영營을 상하여 혈열풍조血熱風燥한 것

【처방】 생지황生地黃 30g, 모란피牡丹皮 9g, 적작약赤芍藥 9g, 지모知母 9g, 생석고生石膏 30g, 대청엽大青葉 15g, 생괴화生槐花 30g, 백선피白鮮皮 9g, 생감초生甘草 6g 10제를 물에 달여 복용시켰다.

홍유고紅油膏(113)를 외용시켰는데 피부병변 부위에다 매일 1회씩 바르게 하였다.

- **두 번째 진료:** (8월 4일) 환자가 와서 말하기를 10제를 복용한 후 피진皮疹이 대부분 사라졌다고 하였다. 다만 작은 피부병변은 아직 없어지지 않았다고 하였다.

계속해서 앞의 처방 5제를 복용시켰더니 다 나았다.

【해설】 본례는 발병한 지 5개월이 된 것으로 발병 보름 전에 감기와 인후통을 앓았고 처음에는 범발성으로 물방울 모양의 피부병변이 나타났다 점점 확대되어 화폐 모양 및 지도 모양으로 커졌고 홍조와 낙설落屑이 있었으며 아직 진행기에 있었다. 설질은 붉었다. 한의학에서는 혈열형血熱型에 속한다고 보았다. 그러므로 생지황生地黃, 모란피牡丹皮, 적작약赤芍藥, 생괴화生槐花로 그 혈열血熱을 청淸했고 지모知母, 생석고生石膏로 그 기열肌熱을 청淸했으며 대청엽大青葉으로 화열火熱을 청淸했다. 10제를 복용한 후 피진皮疹은 대부분 사라졌고 계속해서 5제를 복용시켰더니 다 나았다.

3 張 씨, 남성, 31세

간이차트, 초진일시: 1970년 5월 31일

【주소증】 전신에 범발성으로 피진皮疹과 인설鱗屑이 나타난 지 3년이 되었고 최근 2개월 전부터 더욱 심해졌다.

【현병력】 3년 전 전신에 홍반紅斑과 은백색 인설鱗屑이 두루 보이기 시작하여 다른 병원에서 치료를 받았으나 치료효과를 보지 못했다. 2개월 전부터 피진皮疹이 눈에 띄게 증가했고 가려움증이 심해 참기가 어려웠다.

【검사】 두피, 손과 팔, 양 다리에 큰 피진皮疹이 산재하였고 대칭성 분포를 띠었으며 침윤浸潤, 비후되어 있었다. 기저부는 암홍색을 띠고 있었고 인설鱗屑로 뒤덮여 있었다. 체

간, 팔뚝 등 부위에는 대량의 작은 점 모양의 붉은색 피진皮疹이 보였고 피진皮疹 위에는 경도의 인설鱗屑이 있었다.

맥은 현활弦滑했고 설질은 자홍紫紅하였으며 태는 박백薄白했다.

【한의학진단】 백비풍白疕風

【양의학진단】 건선

【변증】 풍열風熱이 울체된 지 오래되어 화火로 변한 탓에 영營을 상한 데다 거듭 외풍外風을 감수한 것

【치법】 량혈청열凉血清熱, 활혈거풍活血祛風

【처방】 생지황生地黃 30g, 생괴화生槐花 30g, 당귀當歸 15g, 지모知母 9g, 생석고生石膏 30g, 자초紫草 30g, 도인桃仁 9g, 홍화紅花 9g, 형개荊芥 9g, 방풍防風 6g, 선의蟬衣 6g을 물에 달여 복용시켰다.

• **두 번째 진료:** (6월 5일) 5제를 복용한 후 부분적으로 피부병변이 확실하게 없어졌고 가려움증 역시 현저히 감소했다. 새로 돋은 피진皮疹은 보이지 않았다.

계속해서 앞의 처방 10제를 복용시켰다.

1970년 8월 방문했을 때 아직 재발하지 않았다고 했다.

【해설】 본례는 범발성 피선皮癬이 3년이 되었는데 관찰해 보니 피부병변의 기저는 암홍색을 띠었고 침윤浸潤, 비후되어 있었으며 설질은 자암紫黯하였으므로 혈열어체血熱瘀滯에 속함을 알 수 있었다. 량혈청열凉血清熱하는 약제를 대량으로 쓰면서 당귀當歸, 도인桃仁, 홍화紅花 등 활혈화어活血化瘀하는 약제를 추가하였다. 병은 최근 2개월간 더 심해져서 새로 돋은 피진皮疹이 보였는데 설은 붉고 태는 박백薄白했으므로 거듭 새롭게 외풍外風을 감수해서 촉발된 것으로 고려했다. 그러므로 형개荊芥, 방풍防風, 선의蟬衣로 보좌하여 소풍청열疏風清熱시켰다. 이 처방을 5제 복용한 후 피부병변은 확실하게 없어졌으며 계속 10제를 복용시켰더니 나았다.

4 楊 군, 남성, 10세

간이차트, 초진일시: 1976년 12월 2일

아버지가 대신 말하기를 몸에 홍반紅斑과 인설鱗屑이 돋은 지 2년이 되었고 전신의 피부에 큰 홍조가 나타난 지 3개월 되었다.

【현병력】 1974년 겨울에 두피에서 피선皮癬 덩어리가 2개 나타났고 이후 체간, 사지에

피부병변이 점점 늘어났는데 시종일관 없어지지 않았다. 1976년 9월 어느 병원에서 치료받고자 진료를 받았는데 약을 복용한 후 갑자기 전신의 피부에 큰 홍조가 나타났고 대량의 낙설落屑이 생겼으며 가려움증이 극심하였다. 모某 병원에서 치료를 받았으나 홍조면은 나날이 확대되었고 낙설落屑은 층층이 쌓였으며 홍피증紅皮症의 증상을 띠었다. 대변은 건조하였다.

【검사】 전신의 피부병변 면적이 체표면의 약 90%를 차지하고 있었다. 기저면은 홍조를 띠었고 그 위에는 은백색 편片 모양의 인설鱗屑 및 대량의 딱지로 뒤덮여 있었다. 박리되어 떨어진 후에는 홍조면이 노출되었으며 두피, 안면, 가슴, 등, 양 다리가 심했다. 얼굴에 긁은 흔적과 소량의 삼출물이 보였다. 설질은 홍강紅絳했고 태는 광光했으며 맥상은 세활細滑하였다.

【한의학진단】 백비풍白疕風

【양의학진단】 건선, 홍피증

【변증】 혈열血熱이 풍風을 일으키 풍조風燥가 음陰을 상한 것

【처방】 생지황生地黃 30g, 모란피牡丹皮 9g, 적작약赤芍藥 9g, 맥문동麥門冬 9g, 현삼玄參 9g, 단삼丹參 9g, 마자인麻子仁 9g, 대청엽大靑葉 9g, 산두근山豆根 9g, 백선피白鮮皮 9g 7제를 물에 달여 복용시켰다.

옥황고玉黃膏(107) 60g을 도포하게 하였다.

- **두 번째 진료:** (12월 10일) 약을 복용한 후 사지의 피부 홍조는 줄어들었으나 두피, 체간은 아직도 인설鱗屑이 많았고 홍조를 띠었으며 가려웠다. 앞의 처방에 단삼丹參, 산두근山豆根, 마자인麻子仁을 빼고 자초紫草 15g, 지부자地膚子 9g을 가하여 10제를 복용시켰다.
- **세 번째 진료:** (12월 21일) 전신의 피부가 홍조를 띤 것이 눈에 띄게 줄어들었다. 낙설落屑과 딱지 역시 점점 줄어들었으나 여전히 가려웠다. 앞의 처방에 창이자蒼耳子 9g을 가해 10제를 계속해서 복용시켰다. 외용은 전과 같게 하였다.
- **네 번째 진료:** (12월 31일) 체간 부위의 피부병변은 대체로 정상으로 돌아왔으며 홍조는 없었다. 두피의 인설鱗屑 역시 줄어들었다. 설첨은 붉었고 맥은 세활細滑했다. 계속해서 앞의 처방에 마자인麻子仁 9g을 가하여 10제를 복용시켰다.
- **다섯 번째 진료:** (1977년 1월 11일) 체간, 두피, 상지의 피부는 정상으로 돌아왔다. 양 다리에는 아직도 인설鱗屑이 보였으며 가려웠다. 계속해서 앞의 처방에 창이자蒼耳子를 빼

고 천문동天門冬 9g을 가하여 10제를 복용시켰다.

• **여섯 번째 진료:** (1월 21일) 종아리와 엉덩이에 아직 작은 피부병변이 남아 있었다. 가려움증은 심하지 않았고 대변은 약간 건조하였다. 앞 처방에 모란피牡丹皮, 적작약赤芍藥을 빼고 계속해서 15제를 복용시켰다.

• **일곱 번째 진료:** (2월 8일) 대체로 다 나았다. 다만 종아리에 약간의 낙설落屑이 남아 있었다. 설첨은 붉었고 태는 정淨하였다. 앞의 처방에 대청엽大青葉을 빼고 10제를 복용시켰더니 완전히 없어지면서 나았다.

【해설】 이 예는 건선, 홍피증으로 피부병변의 면적이 체표의 90%를 차지했고 홍조가 크게 보였으며 대량의 낙설落屑이 층층이 탈락되어 있었고 가려움증이 극심하였다. 설은 강絳하였고 태는 광光했으며 대변은 비결秘結한 것으로 보아 혈열血熱이 영營을 상하고 풍조風燥가 음陰을 소모시킨 증상이었다. 생지황生地黃, 모란피牡丹皮, 적작약赤芍藥, 단심丹參, 자초紫草 등을 대량으로 중용重用하여 량혈凉血시켰고 현삼玄參, 맥문동麥門冬, 마자인麻子仁 등으로 자음윤조滋陰潤燥시켰으며 대청엽大青葉으로 청열清熱시켰다. 백선피白鮮皮, 지부자地膚子, 창이자蒼耳子로 지양止痒시켰다. 2개월 동안 시종일관 앞의 처방을 기초로 가감하여 치료하였더니 병정이 점점 줄어들어 완치에 이르게 되었다.

칼럼 14 건선의 논치

건선은 한의학에서 풍문風門 또는 선문癬門에 속하고 백비풍白疕風이라 통칭한다. 피부병변의 윤곽이 뚜렷하고 낙설落屑이 층층이 쌓여 있어 "송피선松皮癬", "백각창白殼瘡"이라고도 부르기도 한다.

혈열血熱이 본병의 주요 원인인데 평소 혈열血熱이 있다가 밖으로 풍사風邪에 감수되면 혈열血熱이 풍風을 일으키게 되어 풍風이 치성해지면서 조燥해진다. 그러므로 피부병변이 홍조를 띠고 낙설落屑이 생긴다. 풍조風燥가 오래되어 음陰과 혈血을 상하면 음허혈조陰虛血燥에 이르게 되는데 기육과 피부가 영양을 공급받지 못해 피부가 건조해지고 백설白屑이 층층이 돋는다.

(1) 내치법

① 혈열형血熱型

건선의 진행기에서 많이 보인다. 혈열血熱이 안에서 치성하고 바깥으로 풍사風邪를 감수한 탓에 영營을 상하여 조燥로 변화한 것이다. 증세는 피부병변이 비교적 빠르게 발전하여 선홍색을 띠며 새로운 피진皮疹이 나타나는 것이 끊임없다. 심번心煩하고 목이 마르며 대변은 건조하다. 맥은 현활弦滑하고 설질은 홍자紅紫하며 태는 누렇다. 치법은 량혈凉血, 청열淸熱, 해독解毒 위주이며 토복령탕土茯苓湯(경험방)을 사용한다.

【처방】 생지황生地黃 30g, 자초紫草 15g, 생괴화生槐花 30g, 토복령土茯苓 30g, 조휴蚤休 15g, 백선피白鮮皮 15g, 대청엽大靑葉 15g, 산두근山豆根 9g, 인동등忍冬藤 15g, 생감초生甘草 6g을 물에 달여 복용시킨다.

②혈조형血燥型

건선의 휴지기에서 많이 보인다. 풍조風燥가 오래되어 음陰과 혈血을 상하는 것이다. 증세는 병이 오래되었으나 좋아지지 않아 피부는 건조하고 담홍색 반괴班塊가 보이며 인설鱗屑이 층층이 쌓여 있다. 새로운 피진皮疹은 많지 않다. 맥은 현세弦細하고 설은 담淡하며 태는 정淨하다. 치법은 양혈활혈養血活血, 자음윤조滋陰潤燥이다.

【처방】 생지황生地黃 15g, 숙지황熟地黃 15g, 당귀當歸 12g, 단삼丹參 12g, 도인桃仁 9g, 홍화紅花 9g, 현삼玄參 9g, 천문동天門冬 9g, 맥문동麥門冬 9g, 마자인麻子仁 9g, 감초甘草 6g을 물에 달여 복용시킨다.

③풍습형風濕型

풍습風濕이 조락阻絡하여 영營을 상하여 조燥로 변화한 것이다. 증세는 온몸에 범발성 피부병변이 있고 아울러 관절의 통증도 보인다. 양 손가락관절이 더 심하며 모양이 꾸불꾸불해져 바로 펴지를 못한다. 맥은 현활弦滑하고 태는 박백니薄白膩하다. 치법은 통락활혈通絡活血, 거풍제습祛風除濕시킨다.

【처방】 계지桂枝 9g, 당귀當歸 12g, 적작약赤芍藥 12g, 지모知母 9g, 상기생桑寄生 9g, 방

풍防風 9g, 상지桑枝 15g, 회우슬懷牛膝 9g, 인동등忍冬藤 15g, 낙석등絡石藤 9g, 계혈등鷄血藤 30g, 감초甘草 6g을 물에 달여 복용시킨다.

④ **독열형毒熱型**

풍습열風濕熱의 사기邪氣가 울체된 것이 오래되어 독毒으로 변화된 것이다. 증세는 몸에 피부병변이 나타나면서 양 손바닥의 피부 깊은 층에서 농포膿疱가 나타난다. 맥은 현활삭弦滑數하고 설은 붉으며 태는 박황薄黃하다. 치법은 리습청열理濕清熱, 수풍해독搜風解毒한다.

【처방】 오사烏蛇 9g, 진교秦艽 9g, 누로漏蘆 9g, 대황大黃 6g, 황련黃連 9g, 방풍防風 6g, 생괴화生槐花 9g, 토복령土茯苓 30g, 고삼苦參 9g, 창출蒼朮 9g, 백출白朮 9g, 백선피白鮮皮 9g

【환제】 환자가 장기간 복용하기 편리하도록 사용한다. 앞의 2가지 형태의 환자에게는 앞에서 이야기했던 선별된 치료약을 근거로 토복령환土茯苓丸(67), 산백초환山白草丸(68) 2가지 종류의 환약丸藥을 조제한다. 한 가지 종류를 택하여 사용할 수 있는데 매일 2차례 매번 3환을 복용시킨다.

(2) 외치법

① 급성 진행기의 피부병변에는 옥황고玉黃膏(107) 30g에 황백黃柏가루 9g을 더하여 섞은 후 고약膏藥을 만들어 매일 1~2차례 도포한다.

② 휴지기의 피부병변에는 홍분고紅粉膏(112) 또는 홍유고紅油膏(113)를 사용할 수 있는데 매일 1차례씩 도포한다.

고약膏藥 사용을 시작할 때 가장 좋은 방법은 작은 피부병변 중 한 부위를 골라 시험삼아 도포하여 알레르기 현상이 없는지 확인한 후에 다른 부위에 도포한다. 마땅히 수시로 주의해서 관찰해야 하며 큰 면적의 피부병변에는 더욱 더 신중하게 사용해야 한다.

26. 장미색 비강진(2례)

1 王 군, 남성, 16세

간이차트, 초진일시: 1973년 8월 2일

【주소증】 체간, 사지에 반진斑疹이 나타나면서 가려운 지 2주가 되었다.

【현병력】 2주 전 겨드랑이 아래에 2개의 반진斑疹이 나타나면서 점차 가슴, 등, 배에도 역시 같은 모양의 작은 피부병변이 나타났으며 가벼운 가려움증이 있었다. 계속해서 사지에도 대량의 작은 반진斑疹이 나타났고 가려움증이 비교적 심했다. 부근의 병원에서 치료를 받으면서 항알레르기약을 복용했으며 노감석세제爐甘石洗劑[63]를 외용外用하였으나 효과를 보지 못했다.

【검사】 체간, 사지에 원형과 유사하거나 또는 타원형으로 크기가 제각각인 반진斑疹이 다수 보였고 가늘고 얇은 인설鱗屑이 붙어 있었으며 피진皮疹의 배열과 피부결이 일치했다.

【한의학진단】 풍열창風熱瘡

【양의학진단】 장미색 비강진

【변증】 혈열血熱이 안에서 쌓인 데다 밖으로 풍風에 감수된 것

【치법】 량영청열凉營清熱, 활혈소풍活血消風

【처방】 생지황生地黃 30g, 적작약赤芍藥 9g, 당귀當歸 9g, 형개荊芥 9g, 방풍防風 9g, 선의蟬衣 6g, 도인桃仁 9g, 홍화紅花 9g, 백질려白蒺藜 9g, 지모知母 9g, 생석고生石膏 30g, 생감초生甘草 6g 4제를 물에 달여 복용시켰다.

가족이 와서 말하기를 약을 4제 복용한 후 나았다고 했다.

2 毛 씨, 남성, 27세

간이차트, 초진일시: 1976년 3월 1일

【주소증】 몸에 피선皮癬이 돋고 가려운 지 1주일이 되었다.

【현병력】 1주 전 가슴 앞에 화폐 모양의 붉은색 피진皮疹이 2개 생겼고 인설鱗屑이 약간 있었으며 가벼운 가려움증이 있었다. 2일 전 갑자기 상반신의 가슴과 등에 같은 모양의 피부병변이 빽빽하게 돋았고 가려움증이 명확하여 밤에 수면에 영향을 미쳤다. 직장 의무실에서 항히스타민제를 복용하였으나 호전이 되지 않아 우리 병원으로 진료를 받으

---

63 노감석(爐甘石), 산화아연, 글리세린으로 구성되어 있으며 습진 등 가려움을 동반한 피부병에 활용한다.

러 왔다.

【검사】 가슴, 배와 등에 밀집된 크기가 일정하지 않은 붉은색 반진斑疹이 분포하였고 타원형이거나 원형과 유사한 모양의 피진皮疹이 눈에 띄었으며 그 장축은 피부결과 일치하였고 표면에 쭉정이 모양의 인설鱗屑이 붙어 있었다.

맥은 현활弦滑했고 설질은 붉었으며 태는 박백薄白하였다.

【한의학진단】 풍열창風熱瘡

【양의학진단】 장미색 비강진

【변증】 혈열血熱이 안에서 쌓이고 밖으로 풍사風邪에 감수되어 주리를 폐색하여 생긴 것

【치법】 량혈청열涼血清熱, 소풍지양消風止痒

【처방】 생지황生地黃 30g, 당귀當歸 9g, 적작약赤芍藥 9g, 자초紫草 15g, 생석고生石膏 30g, 형개荊芥 9g, 고삼苦參 9g, 지부자地膚子 9g, 선의蟬衣 6g, 백질려白蒺藜 9g, 생감초生甘草 6g

구화분세제九華粉洗劑(160)를 도포하였다.

• **두 번째 진료**: (3월 3일) 복약 후 상반신 피진皮疹의 붉은색이 옅어졌고 표피가 탈락되었으며 가려운 것이 호전되었다. 다만 양 허벅지에 또 피진皮疹이 소수 돋았다. 계속해서 앞의 처방을 3제 복용시켰다.

• **세 번째 진료**: (3월 6일) 3일 후 가슴, 등의 피부병변은 점점 없어졌으나 다만 양 허벅지의 피진皮疹은 오히려 더 심해졌으며 가려움증이 극렬하였다. 설질은 붉었고 태는 박포薄布하였으며 맥은 현세활弦細滑하였다. 앞의 처방에 백지 4.5g을 가하여 3제를 주었다.

• **네 번째 진료**: (3월 9일) 상반신의 피진皮疹은 모두 없어졌고 피부는 조금 가려웠다. 허벅지의 피부병변이 새로 돋은 것은 없었으나 아직도 가려움증이 있었다. 대변은 비교적 건조하였다. 앞의 처방 3제에 대청엽大青葉 9g을 가하였다.

• **다섯 번째 진료**: (3월 13일) 복약 후 진료받으러 왔을 때 양 허벅지의 표피가 탈락되는 것이 보였고 가려움증은 좋아졌으므로 계속해서 앞의 처방 3제를 복용시켰더니 다 나았다.

【해설】 장미색 비강진은 일종의 구진 인설성 피부병으로 발생원인은 분명하지 않다. 한의학에서는 혈열血熱이 있는 데다가 풍風을 받아 생긴 것으로 보고 풍열창風熱瘡 또는 혈감血疳이라고 불렀다. 봄, 가을에 많이 발생한다. 일반적으로 경과는 3~4주가 걸리며 치료하지 않아도 스스로 낫는데 때로는 5~6개월이 지나도 낫지 않는 경우도 있다. 가려

움증의 정도도 사람에 따라 다르다. 한의학에서는 심하게 가려운 것을 풍風이 심한 것으로 보고 치료 원칙은 량혈청열凉血淸熱을 위주로 하고 활혈소풍活血消風으로 보좌하였다. 임상에서는 한약을 배합하여 복용시키면 가려움증이 가벼워지고 피부병변이 비교적 빨리 없어지는 등의 작용이 있다는 사실이 증명되었다.

27. 다형 홍반(2례)

1 王 양, 여성, 15세

간이차트, 초진일시: 1973년 11월 29일

【주소증】 매년 가을, 겨울에 안면 또는 손등에 홍반이 출현한 지 5년이 되었다.

【현병력】 5년 전 겨울에 안면의 이마에 홍반紅斑이 2개 나타났다가 약 1개월이 지나고 없어졌다. 이후 매년 가을, 겨울에 재발하였고 안면 및 손등에 다발하였으며 어떨 때는 매년 2~3번씩 나타났다. 올해 2월에 재발하였다.

【검사】 양 손등에 원형과 유사한 암홍색의 반구진斑丘疹이 여러 개 보였고 동전 크기였으며 가운데 홍채 모양의 포진疱疹이 돋아 있었다.

맥은 현세弦細했고 설질은 담淡하였으며 태는 박백薄白하였다.

【한의학진단】 묘안창貓眼瘡

【양의학진단】 다형 홍반

【변증】 풍한風寒이 밖에서 침범하여 영위營衛가 조화롭지 못한 것

【치법】 승양산풍升陽散風, 화영활혈和營活血

【처방】 승마升麻 9g, 강활羌活 9g, 백지白芷 6g, 방풍防風 9g, 당귀當歸 9g, 홍화紅花 9g, 적작약赤芍藥 9g, 연교連翹 9g, 감초甘草 6g 5제를 물에 달여 복용시켰다.

• **두 번째 진료:** (12월 6일) 약을 5제 복용한 후 손등의 홍반紅斑은 대체로 없어졌다. 식욕이 좋지 않았다. 앞의 처방에 진피陳皮 9g, 복령피茯苓皮 9g을 가해 물에 달여 복용시켰다. 5제를 복용한 후 완전히 없어졌다.

1975년 8월에 내원했을 때 말하기를 1974년에 다시 2차례 재발하여 앞의 처방 2제를 복용한 후 없어졌다고 하였다.

2 譚 씨, 여성, 38세

간이차트, 초진일시: 1972년 3월 13일

【주소증】 안면, 귀에 홍반紅斑과 수포水疱가 반복적으로 발생한 지 7년이 되었다.

【현병력】 1965년에 안면, 이마, 귀, 뒷목 등 부위에 홍반紅斑과 수포水疱가 반복적으로 발생하였고 자각증상은 없었다. 타지의 모某 지역병원에서 치료를 받았으며 프레드니손(prednisone)[64], 안티플래미손(antiflamison)[65], 부타졸리딘(butazolidin)[66] 등의 약물을 복용하였고 복약 기간 동안은 홍반紅斑이 없어졌으나 곧 재발하였으며 어떨 때는 가벼워졌다 어떨 때는 심해지는 것이 지금까지 지속되면서 낫지 않았다.

【검사】 이마에 원형과 유사한 손가락 크기의 선홍색 및 자주색 홍반紅斑과 구진丘疹이 3개 있었고 가운데 작은 수포水疱가 있었다.

설질은 붉었고 태는 박백니薄白膩하였으며 맥은 세활細滑하였다.

【한의학진단】 홍운풍紅雲風

【양의학진단】 다형 홍반

【변증】 심경心經에 혈열血熱이 있고 비경脾經에 습濕이 쌓인 데다 재차 풍사風邪를 감수한 것

【치법】 량혈청열凉血清熱, 건비리습健脾利濕

【처방】 생지황生地黃 30g, 모란피牡丹皮 9g, 적작약赤芍藥 9g, 창출蒼朮 9g, 복령피茯苓皮 9g, 택사澤瀉 9g, 목통木通 3g, 연교連翹 9g, 생감초生甘草 6g 4제를 물에 달여 복용시켰다.

• **두 번째 진료:** (3월 17일) 이마의 홍반이 아직 없어지지 않았고 설태가 니膩한 것은 좋아졌으나 맥은 여전하였다. 통락화영通絡和營으로 처방을 바꾸었다.

【처방】 당귀當歸 9g, 연교連翹 9g, 적소두赤小豆 9g, 복령피茯苓皮 9g, 대조大棗 5매枚, 노로통路路通 9g 4제를 물에 달여 복용시켰다.

• **세 번째 진료:** (3월 24일) 이마의 홍반紅斑의 색이 점점 옅어지면서 없어져가고 있었고 목 왼쪽의 피부병변은 비교적 명확하였다. 앞의 처방에 계지桂枝 9g을 가하여 4제를 복용시켰다.

• **네 번째 진료:** (3월 29일) 이마의 홍반紅斑이 한 곳이 없어지면 다른 곳이 새로 생겼다.

---

64 부신피질호르몬제의 일종.

65 소염, 진통 작용을 한다. 관절염에 사용.

66 페닐부타존 제제의 상품명으로 항염증, 진통 작용.

설태는 박황薄黃하고 맥은 활삭滑數하였다. 활혈소풍活血消風, 청열해독淸熱解毒시키는 치료법을 고려했다.

【처방】 당귀미當歸尾 9g, 적작약赤芍藥 9g, 홍화紅花 9g, 승마升麻 9g, 강활羌活 6g, 백지白芷 6g, 방풍防風 6g, 금은화金銀花 9g, 연교連翹 9g, 생감초生甘草 6g 7제를 물에 달여 복용시켰다.

• **다섯 번째 진료**: (5월 13일) 다음 달에 진료받으러 왔을 때 말하기를 복약 후 피진皮疹이 완전히 없어졌으나 최근 4일 전부터 다시 재발하였다고 했다. 계속해서 앞의 처방을 복용시켰다. 5제를 복용한 후 없어지면서 다 나았다.

1975년 5월에 추적·관찰하였는데 말하기를 1972~1973년에는 없어졌다 재발했다를 반복했는데 발병 후에 앞의 처방을 복용한 후 없어졌다고 했다. 1974년부터 지금까지는 더 이상 재발하지 않았다고 말했다.

【부연설명】 다형 홍반은 봄, 가을에 호발한다. 늘 2월, 8월에 기러기가 올 때 발병하기 때문에 한의학에서는 "안창雁瘡"이라고 부른다. 겨울철에 발병하는 것은 동상과 비슷하므로 한의학에서 "한창寒瘡"이라고도 부른다. 전형적인 피부병변의 특징이 있는데 자홍색 반점이 있고 가운데 약간 함몰된 수포水疱가 있으며 홍채 모양을 띠므로 한의학에서 "묘안창猫眼瘡"이라고도 부르기도 한다. 얼굴과 손등, 발등 및 사지의 신측에 호발하고 심하면 전신에 파급되기도 한다. 임상에서 변증辨證은 아래에 서술할 2가지로 나눌 수 있다.

• **풍열형風熱型**: 풍열風熱이 영營을 손상한 것으로 혈血이 울체되어 반斑이 형성된다. 봄과 가을에 주로 발병하고 얼굴과 사지에 호발한다. 반점의 색깔은 선홍색을 띠고 수포水疱가 돋으며 약간 가렵다. 맥은 현활弦滑하고 설태는 박황薄黃하다. 치법은 산풍청열散風淸熱, 활혈소반活血消斑시킨다. 승마소독음升麻消毒飮(49) 가감加減을 처방한다.

• **풍한형風寒型**: 풍한風寒이 밖에서 침범하여 한寒이 응결하고 혈어血瘀한다. 추운 겨울에 주로 발병하고 사지말단, 귀의 가장자리 등에서 나타나며 반점의 색깔은 자홍색 또는 암홍색을 띤다. 동상과 유사하다. 맥은 완緩하고 설태는 박백薄白한다. 치법은 온경통락溫經通絡, 활혈화영活血和營시킨다. 당귀사역탕가감當歸四逆湯加減을 처방한다. 처방은 다음과 같다.

당귀當歸 12g, 계지桂枝 9g, 적작약赤芍藥 9g, 세신細辛 3g, 노로통路路通 9g, 적소두赤小豆 9g, 감초甘草 9g, 청총靑葱 1척尺, 대조大棗 7매枚

28. 결절성 홍반, 경결성 홍반(2례)

1 韓 씨, 여성, 31세

간이차트, 초진일시: 1975년 9월 16일

【주소증】 양 종아리에 붉은 부스럼이 반복해서 돋으면서 붓고 아픈 것이 2개월여 되었다.

【현병력】 2개월 전에 환자는 감기에 걸려 열이 났는데 열이 내린 뒤에 양 다리에 홍반紅斑, 결절結節이 생기면서 걸을 때 아팠다. 부근의 병원에서 치료를 받았으나 사라지는 것이 있으면 새로 나타나는 것도 있어서 자꾸 재발해서 낫지 않았으므로 우리 병원으로 한의학 치료를 받고자 전원하였다.

【검사】 양 종아리 신측에 산재된 크기가 일정하지 않은 선홍색 반괴斑塊가 6~7군데 보였고 작열감이 있었다. 앵두 크기에서 손가락 크기에 이르는 결절結節이 있었으며 만지면 아픈 것이 뚜렷하였고 걷는 것이 원활하지 않았다.

맥은 활삭滑數하였고 설질은 붉었으며 태는 박황니薄黃膩하였다.

【한의학진단】 매핵단梅核丹

【양의학진단】 결절성 홍반

【변증】 습열濕熱이 아래로 흘러내려 기체혈어氣滯血瘀한 것

【치법】 통락거어通絡祛瘀, 좌이리습佐以利濕

【처방】 지룡地龍 9g, 계혈등鷄血藤 15g, 당귀미當歸尾 9g, 홍화紅花 9g, 우슬牛膝 9g, 향부자香附子 9g, 적작약赤芍藥 9g, 택란澤蘭 9g, 천초茜草 9g, 생의이인生薏苡仁 9g, 왕불유행王不留行 9g, 황금黃芩 9g 5제

• **두 번째 진료:** (9월 21일) 복용한 후 홍반紅斑은 대체로 사라졌으나 대변이 원활하지 않았고 맥은 활滑했으며 설태가 황니黃膩한 것은 정상으로 돌아왔다. 앞의 처방에 황금黃芩, 의이인薏苡仁을 빼고 도인桃仁 9g을 가하여 5제를 복용시켰다. 나은 후 재발하지 않았다.

2 魏 씨, 여성, 38세

간이차트, 초진일시: 1976년 3월 3일

【주소증】 양 종아리에 반복해서 홍반紅斑과 경괴硬塊가 나타난 지 5년이 되었다.

【현병력】 1971년 음력 1월 이후부터 양 종아리 뒷부분에 손가락 크기의 경결硬結 3개가

나타났으나 통증이 없어 따로 치료를 받지 않았다. 후에 경결硬結이 점점 커졌다. 모某 병원에서 경경설 홍반으로 진단받고 수개월 동안 치료 후 점점 줄어들었다. 그러나 매년 봄만 되면 재발하고 심해지는 것이 지금까지 계속되면서 낫지 않고 있었다.

【검사】 양 종아리 굴측과 발목 윗부분에 각각 3~5cm 크기의 암홍색 경결硬結, 반괴班塊가 3~4개 있었다. 중간 정도의 단단함과 경도의 압통이 있었으며 왼쪽 종아리에는 암갈색을 띤 위축성 흉터가 있었다. 폐병의 과거력이 있었고 월경은 지연되었고 영양상태가 좋지 않았으며 안색도 좋지 않았다. 맥은 세무력細無力했고 설은 담淡했으며 태는 광光했다.

【한의학진단】 과등전瓜藤纏

【양의학진단】 경결성 홍반

【변증】 기허혈어氣虛血瘀로 어瘀가 경락經絡을 막은 것

【치법】 보기활혈補氣活血, 통락거어通絡祛瘀

【처방】 황기黃芪 12g, 당귀當歸 9g, 적작약赤芍藥 9g, 홍화紅花 9g, 계혈등鷄血藤 30g, 천궁川芎 6g, 단삼丹參 12g, 향부자香附子 9g, 천초茜草 9g, 회우슬懷牛膝 9g 7제

- **두 번째 진료:** (3월 10일) 복약 후 경결硬結이 비교적 작아졌고 압통이 없었다. 앞의 처방에 진피陳皮 6g을 가하여 계속해서 10제를 복용시켰다.
- **세 번째 진료:** (3월 21일) 경결硬結은 확실히 축소되었고 안색이 좋아졌다. 앞의 처방에 왕불유행王不留行 9g을 가해 7제를 복용시켰다.
- **네 번째 진료:** (3월 29일) 경결硬結은 계속해서 줄어들었고 월경이 시작됐다. 계속해서 앞의 처방 10제를 복용시켰다.

이후 앞의 처방을 가감하여 2개월 동안 치료했더니 경결硬結이 완전히 없어졌다. 1년 후 추적·관찰했더니 아직 재발하지 않았다고 했다.

【부연설명】 결절성 홍반, 경결성 홍반은 모두 종아리에 나타나는 것으로 의학서적에 실려 있는 "과등전瓜藤纏"과 유사하다. 한의학에서는 결절結節의 모양이 매핵梅核 같고 색은 붉고 두루 부어 있기 때문에 매핵비梅核痺 또는 매핵화단梅核火丹이라고 부른다.

혈맥血脈과 경락經絡의 사이에 습열濕熱이 아래로 스며들어 기혈氣血의 운행이 원활하지 못하게 되면 기체氣滯하여 혈어血瘀와 담痰이 경락經絡을 막으므로 통하지 않으면 아프게 된다. 어瘀는 유형의 물질이므로 이 때문에 결절結節의 모양이 매핵梅核과 같게 된다. 결절結節이 새

로 돋으면서 붉게 부어오르는데 열熱이 심하면 작열감이 있으면서 붓고, 습濕이 심하면 종아리와 발등이 붓는다. 어瘀가 오래되면 결절結節이 어두운 자주색으로 변한다.

이 병은 여성 환자가 많은데, 짐작컨대 여성은 혈血을 근본으로 삼기 때문이다. 월경, 임신, 출산에 모두 혈血을 사용하기 때문에 쉽게 혈血을 모손할 수 있고 충임맥衝任脈이 손상을 입어 기혈氣血이 조화롭지 못할 수 있다. 혈병血病에는 기氣가 홀로 변화할 수 없고 기병氣病에는 혈血이 운행할 수가 없으므로 기체氣滯하면 혈어血瘀하게 되고 영위營衛가 조화롭지 못해 밖으로 쉽게 사기邪氣를 받아 이 병이 생기게 된다.

이 병은 정강이 주위에 많이 발생한다. 결절성 홍반은 정강이 앞에서 자주 보이며 엉덩이, 위팔 등 부위에서도 보인다. 결절結節의 개수는 정해진 것이 없고 크기가 일정하지 않다. 결절結節이 많으면 고통스러우며 다리와 발이 붓게 된다. 경결성 홍반은 종아리 뒤에 주로 발생하는데 그 형태는 소의 눈과 비슷하고 뿌리는 단단하면서 부어 있고, 가벼운 것은 자주색이고 심한 것은 검은색이며 오래되거나 궤파潰破되면 창구瘡口는 어두운 자색을 띠고 진물이 흘러 적시며 오래되면 수렴되지 않는다.

이 병의 치료는 대다수 혈분血分을 고려하여 약을 쓴다. 당용천唐容川의 《혈증론血證論》 중에는 "어혈瘀血이 이미 생겼으면 초기와 오래된 것을 막론하고 마땅히 산혈散血해야 하는데 혈血이 흩어져 어혈瘀血이 제거되면 한寒, 열熱, 풍風, 습濕이 모두 남아 있지 않게 된다." 고 언급된 부분이 있다. 이로 인해 치료는 마땅히 통락거어通絡祛瘀, 행기활혈行氣活血이 위주가 된다. 통락활혈방通絡活血方을 쓴다.

【처방】 당귀미當歸尾, 적작약赤芍藥, 도인桃仁, 홍화紅花, 택란澤蘭, 천초茜草, 청피靑皮, 향부자香附子, 왕불유행王不留行, 지룡地龍, 우슬牛膝 각 9g을 물에 달여 복용시킨다.

이 처방에서 청피靑皮, 향부자香附子는 행기行氣시키는데 기氣가 행하면 혈血 역시 행하게 된다. 당귀미當歸尾, 도인桃仁, 홍화紅花, 왕불유행王不留行은 파혈거어破血祛瘀시킨다. 적작약赤芍藥은 량혈활혈凉血活血시킨다. 택란澤蘭, 천초茜草는 활혈통락活血通絡, 행수소종行水消腫시킨다. 우슬牛膝은 인경引經하여 하행시킨다.

【가감법】 ① 결절結節의 초기에 붉게 부어오르면서 소변은 누렇고 대변은 비秘하며 설질은 붉고 맥은 활삭滑數하면 생지황生地黃, 모란피牡丹皮, 대청엽大靑葉, 금은화金銀花를 가하여 량혈청열凉血淸熱시킨다. ② 반괴斑塊가 크고 색이 어두운 자색을 띠며 설질은 담淡하고 맥은 세활細滑하면 마황麻黃, 계지桂枝를 가하여 온경통락溫經通絡시킨다. 오래되어 흩어지지 않으면 자

산갑炙山甲, 해조海藻, 산자고山慈菇를 가하여 연견산결軟堅散結시킨다. 궤농하여 수렴하기 어려우면 당삼黨參, 자황기炙黃芪, 숙지황熟地黃을 가하여 배보기혈培補氣血시킨다. ③ 발목이 붓는 것이 오래되어 붓기가 빠지지 않으면 황기黃芪, 방기防己, 진피陳皮를 많이 써서 행기리수行氣利水시킨다. ④ 관절이 시큰거리듯 아플 때는 위령선威靈仙, 진교秦艽, 모과木瓜를 가하여 거풍승습祛風勝濕시킨다.

29. 홍반성 낭창(2례)

1 馬 씨, 남성, 37세

차트번호 71573, 초진일시: 1964년 4월 15일

【주소증】 안면에 산재된 자홍색의 반편斑片이 나타나면서 인설鱗屑이 돋은 지 1년이 되었다.

【현병력】 1년 전에 왼쪽 아랫볼 부위에 작은 자홍색 반편斑片이 먼저 나타났고 인설鱗屑이 층층이 돋아 쉽게 탈락되지 않았으며 경미한 가려움증이 있었다. 3개월 후에는 콧등 오른쪽에 2개의 자홍반紫紅斑 2개가 나타났고 서로 융합하였으며 표면에 건조한 인설鱗屑이 붙어 있었고 주변에 자홍색 테두리가 보였다. 3개월 후에는 입술 오른쪽 바깥쪽에 유사한 작은 피부병변이 돋았는데 오후에 미열과 피로감, 무력 증상을 동반하였다.

【검사】 코 오른쪽에 경계가 명확한 5cm×2cm 크기의 심홍색 홍반紅斑이 1개 보였고 표면에는 인설鱗屑이 붙어 있었으며 억지로 제거하면 인설鱗屑 뒷면에 각화된 덩어리가 보였다. 윗입술 오른쪽과 오른쪽 아래뺨 부위에 있는 각각 0.5cm 크기의 표면에 인설鱗屑이 부착된 위축성 홍반紅斑이 1개씩 보였다. 병리검사에서 원판상 홍반성 낭창 진단을 받았다.

맥은 현대삭弦帶數하였고 설질은 정상이었으며 태는 박포薄布하였다.

【한의학진단】 아담창鴉啗瘡

【양의학진단】 원판상 홍반성 낭창

【변증】 간비肝脾가 조화롭지 못해 기체혈어氣滯血瘀한 것

【치법】 서간화비舒肝和脾, 활혈화어活血化瘀

【처방】 당귀當歸 9g, 적작약赤芍藥 9g, 백작약白芍藥 9g, 시호柴胡 6g, 복령茯苓 9g, 초백출炒白朮 9g, 단삼丹參 9g, 자초紫草 9g, 홍화紅花 6g, 모란피牡丹皮 6g, 감초甘草 6g 5제를 물에 달여 복용시켰다.

- **두 번째 진료:** (4월 20일) 복약 후 미열은 없어졌다. 종전의 처방을 계속해서 10제 복

용시켰다.

• **세 번째 진료:** (5월 8일) 국부는 가렵지 않고 정신을 좀 차렸으며 체중은 증가하였다. 피부병변의 가장자리는 확실히 줄었다. 환자가 둥베이東北 지방으로 돌아가더라도 한약을 계속 복용하면서 치료를 받고자 했다. 종전의 처방에 향부자香附子 9g, 도인桃仁 9g을 가했다.

7월 4일 편지를 받았는데 코의 피부병변은 점점 줄어들고 있고 주위의 붉은 테두리는 없어졌다고 말했다. 계속해서 앞의 처방을 복용시켜 완전히 치료하고자 하였다.

2 趙 씨, 여성, 31세

간이차트, 초진일시: 1973년 5월 24일

【주소증】 코에 홍반紅斑이 나타난 지 1년이 되었다.

【현병력】 1년 전 콧등 양쪽에 작은 홍반紅斑이 2개 나타났는데 대수롭지 않게 여겼다가 점점 커져서 손가락 크기만큼 커졌고 햇볕을 쬔 후에 더 확대되었다. 가슴이 두근거리고 숨이 짧으며 몸이 피로하여 힘이 없음을 느꼈고 땀을 흘리는 증상을 동반하였다.

【검사】 콧등 양쪽에 경계가 명확한 암자색 반편斑片이 2개 보였고 크기는 약 2cm×3cm였으며 낙설落屑이 약간 있었다. 양 뺨에 콩알만 한 크기의 유사한 홍반紅斑이 보였고 경도의 위축이 있었다.

【한의학진단】 아담창鴉啗瘡

【양의학진단】 원판상 홍반성 낭창

【변증】 간울肝鬱이 비脾를 상하여 심비心脾가 양허兩虛한 것

【치법】 보양심비補養心脾 위주

【방제】 귀비탕가감歸脾湯加減

【처방】 황기黃芪 12g, 초백출炒白朮 9g, 당삼黨參 9g, 당귀當歸 9g, 원지遠志 9g, 연자육蓮子肉 9g, 초산조인炒酸棗仁 12g, 복령茯苓 9g, 목향木香 3g, 자감초炙甘草 6g, 생강生薑 3쪽, 대조大棗 7개 7제를 물에 달여 복용시켰다.

• **두 번째 진료: (6월 2일):** 얼굴과 코의 홍반紅斑이 전보다 색이 옅어졌고 피로하여 힘이 없고 가슴이 두근거리는 등의 증상이 약간 호전되었다. 맥은 연활軟滑하였고 설은 담淡하였으며 태는 박포薄布하였다.

앞의 처방에 산조인酸棗仁을 빼고 용안육龍眼肉 9g, 백작약白芍藥 9g을 가하여 물에 달인 후 14제를 복용시켰다.

• **세 번째 진료:** (7월 6일) 콧등의 홍반紅斑 색깔이 옅어졌고 피부는 점점 위축되었다. 계속해서 앞의 처방을 복용시켰다.

• **네 번째 진료:** (9월 24일) 환자가 고향으로 돌아가서 앞의 처방 14제를 복용한 후 병정이 안정되어갔다. 콧등의 홍반紅斑과 각화된 피부병변은 없어지는 중이었고 왼쪽 뺨과 눈썹 사이에 남아 있던 작은 홍반紅斑과 위축성 손상은 아직 완전히 없어지지 않았다. 때때로 가슴이 두근거리며 숨이 짧아지는 것을 느꼈다. 계속해서 앞의 처방을 복용하면서 아울러 인삼귀비환人參歸脾丸[67]을 같이 복용하여 완전히 낫도록 하였다.

67 중성약. 익기보혈(益氣補血), 건비양심(健脾養心)하는 효능이 있다.

칼럼 15 홍반성 낭창의 논치

(1) 홍반성 낭창의 종류

① 계통성 홍반성 낭창

한의학에서 온독발반溫毒發斑이라고 호칭하는 부류와 가깝다. 병의 원인은 심경心經에 화火가 있고 비경脾經에 열熱이 쌓이거나 혹은 신음腎陰이 부족하여 수水가 부족하고 화火가 왕성한 탓에 열熱이 치성하여 독毒이 된 것으로 독열毒熱이 영혈營血에 침범하기 때문이다. 증세는 장열壯熱이 내려가지 않고 관절이 시큰거리면서 괴로우며 피로하고 힘이 없고 안면, 손에 홍반紅斑이 나타나며(환자에 따라서 피부증상이 나타나지 않는 경우도 있다), 병정이 오래되면 안으로 오장五臟을 손상시킨다.

② 원판상 홍반성 낭창

아담창鴉啗瘡(《창양경험전서瘡瘍經驗全書[68]》를 참고할 것)과 유사하다. 간울기체肝鬱氣滯로 인해 혈어血瘀가 모이면 반斑이 된다. 코 양쪽과 뺨, 귀, 입술, 두피 등 안면 부위

68 송대 두묵(竇默)이 지은 《한경(漢卿)》을 그 자손인 두몽(竇夢)이 증보하여 명대 1569년에 지은 책. 명나라 이전의 유명한 의가의 외과질환에 대한 학설에 두씨 집안의 임상경험을 결합하였다.

에 주로 보인다. 초기에는 누에콩만 한 크기로 1개에서 몇 개의 인설鱗屑이 달라붙은 홍반紅斑이 보이며 날이 지날수록 암홍색 반편斑片으로 변하며 말기에는 피부병변의 가운데가 위축되면서 색소침착이 나타나게 된다.

(2) 변증논치

병의 시기 및 안으로 장부臟腑를 손상시키는지 여부로 나눌 수 있다.

① 독열형毒熱型

급성 또는 아급성기와 같다.

【변증】 독열毒熱이 영혈營血로 들어가 혈열血熱로 낙맥絡脈이 손상되고 혈血이 넘쳐 반斑이 된 것

【증세】 장열壯熱이 며칠이 지나도록 내리지 않고 피부에 홍반紅斑이 나타나면서 얼굴이 분을 바른 듯 붉고 손발에 혹 어반瘀斑이 나타나기도 한다. 번조煩燥하고 목이 말라 차가운 음료를 마시고 싶어 하고 관절이 아프며 심한 경우 코피를 흘리거나 피를 토하고 정신이 혼미하여 헛소리를 하며 풍風을 동하여 뻣뻣해지는 등의 증상이 나타난다.

맥은 세삭細數하고 설은 강絳하며 태는 박황薄黃하거나 광박光剝하다.

【치법】 량영청열凉營清熱, 소반해독消斑解毒하는 처방을 대량으로 쓴다.

【방제】 서각지황탕합화반탕가미犀角地黃湯合化斑湯加味

【처방】 광서각말廣犀角末 6g(탕약에 타서 복용한다), 모란피牡丹皮 9g, 적작약赤芍藥 9g, 선지황鮮地黃 30g, 생석고生石膏 30g, 지모知母 9g, 생감초生甘草 6g, 현삼玄參 12g, 금은화金銀花 30g, 연교連翹 9g, 선모근鮮茅根 30g, 선노근鮮蘆根 30g, 자초紫草 15g

【가감】 설태가 누렇다면 천황련川黃連 6g, 황금黃芩 9g을 가한다. 설이 강絳하고 태가 광光하면 천문동天門冬 9g, 맥문동麥門冬 9g, 천화분天花粉 9g을 가한다.

【방의】 열熱이 영혈營血로 들어가 장열壯熱이 물러나지 않으므로 서각犀角, 생지황生地黃, 모란피牡丹皮, 적작약赤芍藥에 자초紫草를 가하여 량영청열凉營清熱시킨다. 혈열血熱로 반斑이 되므로 지모知母, 석고石膏, 현삼玄參, 생감초生甘草로 청기열清肌熱시켜 화반化斑한

다. 모근茅根, 노근蘆根으로 보좌시켜 량혈지혈凉血止血하고 금은화金銀花, 연교連翹로 청열해독清熱解毒시킨다.

② **허열형**虛熱型

아급성에서 자주 보이며 병정은 기복이 아직 있다.

【변증】 음허陰虛로 안에 열熱이 생겨 수水가 휴허虧虛하고 화火가 왕성한 것

【증세】 장시간 미열이 끊어졌다 이어졌다 하며 활동하면 체온이 약간 오른다. 얼굴과 광대뼈에 홍조가 비치고 홍반紅斑이 흐릿하다. 허리가 시큰거리고 다리가 아프면서 발뒤꿈치가 아프며 사지가 노곤하다. 혹은 도한盜汗이 있기도 하다.

맥은 세대삭細帶數하고 설은 붉으며 태는 광光하다.

【치법】 자신양음滋腎養陰, 량혈청열凉血清熱

【방제】 지백지황탕가감知柏地黃湯加減

【처방】 생지황生地黃 30g, 모란피牡丹皮 9g, 복령茯苓 9g, 택사澤瀉 9g, 지모知母 9g, 천황백川黃柏 9g, 현삼玄參 12g, 옥죽玉竹 9g, 여정자女貞子 9g, 한련초旱蓮草 9g

【방의】 신음腎陰이 휴허虧虛하면 음허陰虛로 조열潮熱이 뜨고 음허양항陰虛陽亢하면 얼굴과 광대뼈가 조홍潮紅하다. 그러므로 지백지황知柏地黃으로 자음강화滋陰降火시키고 아울러 청호青蒿, 별갑鱉甲, 지골피地骨皮로 양음청열養陰清熱시킨다. 허리는 신腎의 부府이므로 신허腎虛하면 허리와 다리, 발뒤꿈치가 아프게 된다. 신腎은 그 영화가 머리카락에 있으므로 신휴腎虧하면 머리카락이 빠진다. 그러므로 현삼玄參, 옥죽玉竹, 여정자女貞子, 한련초旱蓮草 등으로 자신滋腎시킨다.

③ **심상형**心傷型

심전도 검사에서 이상이 있는 것이며 심근염, 심내막염, 심낭염 등이 보이기도 한다.

【변증】 안으로 심기心氣를 상하여 기혈氣血이 둘 다 허한 것

【증세】 발열이 억제된 후 몸이 야위고 사지가 피로하며 안색이 창백하고 영화로움이 없다. 가슴이 답답하고 숨이 가쁘며 심장이 두근거리면서 어찌할 바를 모른다. 잠을 자지 못하면서 땀을 흘린다.

맥은 세약무력細弱無力하거나 결대結代맥이 보이기도 한다. 설은 담淡하고 태는 박백薄白하다.

【치법】 양심안신養心安神, 기혈쌍보氣血雙補

【방제】 양심탕가감養心湯加減

【처방】 백인삼白人參 3g(선전先煎), 황기黃芪 15~30g, 단삼丹參 15g, 초백출炒白朮 6g, 숙지황熟地黃 12g, 당귀當歸 9g, 복령茯苓 9g, 오미자五味子 9g, 원지遠志 9g, 산조인酸棗仁 12g, 부소맥浮小麥 15g, 자감초炙甘草 9g

【방의】 독열毒熱이 심기心氣를 손상하면 심장이 두근거리면서 어찌할 바를 모르게 되고 가슴이 답답하면서 숨이 가쁘게 된다. 그러므로 인삼人參, 황기黃芪, 백출白朮로 심기心氣를 보양한다. 혈血이 심心을 영양하지 못하면 잠을 자지 못하게 되므로 숙지황熟地黃, 단삼丹參, 당귀當歸, 복령茯苓, 원지遠志, 산조인酸棗仁으로 양혈안신養血安神시킨다. 기허氣虛하면 자한自汗하므로 오미자五味子, 부소맥浮小麥, 자감초炙甘草로 심기心氣를 보하여 땀을 그치게 한다.

④ 양허형陽虛型

신기능 검사에서 이상이 발견되는데 뇨단백, 과립원주 등이다.

【변증】 병이 오래되어 비신脾腎을 상하게 되면 비신양脾腎陽이 허虛해진다. 혹은 오래된 열로 인해 음陰이 손상된 것이 양陽에 미치게 되어 음양陰陽이 모두 허虛해져 기혈氣血이 양허兩虛한 것이다.

【증세】 양허陽虛의 증상으로 안색이 창백해지고 안면, 손발에 부종浮腫이 생기며 화火가 상승하는 증상이 보이기도 한다. 허리가 아프고 배가 창만해지며 소변량은 줄어들고 대변은 무르게 된다. 전신에 힘이 없고 추위를 타며 사지가 차가워지거나 또는 청색증 등을 보이기도 한다.

설은 담이반淡而胖하거나 치흔이 있기도 하며 맥은 침세沈細하고 척尺 부위가 약弱하다.

【치법】 온신장양溫腎壯陽, 건비리수健脾利水

【처방】 황기黃芪 15g, 복령茯苓 9g, 산약山藥 9g, 초백출炒白朮 9g, 토사자菟絲子 9g, 녹각

교鹿角膠 9g, 회우슬懷牛膝 9g, 천속단川續斷 9g, 선령비仙靈脾 9g, 파극천巴戟天 9g, 호로파胡蘆巴 9g, 차전자車前子 6g

【방의】 비신양脾腎陽이 허虛하면 수기水氣가 위로 넘쳐 부종浮腫이 생기고 허양虛陽이 위로 떠서 화火를 올리게 된다. 양기陽氣가 사지로 다다르지 못하면 사지가 차가워지고 보랏빛을 띠게 된다. 녹각교鹿角膠, 토사자兎絲子, 선령비仙靈脾, 속단續斷, 파극천巴戟天, 호로파胡蘆巴 등의 약을 중용重用하여 온신장양溫腎壯陽시킨다. 비허脾虛하면 건운健運하지 못하여 대변이 무르고 팔다리가 나른하게 되는데 백출白朮, 복령茯苓, 산약山藥으로 보좌하여 보비補脾시킨다. 명문화命門火가 쇠하여 데우는 작용을 못 하게 되면 수습水濕이 안에서 모이게 되는데 소변량이 감소하고 배가 창만脹滿해진다. 그러므로 우슬牛膝, 차전자車前子로 수습水濕을 하달시킨다.

【가감】 음양陰陽이 모두 허虛한 증상이 보이면 귀갑龜甲, 지모知母, 황백黃柏의 부류를 가한다. 신허腎虛하여 고섭固攝하지 못하면 소변이 잦아지는데 차전자車前子, 우슬牛膝을 빼고 고섭固攝시키는 상표초桑螵蛸 9g, 오미자五味子 9g을 가한다.

⑤ 간울형肝鬱型

원판상 홍반성 낭창 중 간울형肝鬱型에 속하는 것이 많다.

【변증】 간비肝脾를 손상하여 기체혈어氣滯血瘀한 것

【증세】 안면에 홍반紅斑이 나타나며 협통脇痛, 흉비胸痞로 소화불량, 복창腹脹, 두훈頭暈, 월경부조 또는 월경통 등의 증상이 나타나기도 한다.

【치법】 서간화비舒肝和脾

【방제】 소요산가감逍遙散加減

【처방】 당귀當歸 9g, 적작약赤芍藥 9g, 백작약白芍藥 9g, 단삼丹參 12g, 백출白朮 9g, 진피陳皮 6g, 시호柴胡 6g, 복령茯苓 9g, 울금鬱金 9g, 현호색玄胡索 9g, 천련자川楝子 9g

【방의】 간비肝脾가 조화롭지 못하면 기체혈어氣滯血瘀하게 되어 간비肝脾가 종대腫大해지면서 홍반紅斑이 나타난다. 그러므로 적작약赤芍藥, 백작약白芍藥, 시호柴胡, 울금鬱金, 현호색玄胡索, 천련자川楝子로 서간화혈舒肝和血시킨다. 간위肝胃가 조화롭지 못하면 협통脇痛, 복창腹脹, 흉비胸痞로 소화불량 등의 증상이 나타나므로 진피陳皮, 백출白朮, 복령

茯苓으로 건비화위健脾和胃시킨다.

【가감】 간비肝脾가 종대腫大하면서 체형이 실한 자는 삼릉三棱, 아출莪朮을 가한다. 얼굴에 홍반紅斑이 생기면 천초茜草, 홍화紅花, 자초紫草로 활혈화어活血化瘀시킨다. 여성의 월경부조에는 월계화月季花, 매괴화玫瑰花의 부류를 가한다.

【부연설명】 상술한 형에 따른 논치論治 외에도 증세에 따라 증감할 수 있다. 홍반紅斑이 뚜렷하면 능소화凌霄花, 계관화鷄冠花를 가한다. 관절의 통증에는 오사烏蛇, 진교秦艽, 상기생桑寄生을 가한다. 피부에 어반瘀斑이 있으면 선학초仙鶴草, 우절탄藕節炭을 가한다. 요통에는 구척狗脊, 두충杜仲을 가한다. 도한盜汗에는 황기피黃芪皮, 나도근糯稻根을 가한다. 기침에는 사삼沙參, 관동화款冬花, 자완紫菀을 가한다. 머리가 어지러우면 구기자枸杞子, 국화菊花를 가한다. 소화장애에는 곡아穀芽, 사인砂仁의 부류를 가한다.

30. 경피증(8례)

30-1. 국한성 경피증(7례)

1 王 씨, 여성, 34세

간이차트, 초진일시: 1974년 10월 30일

【주소증】 왼쪽 종아리 굴측 피부에 딱딱한 것이 나타난 지 1년이 되었다.

【현병력】 1년 전 먼저 왼쪽 허벅지 굴측 상단 3분의 1 부위 피부가 부어오르면서 그 후에는 종아리에서부터 발목의 신전 부위까지 이르렀으며 띠 모양이었고 피부병변은 긴장되면서 딱딱하였다. 반듯하게 누웠을 때 몸을 옆으로 돌리기 힘들면서 요통을 동반하였는데 일상생활에서 걷기가 불편하여 일하는 데 지장이 있었다.

【검사】 왼쪽 허벅지 굴측 상단에서부터 시작하여 발목 부위를 향하여 곧게 뻗은 50cm×10cm 크기의 경화되면서 광택이 있는 피부병변이 보였다. 손으로 집으면 피부가 긴장되어 피부를 위로 끌어올릴 수가 없었다. 허벅지가 굽혔다 폈다 하기가 어려웠고 피부에 위축萎縮은 보이지 않았다.

맥은 세활細滑하였고 설질은 붉었으며 태는 백니白膩하였다.

【한의학진단】 피비皮痹

【양의학진단】 국한성 경피증

【변증】 풍습風濕이 피부와 주리에 붙어 기혈氣血이 비체痹滯된 것

【치법】 거풍제습祛風除濕, 통락화혈通絡和血

【처방】 독활獨活 9g, 당귀當歸 9g, 적작약赤芍藥 9g, 상기생桑寄生 9g, 계지桂枝 9g, 두충杜仲 9g, 천속단川續斷 9g, 구척狗脊 9g, 지골피地骨皮 9g, 홍화紅花 9g, 선령비仙靈脾 9g, 선모仙茅 9g을 물에 매일 1제를 달여 2번 나누어 복용시켰다.

• **두 번째 진료:** (1974년 12월 3일) 앞의 처방 30제를 복용한 후 왼쪽 종아리에 경화된 피부병변이 점점 연화되는 것이 보였으나 요통과 몸을 돌리는 것이 원활하지 않은 것은 아직 남았다. 사지는 권태하여 힘이 없었다. 맥은 현세弦細하였고 설태는 박포薄布하였다. 익기활혈益氣活血, 보신부요補腎扶腰하는 법으로 치료하였다.

【처방】 당귀當歸 9g, 천궁川芎 6g, 당삼黨參 9g, 적작약赤芍藥 9g, 백작약白芍藥 9g, 홍화紅花 9g, 지골피地骨皮 9g, 천속단川續斷 9g, 구척狗脊 9g, 회우슬懷牛膝 9g을 물에 달여 복용시켰다. 격일로 1제를 달여 2번 나누어 복용시켰다.

• **세 번째 진료:** (1975년 1월 3일) 전보다 나아졌다. 다만 다리가 힘이 없는 느낌이 있어 종전의 처방에 창출蒼朮 9g, 오가피五加皮 9g을 가해 건비익기健脾益氣시켰다. 격일로 1제를 복용시켰다.

• **네 번째 진료:** (1975년 1월 19일) 피부는 점점 연화되어 가는 것이 보였다. 두 번째 진료 때 썼던 처방에 도인桃仁 9g, 신근초伸筋草 9g을 가해 물에 달여 격일에 1제를 복용시켰다.

• **다섯 번째 진료:** (1975년 2월 14일) 요통은 좋아져서 한나절 동안 일하는 것이 가능해졌다. 왼쪽 종아리 굴측의 피부병변은 연화되어 정상으로 돌아왔으며 국부의 색소는 짙었다. 맥은 세현細弦하였고 설은 정淨하였다.

【처방】 당귀當歸 9g, 천궁川芎 9g, 적작약赤芍藥 9g, 지골피地骨皮 9g, 홍화紅花 9g, 신근초伸筋草 9g, 계혈등鷄血藤 30g, 회우슬懷牛膝 9g, 두충杜仲 9g, 천속단川續斷 9g을 물에 달여 격일로 1제를 복용시켰다.

• **여섯 번째 진료:** (1975년 4월 17일) 왼쪽 종아리에 원래 있던 피부병변은 발목 상각上角에 약 3cm×3cm 크기의 경화되어 있는 작은 덩어리를 제외하고는 대부분 정상으로 회복되었고 국부에 색소침착이 남아 있었다. 계속해서 앞의 처방을 복용시켜 완전히 낫

게 하고자 하였다.

【해설】 본례는 왼쪽 종아리 굴측의 띠 모양의 커다란 피부경화이다. 주런캉 선생은 본 증례를 허리는 신腎의 부府인데 신허腎虛하면 허리의 통증이 있고 양허陽虛하면 위외衛外가 치밀함을 잃어 풍습風濕의 사기邪氣가 허虛한 것을 타고 들어와서 생기는 것으로 생각했다. 또한 비脾는 사지를 주관하는데 비허脾虛하면 사지가 권태하고 힘이 없어진다. 경락經絡이 비조痹阻하면 영위營衛가 조화로움을 잃게 되어 왼쪽 다리의 피부가 완고하게 딱딱해지는 것이다. 치료에서는 우선 거풍제습祛風除濕, 통락행비通絡行痹에 치중하였고 뒤에 익기활혈益氣活血, 온양보신溫陽補腎, 건비조력健脾助力시키는 처방을 사용하여 효과를 비교적 빠르게 보았다.

2 孫 씨, 여성, 38세

문진차트, 초진일시: 1973년 9월 14일

【주소증】 왼쪽 허리의 피부가 경화된 지 반년이 되었다.

【현병력】 반년 전 왼쪽 허리 부분에 손바닥만 한 크기의 경화성 피부가 1개 보였고 피부색은 어둡고 칙칙했다. 자각증상으로 긴장감과 딱딱함을 느꼈다. 차가운 기운을 받으면 사지말단에 청색증을 보였다. 기타 불편감은 없었다.

【검사】 왼쪽 허리 부분에 10cm×15cm 크기의 경화된 피부 반괴班塊가 1개 있었고 경계는 뚜렷했으며, 손으로 집으면 약 1cm 정도 깊이의 두꺼움이 있었고 부분적으로 피부 위축萎縮이 보였다. 피부색은 어둡고 칙칙했다.

맥은 현세弦細하였고 설질은 정상이었으며 태는 박포薄布하였다.

【한의학진단】 피비皮痹

【양의학진단】 국한성 경피증

【변증】 풍습風濕의 기운이 피부와 주리에 침입하여 기혈氣血이 비조痹阻되고 영위營衛가 조화롭지 못한 것

【치법】 거풍통락祛風通絡, 활혈화영活血和營

【처방】 독활獨活 9g, 상기생桑寄生 9g, 신근초伸筋草 9g, 당귀當歸 9g, 천궁川芎 6g, 초적작약炒赤芍藥 9g, 방풍防風 9g, 방기防己 9g, 해풍등海風藤 9g, 지골피地骨皮 9g, 낙석등絡石藤 9g을 물에 달여 매일 1제를 2번에 나누어 복용시켰다.

- **두 번째 진료:** (9월 28일) 앞의 처방 14제를 복용한 후 병정은 아직 뚜렷하게 개선되지

않았다. 앞의 치법을 따라 원방에 해풍등海風藤, 낙석등絡石藤을 빼고 곤포昆布 9g, 해조海藻 9g, 홍화紅花 6g을 가하여 활혈연견活血軟堅시켰다.

• **세 번째 진료**: (11월 12일) 앞의 처방 28제를 복용한 후 경화되었던 반괴斑塊는 점점 줄어들었다. 종전의 처방에 자별갑炙鱉甲 12g을 가했다.

• **네 번째 진료**: (11월 22일) 앞의 처방 7제를 복용한 후 경화되었던 피부병변이 9cm×6cm로 줄어들었다. 최근 월경이 시작됐는데 혈괴血塊가 비교적 많고 허리가 시큰거리면서 몸이 나른다고 호소하였다. 종전의 처방에 왕불유행王不留行 15g, 천속단川續斷 9g을 가하여 계속해서 1주일간 복용시켰다.

• **다섯 번째 진료**: (1974년 1월 4일) 내원해서 진료 후 앞의 처방을 기본으로 따르면서 때때로 증감하거나 복용을 중단하면서 30여 제를 복용시켰다.

• **여섯 번째 진료**: (3월 4일) 경화된 피부가 6cm×4cm로 줄어들었다. 이후 중단하다 복용하다 하면서 근 50여 제를 복용시켰다.

• **일곱 번째 진료**: (6월 11일) 앞의 처방을 기본으로 하여 꿀로 환약을 빚었다. 매번 9g씩 매일 3환을 복용시켰다. 아침, 점심, 저녁으로 3차례 나누어 복용시켰다.

• **여덟 번째 진료**: (1975년 2월 14일) 피부병변이 2.5cm×2cm로 줄었다. 계속해서 환약을 복용시켰다.

1975년 8월 추적·관찰해서 다시 검사해 보니 피부의 경화된 반괴斑塊는 이미 완전히 사라졌다.

【해설】 본례는 왼쪽 허리와 배 부분에 손바닥 크기의 반괴斑塊가 나타난 것으로 누르면 널빤지처럼 딱딱하였다. 거풍통락祛風通絡, 활혈화영活血和營하는 처방을 썼으나 뚜렷하게 효과를 보지 못했다. 후에 곤포昆布, 해조海藻, 자별갑炙鱉甲 등 짠맛으로 연견軟堅시키는 약재를 가했더니 경화되었던 반괴斑塊가 점차 연화되었다.

3 馬 양, 여성, 4세 반

문진차트, 초진일시: 1973년 4월 상순

【현병력】(어머니가 대신 진술) 환아는 외할머니 댁에서 살고 있었다. 1971년 3월 베이징으로 상경했는데 왼쪽 소복부에 은화 크기의 피부가 경화된 반괴斑塊가 1개 나타났고 광택을 띠었으나 따로 치료받지 않았다. 1973년 또 상경했을 때 왼쪽 소복부에 8cm×5cm

크기의 피부가 경화된 반괴斑塊가 보였으며 동시에 왼쪽 등 부위에 3개가 있었는데 각각 5cm×5cm 크기의 피부가 경화된 반괴斑塊였다. 국한성 경피증 진단을 받았다.

1973년 4월 본원에 치료를 받으러 왔고 풍습風濕이 조락阻絡하여 기혈氣血이 비체痹滯된 것으로 판단하였다. 치법은 거풍승습祛風勝濕, 통락활혈通絡活血하였다. 환아가 탕약을 복용하는데 불편함이 없도록 아래 약재들로 환약을 만들었다.

독활獨活 30g, 상기생桑寄生 30g, 당귀當歸 60g, 천궁川芎 30g, 적작약赤芍藥 60g, 계혈등鷄血藤 60g, 신근초伸筋草 30g, 홍화紅花 30g, 선령비仙靈脾 30g, 지골피地骨皮 30g

곱게 가루 낸 후 꿀로 반죽하여 환약을 만들었다. 각 환은 6g으로 매일 아침저녁으로 각 1개씩 복용시켰다.

1975년 4월 상순에 추적·관찰했는데 그 어머니가 아이를 데리고 다시 검사받으러 와서 말하기를 앞의 환약을 반년 동안 지속적으로 복용하니 피부가 점점 연하게 되었다고 하였다. 피부를 검사해 보니 완전히 정상이었고 색소침착반이 남아 있었다.

4 劉 양, 여성, 3세

간이차트, 초진일시: 1975년 5월 8일

【대신진술】 왼발 바깥쪽, 오른쪽 종아리 안쪽과 가슴에 나뭇가지 모양의 피부경결이 발생한 지 9개월이다.

【현병력】 환자는 작년 8월 수두를 앓은 후 왼발 바깥쪽에 나뭇가지 모양의 피부경화가 나타났다. 올해 1~2월에는 오른쪽 종아리 안쪽에 피부가 경화되는 것이 나타났고 왼발의 피부경화로 인해 보행이 원활하지 못했다. 모某 병원에서 치료를 받고 비타민 E, 복합효소를 복용하였고 태반조직액을 주사로 맞았으나 효과가 없었다.

【검사】 환아는 말랐고 영양이 좋지 못했다. 왼발 바깥쪽을 따라 새끼발가락에서부터 발목에 이르기까지 2cm×10cm의 1개의 띠 모양으로 피부가 단단해져 있으며 양초 모양의 광택을 띠고 있었고, 더듬으면 단단한 것이 만져졌으며 손가락으로 집으려 해도 집히지를 않았다. 오른쪽 종아리 안쪽은 발목 위에서부터 오금에 이르는 부위에 15cm×4cm 크기의 피부경화가 보였고 만지면 단단하였다. 가슴 오른쪽에 2cm×5cm 크기의 유사한 피부병변이 1개 있었다.

맥은 세무력細無力하였고 설은 담淡하였으며 태는 박포薄布하였다.

【한의학진단】 피비皮痹

【양의학진단】 국한성 경피증

【변증】 선천부족先天不足으로 경락經絡이 비조痹阻되고 영위營衛가 조화롭지 못한 것

【치법】 보기행혈補氣行血, 통경활락通經活絡

【처방】 독활獨活 60g, 상기생桑寄生 60g, 황기黃芪 30g, 당귀當歸 60g, 천궁川芎 30g, 적작약赤芍藥 60g, 홍화紅花 30g, 지골피地骨皮 30g

함께 곱게 가루 낸 후 꿀로 반죽하여 환약을 만들었다. 매 환약은 6g씩 아침저녁으로 각각 1개씩 복용시켰다.

• **두 번째 진료:** (1975년 7월 29일) 복약 후 부분적으로 피부병변이 점차 연해졌다. 다만 왼쪽 종아리 뒤쪽에 3cm×3cm 크기의 피부경화가 나타났다. 앞의 처방에 당삼黨參 30g, 진피陳皮 30g을 가하여 꿀로 반죽하여 환약으로 하여 매 환약을 6g으로 하루 2개씩 복용시켰다.

• **세 번째 진료:** (1975년 8월 26일) 환아는 오지 않았고 아버지가 대신 와서 말하기를 피부가 대부분 연해졌다고 했다. 계속해서 앞의 처방을 배합한 환약을 1료料[69] 복용할 것을 지시하였다.

• **네 번째 진료:** (1975년 11월 6일) 방문하여 재검하였는데 오른쪽 가슴 및 오른쪽 종아리의 피부병변은 대부분 연해졌고 왼쪽 발등 바깥쪽에 있던 나뭇가지 모양의 피부병변은 대체로 정상으로 회복되었다. 후에 나타났던 왼쪽 종아리에 피부병변 1개도 역시 연해졌다. 새로 나타난 피부병변은 보이지 않았다. 초진 시 처방했던 한약에 계지桂枝 15g을 가하여 환약으로 만들어 계속 복용시키도록 하여 완전히 낫도록 하였다.

5 耿 군, 남성, 10세

간이차트, 초진일시: 1975년 5월 13일

【주소증】 오른쪽 허벅지 굴측의 피부가 나뭇가지 모양으로 단단하게 된 지 3년이 되었다.

【현병력】 3년 전 오른쪽 허벅지 굴측의 피부가 나뭇가지, 새끼줄 모양으로 딱딱해졌고 치료를 하였으나 효과가 없었다. 피부병변은 점점 확대되어 걷기가 불편하였다.

---

69 1료(料)는 재료의 양대로 만들어 나온 환약을 다 복용하는 것이다.

【검사】 오른쪽 허벅지 굴측 하단에서부터 오금에 이르기까지 7cm×13cm 크기의 피부가 널빤지 모양으로 단단해져 있는 것이 보였다.

【변증】 풍습風濕이 조락阻絡하여 경락經絡이 비체痹滯된 탓에 기혈氣血이 도달하지 못한 것

【치법】 통락행비通絡行痹, 거풍활혈祛風活血

【처방】 당귀當歸 60g, 적작약赤芍藥 60g, 천궁川芎 30g, 상기생桑寄生 60g, 독활獨活 60g, 지골피地骨皮 30g, 홍화紅花 30g, 계지桂枝 30g

곱게 가루 낸 후 꿀로 반죽하여 환약을 만드는데, 매 환약은 6g으로 매일 아침저녁으로 각각 1개씩 복용시켰다.

- **두 번째 진료:** (1975년 6월 26일) 복약 후 허벅지의 피부병변이 대부분 연해졌고 걷는 것이 비교적 편해졌다. 계속해서 앞의 처방으로 만든 환약을 1료料 복용시켰다.
- **세 번째 진료:** (1975년 11월 25일) 방문하여 재검하였을 때 오른쪽 허벅지의 피부병변은 연해져 정상이 되었고 위축萎縮은 보이지 않았다. 200m 정도 달릴 수 있다고 말했다. 환약을 쓰되 앞의 처방에 계혈등鷄血藤 60g, 선령비仙靈脾 60g을 가하여 곱게 가루 낸 뒤 꿀로 반죽하여 환약을 만들었다. 매 환약은 6g씩 하루 2개씩 복용시켜 치료효과를 더욱 공고하게 하였다.

6 張 군, 남성, 14세

【주소증】 왼쪽 위팔 안쪽과 오른쪽 종아리의 피부가 경화된 지 10년 되었다.

【현병력】 유년기 때 홍역을 앓은 후 왼쪽 위팔 안쪽은 겨드랑이 아래에서부터 손목에 이르는 부위에, 오른쪽 종아리는 서혜부부터 발목 위에 이르는 부위에 나뭇가지 모양의 피부경화가 나타났으며 점점 커졌으나 다만 국부의 긴장감만 느낀다고 말했다. 1971년 6월부터 1973년 초까지 본원에서 문진을 한 뒤 간단한 치료를 받았으며 한약처방(독활獨活 9g, 상기생桑寄生 9g, 계지桂枝 9g, 당귀미當歸尾 12g, 적작약赤芍藥 12g, 신근초伸筋草 9g, 계혈등鷄血藤 15g, 옥죽玉竹 9g, 단삼丹參 12g, 우슬牛膝 12g, 지부자地膚子 9g)을 가감해서 치료했다.

1973년 2월 16일 진료했을 때 왼쪽 위팔과 오른쪽 종아리의 피부병변이 나날이 점점 연해지고 있었고 색소침착이 보였으므로 환약 처방으로 바꾸었다.

독활獨活 30g, 상기생桑寄生 30g, 당귀當歸 60g, 계지桂枝 30g, 적작약赤芍藥 60g, 신근초伸筋草 60g, 회우슬懷牛膝 30g, 천궁川芎 30g, 상지桑枝 30g, 선령비仙靈脾 30g

곱게 가루 내어 꿀로 환약을 빚었는데 매 환약은 9g으로 매일 2개씩 복용시켰다.

1975년 4월 27일 내원하게 한 뒤 재검했는데 왼쪽 위팔 안쪽의 피부는 대부분 정상으로 회복되었고 부분적으로 피부의 위축萎縮이 있었다. 오른쪽 종아리의 피부병변 역시 연해진 것이 보였고 다만 오래 걸은 뒤에 당기는 듯한 통증을 조금 느꼈다. 앞의 처방을 복용한 뒤 다른 어떠한 약물도 복용하지 않았다고 말했다.

7 陳 씨, 남성, 23세, 간부

차트번호 53705, 초진일시: 1963년 2월 2일

【주소증】 좌반신의 피부가 띠 모양으로 경화된 지 5년여 되었다.

【현병력】 6~7년 전 차가운 계절이 올 때마다 사지말단이 청자색을 띠었다. 5년 전 먼저 오른쪽 종아리에 동그란 모양의 갈색을 띤 경화된 반괴斑塊가 1개 나타났고 조금 융기되었으며 후에 오른쪽 상반신으로 점차 확대되었고 융합되어 큰 편片이 되었다. 띠 모양을 띠었는데 부분적으로 반편斑片 모양을 띠기도 하였고 약간 팽팽한 느낌이 있었다. 병리검사를 통해 경피증 진단을 받았다. 페니실린, EDTA(에틸렌다이아민 사초산)[70] 주사를 맞았고 DDS(댑손)[71]을 내복하였더니 피부가 약간 연해짐을 느꼈다.

1963년 2월 2일 우리 병원에 치료받으러 왔을 당시 피부검사에서 오른쪽 가슴 밑으로 형태가 일정하지 않은 큰 반편斑片 모양 또는 띠 모양의 중등도의 경화된 피부병변이 보였고 경계는 명확하였다. 피부병변은 오른쪽 종아리가 더 뚜렷하였으며 일부는 위축萎縮되는 경향이 있었다.

맥은 침세沈細하였고 설질은 정상이었으며 태는 정淨하였다.

【한의학진단】 피비皮痹

【양의학진단】 국한성 경피증

【변증】 풍습風濕이 조락阻絡하여 기혈氣血이 비체痹滯된 것

【치법】 거풍승습祛風勝濕, 서근활락舒筋活絡

【처방】 독활獨活 9g, 상기생桑寄生 9g, 회우슬懷牛膝 9g, 해풍등海風藤 9g, 방기防己 6g, 자초紫草 6g, 오가피五加皮 6g, 진교秦艽 9g, 도인桃仁 9g, 상지桑枝 15g, 단삼丹參 9g, 신근초伸筋草 9g, 계지桂枝 6g

---

70 금속해독제에 속한다.

71 항균제. 나병이나 포진성 피부염의 치료제로 사용한다.

• **두 번째 진료:** (4월 20일) 앞의 처방을 40여 제 복용한 후 원래 있던 피부병변이 대부분 연화되었고 부분적으로 손상의 색소가 탈락되어 있는 것이 보였다. 새로 나타난 피부병변은 없었고 오른쪽 종아리의 피부병변은 경도의 경화를 보였다. 종전의 처방에 계혈등鷄血藤 15g, 홍화紅花 9g, 해풍등海風藤 15g을 가하여 30여 제를 복용시켰다.

환자는 장기간 약을 복용하기가 곤란하여 2개월 동안 복약을 쉬었고 10월에 시베이西北 지방으로 갔다. 이에 앞의 처방을 꿀로 환약을 빚어 가져가서 계속 복용하도록 하였다.

• **세 번째 진료:** (1964년 1월 24일) 오른쪽 종아리의 경화된 피부병변 면적이 현저히 축소되었다. 종전의 처방을 계속 썼다. 이후에 환자는 복용을 하다가 말다가 하여 1~2개월 동안 10여 제를 복용하였다.

1965년 4월 5일 다시 검사했을 때 종아리의 피부는 대부분 연해졌고 다만 오른쪽 허리에 동전 크기의 경화된 반편斑片이 1개 나타났고 날씨가 차가워지면 사지말단이 청색을 띠었다.

당귀當歸 9g, 천궁川芎 6g, 초적작약炒赤芍藥 9g, 계혈등鷄血藤 15g, 신근초伸筋草 9g, 상기생桑寄生 9g, 강활羌活 9g, 독활獨活 9g, 상지桑枝 15g, 계지桂枝 9g, 선모仙茅 9g, 선령비仙靈脾 9g, 해풍등海風藤 12g

계속해서 수십 제를 복용하였고 이후에는 진료받으러 오지 않았다.

30-2. 광범위피부경화증(1례)

1 石 씨, 여성, 27세

차트번호 71733, 초진일시: 1964년 4월 25일

【주소증】 안면, 사지말단에 피부가 단단해지면서 청색증을 띤 지 5년이 되었다.

【현병력】 1958년 첫째 아이를 순산 후 약 반년이 지난 상태로서 당시 둥베이東北 지방에서 지냈는데, 기후가 한랭하여 양 손가락 관절이 종창腫脹되었으나 청색증은 보이지 않았다. 1960년 수시로 추위에 사지말단이 노출된 뒤에 청색증이 나타났으며 주먹을 쥘 때 꽉 쥐지 못했다. 또 사지말단의 피부 역시 딱딱해짐이 관찰되었다. 1962년 사지말단의 피부가 경화되어 단추를 잠그는 것이 어렵게 느껴졌다. 또 얼굴의 피부가 팽팽해졌고 가벼운 부종浮腫을 동반하였다. 1963년 둘째 아이를 분만한 후 병정이 더 심해져서 얼

굴의 피부는 딱딱하여 표정이 풍부하지 못했고 특히 뺨의 하반부의 증상이 뚜렷하였다. 당시 모某 병원에서 말단피부경화증, 레이노 증후군 진단을 받았다. 페니실린, 프로카인(procaine)[72], 비타민 B_{12}, EDTA 등 약물치료를 받았으나 뚜렷한 치료효과는 없었다.

【입원검사】 안면의 피부가 긴장되어 있었고 경화되어 있었으며 광택을 띠었고 탄력성을 잃었으나 눈썹을 밀어올리면 여전히 이마에 주름이 잡혔다. 코와 양 뺨 밑의 근육활동에 제한이 있고 얼굴은 표정이 풍부하지 못했다. 윗입술은 얇아졌으나 아직 입을 다물 수 있고 귓바퀴의 피부 역시 경화되었다. 양손은 쥘 때 꽉 쥐는 것이 안 되었다. 양손등, 팔, 위팔의 신측이 경화되어 손가락으로 피부를 집어도 올라가지 않으며 피부는 양초 모양의 광택을 띠었다.

맥은 침세沈細하였고 설질은 담淡하였으며 태는 정淨하였다.

【양의학진단】 광범위피부경화증

【한의학진단】 피비皮痹

【변증】 풍한습風寒濕의 사기邪氣가 경락經絡을 험하게 한 탓에 비체痹滯하여 나아가지 못하게 된 것이다. 영위營衛가 조화롭지 못하여 양기陽氣가 허虛해 사지말단에 도달하지 못하게 되는데, 이로 인해 사지말단이 차가워지면서 자색을 띠게 되고 안면, 손, 팔 등의 피부가 딱딱해지게 되었다.

【치법】 온경통락溫經通絡, 화영활혈和營活血

【처방】 계지桂枝 9g, 건강乾薑 3g, 백개자白芥子 3g, 초백출炒白朮 9g, 강활羌活 9g, 독활獨活 9g, 상기생桑寄生 9g, 방풍防風 9g, 방기防己 9g, 신근초伸筋草 9g, 상지桑枝 15g, 단삼丹參 9g, 초적작약炒赤芍藥 9g, 회우슬懷牛膝 9g. 후에 상술한 기본 처방에 당귀當歸, 계혈등鷄血藤, 연교連翹, 도인桃仁 등의 약물로 가감하였다. 입원 3개월 동안 80여 제를 복용하였다. 동시에 외용外用으로 계지桂枝 30g, 송절松節 30g, 초적작약炒赤芍藥 15g, 세신細辛 9g, 상지경桑枝梗 30g을 물에 달여 2000ml를 취한 후 따뜻하게 환처를 적시는데, 하루 2차례 시행하였고 매번 20분간 시행하였다. 퇴원 시에는 병정이 호전되어 웃을 때 안면의 주름이 늘었고 더 깊어졌으며 양손의 쥐는 힘도 정상으로 되돌아와서 정상적으로 일할 수 있게 되었다.

1974년 다시 검사했을 때 피부가 대체로 연해져 공장작업을 한 지 몇 년이 되었다.

【해설】 환자는 산후 반년 만에 발병했는데 산후 기혈氣血이 모두 손상받은 데다 차가운

---

72 국소 마취제.

기운을 받아서 경락經絡이 비조痹阻하였고, 양기陽氣가 허虛해 사지말단에 도달하지 못한 탓에 안면과 손, 팔의 피부가 딱딱해지면서 사지말단에 청색증이 나타났다. 입원 3개월 동안 온경통락溫經通絡, 화영활혈和營活血로 잘 다스리니 병정이 억제되고 호전되었으며 흔쾌히 회복하여 일할 수 있게 되었다.

【부연설명】 경피증의 특징은 초기에 부종浮腫이 생기고 연속해서 경화가 생기며 후기에 위축萎縮이 생긴다. 과거에는 일종의 교원성 질환으로 인식되었으나 지금은 자가면역질환으로 인식되고 있다. 지금까지는 만족할 만한 치료법은 없다. 주런캉 선생은 경피증을 한의학의 비증痹症 범주에 속한다고 보았는데, 예로부터 "피비皮痹"라고 불렸던 것이다. 그 발병기전은 내인內因은 기혈氣血이 모두 허虛한 것, 신양腎陽이 부족한 것, 위외衛外가 치밀함을 잃은 것이고 외인外因은 풍한습風寒濕의 사기邪氣가 허虛한 것을 타고 들어와 경락經絡과 기표肌表, 혈맥血脈의 사이를 막은 것이다. 비痹는 막는 것이다. 조색阻塞하여 통하지 않아 기혈氣血이 비착痹着되면 운행이 원활하지 않게 되고, 영위營衛가 조화롭지 못하여 피부가 완고하게 딱딱해지면 그 모양이 가죽제품 같고, 관절의 굽히고 펴는 것이 원활하지 못하며 손발이 빳빳해지고 심하면 그 모양이 시랍屍蠟과 같다. 양기陽氣가 사지말단에 제대로 도달하지 못하면 청색증이 나타나고 근육이 영양을 잃으면 입을 벌리고 닫지 못한다.

치료에서 주런캉 선생은 비증痹症의 각도를 따라 고려해야 하는데 비증痹症을 치료하는 주요 처방인 독활기생탕獨活寄生湯 가감加減을 강조했다. 당귀當歸, 천궁川芎, 단삼丹參, 적작약赤芍藥, 홍화紅花로 활혈거어活血祛瘀시킨다. 독활獨活, 상기생桑寄生, 방기防己로 거풍제습祛風除濕시킨다. 계혈등鷄血藤, 신근초伸筋草, 우슬牛膝, 상지桑枝로 통행경락通行經絡시킨다. 지골피地骨皮는 피부로 하여금 피부답게 만든다. 사지말단이 청색을 띠면서 차가워지면 온보신양溫補腎陽하는 약재를 많이 쓰는데 파극천巴戟天, 선모仙茅, 선령비仙靈脾, 호로파胡蘆巴, 토사자兎絲子 등에서 선택해서 사용한다. 후기에 병정이 안정되거나 혹은 위축萎縮이 나타나면 보기활혈補氣活血, 온경통락溫經通絡으로 치료한다. 앞의 처방에 태자삼太子參, 황기黃芪, 숙지황熟地黃, 숙부자熟附子, 계지桂枝의 부류를 가해 사용한다.

앞에서 나열한 증례는 모두 이 처방을 변화하고 가감加減하여 시치施治하였고 비교적 좋은 치료효과를 거두었다. 특히 국한성 경피증에 치료효과가 뛰어났다. 3례는 연령이 비교적 어린 소아 환자였는데 성인 환자와 비교하여 효과가 더 빨랐다.

31. 결절성동맥주위염(2례)

1 張 씨, 여성, 38세

간이차트, 초진일시: 1974년 7월 17일

【주소증】 양 허벅지에 결절結節이 나타나면서 아픈 지 1년이 되었다.

【현병력】 1973년 3월 하순에 오른쪽 허벅지 안쪽에 통증이 나타났고 아울러 옥수수 크기의 피하결절結節이 나타났다. 1개월 후에 또 1개가 더 나타났다. 병리조직 검사에서 결절성동맥주위염 진단을 받았다. 프레드니손(prednisone)을 경구 복용했으나 효과가 없었다. 반년 후 또 만지면 아픈 결절結節이 4개 나타났으며 점점 그 수가 많아졌다. 결절結節과 통증은 모두 발작성으로 활동 후에 더 심해졌고 심하면 수면에 지장을 줄 정도였다. 같은 해 11월 30일 신장新疆 지역의 모某 병원에서 치료를 받았는데 당시 검사에서 양 허벅지 안쪽에 모두 콩알 크기의 피하결절結節이 다수 만져졌다. 앞가슴에 수축기에 바람 부는 소리 같은 Ⅲ급 잡음이 들렸고 혈압은 148/108mmhg였다. 흉부X선, 심전도는 정상이었다. 재차 조직검사를 시행했는데 결절성동맥주위염으로 확진하였으며 입원 3개월 동안 프레드니손(prednisone)을 매일 30mg씩, 퀴닌 클로라이드(quinine chloride)[73] 등을 경구복용하였다.

【검사】 양 허벅지 안쪽에 콩만 한 크기의 산재된 피하결절이 다수 만져졌고 압통은 뚜렷하였다.

맥은 현세弦細하였고 설태는 박포薄布하였다.

【한의학진단】 과등전瓜藤纏

【양의학진단】 결절성동맥주위염

【변증】 영위營衛가 조화롭지 못해 기체혈어氣滯血瘀되어 어瘀가 맥락脈絡을 막아 통하지 못하여 아프게 된 것

【치법】 활혈연견活血軟堅

【처방】 당귀미當歸尾 9g, 적작약赤芍藥 9g, 곤포昆布 9g, 해조海藻 9g, 산두근山豆根 9g, 하고초夏枯草 15g, 초하거草河車 9g, 도인桃仁 9g, 홍화紅花 9g 7제를 물에 달여 복용시켰다.

• **두 번째 진료:** (7월 24일) 양 허벅지의 동통이 경감하였고 누르면 결절結節이 만져졌으며 움직이는 것이 원활하지 못했다. 계속해서 앞의 처방에 이기理氣시키는 약인 향부자香附子

73 중국에서는 편평태선, 각종 피부염에 쓰인다.

9g, 진피陳皮 6g을 가하여 6제를 물에 달인 후 복용시켰다.

• **세 번째 진료:** (8월 3일) 여전히 통증과 결절結節이 있으나 녹두 크기로 줄어들었다고 말했다. 앞의 처방에 지룡地龍 9g, 우슬牛膝 9g을 가하여 10제를 계속해서 복용시켰다.

• **네 번째 진료:** (8월 13일) 병정이 나날이 안정되어 통증은 가벼워졌고 결절結節은 뚜렷하지 않았다. 앞의 처방을 10제 복용시켰다.

• **다섯 번째 진료:** (8월 23일) 최근 양 허벅지 안쪽의 통증이 여전히 있어 걷기가 힘들었고 결절結節은 뚜렷하지 않았다. 통락활혈通絡活血, 연견소종軟堅消腫시켰다.

【처방】 당귀當歸 9g, 적작약赤芍藥 9g, 지룡地龍 9g, 도인桃仁 9g, 홍화紅花 9g, 곤포昆布 9g, 해조海藻 9g, 향부자香附子 9g, 우슬牛膝 9g, 하고초夏枯草 9g, 조휴蚤休 9g 7제를 물에 달여 복용시켰다.

복약 후 병정이 좋아졌다. 환자가 신장新疆 지역으로 돌아가고 싶어 하였으므로 앞의 처방을 계속 복용하도록 당부하였다.

1975년 5월 1일. 환자의 여동생이 베이징에 와서 소식을 전하길 언니가 신장新疆 지역으로 돌아와서 앞의 처방을 50여 제 복용한 후에 다리의 붓기는 사라지고 밖에 보이는 것은 정상으로 되었으며 만지면 아직 작은 결절結節들이 완전히 사라지지 않고 남아 있었고 새로 난 결절結節은 없다고 하였다. 앞의 처방을 따라 꿀로 환약을 만들어 계속 복용시켜 치료효과를 확실하게 하였다.

1975년 12월 추적·관찰하였는데 본인이 회신하면서 말하기를 작년에 베이징에서 치료를 받은 후 효과가 비교적 좋았다고 하였다. 작년 9월부터 근무처로 돌아와서 가지고 있던 처방 50여 제를 복용한 뒤 결절結節이 작아졌고 통증 역시 심하지 않아 약을 그만 복용하였다. 올해 겨울에 들어서면서 왼쪽 허벅지에 압통을 약간 느꼈고 피로할 때 더 심했으며 원래 있던 작은 결절結節이 아직 있었으나 압통은 뚜렷하지 않았다고 하였다.

【해설】 이 병은 결절성 다발동맥염이라고도 불리며 일반적으로 결체조직질환에 속한다. 임상에서 어떤 학자들은 피부형과 내장형 2종류로 구분해야 한다고 주장한다. 피부형은 피부를 위주로 침범하며 피진皮疹은 결절성結節性, 자전성紫癜性 또는 괴사성壞死性으로 보이며 결절성結節性이 많은데 결절結節 크기는 콩알만 하고 피부색은 붉으면서 청갈색을 띠며 때때로 자각증상으로 통증이 느껴지기도 한다. 한의학에서는 "과등전瓜藤纏"이라고 부르며 경맥락經脈絡이 지나는 길에 기혈어체氣血瘀滯가 된 것과 관련 있다고 보았다. 어瘀는 유형의 물질이므로 임상에서는 크기가 일정하지 않은 결절結節로 나타난다. 기혈어체氣血瘀滯하

면 통하지 않아 아프게 되므로 동통증상이 나타나는 것이다. 주런캉 선생은 이 병을 활혈화어活血化瘀, 통경활락通經活絡 위주로 치료하였다. 당귀當歸, 도인桃仁, 홍화紅花, 적작약赤芍藥으로 활혈화어活血化瘀시키고 향부자香附子, 진피陳皮 등 이기理氣시키는 약으로 보좌하였는데 기氣는 혈血을 통솔하므로 기氣가 운행해야 혈血이 운행하기 때문이다. 우슬牛膝, 지룡地龍으로 통경활락通經活絡시켰다. 곤포昆布, 해조海藻, 산두근山豆根, 하고초夏枯草, 조휴蚤休 등으로 연견산결軟堅散結시켰다.

2 苑 씨, 남성, 21세

다른병원에서 협진차트, 협진일시: 1967년 2월 15일

【주소증】 4년 동안 고혈압이 있었는데 왼발 4,5지가 괴사된 지 2개월이 되었다.

【현병력】 4년 동안 고혈압을 앓았는데 1년 전부터 전신이 부으면서 소변량이 감소하였고 최근 2개월 전부터 왼발 4,5지에 콩알만 한 크기의 결절結節이 나타났으며 붉으면서 통증이 있었다. 연달아 피부가 검은색을 띠었고 발가락이 발작성으로 극렬하게 아팠으며 아파서 땀을 뻘뻘 흘렸고 팔다리가 궐랭厥冷하였으며 심장이 두근거려 1967년 1월 13일부터 모某 병원에서 입원치료를 받았다.

【검사】 혈압은 180/120mmhg였고 누워 있을 때는 호흡곤란 증상은 없었다. 심장의 경계는 왼쪽으로 확대되었고 심첨 부위에 수축기에 바람 부는 소리 같은 1급 잡음이 들렸으며 대동맥에는 수축기에 바람 부는 소리 같은 잡음 및 이완기에 꽈르릉 소리 같은 3급 잡음이 들렸다. 심박수는 분당 80회였고 폐는 음성이었으나 간이 위치한 옆구리 아래 4.5cm, 검상돌기 아래 10cm, 다리에 오목한 형태의 수종水腫이 보였다. 왼발 4,5지 및 발가락과 발등이 맞닿은 오른쪽 부분이 부분적으로 괴사되어 있었고 압통은 없었다. 발표면은 차가웠고 주위는 붉은색으로 침윤浸潤되어 있었다. 양 발등의 동맥 박동은 양호했다.

【치료경과】 레저핀(reserpine)[74], 디기탈리스(digitalis), 덱스트란40(dextran40)[75] 등의 약물을 사용하여 전신증상은 호전되었으나 다만 발가락의 괴사는 나날이 심해졌다. 허리의

---

74 중추신경계 억제작용과 교감신경 차단작용을 한다. 임상적에서는 향정신약, 혈압강하 작용을 한다.

75 혈액대용제.

교감신경차단술을 시행했으나 효과가 없었고 마취약인 돌란틴(dolantin)[76]을 반드시 사용해야만 통증이 겨우 완화되었다. 왼발 4,5지는 건성乾性 괴사를 보였고 발가락 사이 역시 침범되었다. 2지 간의 발가락과 발등 경계부위는 점상點狀괴사를 보였다. 병원 안팎으로 협진했을 때 눈앞의 통증이 극렬하였고 왼발가락의 기능이 소실되어 만약 수술하지 않으면 속발감염으로 부위가 만연해지고 확장될 수도 있다고 보았다. 이상의 적응증으로 보았을 때 수술치료로 발목관절을 제거할 수밖에 없는 상황이었다. 환자와 가족이 이 수술에 동의하지 않았으므로 먼저 국부를 절개배액하였는데 왼발등 4지 중족골 부근 발가락뼈 부위를 가로로 절개하였고 비교적 많은 괴사조직을 절제하였으며 끈끈한 고름을 배출하였다. 배농이 원활하지 못한 부분이 있어 세로로 절개했는데 "정丁"자 모양의 입구가 완성되어 대부분 고름액이 배출되었으며 바셀린 거즈로 절개 부위를 메웠다.

다음날 주런캉 선생의 협진을 요청하였다.

맥은 허대虛大하였고 설은 담이반淡而胖하였으며 태는 박니薄膩하였다.

【양의학진단】 결절성동맥주위염

【변증】 기허氣虛로 혈체血滯하여 어瘀가 낙맥絡脈을 막아 통하지 않아 아프고 열熱이 우세하여 살이 썩는 것

【치법】 보기활혈補氣活血, 통락지통通絡止痛

【처방】 황기黃芪 30g, 자유향炙乳香 9g, 자몰약炙沒藥 9g, 향부자香附子 9g, 적작약赤芍藥 12g, 도인桃仁 12g, 홍화紅花 9g, 건지룡乾地龍 9g, 계혈등鷄血藤 30g, 회우슬懷牛膝 9g, 삼칠근三七根 3g(가루 내어 탕약에 타서 복용)

매일 1제를 물에 달여 복용시켰는데 별도로 성소환醒消丸을 매일 3번, 매번 3g씩 복용시켰다.

• **두 번째 진료**: (2월 24일) 한약을 복용하면서 국부를 절개·배농시킨 후에 전신증상 및 발가락의 통증은 모두 뚜렷하게 가벼워졌다. 고름액 배양검사에 대장균이 나와 스트렙토마이신(streptomycin), 클로람페니콜(chloramphenicol)[77]을 외용外用으로 습포하였고 연속해서 약을 9일 썼더니 상처 면에 육아조직이 새로 돋았다. 특히 효과가 있었던 곳은 오

76 페티딘(pethidine)의 상품명으로 마약진통제이다.

77 항생제의 일종.

른발 둘째발가락이었는데 검은색에서 붉은색으로 바뀌었으며 소량의 누런 고름액과 분비물, 악취가 있었다. 앞의 처방에서 삼칠근三七根을 빼고 10제를 처방하였다.

- **세 번째 진료:** (3월 3일) 병정은 점차 호전되어 땀은 적어졌고 심장이 두근거리는 것은 좋아졌으며 사지가 따뜻하게 되었고 부종浮腫은 감퇴되었다. 상처 면의 육아조직은 붉게 활기를 띠었고 생장이 양호하였으며 붕대를 갈 때 통증이 뚜렷하지 않았고 두 발의 발가락에 있던 건성괴사 부위는 전과 비교해 건조해졌다.

【처방】 황기黃芪 30g, 당귀當歸 30g, 자유향炙乳香 9g, 자몰약炙沒藥 9g, 향부자香附子 9g, 당삼黨參 15g, 적작약赤芍藥 12g, 도인桃仁 9g, 홍화紅花 9g, 건지룡乾地龍 9g, 계혈등鷄血藤 30g, 금은화金銀花 15g, 회우슬懷牛膝 9g을 물에 달여 복용시켰으며 별도로 성소환醒消丸을 매일 3g씩 복용시켰다.

- **네 번째 진료:** (4월 17일) 양 발가락의 괴사된 것은 1개는 탈락되었고 1개는 아직 탈락되지 않았으며, 창구瘡口는 크지 않았고 통증은 없었으며 심장이 두근거리면서 땀이 나는 증상이 있었다. 맥과 설태는 전과 같았다. 아직 기허혈체氣虛血滯한 것이 남아 있어서 익기행혈益氣行血, 청해여독淸解餘毒시켰다.

생황기生黃芪 15g, 자황기炙黃芪 15g, 당귀當歸 15g, 적작약赤芍藥 9g, 백작약白芍藥 9g, 인동등忍冬藤 15g, 생감초生甘草 9g, 당삼黨參 12g, 홍화紅花 9g, 계혈등鷄血藤 15g, 회우슬懷牛膝 9g, 향부자香附子 9g, 낙석등絡石藤 9g을 물에 달여 복용시켰다.

환자가 연속해서 약을 20제 복용하였더니 모든 증이 좋아졌고 상처 면도 아물어 퇴원하였다.

【해설】 주런캉 선생은 당시 환자를 봤을 때 병정이 비교적 엄중하다고 보았다. 전신에 부종浮腫이 있었고 안색은 창백하였으며 땀을 뻘뻘 흘렸고 사지는 궐랭厥冷한 증상은 기허욕탈氣虛欲脫이었다. 양 발가락이 검게 썩어 괴사되었고 통증은 극렬하였으며 발등 역시 청흑색이었던 것은 독사毒邪가 위로 치솟으려는 기세로 한의학에서 "탈저脫疽"라 부르는 범주에 속한다. 황기黃芪를 많이 써서 보기회양補氣回陽, 고표지한固表止汗, 리수퇴종利水退腫시켰다. 아울러 당귀當歸, 우슬牛膝, 지룡地龍, 계혈등鷄血藤, 도인桃仁, 홍화紅花를 써서 경락經絡을 소통시켜 운행시키면서 활혈거어活血祛瘀시켰다. 삼칠근三七根, 유향乳香, 몰약沒藥으로 보좌하였고 성소환醒消丸을 배합하여 활혈지통活血止痛시켰다. 어혈瘀血이 물러난 뒤 경락經絡이 소통되었으며 통하니 아프지 않았다. 복약 후 병정은 뚜렷히 호전되었고 모든 증상은 가벼워졌으

며 사지는 따뜻해졌고 통증은 풀렸으며 괴사는 국한되었다. 본례의 환자는 양한방 협진치료를 통해 결국에 발목을 절제하는 것을 피하게 되었으며 위험에서 벗어날 수 있었다.

32. 천포창(2례)

32-1. 증식성 천포창(1례)

1 王 씨, 여성, 23세, 미혼

간이차트, 초진일시: 1975년 3월 20일

【주소증】 겨드랑이 밑, 가슴, 등에 홍반紅斑과 수포水疱가 나타난 지 1년이 되었다.

【현병력】 1년 전에 겨드랑이 밑에서부터 시작하여 연달아 가슴, 등에도 홍반紅斑과 수포水疱가 나타났으며 가려움증이 있었다. 홍반紅斑이 생긴 지 1일 뒤에 수포水疱가 나타났으며 수포水疱의 크기는 녹두, 누에콩 크기였다. 종종 수포水疱 몇 개가 하나로 융합되기도 했고 수포水疱는 쉽게 터졌으며 터진 후에는 가렵지 않았고 누런색의 딱지가 맺혔으며 딱지가 떨어진 후에는 암갈색 색소침착이 보였다. 구강점막에는 수포水疱가 나타나지 않았다. 자각증상으로 피로와 권태로 힘이 없었고 온몸이 불편하였으며 발열은 없었으나 목이 말라 물을 찾았다.

【검사】 겨드랑이 밑, 가슴, 등, 배 부위에서 딱지가 보였고 증식성 손상이 보였으며 대부분 암갈색 색소침착반이 보였다. 병리검사에서 증식성 천포창으로 진단받았다. 설첨은 붉었고 태는 박백薄白하였으며 맥은 침세沈細하였다.

【한의학진단】 천포창天疱瘡

【양의학진단】 증식성 천포창

【변증】 비경脾經에 습濕이 있고 위부胃腑에 열熱이 있어 습열濕熱이 상증上蒸한 탓에 포창疱瘡이 돋은 것

【치법】 건비리습健脾理濕, 청열해독淸熱解毒

【처방】 창출蒼朮 9g, 진피陳皮 6g, 복령피茯苓皮 9g, 택사澤瀉 9g, 저령猪苓 9g, 육일산六一散 9g(별도 포장), 모란피牡丹皮 9g, 적작약赤芍藥 9g, 금은화金銀花 9g, 연교連翹 9g

7제를 물에 달여 복용시켰다. 진료하러 올 때 매일 프레드니손(prednisone) 20mg을 계

속 복용하도록 지시하였다.

• **두 번째 진료:** (1975년 3월 31일) 병정은 안정된 상태를 보였고 손발이 조금 경련하는 현상이 있다고 호소하였다. 앞의 처방에 희렴초豨薟草 9g, 해동피海桐皮 9g을 가하였다. 프레드니손(prednisone)을 매일 15mg씩 복용시켰다.

• **세 번째 진료:** (1975년 4월 11일) 수포水疱는 보이지 않았고 입은 마르지 않았다. 계속해서 앞의 처방 7제를 복용시켰다. 프레드니손(prednisone)을 매일 10mg씩 복용시켰다.

• **네 번째 진료:** (1975년 5월 27일) 최근에는 수포水疱가 다시 돋는 것이 없었고 증세는 안정되었다. 3월 31일 때 썼던 처방을 복용시켰고 프레드니손(prednisone)을 매일 5mg씩 복용시켰다.

• **다섯 번째 진료:** (6월 30일) 호르몬 복용을 중단했더니 가슴이 당황하여 두근거리는 증상이 생겼다. 수포水疱는 아직 보이지 않았다. 계속해서 원래 처방 14제를 복용시켰다.

• **여섯 번째 진료:** (7월 31일) 호르몬 복용을 중단한 후 수포水疱가 약간 돋았으므로 프레드니손(prednisone)을 다시 매일 5mg씩 복용시켰다. 앞의 처방에 황백黃柏 6g을 가해 14제를 복용시켰다.

• **일곱 번째 진료:** (9월 12일) 병정이 안정되었다. 프레드니손(prednisone)을 매일 2.5mg씩 복용시켰다. 새로 돋은 피부병변은 없었으므로 계속해서 앞의 처방을 복용시켰다.

• **여덟 번째 진료:** (10월 31일) 호르몬 복용을 중지시킨 지 1개월여 되었는데도 수포水疱가 재발하지 않았다. 가슴에 딱지 2개가 남아 있었고 시간이 지나도 떨어지지 않았다. 환약을 복용시켜 치료효과를 공고하게 하였다.

창출蒼朮 45g, 진피陳皮 30g, 적복령赤茯苓 45g, 택사澤瀉 45g, 적작약赤芍藥 45g, 조휴蚤休 45g, 하고초夏枯草 45g, 생감초生甘草 30g

곱게 가루 내어 물로 버무린 후 환약을 만들어 매일 2번, 매번 9g씩 복용시켰다.

32-2. 가족성 양성 만성 천포창(1례)

1 沈 씨, 남성, 47세

간이차트, 초진일시: 1973년 12월 12일

【주소증】 사지와 양 겨드랑이 밑, 서혜부에 수포水疱가 나타난 지 20년이 되었다.

【현병력】 20년 전에 사지와 양 겨드랑이 밑, 서혜부 등 부위에 반복적으로 밀집된 수

포水疱가 나타났으며 수포는 쉽게 터졌고 터진 뒤에는 미란糜爛되고 딱지가 생겼으며 발병 약 3주 후에 완화되었다. 색소침착이 남았고 오래지 않아 원래 부위에 다시 수포水疱가 재발하기를 끊임없이 되풀이하였다. 피부병변은 점점 확대되었고 경도의 가려움증이 있었으며 여름철 땀을 흘린 뒤 더 심해졌다. 아버지도 같은 병이 있었다.

【검사】 사지, 양 겨드랑이 밑, 서혜부, 허리에 군집된 수포水疱가 보였는데 크기는 완두콩만 하고 작은 것은 침두針頭 정도 크기였다. 부분적으로 딱지가 있었고 낙설落屑도 약간 보였으며 대부분 편片 상의 암갈색 색소침착반을 띠었다. 피부병변은 주름 부위에 많았고 피부는 약간 건조하였다. 니콜스키 징후(nikolsky sign)는 양성이었고 병리검사에서 가족성 양성 천포창 진단을 받았다.

설질은 붉었고 태는 광光하였으며 맥은 세활細滑하였다.

【한의학진단】 지주창蜘蛛瘡

【양의학진단】 가족성 양성 만성 천포창

【변증】 초기에 습열濕熱이 침음浸淫하였다 시간이 지나면서 음혈陰血을 모손耗損하여 혈허血虛로 풍風이 생기고 풍風이 우세하여 조燥해진 것

【치법】 자음제습滋陰除濕

【처방】 생지황生地黃 30g, 현삼玄參 9g, 맥문동麥門冬 9g, 복령茯苓 9g, 택사澤瀉 9g, 모란피牡丹皮 9g, 산약山藥 9g, 인동등忍冬藤 9g, 백선피白鮮皮 9g, 생감초生甘草 6g 13제를 복용시켰다.

- **두 번째 진료:** (12월 27일) 복약 후 수포水疱가 돋지 않았으며 다만 온몸의 피부가 가려웠다. 자음윤조滋陰潤燥, 양혈식풍養血熄風시키는 처방으로 바꾸었다.

생지황生地黃 12g, 숙지황熟地黃 12g, 하수오何首烏 12g, 당귀當歸 9g, 단삼丹參 9g, 창출蒼朮 9g, 마자인麻子仁 9g, 백질려白蒺藜 9g, 현삼玄參 9g, 인동등忍冬藤 9g, 생감초生甘草 9g 10제

- **세 번째 진료:** (1974년 1월 10일) 최근 수포水疱가 새로 돋지 않았고 병정은 나날이 조금씩 안정되었다. 위팔에 인설鱗屑이 벗겨졌고 가려움증은 가벼웠다. 설태는 박포薄布하였고 맥은 세현활細弦滑하였다. 앞의 처방을 복용할 것을 당부하여 30제를 복용시켰다.

- **네 번째 진료:** (1974년 3월 18일) 최근 가슴과 등에 다시 수포水疱가 몇 개 돋았다. 양 팔꿈치 피부는 침윤浸潤되어 있었으며 여전히 가려움을 느꼈다. 앞의 처방에 마자인麻子仁을 빼고 12제를 복용시켰다.

- **다섯 번째 진료:** (5월 9일) 병정은 안정되어 수포水疱가 재발하지 않았다. 앞의 처방 7제

를 복용시켰다.

• **여섯 번째 진료:** 병정은 안정되어 수포水疱가 재발하지 않았다. 설태는 정淨하였다. 종전 처방에 지부자地膚子 9g을 가해 물에 달인 후 7제를 복용시켰다.

• **일곱 번째 진료:** (1975년 11월 14일) 작년에 복약 후와 금년 여름에는 대체로 수포水疱가 돋지 않았으나 올겨울에 피부가 가려웠다. 환약을 복용시켜 치료효과를 공고하게 하였다.

생지황生地黃 90g, 황금黃芩 60g, 현삼玄參 60g, 택사澤瀉 90g, 단삼丹參 60g, 모란피牡丹皮 30g, 지부자地膚子 30g, 감초甘草 30g

곱게 가루 내어 꿀로 환약을 빚었다. 1환은 9g씩으로 하여 아침저녁으로 각각 1개씩 복용시켰다.

33. 포진형 피부염(2례)

1 孫 씨, 남성, 48세

간이차트, 초진일시: 1975년 7월 19일

【주소증】 전신에 홍반紅斑, 수포水疱가 나타난 지 4년이 되었다.

【현병력】 1971년 7월부터 체간, 사지에 홍반紅斑, 수포水疱가 끊임없이 나타났으며 때때로 가볍다 때때로 심해졌다 하는 것이 끊어지지 않았다. 초봄부터 피부병변이 점점 증가하다 여름철에 가장 심해졌고 가을, 겨울에는 비교적 가벼워졌다. 1년 4계절 모두 피부병변이 있었다. 최근 머리 부위에 유사한 피부병변이 보였다. 초기에는 수포水疱가 좁쌀 크기였다가 콩알 크기로 커졌다가 누에콩 크기로 커졌으며 수포水疱가 돋기 시작하면서부터 딱지로 변하는 과정은 대략 2주 정도였다. 가려움증은 극심하여 수포벽水疱壁을 긁어 터뜨린 뒤에 가려움이 가벼워졌다. 구강은 미란糜爛이 있었는데 심할 때는 식사에 지장을 주었다. 스테로이드 호르몬제를 복용하는 기간 동안만 증상이 가벼워졌다.

【검사】 구강과 양 뺨의 점막에 미란면糜爛面이 산재되어 있는 것이 몇 군데에서 보였고, 체간과 사지에 군집된 수포水疱가 산재되어 있는 것이 보였다. 큰 것은 누에콩 크기였고 작은 것은 침두針頭 정도 크기였다. 수포액水疱液은 맑았고 니콜스키 징후(nikolsky sign)는 음성이었으며 부분적으로 누런 딱지가 맺혀 있었다. 큰 심갈색 색소침착이 남아 있었고

구진丘疹, 두드러기 모양의 피부병변은 보이지 않았다. 설태는 백니白膩하였고 맥은 현弦하였다.

【한의학진단】 천포창天疱瘡

【양의학진단】 포진형 피부염

【변증】 심경心經의 혈열血熱과 비경脾經의 습濕이 있어 습열濕熱이 안에서 쌓인 탓에 밖으로 창독瘡毒을 일으킨 것

【치법】 제습청열해독除濕淸熱解毒

【처방】 황금黃芩 9g, 적복령赤茯苓 9g, 택사澤瀉 9g, 생의이인生薏苡仁 9g, 금은화金銀花 12g, 조휴蚤休 9g, 연교連翹 9g, 백선피白鮮皮 9g, 지부자地膚子 9g, 모란피牡丹皮 9g, 적작약赤芍藥 9g, 생지황生地黃 30g 3제를 물에 달여 복용시켰다.

• **두 번째 진료:** (1975년 7월 22일) 수포水疱는 여전히 반복하여 돋았고 가려움은 극렬했다. 설은 담淡하였고 태는 박백薄白하였으며 맥은 현세활弦細滑하였다. 병이 오래되어 음陰을 상하고 혈血을 모손하였으므로 자음제습滋陰除濕하는 법으로 바꾸어 처방하였다.

생지황生地黃 90g, 현삼玄參 90g, 단삼丹參 60g, 복령茯苓 60g, 택사澤瀉 60g, 사상자蛇床子 30g, 백선피白鮮皮 60g, 감초甘草 30g

곱게 가루 내어 꿀로 환약을 만들었다. 매 환약은 9g씩 매일 2개씩 복용시켰다.

외용으로 습진분濕疹粉(130) 30g을 참기름에 섞어 도포했다.

• **세 번째 진료:** (1975년 8월 15일) 병정이 비교적 안정되어 수포水疱가 돋는 것이 비교적 적어졌고 여전히 가렵다. 계속해서 환약 처방을 복용시켰다.

• **네 번째 진료:** (1975년 10월 6일) 병정은 나날이 안정되었고 포진疱疹은 많지 않았으며 약간만 딱지가 있었고 대부분은 심갈색 색소침착이 되었다. 계속해서 앞의 환약을 복용시켰다.

2 朱 씨, 남성, 48세

초진일시: 1974년 4월 1일

【주소증】 전신 피부에 포진疱疹이 나타난 지 2년여 되었다.

【현병력】 2년 전 온몸에 군집된 크고 작은 홍반紅斑, 수포水疱가 나타나면서 가려움이 극렬하였으며 부분적으로 긁은 뒤 찰상이 남았고 때때로 구강에 작은 수포水疱가 돋았다.

4계절 내내 발병하였고 여름철이 특히 심했다.

【검사】 전신 피부가 특히 체간의 피부에 다수의 작은 홍반紅斑 또는 군집된 크고 작은 수포水疱가 돋아 있었으며 부분적으로 딱지와 흉터가 형성되어 있었다.

맥은 오른쪽은 세활細滑하였으나 왼쪽은 반대로 관맥關脈이 현弦하였고 설질은 담자淡紫하였으며 태는 정淨하였다.

【한의학진단】 천포창天疱瘡

【양의학진단】 포진형 피부염, 심상성 천포창은 제외

【변증】 심경心經의 혈열血熱과 비경脾經의 습濕이 있어 습열濕熱이 안에서 쌓인 탓에 밖으로 창독瘡毒을 일으킨 것

【치법】 량혈청열凉血清熱, 리습해독利濕解毒

【처방】 마치현馬齒莧 60g, 적복령赤茯苓 9g, 황금黃芩 9g, 조휴蚤休 9g, 모란피牡丹皮 9g, 적작약赤芍藥 9g, 인동등忍冬藤 15g, 백선피白鮮皮 9g, 생감초生甘草 6g을 물에 달여 14제를 복용시켰다.

• **두 번째 진료:** (4월 21일) 복약 후 포진疱疹은 대부분 사라졌고 가려움증은 가벼워졌다. 맥은 오른쪽은 세현활細弦滑하였고 왼쪽은 현弦하였으며 설질은 붉었고 태는 정淨하였다. 앞의 처방에 지모知母 9g, 생석고生石膏 15g, 대청엽大青葉 15g을 가하였다.

• **세 번째 진료:** (5월 8일) 최근 또 포진疱疹이 새로 돋았으나 그 수는 비교적 적었고 나타나는 간격과 시간도 길어졌다. 맥은 현활弦滑하였고 설태는 박황薄黃하였다. 량혈청해凉血清解 위주로 처방하였다.

【처방】 생지황生地黃 30g, 모란피牡丹皮 9g, 적작약赤芍藥 9g, 마치현馬齒莧 30g, 포공영蒲公英 15g, 금은화金銀花 9g, 황금黃芩 9g, 조휴蚤休 9g, 생감초生甘草 6g, 대청엽大青葉 9g을 물에 달여 20제를 복용시켰다.

• **네 번째 진료:** (6월 20일) 여름이 되자 포진疱疹이 새로 돋았고 그 수는 전보다 많았다. 맥과 설태는 전과 같았다. 청해리습清解利濕하는 처방을 중용重用하였다.

【처방】 마치현馬齒莧 60g, 적복령赤茯苓 9g, 택사澤瀉 9g, 포공영蒲公英 15g, 인동등忍冬藤 15g, 연교連翹 9g, 황금黃芩 9g, 모란피牡丹皮 9g, 적작약赤芍藥 9g, 조휴蚤休 9g, 생감초生甘草 6g, 하고초夏枯草 9g을 물에 달여 14제를 복용시켰다.

• **다섯 번째 진료:** (7월 10일) 최근 포진疱疹이 돋는 것이 많지 않았고 입이 건조하여 물을 많이 마셨다. 맥은 세현활細弦滑하였고 설태는 박정薄淨하였다. 원래 처방에 하고초夏枯草를

빼고 현삼玄參 9g을 가했다.

• **여섯 번째 진료:** (8월 15일) 구강에 수포水疱가 나타났고 등 부위에도 포진疱疹이 나타났다. 숫자는 적었다. 토복령환土茯苓丸(67)으로 바꾸어 복용시켰는데 하루에 2차례 매번 3환씩 복용시켰다.

• **일곱 번째 진료:** (8월 31일) 병정은 안정되어 체간의 포진疱疹은 적었고 다만 작은 수포水疱가 돋았으며 입안이 허는 증상은 낫지 않았다. 계속해서 토복령환土茯苓丸을 하루 2차례 매번 4환씩 복용시켰다. 외용으로 석류산錫類散**78**을 구강점막에 도포하였다.

• **여덟 번째 진료:** (9월 26일) 피진皮疹은 대체로 정상으로 돌아와서 약을 그만 복용시켰는데 보름 후 다시 수포水疱 2개가 돋았으며 입이 헌 것은 아직 낫지 않았다. 계속해서 토복령환土茯苓丸을 복용시키면서 관찰하였다.

【해설】 앞의 의안 4례는 진단에서 서양의학의 병 분류에 근거를 두어 3가지 종류로 나누었다. 치료에서는 한의학의 변증논치辨證論治의 원칙에 근거하였다. 1례, 3례 초기는 습열증濕熱證에 속했는데 시일이 지나면서 음상혈조陰傷血燥로 변화되었으며 모두 양혈자음윤조養血滋陰潤燥 위주로 치료하였다. 이것이 병은 다르나 치료는 같은 것이다. 2례, 4례는 습열濕熱 유형이었다. 2례는 습濕이 열熱보다 심하여 치료는 리습理濕 위주로 하였고, 4례는 열熱이 습濕보다 심하여 청열淸熱 위주로 치료하였다. 이것은 같은 유형이나 치료는 다른 것이다.

---

78 상아설(象牙屑), 청대(青黛), 벽전탄(壁錢炭), 인지갑(人指甲), 진주(珍珠), 빙편(冰片), 인공우황(人工牛黃)으로 구성. 인후가 미란되고 붓고 아픈 것에 쓰인다.

칼럼 16 천포창의 논치

한의학에서 부르는 "천포창天疱瘡"은 그 범위가 비교적 넓다. 이른바 대수포성大水疱性 피부병변을 모두 "천포창天疱瘡"이라고 부르는데 현대의학에서 말하는 각 유형의 천포창, 유천포창, 가족성 양성 천포창, 포진형 피부염, 신생아 농포창 등을 포괄한다. 한의학에서 부르는 "화적창火赤瘡", "지주창蜘蛛瘡" 또한 천포창의 부류에 속한다.

【**병인병기**】 심화心火에 안에 쌓이고 비습脾濕이 침음浸淫하여 혈열血熱과 내습內濕이 서로 영향을 받아 생긴다. 혹은 영아에게 태화胎火가 있으면서 밖으로 서습暑濕의 독사毒邪를 받아 생기기도 한다.

【**증상**】 ① 천포창天疱瘡은 초기에 흰색을 띤 불에 덴 듯한 수포水疱인데 작은 것은 콩알만 하고 큰 것은 바둑알만 하다. 전신에 파급되면서 통증으로 참기가 곤란하다(《외과대성外科大成》을 참고할 것). ② 색이 붉은 것은 화적창火赤瘡인데 꼭대기는 희고 뿌리는 붉은 것을 천포창天疱瘡이라 이름한다. 모두 전신으로 파급되어 작열감과 통증을 동반하며 터지지 않을 땐 단단하지 않고 수포水疱가 터지면 독수毒水가 흐르면서 문드러지고 냄새는 나지 않는다(《의종금감醫宗金鑑·외과심법요결外科心法要訣》을 참고할 것). ③ 지주창蜘蛛瘡은 피부 위에 생기는데 마치 태호석太湖石[79]과 비슷하게 생겼다. 그 색깔은 담홍색이며 약간 아프고 삼삼오오 모여 있어 마치 거미와 같으므로 지주蜘蛛라는 이름이 붙었다. 비록 증상은 가벼우나 피부에서 생겼고 죽을 때까지 낫지 않아 역시 미울 수밖에 없는 창瘡이다(《외과비록外科秘錄》을 참고할 것).

(1) 변증논치

임상에서는 다음에 서술할 몇 가지 유형으로 구분한다.

① 독열형毒熱型

심상성 천포창 및 신생아 천포창에서 자주 보인다.

【**변증**】 심화心火가 함부로 망동하여 혈열血熱이 안에서 그득한 것, 혹은 태화胎火와 서습暑濕의 독사毒邪가 서로 엉킨 것

【**증상**】 온몸에 크고 작은 불에 덴 듯한 수포水疱가 있으며 전신에 열이 있고 심하면 장열壯熱이 있기도 하다. 맥은 홍삭洪數하고 설질은 붉으며 태는 누렇다.

【**치법**】 량혈청열패독凉血清熱敗毒

【**방제**】 청온패독음清瘟敗毒飮(45) 가감加減

79 장쑤(江蘇) 성 타이호(太湖)에서 나는 돌. 구멍과 주름이 많아 정원 장식에 많이 쓰인다.

【처방】 광서각말廣犀角末 6g(탕약에 타서 복용한다), 생지황生地黃 30g, 모란피牡丹皮 9g, 적작약赤芍藥 9g, 황련黃連 6g, 황금黃芩 9g, 산치자山梔子 9g, 지모知母 9g, 생석고生石膏 30g, 생감초生甘草 6g, 대청엽大靑葉 9g, 금은화金銀花 30g, 연교連翹 9g(영아는 약의 용량을 반으로 줄인다)

【방의】 서각犀角(수우각水牛角으로 대용하기도 한다), 생지황生地黃, 모란피牡丹皮, 적작약赤芍藥은 량영청열凉營淸熱시킨다. 황련黃連, 황금黃芩, 산치자山梔子, 대청엽大靑葉은 고한苦寒한 맛으로 청열淸熱시킨다. 지모知母, 생석고生石膏는 청기열淸肌熱시킨다. 금은화金銀花, 연교連翹, 감초甘草는 청열해독淸熱解毒시킨다.

② 음상형陰傷型

심상성 천포창, 포진형 농포창 등에서 자주 보인다.

【변증】 열熱이 음액陰液을 손상한 것

【증상】 큰 수포水疱가 항상 돋아 있고 장열壯熱이 오래되어도 사라지지 않는다. 맥은 세삭細數하고 설은 강絳하며 태는 광박光剝하다.

【치법】 자음청열滋陰淸熱, 량영해독凉營解毒

【방제】 증액해독탕增液解毒湯(17) 가감加減

【처방】 생지황生地黃 30g, 현삼玄參 9g, 맥문동麥門冬 9g, 석곡石斛 9g, 자별갑炙鱉甲 12g(선전先煎), 금은화金銀花 15g, 생감초生甘草 6g, 모란피牡丹皮 9g, 적작약赤芍藥 9g, 천화분天花粉 9g을 물에 달여 복용한다.

【방의】 현삼玄參, 맥문동麥門冬, 천화분天花粉, 석곡石斛, 별갑鱉甲은 자음청열滋陰淸熱시킨다. 생지황生地黃, 모란피牡丹皮, 적작약赤芍藥은 량영청열凉營淸熱시킨다. 금은화金銀花, 감초甘草는 청열해독淸熱解毒시킨다.

③ 습열형濕熱型

홍반성 천포창, 증식성 천포창, 가족성 양성 천포창 등에서 자주 보인다.

【변증】 심화心火가 안에서 울체되어 있고 비경脾經에 습濕이 있어서 습열濕熱이 서로 엉킨 것

【증상】 항상 수포水疱, 홍반紅斑, 결가結痂 등이 나타나 있다. 맥은 유활대삭濡滑帶數하

고 설태는 황니불화黃膩不化하다.

【치법】 건비리습健脾利濕, 청열해독清熱解毒

【방제】 제습위령탕除濕胃苓湯 또는 청비제습탕清脾除濕湯(47) 가감加減

【처방】 창출蒼朮 9g, 백출白朮 9g, 진피陳皮 6g, 저령猪苓 9g, 적복령赤茯苓 9g, 택사澤瀉 9g, 생의이인生薏苡仁 12g, 후박厚朴 6g, 초산치자炒山梔子 9g, 조휴蚤休 9g, 마치현馬齒莧 15g, 육일산六一散 9g(별도 포장), 모란피牡丹皮 9g

【방의】 창출蒼朮, 백출白朮, 진피陳皮, 후박厚朴, 의이인薏苡仁은 건비리습健脾理濕시킨다. 저령猪苓, 적복령赤茯苓, 택사澤瀉, 산치자山梔子, 육일산六一散은 리습청열利濕清熱시킨다. 조휴蚤休, 마치현馬齒莧은 청열해독清熱解毒시킨다.

후기에 들어서 병정이 안정되면 설태는 황니黃膩했던 것이 점점 변하여 설태가 광정光淨한 것을 볼 수 있다. 시일이 지나면 음陰을 손상할 수 있으므로 자음제습탕滋陰除濕湯(3)으로 바꾸어 처방한다.

④ **풍습열형**風濕熱型

포진형 피부염 등 증에서 많이 볼 수 있다.

【변증】 습열濕熱이 안에서 쌓인 데다가 밖으로 풍風을 감수한 것

【증상】 대량의 구진丘疹, 수포水疱가 돋아 있으면서 가려움증이 극심하다. 맥은 현활대삭弦滑帶數하고 설태는 박황니薄黃膩하다.

【치법】 리습청열利濕清熱, 거풍지양祛風止痒

【처방】 황금黃芩 9g, 복령茯苓 9g, 택사澤瀉 9g, 초의이인炒薏苡仁 9g, 희렴초豨薟草 9g, 해동피海桐皮 9g, 지부자地膚子 9g, 창이자蒼耳子 9g, 고삼苦參 9g, 형개荊芥 9g, 육일산六一散 9g(별도 포장), 백지白芷 6g

【방의】 황금黃芩, 복령茯苓, 택사澤瀉, 의이인薏苡仁, 육일산六一散은 리습청열利濕清熱시킨다. 형개荊芥, 희렴초豨薟草, 해동피海桐皮, 백지白芷는 거풍제습祛風除濕시킨다. 지부자地膚子, 창이자蒼耳子, 고삼苦參은 제습지양除濕止痒시킨다.

【가감】 가려움이 심할 때는 오사烏蛇, 전충全蟲, 조각자皂角刺 등의 약을 가한다.

【외용】 청백산清白散(129)을 참기름에 섞어 도포한다.

34. 여드름(2례)

34-1. 주사비, 모창(1례)

1 張 씨, 남성, 43세

간이차트, 초진일시: 1975년 8월 4일

【주소증】 입과 코 주변에 반복적으로 농포膿疱가 나타난 지 10여 년 되었다.

【현병력】 10년 전 코 끝부분에 작고 붉은 뾰루지가 나타났는데 콧방울 및 뺨으로 점점 퍼져나갔고 후에는 아래뺨과 입술 주위로까지 퍼져나갔으며, 처음에는 피부병변이 구진丘疹이었다면 뒤에는 많은 수가 농포膿疱로 변했다. 시경시중한 탓에 뒤엉켜 낫지를 않았다. 입술 주위에 농포膿疱가 돋았고 통증이 있었으며 심할 경우에는 입을 여는 것에 영향을 주어 식사가 곤란하였다.

【검사】 코끝, 콧방울 및 양 뺨 부위에 밀집된 구진丘疹이 보였고 붉었으며 침윤성浸潤性 피부병변이 있었다. 입술 주위에 밀집된 농포膿疱가 보였는데 기저부는 붉게 부어 있었다.

맥은 현활弦滑하였고 설질은 붉었으며 태는 황니黃膩하였다.

【한의학진단】 양호창羊胡瘡

【양의학진단】 ① 주사비 ② 모창

【변증】 비위脾胃의 습열濕熱이 폐肺로 올라가 훈증한 것

【치법】 조습燥濕, 청열淸熱, 화독化毒

【처방】 마미련馬尾連 9g, 황금黃芩 9g, 모란피牡丹皮 9g, 적작약赤芍藥 9g, 금은화金銀花 9g, 연교連翹 9g, 조휴蚤休 9g, 생감초生甘草 6g, 창출蒼朮 9g 3제를 물에 달여 복용시켰다.

• **두 번째 진료:** (8월 7일) 약을 복용한 후 농포膿疱가 다시 돋았다. 량혈청열凉血淸熱, 조습청폐燥濕淸肺로 치료하였다.

【처방】 생지황生地黃 30g, 모란피牡丹皮 9g, 적작약赤芍藥 9g, 비파엽枇杷葉 9g, 상백피桑白皮 9g, 지모知母 9g, 생석고生石膏 30g, 마미련馬尾連 9g, 대청엽大靑葉 9g, 창출蒼朮 9g, 진피陳皮 9g 12제를 모두 복용시켰다.

• **세 번째 진료:** (8월 22일) 약을 복용한 후 코끝의 홍조가 좋아졌고 구진丘疹도 감소하였다. 입술 주변에는 아직도 새로운 농포膿疱가 끊임없이 나타났다.

【치법】 청비조습淸脾燥濕 위주

【처방】 창출蒼朮 9g, 진피陳皮 9g, 황금黃芩 9g, 마미련馬尾連 9g, 적작약赤芍藥 9g, 택사澤瀉 9g, 금

은화金銀花 9g, 생감초生甘草 6g 6제를 물에 달여 복용시켰다.

• **네 번째 진료:** (8월 28일) 코와 뺨 부위의 좌창痤瘡이 대부분 사라졌고 입 주위에 농포膿疱 역시 적게 돋았다. 대변이 시원하지 않았다.

앞의 처방에 생석고生石膏 30g, 대청엽大靑葉 9g을 가해 6제를 복용시켰다. 대황자충환大黃蟅蟲丸[80] 10환을 매일 아침저녁으로 각각 1환씩 복용하도록 하였다.

• **다섯 번째 진료:** (9월 4일) 농포膿疱는 대체로 더 돋지 않았다. 계속해서 앞의 처방에 대황자충환大黃蟅蟲丸을 배합하여 복용시켰다. 매일 2환씩 복용시킴으로써 치료효과를 공고히 하였다.

34-2. 낭포여드름(1례)

2 劉 씨, 남성, 21세

간이차트, 초진일시: 1973년 1월 20일

【주소증】 안면에 여드름덩어리가 낭종囊腫 모양으로 나타난 것이 3년 되었다.

【현병력】 3년 전 안면에 여드름이 나타났는데 처음에는 블랙헤드로 나타났고 얼굴에 기름기가 많아 번들거렸다. 이어서 농포膿疱와 낭종囊腫이 나타나더니 가렵고 아픈 것이 같이 나타났고 고름을 빼낸 뒤에는 켈로이드가 형성되었다. 시경시중한 탓에 뒤엉켜 계속되었으며 치료를 하였으나 효과가 없었다.

【검사】 안면의 뺨 부위에 밀집된 블랙헤드, 산재된 농포膿疱와 낭종囊腫이 보였으며 위축성 흉터를 이루고 있었다. 양 아래뺨 부위에는 켈로이드가 보였고 피지가 흘러나오는 것이 뚜렷하였다. 목, 가슴, 등 역시 다수의 유사한 피부병변이 보였다. 맥은 현활弦滑하였고 설질은 홍강紅絳하였다.

【한의학진단】 면포面疱

【양의학진단】 낭포여드름

【변증】 비위脾胃에 열熱이 쌓여 폐肺를 훈증한 것이 오래되어 담어적취痰瘀積聚가 창瘡으로 된 것

【치법】 량혈청열凉血淸熱, 소담연견消痰軟堅

【처방】 생지황生地黃 30g, 모란피牡丹皮 9g, 적작약赤芍藥 9g, 포공영蒲公英 15g, 조휴蚤休 9g, 하고초夏枯草 9g, 곤포昆布 9g, 해조海藻 9g, 초삼릉炒三棱 9g, 초아출炒莪朮 9g

---

80 《금궤요략(金匱要略)》의 처방으로 량혈청열(凉血淸熱)시키면서 적취(積聚)를 깨뜨리는 한약이다.

연속하여 21제를 복용시켰더니 점점 좋아졌고 낭종囊腫은 비교적 좋아졌으며 농포膿疱는 더 돋지 않았다. 후에 환제丸劑로 바꾸어 만들어 장기복용을 간편하게 하도록 하였다. 처방은 다음과 같다.

생지황生地黃 60g, 단삼丹參 60g, 적작약赤芍藥 60g, 곤포昆布 30g, 해조海藻 30g, 초아출炒莪朮 60g, 포공영蒲公英 60g, 조휴蚤休 60g, 하고초夏枯草 60g

곱게 가루 내어 물로 환약을 만들었다. 매일 2차례 매번 9g씩 복용시켰다.

환약을 2~3개월간 복용시킨 후 얼굴의 낭종囊腫은 대체로 평정을 되찾았고 뚜렷하게 개선되었다.

칼럼 17 여드름의 논치

여드름은 한의학에서 "폐풍분자肺風粉刺" 또는 "주자酒刺"로 불린다. 여성의 경우 품질이 떨어지는 화장품을 바르는 것과 관련이 있기 때문에 "분자粉刺"라고 불렸다. 남성은 흡연, 음주, 자극성 음식을 섭취하는 것과 관련이 있기 때문에 "주자酒刺"라고 불렸다. "면포面皰"는 낭포여드름과 같다. 《외과정종外科正宗》에서 말하기를 "폐풍肺風, 분자粉刺, 주사비酒皶鼻 3개는 같은 종류다."라고 하였다. 중국의 고대 의가에서 여드름, 주사비를 관찰하여 이것들이 일종의 모낭 피지선 염증성 종류의 질환에 속하는 것으로 보았음을 알 수 있다.

(1) 여드름의 유형

변증논치辨證論治에서는 2가지로 구분한다.

① 폐풍형肺風型

【변증】 기름진 음식을 과식하여 비위脾胃에 열熱이 쌓인 탓에 위로 폐肺를 훈증한데다 바깥으로 풍風을 감수한 것

【증상】 얼굴에 붉은 구진丘疹이 돋으면서 짜면 피지 찌꺼기가 나온다. 맥은 세활細滑하고 설질은 붉으며 태는 박황薄黃 또는 박포薄布하다.

【치법】 청리폐위적열清理肺胃積熱

【방제】 비파청폐음枇杷清肺飲(52) 가감加減

【처방】 생지황生地黃 30g, 모란피牡丹皮 9g, 적작약赤芍藥 9g, 비파엽枇杷葉 9g, 상백피桑白皮 9g, 지모知母 9g, 황금黃芩 9g, 생석고生石膏 30g, 생감초生甘草 6g

【가감】 대변이 건조하면 대황大黃 6g(후하後下), 대청엽大青葉 9g을 가하거나 혹은 치자금화환梔子金花丸(90) 또는 대황자충환大黃蟅蟲丸(89)을 배합한다.

② 담어형痰瘀型

낭종성이면서 동시에 켈로이드성 손상을 가지고 있다.

【변증】 담어痰瘀가 서로 결합한 것

【치법】 활혈화어活血化瘀, 소담연견消痰軟堅

【방제】 화어산결환化瘀散結丸

【처방】 당귀미當歸尾 60g, 적작약赤芍藥 60g, 도인桃仁 30g, 홍화紅花 30g, 곤포昆布 30g, 해조海藻 30g, 초삼릉炒三稜 30g, 초아출炒莪朮 30g, 하고초夏枯草 60g, 진피陳皮 60g, 제반하制半夏 60g

곱게 가루 내어 물로 환약을 만든다. 매일 2차례 매번 9g씩 복용한다.

(2) 외치법

① 전도산顚倒散(140)을 매일 저녁 끓인 물에 섞어 1차례씩 도포한다. 100일간 씻을 수 있다.

② 거반고去斑膏(117)를 매일 1차례씩 도포한다.

• **예방법**: 가벼운 것은 스스로 낫는 경향이 있는데 따뜻한 물과 비누를 이용하여 세안하면 피지를 감소시킨다. 감염 시에는 마땅히 여드름을 짜지 않음으로써 감염이 확산되는 것을 막는다. 기름진 지방, 설탕, 술, 맵고 자극적인 음식을 적게 먹고 과일과 채소를 많이 먹어서 소화가 잘되고 대변이 시원하게 나오도록 유지한다.

35. 주사비(1례)

1 郭 씨, 여성, 44세

간이차트, 초진일시: 1965년 4월 25일

【주소증】 코에 붉은 것이 생겼는데 2년 되었다.

【현병력】 2년 전 원인불명으로 코에 좁쌀 모양의 피진皮疹이 나타나기 시작했는데 붉은 색을 띠었고 피지가 줄줄 나오는 현상이 있었다. 연달아 농포膿疱가 나타났다. 정신은 긴장되거나 흥분되었을 때와 식사할 때 붉은 것이 더욱 뚜렷하게 보였다. 한약을 복용하고 바르는 약을 외용하였으나 효과가 없었다. 월경은 조화롭지 못했고 색은 자줏빛이었으며 양이 많았다.

【검사】 코끝, 콧방울 및 양 뺨 부위에 피부가 붉었고 피지가 줄줄 나왔으며, 모공은 확대되어 있었고 모세혈관은 확장되어 있었다. 아울러 농포성膿疱性 피부병변이 있었다.

맥은 세활대삭細滑帶數하였고 설질은 붉었으며 태는 미황微黃하였다.

【진단】 주사비

【변증】 폐경肺經의 혈열血熱

【치법】 량혈청열凉血清熱

【처방】 생지황生地黃 30g, 당귀當歸 9g, 적작약赤芍藥 9g, 단삼丹參 9g, 진피陳皮 9g, 황금黃芩 9g, 홍화紅花 9g, 생감초生甘草 6g 7제를 물에 달여 복용시켰다.

외용으로 거반고去班膏(117)를 매일 한 번씩 도포하도록 하였다.

• **두 번째 진료**: (5월 3일) 복약 후 뚜렷하게 감소하였다. 계속해서 앞의 처방과 외용약을 사용하도록 하였다.

1970년 2월에 와서 말하기를 5년 전에 진료받고 주사비 치료를 받았는데 약을 30여 제 복용했고 아울러 바르는 약을 외용했더니 완전히 다 나았고, 그 후 지금까지 재발하지 않았다고 하였다.

칼럼 18 주사비의 논치

주사비는 "적비赤鼻"라고도 불리는데 속칭 "홍비자紅鼻子", "조비자糟鼻子"라고도 한다. 아래에 서술하는 2가지 유형으로 나눌 수 있다.

① **폐화형**肺火型

초기에서 많이 보이며 차, 술, 기름진 음식, 맵고 자극적인 음식을 과식하면 위열胃熱이 훈증하여 폐경肺經의 혈열血熱이 되는 것이다. 증상은 코끝과 콧방울이 붉어지면서 설질이 붉고 태는 누러면서 맥은 세활細滑하다. 치법은 앞에서 말한 폐풍형肺風型과 같다.

② **혈어형**血瘀型

중기와 후기에서 보인다. 시일이 지나 풍한風寒이 바깥에서 속박하여 혈어血瘀가 응결한다. 증세는 코가 먼저 붉다가 후기에는 자암紫黯색을 띤다. 설은 자줏빛이고 태는 박백薄白하며 맥은 세삽細澁하다.

【치법】 먼저 량혈凉血, 활혈청열活血淸熱시키는데 량혈사물탕凉血四物湯을 쓴다.

【처방】 건지황乾地黃 15g, 당귀미當歸尾 12g, 천궁川芎 6g, 적작약赤芍藥 9g, 진피陳皮 9g, 홍화紅花 9g, 황금黃芩 9g, 감초甘草 6g

뒤에 활혈거어活血祛瘀시키며 통규활혈탕通竅活血湯을 쓴다.

【처방】 당귀미當歸尾 12g, 초적작약炒赤芍藥 15g, 도인桃仁 9g, 천궁川芎 9g, 생강生薑 3쪽, 총백葱白 3촌寸, 대조大棗 7매枚

별도로 사향麝香 0.3g(천에 싸서 달인다)(또는 석창포石菖蒲 9g으로 대용할 수 있다) 매일 1제씩 복용시킨다.

시일이 지나도 낫지 않으면 대황자충환大黃䗪蟲丸(89)을 가하여 매일 2환씩 쓴다.

【외용】 전도산顚倒散(140), 또는 거반고去斑膏(117), 또는 아래의 처방을 선택해서 쓴다.

- 수은水銀 1.5g, 호도육胡桃肉 9g, 대풍자大楓子 10개(껍질을 제거한 것)

모두 찧어서 진흙처럼 만들어 푸른 천으로 싸서 팽팽하게 묶은 다음 환처에 비비는데 매일 3~5차례 시행한다.

• 유황硫黃 15g, 행인杏仁 6g

위 약물들을 으깬다. 따로 경분輕粉 3g을 먼저 곱게 가루 낸 다음 다시 합쳐서 골고루 가루 낸다. 누운 자세에서 당근즙에 섞어 바르는데 매일 한 번씩 아침에 씻어낸다.

• **예방법**: 진한 차, 주류, 커피 등 강하고 자극성이 있는 식품을 먹지 않는다. 변비가 있으면 변비약을 복용한다.

36. 전두 탈모(2례)

1 單 씨, 여성, 23세

간이차트, 초진일시: 1974년 11월 20일

【주소증】 머리카락 전체가 탈락된 지 1년여 되었다.

【현병력】 1973년 10월 갑자기 두발이 빠져 3~4개의 탈모반이 생겼는데 원인을 알 수 없었고 이후에 마음이 조급해지거나 하면 곧이어 탈모가 크게 진행되었다. 2개월이 되기도 전에 머리카락 전부가 탈락되었으며 눈썹 역시 그러했다. 탈모가 오기 전에 두피에 흰머리 뭉치가 하나 있었다고 말했다.

【검사】 머리카락, 눈썹이 모두 탈락되었고 두피는 광택이 있었으며 적은 수의 작고 흰 솜털이 산재되어 있었다. 원래 흰머리가 있던 곳에는 5cm×7cm 크기의 흰 반점이 한 개 보였다.

맥은 현세弦細하였고 설질은 담淡하였으며 태는 박백薄白하였다.

【한의학진단】 유풍油風

【양의학진단】 전두 탈모

【변증】 기혈氣血이 조화롭지 못해 머리카락이 영양을 받지 못하는 상황이 되면서 풍風이 망동하여 탈락된 것

【치법】 자양간혈滋養肝血, 활혈소풍活血消風

【처방】 생지황生地黃 120g, 숙지황熟地黃 120g, 흑지마黑芝麻 120g, 당귀當歸 90g, 천초茜草 60g,

자초紫草 60g, 강황薑黃 60g, 백선피白鮮皮 60g

곱게 가루 낸 후 꿀에 졸여서 환약을 만들었다. 매환은 9g으로 하루에 2~3환씩 복용시켰다.

• **두 번째 진료:** (1975년 1월 17일) 앞의 처방의 환약을 1료料 복용한 후 머리카락은 완전히 나고 자라기 시작했으며 머리카락 뿌리 부분은 검게 되었으나 끝부분은 아직도 흰색이었다. 두피의 하얀 반점이 있는 곳 역시 부분적으로 검게 변했다. 계속해서 앞의 환약에 측백엽側柏葉 30g을 가하여 환약을 1료料 복용하도록 하였다.

• **세 번째 진료:** (3월 3일) 복약 후 머리카락이 자라는 것이 조밀해졌고 광택이 있었으며 머리카락 끝은 흰색에서 누런색으로 변했다. 앞의 환약에 백선피白鮮皮를 빼고 하수오何首烏 60g, 황기黃芪 60g을 가하여 곱게 가루 낸 후 꿀로 환약을 만들어 환약을 1료料 복용하도록 하였다.

• **네 번째 진료:** (6월 24일) 머리카락 끝부분은 아직 완전히 검게 변하지 않았다. 앞의 처방에 한련초旱蓮草 30g, 여정자女貞子 30g을 가하여 꿀로 환약을 빚었다. 환약을 1료料 복용하도록 하였다.

2 鄒 씨, 남성, 30세, 기술자

차트번호 215862, 초진일시: 1967년 8월 15일

【주소증】 머리카락이 전부 탈락된 지 1개월여 되었다.

【현병력】 1개월 전 머리카락이 갑자기 전두의 3분의 1에 해당하는 크기의 탈모반이 생기면서 탈락되었다. 이후 계속해서 머리카락이 빠졌으며 결국 다 빠졌다. 환자에게 우울하거나 고민하거나 슬프거나 두려워하거나 놀라거나 하는 원인요소가 없었고 소화, 수면은 양호했으며 가족력도 없었다.

【검사】 머리카락 전부 다 빠져 약간의 하얀 솜털만 남아 있다. 눈썹, 겨드랑이털, 음모는 뚜렷하게 털이 빠지지 않았다.

맥은 현세弦細하였고 설질은 담淡했으며 태는 박백薄白하였다.

【한의학진단】 유풍油風

【양의학진단】 전두 탈모

【변증】 기혈氣血이 부족하여 머리카락이 영양을 받지 못한 것

【치법】 익기양혈益氣養血

【처방】 황기黃芪 12g, 초백출炒白朮 9g, 당삼黨參 9g, 당귀當歸 9g, 백작약白芍藥 9g, 하수오何首烏 9g, 복령茯苓 9g, 토사자兎絲子 9g, 생감초生甘草 6g 1제씩 매일 복용

매일 보중익기환補中益氣丸**81** 1포, 하고초고夏枯草膏**82** 30g을 배합하였다.

복약 후 검은 머리카락이 점점 자랐다. 이후 복약을 중단하고 앞의 처방을 가감하여 (천궁川芎 6g, 숙지황熟地黃 12g, 강활羌活 9g, 모과木瓜 9g, 하수오何首烏 15g) 썼다. 반년 후 머리카락은 대부분 잘 자랐다.

---

81 보중익기탕(補中益氣湯)을 기성중약으로 만든 것

82 중성약으로 하고초(夏枯草) 단방이며 청화(淸火), 산결(散結), 소종(消腫)의 효능이 있다.

칼럼 19 탈모, 백발증의 논치

원형탈모는 "반독斑禿"이라고 부르기도 하고 속칭 "귀지두鬼舐頭"라고도 한다. 《의종금감醫宗金鑑》에서는 "유풍油風"이라고 이름하였다. 사실 유풍油風의 증상은 지루성 탈모를 포함한 것이다.

(1) 병인병기

① 《내경內經》에 근거하면, 혈기血氣가 성하면 신기腎氣가 강하고 신기腎氣가 강하면 골수骨髓가 충만하게 되므로 검은 머리가 난다. 혈기血氣가 허虛하면 신기腎氣가 약하고 신기腎氣가 약하면 골수骨髓가 고갈되어 머리카락이 희게 되거나 빠지게 된다. 이것은 혈기血氣와 간신肝腎이 허虛하기 때문이다.

② 《유문사친儒門事親》에서 말하기를 "청소년기의 머리카락이 일찍 희게 되거나 빠지거나 또는 흰 인설鱗屑이 있는 것은 혈열血熱이 넘치기 때문이다."라고 하였다. 이것은 지루성 탈모 또는 소년기의 백발증이다. 또한 청소년기에 혈기血氣가 넘치고 성정이 쉽게 격동하면 탈모에 쉽게 이를 수 있는데 역시 혈열血熱이 풍風을 일으키기 때문이다.

③《의종금감醫宗金鑑·외과심법요결外科心法要訣》에서 말하기를 유풍油風은 "모공이 개방되어 있을 때 사풍邪風이 허虛한 것을 타고 침입하므로 풍風이 성하여 혈血을 말리게 되어 모발을 영양할 수 없게 된다."는 기전으로 나타난다. 이것은 탈모를 가리키는 것이다.

(2) 증상

① 젊은 사람의 탈모

2가지 유형이 비교적 많다. ㉠지루성 탈모로서 비교적 청장년기에 많이 보인다. 유풍油風의 종류에 속하며 두피의 피지가 많고 인설鱗屑이 많으며 벌레가 기어가듯 가렵고 머리카락은 드문드문 빠진다. 두정부와 이마 부위 머리카락이 점점 희소해지면서 대머리가 된다. ㉡여성이 출산 후 또는 큰 병을 앓고 난 뒤 또는 크게 실혈失血한 뒤에 머리카락이 탈락하는 것이 비교적 많은데, 이것은 기혈氣血이 양허兩虛한 것에 속한다.

② 백발증

청장년기의 머리카락의 색이 희게 변하는 것이며 혈열血熱에 속한다. 노년의 백발은 정상 생리현상에 속한다.

③ 원형탈모증

갑자기 머리카락이 탈모반을 1개에서 몇 개를 이루면서 탈락되는데 머리카락이 빠진 부분의 두피는 광택을 띠며 일정 기간이 지나면 다시 자란다. 처음엔 흰 솜털이 보이다가 점점 검게 변하면서 어느 정도 자란 뒤 다시 탈락한다. 심한 경우에는 머리카락이 전부 탈락할 수 있으며 눈썹, 겨드랑이털, 음모까지 전부 탈락할 수 있기 때문에 "전독全禿"이라고 부르기도 한다.

(3) 변증논치

이상의 탈모, 백발증은 아래에 서술하는 몇 가지 유형으로 나누어 논치論治할 수 있다.

① **혈열형**血熱型

청소년기에 백발 또는 탈모에서 많이 보인다. 혈열血熱이 풍風을 일으킨 것이다. 증상은 소년기에 머리카락이 희게 변하거나 머리카락이 갑자기 빠지기도 한다(원형탈모증). 맥은 현세대삭弦細帶數하고 설은 홍강紅絳 또는 설첨이 붉으며 태는 박황薄黃한다. 량혈청열凉血清熱로 치료한다.

【처방】 생지황生地黃 60g, 당귀當歸 60g, 단삼丹參 60g, 백작약白芍藥 60g, 여정자女貞子 30g, 상심자桑椹子 30g, 한련초旱蓮草 30g, 흑지마黑芝麻 60g

곱게 가루 내어 꿀로 졸여서 환약을 만든다. 매 환약은 9g씩 매일 아침저녁으로 각각 1환씩 복용시킨다.

② **음혈허형**陰血虛型

지루성 탈모에서 많이 보인다. 간신음허肝腎陰虛 또는 혈허血虛하여 풍風을 일으켜서 발생한다. 증상은 두피가 가렵고 인설鱗屑이 많으며 혹은 허리가 시큰거리고 다리에 힘이 풀리기도 한다. 머리카락은 매일매일 점점 드문드문 빠진다. 설질은 붉고 태는 없다. 자음보신滋陰補腎, 양혈식풍養血熄風으로 치료한다.

【처방】 생지황生地黃 60g, 숙지황熟地黃 60g, 하수오何首烏 90g, 토사자菟絲子 30g, 여정자女貞子 30g, 당귀當歸 60g, 백작약白芍藥 60g, 단삼丹參 60g, 강활羌活 30g, 모과木瓜 30g

곱게 가루 낸 후 꿀로 졸여서 환약을 만든다. 매 환약은 9g씩 매일 아침저녁으로 각각 1환씩 복용시킨다.

③ **기혈양허형**氣血兩虛型

병을 앓고 난 후, 산후에 머리카락이 빠지는 것이다. 기혈氣血이 크게 휴허虧虛하여 혈血이 위를 적셔주지 못한 탓에 머리카락이 영양을 받지 못하기 때문에 생긴다. 증상은 머리카락이 빠지면서 두정부의 머리카락이 희소해진다. 안색은 누렇게 뜨고 입술과 혀는 담백淡白하면서 머리는 어지럽고 눈은 아찔하다. 심장이 두근두근 뛰고 숨은 짧으며 잠을 자지 못하는 등의 증상을 동반한다. 맥은 세무력細無力하고 설질은 담淡하다. 대보기혈大補氣血시키는데 약은 인삼양영환人參養榮

丸83, 십전대보환十全大補丸84, 보중익기환補中益氣丸, 팔진익모환八珍益母丸85 중에서 골라 사용한다.

④혈어형血瘀型

원형탈모증 또는 전두 탈모에서 보인다. 어혈瘀血이 없어지지 않아 새로운 혈血이 생기지 못한 탓에 혈血이 머리카락을 영양하지 못하게 된다. 증상은 원형탈모증이 오래되어 머리카락이 더 자라지 못하거나 전두 탈모가 나타나는데 수염과 눈썹이 모두 탈락되고 혹은 두통이 나타나기도 한다. 맥은 세삽細澁하고 설질은 자암紫黯하다. 활혈거어活血祛瘀로 치료한다. 통규활혈탕通竅活血湯(57) 가감加減을 쓰거나 고쳐서 환약으로 만들어 쓰기도 한다.

【처방】 당귀미當歸尾 60g, 적작약赤芍藥 90g, 도인桃仁 30g, 홍화紅花 30g, 자초紫草 60g, 황금黃芩 30g, 초치자炒梔子 30g

곱게 가루 낸 후 꿀로 졸여서 환약을 만든다. 매 환약은 9g씩 매일 아침저녁으로 각각 1환씩 복용시킨다.

83 인삼양영탕(人蔘養榮湯)을 기성 중성약으로 만든 것.
84 십전대보탕(十全大補湯)을 기성 중성약으로 만든 것.
85 중성약으로 팔물탕(八物湯)에 익모초(益母草)를 가한 것.

37. 기타 치험례

37-1. 자반병(4례)

1 劉 양, 여성, 12세

차트번호 11623, 초진일시: 1957년 9월 11일

【주소증】 양 다리에 자홍색 어점瘀點이 나타난 지 2개월이 되었다.

【현병력】 2개월 전 먼저 양 종아리 밑 3분의 1 부위에 붉은색 어점瘀點이 나타났다가 오래지 않아 자홍색 반점으로 변했다. 며칠 간격으로 사라졌다가 오래지 않아 재발하였고 점점 그 수가 늘어났으며 허벅지 부위에도 피진皮疹이 나타났다. 관절통을 조금 느꼈고 양 다리가 힘이 없으며 피로해 보였다. 대변은 2일에 한 번 보았다.

【검사】 양 종아리에 밀집된 누에콩 크기의 자홍색 어점瘀點이 보였고 눌러도 사라지지 않았으며 허벅지와 상지 역시 약간의 어점瘀點이 산재되어 있었다.

맥은 세활細滑하였다. 설질은 붉었고 태는 박황薄黃하였다.

【한의학진단】 자반紫斑

【양의학진단】 헤노흐-쇤라인(Henoch-Schonlein) 자반병

【변증】 습열濕熱이 안에서 쌓여 열熱이 영혈營血을 손상하면서 혈血이 넘쳐흘러 반斑이 된 것

【치법】 리습청열利濕淸熱, 량혈지혈凉血止血

【처방】 적작약赤芍藥 9g, 생의이인生薏苡仁 9g, 천황백川黃柏 4.5g, 모란피牡丹皮 9g, 흑산치자黑山梔子 4.5g, 황금黃芩 4.5g, 지모知母 4.5g,(생석고生石膏 15g, 청대靑黛 1.5g을 파쇄한 것), 인동등忍冬藤 9g, 육일산六一散 9g(별도 포장) 2제를 물에 달여 복용시켰다.

【외용】 인동등忍冬藤 30g, 희렴초豨薟草 30g, 지부자地膚子 9g, 상지桑枝 15g을 물에 달여 종아리를 따뜻하게 씻게 하였다.

- **두 번째 진료:** (9월 13일) 자반紫斑이 점점 사라졌고 황갈색 색소침착이 남았다. 맥은 세활대삭細滑帶數하였고 설질은 붉었으며 설태는 박포薄布하였다. 습濕은 치료가 점점 되었으나 열熱은 아직 내리지 않은 것으로 보고 량영청열凉營淸熱시켰다.

【처방】 생지황生地黃 30g, 모란피牡丹皮 9g, 적작약赤芍藥 9g, 지모知母 4.5g,(생석고生石膏 15g, 청대靑黛 1.5g을 파쇄한 것), 대청엽大靑葉 9g, 황금黃芩 9g, 흑산치자黑山梔子 4.5g, 이묘환二妙丸 9g(별도 포장), 생감초生甘草 3g 5제를 복용시켰다.

- **세 번째 진료:** (9월 18일) 자반紫斑이 사라진 뒤에 새로 생기는 것은 많지 않았고 대변은 2일에 한 번씩 보았다. 앞의 처방에 적작약赤芍藥, 황금黃芩, 산치자山梔子를 빼고 과루인瓜蔞仁 9g, 측백엽側柏葉 9g, 판람근板藍根 15g을 가하여 3제를 복용시켰다.

- **네 번째 진료:** (9월 21일) 복약 후 다시 재발하는 것은 없었다.

2 劉 군, 남성, 9세

간이차트, 초진일시: 1973년 4월 9일

【주소증】 양 종아리에 어점瘀點이 발생한 지 1주일 되었다.

【현병력】 1주일 전부터 편도가 붉게 붓고 염증이 생겼으며 39℃의 고열을 동반하였다.

이어서 양 종아리에 어점瘀點이 나타났고 사지관절이 붓고 시큰거리면서 아팠으며 배가 갑자기 아팠다.

【검사】 양 종아리에 밀집된 침두針頭 크기의 어점瘀點이 보였고 정강이 앞 부위에 많이 있었으며 피부표면으로부터 조금 솟아 있었다. 눌러도 색깔은 사라지지 않았다. 배는 연했고 압통점이 없었으며, 설은 붉었고 태는 박백薄白했으며 맥은 세활대삭細滑帶數하였다.

【한의학진단】 자반紫斑

【양의학진단】 헤노흐-쇤라인(Henoch-Schonlein) 자반병

【변증】 풍열風熱이 영營으로 들어가 혈血이 넘쳐흘러 반斑이 된 것

【치법】 청열량혈거풍清熱凉血祛風

【처방】 생지황生地黃 15g, 모란피牡丹皮 9g, 적작약赤芍藥 9g, 선의蟬衣 4.5g, 형개탄荊芥炭 9g, 대청엽大青葉 6g, 지모知母 9g, 인동등忍冬藤 9g, 생감초生甘草 6g 3제를 복용시켰다.

• **두 번째 진료:** (4월 16일) 양 종아리의 어점瘀點이 대부분 사라졌고 사지관절은 가볍게 부어 있었으며 압통이 조금 있었다. 설태와 맥은 전과 같았다. 앞의 처방을 3제 복용시켰다.

• **세 번째 진료:** (4월 19일) 어제는 발열로 체온이 39℃ 이상으로 올라가면서 두드러기가 돋으면서 가려웠고 지금은 사라졌으며 복통이 다시 있었다. 대변은 건조했고 설질은 붉었으며 태는 정淨하였다. 맥은 세활삭細滑數하였다. 소풍청열疏風清熱하는 것으로 치료하였다.

【처방】 생지황生地黃 15g, 적작약赤芍藥 9g, 형개荊芥 6g, 방풍防風 6g, 백질려白蒺藜 6g, 선의蟬衣 4.5g, 부평浮萍 6g, 목향木香 3g, 생감초生甘草 6g 3제를 복용시켰다.

1975년 3월 26일 추적·관찰하여 다시 조사해 보니 작년 4월에 양 종아리에 자반병이 나타나서 한약 9제를 복용하였더니 나아서 지금까지 괜찮다고 말했다.

3 單 씨, 남성, 36세

간이차트, 초진일시: 1972년 11월 14일

【주소증】 양 하지에 자반병이 반복해서 나타나는 것이 1년여 되었다.

【현병력】 1년 전 양 하지에 자반紫斑이 반복해서 나타났는데 시경시중했으며 동시에 복통과 대변이 무른 증상, 사지가 차가운 증상을 동반하였다. 활동 후에 더 심해졌다.

【검사】 양 종아리에 자홍색 어점瘀點이 산재되어 있는 것이 보였고 부분적으로 밀집되어 편片을 이루고 있었다. 안색은 누렇게 떴고 혈血이 약하여 영화로움을 잃었다. 검사해 보니 혈소판 수치는 정상 범위였다.

맥은 세활細滑하였고 설질은 담淡하였으며 태는 박백薄白하였다.

【한의학진단】 자반紫斑

【양의학진단】 헤노흐－쇤라인(Henoch－Schonlein) 자반병

【변증】 비신양脾腎陽이 허虛하여 화火가 능히 토土를 살리지 못하므로 운화運化하는 힘이 없고 비脾가 혈血을 통섭하지 못한 탓에 혈血이 흘러넘쳐 반班이 된 것

【치법】 온양건비溫陽健脾, 보화생토補火生土

【처방】 숙부자熟附子 12g, 초강탄炒薑炭 6g, 초백출炒白朮 9g, 선령비仙靈脾 9g, 파고지破古紙 9g, 복령茯苓 9g, 자황기炙黃芪 12g, 승마升麻 6g, 대조大棗 7매枚, 외육두구煨肉豆蔻 6g을 물에 달여 복용시켰다.

• **두 번째 진료:** (11월 27일) 앞의 처방 4제를 복용한 후 원래 있던 피부병변의 색깔이 점점 옅어졌으나 끊임없이 새로운 피진皮疹이 나타났다. 최근 감기로 인한 발열로 하지의 자반병이 더 많아졌고 복통이 발작했다. 맥은 활滑하였고 설태는 박백薄白하였다. 앞의 처방을 가감하여 원방에 향부자香附子 6g, 형개탄荊芥炭 9g을 가하였다.

• **세 번째 진료:** (12월 7일) 앞의 처방 5제를 복용한 후 피진皮疹의 대부분이 없어졌고 다만 소수의 새로운 피부병변이 있었다. 아울러 인후가 붉게 부어오르면서 아팠는데 허화상염虛火上炎으로 인한 것으로 보았다. 앞의 처방을 기초로 하여 금은화탄金銀花炭 9g, 천초탄茜草炭 9g, 우절藕節 5개, 백모근白茅根 15g을 가하여 물에 달여 복용시켰다. 동시에 청과환青果丸[86], 후증환喉症丸[87]을 복용시켰다.

• **네 번째 진료:** (1973년 2월 22일) 이 기간에 병정은 대체로 안정되었고 다만 여전히 소수의 출혈점出血點이 보였다. 아울러 전신의 피로가 있었다. 과로 후 피진皮疹이 더 늘어났다. 앞의 처방을 가감하여 원방에 애엽艾葉 9g, 목향木香 4.5g, 오약烏藥 4.5g, 선학초仙鶴草 9g, 당삼黨參 12g, 속단續斷 9g을 가했다.

---

86 청과(青果), 금은화(金銀花), 북두근(北豆根,) 맥문동(麥門冬), 현삼(玄參), 백작약(白芍藥), 길경(桔梗)으로 구성되어 있으며 청열리인(清熱利咽), 소종지통(消腫止痛)의 효능이 있다.

87 판람근(板藍根), 인공우황(人工牛黃), 빙편(冰片), 저담즙(猪膽汁), 현명분(玄明粉), 청대(青黛), 웅황(雄黃), 붕사(硼砂), 섬수(蟾酥), 백초로(百草路)로 구성되어 있으며 청열해독(清熱解毒), 소종지통(消腫止痛)의 효능이 있다.

• **다섯 번째 진료:** (3월 8일) 복약 후 병정은 안정되었으나 다시 소수의 자반병이 나타나서 병력을 캐물었더니 환자가 만성 이질을 앓고 있어 모양 있게 대변을 보지 못하고 밥맛이 없었다고 하였다. 앞의 처방에 사인砂仁 3g(후하後下), 초신곡焦神麯 9g, 진피陳皮 6g을 가하여 바꾸어 격일 간격으로 1제씩 복용시켰다.

• **여섯 번째 진료:** (1973년 5월 4일) 이후에 복약을 중지했다. 병정은 대체로 다 나았으며 사신환四神丸[88]으로 바꾸어 복용시켜 치료효과를 공고하게 하였다.

4 曹 씨, 남성, 성인

간이차트, 초진일시: 1974년 8월 2일

【주소증】 양 다리에 자홍색 반斑이 나타난 지 2주가 되었다.

【현병력】 2주 전부터 양 허벅지 하단과 종아리 부분에 편片을 이룬 자반紫斑이 나타났으며 초기에는 자홍색이었다가 색소가 점점 더 진해졌고 가벼운 가려움증이 있었으며 통락활혈通絡活血하는 처방을 복용하였으나 아직 효과를 보지 못했다.

【검사】 양 허벅지 하단과 양 종아리 부분에 자홍색을 띤 침두針頭 크기의 어점瘀點이 보였는데 눌러도 사라지지 않았으며 아울러 색소침착도 보였다. 표면의 피부는 거칠었고 경도의 인설鱗屑이 있었다.

맥은 세활細滑하였고 설질은 붉었으며 태는 정淨하였다.

【한의학진단】 자반紫斑

【양의학진단】 진행성 색소성 피부병

【변증】 풍열風熱이 낙맥絡脈에 들어가 낙맥絡脈이 상하여 혈血이 흘러넘친 것

【치법】 량혈지혈凉血止血, 청열해독清熱解毒

【처방】 생지황生地黃 30g, 적작약赤芍藥 9g, 형개탄荊芥炭 9g, 한련초旱蓮草 9g, 대청엽大青葉 9g, 조휴蚤休 9g, 백선피白鮮皮 9g, 우절藕節 5개 6제

• **두 번째 진료:** (1974년 8월 29일) 복약 후 양 다리의 자반병이 없어졌고 새로 나타난 자반紫斑도 보이지 않았다. 다만 아직 피부가 건조한 것이 있었고 가려움이 뚜렷했다.

---

88 중성약으로 육두구(肉豆蔻), 보골지(補骨脂), 오미자(五味子), 오수유(吳茱萸), 대조(大棗)로 구성되어 있으며 온신산한(溫腎散寒), 삽장지사(澁腸止瀉)의 효능이 있다.

귀삼환歸參丸[89] 14환을 매일 2환씩 아침저녁으로 각각 1환씩 복용시켰다. 대풍자유大楓子油[90] 1병을 도포시켰다.

• **세 번째 진료:** (9월 17일) 증상은 전과 같았고 아직 건조한 것과 가려움이 보였다. 양혈養血, 윤조潤燥, 소풍消風, 지양止痒으로 치료하였다.

생지황生地黃 12g, 숙지황熟地黃 12g, 당귀當歸 9g, 현삼玄參 9g, 백질려白蒺藜 9g, 형개荊芥 9g, 마자인麻子仁 9g, 감초甘草 6g 3제를 복용시켰다.

1975년 6월 4일 추적·관찰하여 다시 조사했는데 작년에 치료받을 때 첫 번째 처방을 복용하고 난 뒤 자반紫斑이 전부 없어졌으며 이후 다시 재발하는 일은 없었다고 말했다. 2번째 처방을 복용한 후 가려움증이 줄어들었으나 여전히 피부가 건조한 증상은 남아 있었다고 하였다. 시간이 지나 색소가 점점 없어졌고 피부가 촉촉해지면서 나았다.

【해설】 헤노흐-쇤라인(Henoch-Schonlein) 자반병은 일반적으로 어떤 과민물질이 혈관벽 세포에 작용하여 발생하는 반응으로써 혈관의 투과성이 증가하여 적혈구가 넘쳐흘러 자반병이 형성되는 것이다. 감염, 풍습風濕, 위장관 기능 장애 등으로 인해 일어나기도 한다. 한의학에서는 풍열風熱 또는 습열濕熱이 낙맥絡脈에 들어가 열熱이 혈락血絡을 손상한 탓에 혈血이 흘러넘쳐 반斑이 되는 것으로 인식한다(1례, 2례). 또는 운화運化가 제 기능을 다하지 못하므로 비脾가 혈血을 통섭하지 못하여 발생하기도 한다(3례). 대다수의 환자는 설질이 붉고 맥은 세활삭細滑數 등의 증상이 나타나는데 이것은 혈열血熱에 속하는 것이므로 량혈청열凉血淸熱시켜 치료한다. 3례 같은 소수의 병례에서는 복통과 묽은 변, 사지가 차갑고 피곤한 것, 얼굴이 누렇고 식욕이 없는 것, 맥은 침세沈細, 설태는 박백薄白한 증상이 같이 나타나는데 이것은 전부 비신양허脾腎陽虛한 현상이므로 온양건비溫陽健脾, 보화생토補火生土하는 치료를 시행한다. 비脾의 운화가 정상화되면 비脾가 혈血을 통섭하게 되므로 자반병이 치료가 된다. 주런캉 선생은 이 병을 치료할 때 변증논치辨證論治를 중요시하였으며 자반병을 일률적으로 혈열血熱로 보지 않았다. 이것은 한의학에서 병은 같으나 치료는 다르다는 특징을 구현한 것이다.

89 당귀고삼환(當歸苦參丸)이다. 활혈화어(活血化瘀), 청열제습(淸熱除濕)의 효능이 있다.

90 대풍자유(大楓子油), 빙편(氷片), 붕산(硼酸)으로 구성되어 있으며거풍제습(祛風除濕), 윤부지양(潤膚止痒)의 효능이 있다.

37-2. 반복 발열성 결절성 비화농성 지방층염[91]

1 林 군, 남성, 7세

차트번호 82033, 초진일시: 1964년 10월 4일

【주소증】 간헐성 발열이 있으면서 복부에 붉은색을 띤 부은 덩어리가 나타난 지 2년이 되었다.

【현병력】 2년 전 복부가 반복적으로 붉게 부어오르고 아프면서 발열을 동반하는 증상이 나타났는데 1개월 남짓 지난 뒤 나았다. 조직·병리검사를 시행한 결과 지방층염으로 진단받았다. 3일 전에 앞의 증상이 재발하였는데 왼쪽 하복부에 말굽 모양 크기의 붉게 부은 덩어리가 보였고 소화가 좋지 못했으며 대변은 하루에 2회 보았다.

【과거력】 전염병, 외상, 결핵, 소화기질환의 과거력은 없었다.

【검사】 체온은 37.2℃였고 왼쪽 하복부에 활 모양의 암홍색을 띤 홍반紅斑과 침윤浸潤이 보였으며 약 3cm×6cm 크기였고 만지면 통증이 뚜렷하였다. 맥은 활滑하였고 설태는 박황薄黃하였다.

【양의학진단】 반복 발열성 결절성 비화농성 지방층염

【변증】 열독熱毒이 조락阻絡하여 기체혈어氣滯血瘀한 것

【치법】 청열해독淸熱解毒, 활혈화어活血化瘀

【처방】 생지황生地黃 15g, 금은화金銀花 9g, 연교連翹 9g, 산치자山梔子 9g, 천화분天花粉 9g, 대청엽大青葉 9g, 당귀미當歸尾 9g, 적작약赤芍藥 9g, 도인桃仁 9g, 홍화紅花 6g, 자유향炙乳香 6g, 자몰약炙沒藥 6g, 강황薑黃 4.5g 4제를 물에 달여 복용시켰다.

옥로고玉露膏(120)를 도포하게 하였다.

• **두 번째 진료:** (10월 8일) 복약 후 다시 진료했을 때 붉게 부은 것은 대체로 사라졌고 통증은 없었다. 계속해서 앞의 처방 3제를 복용시켰다.

• **세 번째 진료:** (10월 11일) 배에 다시 활 모양의 발열을 동반한 홍반紅斑이 나타났다고 말했다. 앞의 처방을 가감하여 주었는데 자화지정紫花地丁 9g, 단삼丹參 9g, 천후박川厚朴 4.5g을 가하여 10여 제를 복용시킨 후 3년 동안 병을 앓지 않았다.

• **네 번째 진료:** (1967년 7월 13일) 앞의 병을 다시 앓았는데 복부에 종괴腫塊, 홍조, 통증

---

91 nodular nonsppurative panniculitis, relapsing febrile nodular nonsuppurative panniculitis. 발열과 피하 지방 조직에 압통성의 결절을 형성하는 것이 특징인 질환.

이 나타났다. 발열을 동반했고 설태는 황니黃膩하였으며 맥은 활대삭滑帶數하였다. 앞의 치법을 기초로 하여 리습利濕하는 처방을 가했는데 황금黃芩 9g, 생의이인生薏苡仁 9g, 적복령赤茯苓 9g을 가하였다. 3제를 복용한 후 종괴腫塊는 소실되었으며 재발 방지를 위해 용담사간환龍膽瀉肝丸과 이묘환二妙丸을 얼마간 계속 복용시켰다.

• **다섯 번째 진료:** (1968년 8월) 왼쪽 옆구리, 오른쪽 젖가슴, 오른쪽 하복부 등등 부위에 작은 홍반紅斑이 발생했으며 경도의 압통이 있었고 국부와 전신증상이 모두 가벼운 편이었다. 1969년 4월, 9월과 1970년 5월에 3차례 가볍게 나타났는데 1967년 7월 13일 당시 처방을 모두 주었더니 나았다.

1974년 5월에 방문할 때까지 4년 동안 재발하지 않았다.

【해설】 이 병은 성년 여성에게서 호발하는데 다리 또는 체간의 피하皮下에 반복적으로 나타나는 결절結節 또는 반괴班塊이며 발열을 동반하거나 피부에 홍조 같은 염증반응이 동반되기도 한다. 결절結節 또는 반괴班塊가 없어진 후에 함몰성 피부위축萎縮이 남아 있는데 반복해서 재발하며 병정은 완만하다. 주런캉 선생은 본증을 열독熱毒이 조락阻絡하여 기체혈어氣滯血瘀한 것으로 한의학에서 "단丹"의 일종에 속한다고 보았다. 치료는 청열해독淸熱解毒, 활혈화어活血化瘀 위주다. 처방 중 금은화金銀花, 연교連翹, 산치자山梔子, 대청엽大青葉은 청열해독淸熱解毒시키고 생지황生地黃, 천화분天花粉은 양음청열養陰淸熱시키며 당귀미當歸尾, 적작약赤芍藥, 도인桃仁, 홍화紅花, 자유향炙乳香, 자몰약炙沒藥은 활혈화어活血化瘀시킨다. 강황薑黃은 파혈행기破血行氣시킨다. 복약 후 매번 증상이 재차 재발하는 것이 갈수록 줄어들었고 발병의 간격이 늘어나서 매년 1차례 나타나다 완전히 재발하지 않게 되었다.

37-3. 정맥염(1례)

1 胡 씨, 남성, 34세

간이차트, 초진일시: 1970년 2월 15일

【주소증】 왼쪽 목에 나뭇가지 모양의 종물腫物이 나타나면서 아픈 지 1년여 되었다.

【현병력】 1년 전 왼쪽 목 안쪽에 나뭇가지 모양의 딱딱하게 부은 것이 1개 나타났고 아팠으며 정맥염으로 진단을 받았다. 한의학 치료를 받고자 하였다.

【검사】 왼쪽 목 안쪽에 나뭇가지 모양으로 된 손가락 크기의 종물腫物이 보였고 압통이 뚜렷했으며 손만 닿아도 아팠다. 맥은 현弦했고 설질은 자줏빛이었으며 태는 박포薄布하

였다.

【양의학진단】 정맥염(경부)

【변증】 담痰이 맥락脈絡을 막아 통하지 않아서 아픈 것

【치법】 통락通絡, 활혈活血, 화어化瘀

【처방】 당귀當歸 60g, 단삼丹參 60g, 천궁川芎 15g, 도인桃仁 30g, 홍화紅花 30g, 지룡地龍 30g

곱게 가루 낸 후 꿀로 졸여서 환약을 만드는데 매 환약은 9g씩으로 하였고 매일 2환씩 복용시켰다.

• **두 번째 진료:** (3월 1일) 앞의 처방의 환약을 1료料 복용한 후 딱딱하게 부은 것은 점점 없어졌고 통증도 감소하였다. 계속해서 환약 2료料를 꾸준히 복용시켰다. 다 복용한 후 나뭇가지 모양의 종물腫物은 소실되어 다 나았다.

37-4. 레이노 증후군(1례)

1 葛 씨, 여성, 40세

차트번호 215814, 초진일시: 1967년 8월 22일

【주소증】 사지말단이 차가워지면서 감각이 둔해진 지 3년이 되었다.

【현병력】 3년 전에 사지말단이 차가워졌고 감각이 둔해졌으며 양손과 양 손가락이 심해 때때로 창백했다가 때때로 청색이었으며 겨울철에 더 심했다. 손가락에 통증이 있었다.

【기왕력】 지속성간염을 앓은 지 8년이 되었다.

【검사】 사지말단이 차가웠고 청색을 띠고 있었으며 손가락이 더 뚜렷했다. 맥은 침세沈細하였고 설태는 박황니薄黃膩하였다.

【양의학진단】 레이노 증후군

【변증】 양기陽氣가 사지말단에 도달하지 못해 기혈氣血이 영화롭지 못한 것

【치법】 온경산한溫經散寒, 통락화영通絡和營

【처방】 당귀當歸 30g, 황기黃芪 30g, 계지桂枝 15g, 홍화紅花 12g, 천궁川芎 6g, 세신細辛 6g, 자유향炙乳香 9g, 자몰약炙沒藥 9g, 감초甘草 15g 5제를 물에 달여 복용시켰다.

• **두 번째 진료:** (8월 29일) 복약 후 손가락의 통증이 줄어들었고 말단이 차가운 것도 감소하였다. 최근 밖에서 풍사風邪를 감수하여 전신에 범발성으로 두드러기가 나타났다. 앞

의 처방에 세신細辛, 천궁川芎, 유향乳香, 몰약沒藥을 빼고 형개荊芥 9g, 강활羌活 9g, 지룡地龍 9g을 가하여 5제를 복용시켰다.

• **세 번째 진료:** (9월 4일) 5제를 복용한 후 두드러기는 적게 올라왔으므로 앞의 처방에 계혈등鷄血藤 15g을 가하였다. 이후에는 종전의 처방을 가감하였더니 병정이 점점 감소하였다. 환자는 1967년 연말에 하이난海南 섬으로 돌아갔으므로 환약방을 주었다.

당귀當歸 90g, 계지桂枝 60g, 황기黃芪 30g, 홍화紅花 60g, 건지룡乾地龍 60g, 적작약赤芍藥 90g, 감초甘草 30g, 자유향炙乳香 30g, 자몰약炙沒藥 30g

곱게 가루 낸 후 꿀로 졸여서 환약을 만들었다. 환약은 6g씩 매일 아침저녁으로 각 1환씩 복용시켰다. 1년 후 회신을 받았을 때 증상은 가벼워졌다고 말했다. 이후 당귀사역탕當歸四逆湯(56)을 물로 환약을 만들어 계속 복용시켜 완전히 낫게 하였다.

【해설】 레이노 증후군은 종종 버거씨병, 폐쇄성 죽상동맥경화증, 경피증 등 기타 질환에 속발한다. 차갑고 얼어붙은 기운에 당하거나 감정이 격해지면 사지말단이 창백하거나 차가운 기운이 느껴지거나 청색증이 나타나거나 감각이 둔해지거나 통증이 나타나게 되는데 종종 발작성으로 확 나타난다. 주런캉 선생은 이런 계통의 질환을 양기陽氣가 쇠미衰微하여 사지말단에 도달하지 못해 사지가 거꾸로 차가워지고 창백해지고 청색증을 띠게 되며, 기혈氣血이 조화롭지 못해 감각저하와 통증이 교대로 나타난다고 보았다. 치법은 온경산한溫經散寒, 통락화영通絡和營으로 당귀사역탕가감當歸四逆湯加減으로 치료한다.

37-5. 베체트병(1례)

1 王 양, 여성, 19세

차트번호 71778, 초진일시: 1964년 4월 25일

【주소증】 양 다리에 붉은색 결절結節이 나타난 지 3주가 되었다.

【현병력】 3주 전 양 종아리 안쪽에 결절結節이 나타났는데 피부색깔은 붉었으며 통증과 종창腫脹이 있었다. 결절結節의 수가 점점 늘어났고 추위를 타고 열이 나며 고관절, 슬관절, 발목관절의 통증을 동반하였다. 소화는 좋지 못했고 목이 마르나 물을 마시지 않았다. 모某 병원에서 결절성 홍반 진단을 받고 약을 복용하였으나 효과가 없었다.

【검사】 양 허벅지 하단과 종아리 안쪽에 1~3cm 크기의 크고 작은 결절結節 10여 개가

만져졌는데 피부로부터 약간 솟아 있었고 자홍색을 띠었으며 눌러도 색이 사라지지 않았고 압통이 있었다. 발목에 부종浮腫이 있었다.

초진에는 청열淸熱, 통락通絡, 활혈活血하는 치법을 썼다. 약 4제를 복용시켰다.

• **두 번째 진료:** (4월 29일) 과거력을 추적하니 구강의 미란糜爛과 음부의 궤양潰瘍이 반복해서 나타난 지 1년이 되었다.

【검사】 인후는 붉지 않았고 편도체는 크지 않았다. 목, 아래뺨 및 서혜부의 림프절은 붓지 않았다. 심폐에는 이상이 없었고 간장과 비장은 촉진 시 만져지지 않았다. 위아래 잇몸의 점막은 홍조를 띠었고 점 모양과 작은 미란糜爛이 보였으며 사이사이 얕은 작은 궤양潰瘍이 있었다. 대음순에는 콩, 완두콩 크기의 비교적 깊은 궤양潰瘍이 4개 보였고 경계는 고르지 못했으며 뚜렷한 홍조는 없었고 표면에 괴사된 하얀 막이 덮여 있는 것이 보였다. 도말검사에서 그람 양성 구균으로 진단되었으며 간균은 나타나지 않았다.

맥은 현삭弦數하였고 설질은 붉었으며 태는 황니黃膩하였다.

【한의학진단】 호혹병狐惑病

【양의학진단】 베체트병

【변증】 습열濕熱이 충蟲으로 변화하여 위아래가 서로 벌레 먹고 습열濕熱이 조락阻絡하여 기체혈어氣滯血瘀한 것

【치법】 고신통강苦辛通降, 청화습열淸化濕熱

【방제】 감초사심탕가감甘草瀉心湯加減

【처방】 생감초生甘草 9g, 천황련川黃連 4.5g, 황금黃芩 9g, 건강乾薑 4.5g, 대조大棗 5개, 제반하制半夏 6g

• **세 번째 진료:** (5월 5일) 5제를 복용한 후 잇몸의 미란糜爛은 좋아졌고 궤양潰瘍은 줄어들었으며 대음순 부위에 있던 궤양潰瘍 4개는 눈에 띄게 줄어들었으나 결절結節은 아직 좋아지지 않았다. 추위를 타고 열이 나는 증상은 없어졌고 입은 마르나 물을 찾지 않고 대변은 건조하지 않았으며 손목 관절에 통증이 있었다. 계속해서 앞의 처방 6제를 복용시켰고 빙붕산氷硼散(중성약)[92]을 구강에 바르게 하였으며 빙합산氷蛤散(합분蛤粉 18g, 빙편氷片 3g을 가루로 만든 것)을 음부에 뿌리도록 하였다.

92 빙편(氷片), 붕사(硼砂), 주사(朱砂), 현명분(玄明粉)으로 이루어져 있으며 청열해독(淸熱解毒), 소종지통(消腫止痛) 작용을 한다.

• **네 번째 진료**: (5월 11일) 양 종아리의 결절結節은 점점 없어졌으나 아직 압통이 있었고 피부색은 암갈색이었으며 부종浮腫은 사라졌다. 입이 헐고 음부에 궤양潰瘍이 있는 것은 유합되었고 단지 왼쪽 뺨에 다시 작은 농포膿疱가 1개 나타났다. 소화는 좋지 않았고 대소변은 정상이었다. 맥은 현세弦細하였고 설질은 정상이었다. 앞의 처방에 건강乾薑을 생강生薑 6g으로 바꾸어 7제를 물에 달인 후 복용시켰다.

• **다섯 번째 진료**: (5월 22일) 앞의 처방 9제를 연속해서 복용한 뒤에 양 종아리의 결절結節은 대부분 사라졌으나 종아리 굴측에 아직 각각 1.5cm 크기의 암홍색을 띤 작은 결절結節이 1개 있으며 압통이 조금 있어 걷거나 뛸 때 시큰거리고 붓는 느낌이 있다고 말했다. 구강과 음부에는 궤양潰瘍이 새로 나타나지 않았고 소화는 좋으나 복약 시 메슥거림이 약간 있었다. 맥과 설태는 전과 같았다. 계속해서 앞의 처방 6제를 복용시키되 격일로 1제씩 복용시켜 치료효과를 확실하게 하고자 하였다.

• **여섯 번째 진료**: (6월 6일) 다시 검사해 보니 대체적으로 다 나았다. 4개월 후에 내과에서 위완통을 치료받으려고 왔는데 전의 증상이 더 이상 재발하지 않았다고 말했다.

【해설】 이 병의 주요증상은 구강의 궤양潰瘍, 생식기의 궤양潰瘍, 망막염, 홍채모양체염이다. 그러므로 눈, 입, 생식기증후군[93](베체트병)이라 칭한다. 결절성 홍반, 관절통, 주기성 발열 등을 항상 동반한다. 다만 일부 환자에게는 모든 증상이 나타나지 않고 2가지 이상 증상을 가지고 있어도 베체트병으로 진단할 수 있다. 이 병은 《금궤요략金匱要略》에 기재되어 있는 호혹병狐惑病과 같은데 "인후에 벌레 먹은 것을 혹惑이라고 하고, 음부에 벌레 먹은 것을 호狐라고 한다."고 설명하였으며 처방으로 감초사심탕甘草瀉心湯을 썼다. 주런캉 선생은 이 병 초기에 베체트병이 확실하다고 생각되면 이 처방을 바로 응용해야 한다고 생각했다. 만약 헛되이 시간을 끌면 반복해서 재발하여 완치가 비교적 어렵게 된다. 본 처방에서 황련黃連, 황금黃芩은 고한苦寒하여 청화습열淸化濕熱시키고 건강乾薑, 반하半夏는 신온辛溫으로 고통산결開通散結시킨다. 아울러 감초甘草, 대조大棗로 보비화중補脾和中시킨다. 쓴 맛으로 내리고 신맛으로 통하게 하니 한열寒熱을 병용하여 위아래가 같이 치료되었다.

93 원본에서는 眼, 口, 生殖器綜合征.

37-6. 피부낭충증(cysticerosis cutis)(1례)

1 李 씨, 남성, 39세

간이차트, 초진일시: 1967년 8월 25일

【주소증】 체간, 사지에 피하에 작은 낭종囊腫이 산재되어 나타난 지 반년이 되었다.

【현병력】 반년 전부터 체간과 사지에 작은 낭종囊腫이 나타났는데 아프거나 가렵지 않았고 숫자가 점점 많아졌으며 동시에 생각이 혼미하고 맑지 않은 자각증상이 있었으나 실신이나 간질 증상은 나타나지 않았으며 다른 불편감은 없었다.

【검사】 체간과 사지의 피부 아래에 산재된 작은 결절結節 10여 개가 만져졌으며 완두콩 크기, 누에콩 크기로 크기가 각기 달랐다. 결절結節은 광택을 띠고 매끄러웠으며 단단함은 연골과 같았고 압통은 없었다. 병리검사에서 피부낭충증으로 진단되었다. 맥은 세활細滑하였고 설질은 정상이었으며 태는 박백薄白하였다.

【한의학진단】 담핵결취痰核結聚

【양의학진단】 피부낭충증

【변증】 습담濕痰이 흘러 경락經絡의 사이를 막아 담어痰瘀가 서로 결합한 것

【치법】 소담연견消痰軟堅, 활혈산결活血散結

【처방】 제반하制半夏 60g, 진피陳皮 60g, 제남성制南星 30g, 대패모大貝母 30g, 복령茯苓 60g, 곤포昆布 45g, 해조海藻 45g, 자갑편炙甲片 60g, 지골피地骨皮 30g, 홍화紅花 30g, 원지遠志 30g, 산조인酸棗仁 60g을 곱게 가루 내고 물로 환약을 빚어 매일 2회씩 매번 6g씩 복용시켰다.

별도로 구충화적단驅蟲化積丹을 3관管 배합하였다.

• **두 번째 진료:** (1968년 5월 19일) 환자가 재검을 받았다. 병리절편검사에서 피부낭충증이 확진되었다. 앞의 처방을 계속해서 5료料를 복용시켰으며 구충화적단驅蟲化積丹을 40관管 가하여 복용시킨 후에 다시 검사하였더니 전신의 피부결절結節이 모두 사라졌다.

【해설】 촌충의 중간숙주가 돼지인데 모종의 정황을 보면 인류도 중간숙주가 될 수 있다. 피하조직에 기생한 유충이 발생하여 아프지 않은 작은 종물腫物이 나타나는데 완두콩 또는 앵두 크기이고 연골 정도로 단단하고 피부색은 변하지 않으며 그 숫자는 1~2개에서 많게는 수백 개이다. 뇌 안에 낭충이 기생하게 되면 전간癲癇 등의 증상이 나타날 수 있어 저낭충증이라고 불린다. 선생은 이 병을 담어痰瘀가 결취한 것으로 보고 화담연견化痰軟堅, 활혈산결活血散結하는 처방을 썼으며 구충화적驅蟲化積을 배합하여 효과를 거두었다.

37-7. 다형광발진(1례)

1 周 씨, 여성, 29세

차트번호 59222, 초진일시: 1963년 7월 10일

【주소증】 5년 전부터 여름만 되면 얼굴과 팔에 피진皮疹이 돋았다.

【현병력】 1958년부터 여름철만 되면 햇볕을 쬔 후 양 팔과 목 바깥쪽으로 편반구진片班丘疹이 돋았고 가려움증이 극심하였다. 최근 2주 전에 더 심해졌고 땀을 흘리면 쉽게 돋았다.

【검사】 오른쪽 목 바깥쪽에 편반구진片班丘疹이 돋았고 경도의 침윤浸潤이 보였다. 양 팔의 피부에 역시 붉은색 좁쌀 모양의 피진이 편片을 이룬 것이 보였다.

【양의학진단】 다형광발진

【변증】 주리가 치밀하지 못하여 밖으로 서독暑毒을 감수한 것

【치법】 량혈청열凉血淸熱, 해독거서解毒祛暑

【처방】 생지황生地黃 30g, 단삼丹參 9g, 적작약赤芍藥 9g, 지정地丁 9g, 인동등忍冬藤 12g, 연교連翹 9g, 적복령赤茯苓 9g, 택사澤瀉 9g, 육일산六一散 6g(별도 포장), 이묘환二妙丸 9g(별도 포장)을 물에 달여 복용시켰다.

【외용】 육일산六一散 9g, 고반枯礬 1.5g을 곱게 가루 내어 얼굴에 분을 바르듯 외용하였다.

- **두 번째 진료:** (7월 17일) 앞의 처방 4제를 복용한 후 피진皮疹이 없어졌는데, 재발하였다고 말했다. 청서해독법淸暑解毒法으로 고쳐 처방하였다. 앞의 처방에 적복령赤茯苓, 택사澤瀉, 이묘환二妙丸을 빼고 청호靑蒿 15g, 산치자山梔子 9g, 죽엽竹葉 9g, 패란佩蘭 9g을 가해 물에 달여 복용시켰다.
- **세 번째 진료:** (7월 22일) 앞의 처방 5제를 복용한 후 피진皮疹은 더 이상 재발하지 않았다. 수영을 하면서 햇볕을 1차례 쐬었으나 재발하지 않았다. 재차 앞의 처방 5제를 처방하여 치료효과를 공고하게 하였다.

【해설】 다형광발진은 여름에 다발하고 겨울에 소실한다. 햇볕을 신체의 노출부위에 쬔 후 홍반紅斑, 구진丘疹, 수포水疱와 같은 여러 가지 피진皮疹이 나타나는데 반괴班塊 모양의 피부병변이 보이기도 하고 가벼운 가려움증이 나타나기도 한다. 성인 여성에게서 호발한다. 주런캉 선생은 환자가 원래 주리가 치밀하지 못한데 밖으로 서독暑毒을 감수하여 반진班疹이 나타났다고 보았다. 량혈청열凉血淸熱, 거서해독祛暑解毒하는 처방을 썼더니 나았다.

37-8. 중독성 흑피증(1례)

1 崔 씨, 여성, 25세

간이차트, 초진일시: 1974년 7월 21일

【주소증】 안면에 회흑색 피부병변이 나타난 지 반년이 되었다.

【현병력】 반년 전에 아마추어 공연 배우로서 무대공연을 위해 평상시 하던 화장을 하고 공연을 한 뒤 안면 오른쪽에 먼지 한 겹이 묻은 듯한 회흑색의 피부병변이 나타났고 다른 자각증상은 없었다.

【검사】 이마 양쪽 머리카락 경계 부위, 오른쪽 눈꺼풀 주위, 오른쪽 뺨 부위, 코 오른쪽에 편片 모양을 띤 담갈색 반점이 있었고 색깔은 그을음이 묻은 것 같았다. 맥은 세활細滑하였고 설질은 강絳하였으며 태는 정淨하였다.

【한의학진단】 여흑간증黧黑皯黯

【양의학진단】 중독성 흑피증

【변증】 수水가 휴허虧虛하고 화火가 성盛한 것이다. 신腎은 수水를 주관하고 그 색깔은 흑색이므로 신腎의 본래 색깔이 바깥으로 드러난 것이다.

【치법】 자수강화滋水降火

【처방】 생지황生地黃 60g, 숙지황熟地黃 60g, 모란피牡丹皮 30g, 귀갑龜甲 30g, 지모知母 30g, 황백黃柏 30g, 단삼丹參 60g

곱게 가루 낸 후 꿀로 졸여 환약을 빚었다. 매 환약은 9g으로 매일 2환씩 복용시켰다.

• **두 번째 진료:** (1975년 6월 2일) 작년에 환약을 복용한 후 얼굴에 있던 회암색 피부병변이 확실하게 옅어져서 계속 치료하러 오지 않았고 말했다. 최근에 다시 색깔이 짙어져서 치료를 계속 받고자 내원하였다. 환약을 처방하였다.

생지황生地黃 60g, 숙지황熟地黃 60g, 황백黃柏 30g, 복령茯苓 60g, 택사澤瀉 60g, 모란피牡丹皮 60g, 천속단川續斷 30g, 단삼丹參 60g

곱게 가루 낸 후 꿀로 졸여 환약을 빚었다. 매 환약은 9g으로 매일 2환씩 복용시켰다.

• **세 번째 진료:** (9월 2일) 복약 후 안면에 있던 회암색 피부병변이 뚜렷하게 옅어졌다. 앞의 처방 1료料를 배합하여 계속해서 치료하였다.

【해설】 이 병은 얼굴, 목 같은 노출부위 또는 가슴, 목, 겨드랑이, 배꼽, 서혜부 등에서 점 또는 편片 모양의 갈색 반점이 나타나는 것이다. 초기에는 붉게 나타나지만 이후

에 암갈색을 점점 띠고 융합하여 편片을 이루며 경계는 뚜렷하지 않고 다른 자각증상은 보이지 않는다. 어떤 학자들은 릴 흑피증과 중독성 흑피증을 같은 질환으로 보기도 한다. 주런캉 선생은 피부에 나타난 흑색 반점을 모두 장부병기臟腑病機 중 간신肝腎 양경兩經과 유관하다고 보았다. 하나는 간기어체肝氣瘀滯로 울체된 것이 오래되어 화火로 변하면 간음肝陰이 손상을 입은 탓에 혈血이 약해지면서 영화롭지 못하게 된다. 하나는 신음腎陰이 부족하여 수水가 휴허虧虛하고 화火가 왕성해져 신腎의 본래 색깔이 바깥으로 드러난 것으로 안면에 여흑간증黧黑皯黷이 나타나게 된다. 본례는 후자의 유형으로 자수강화滋水降火하는 법으로 치료하였다.

37-9. 박탈성 구순염(1례)

1 李 군, 남성, 13세

간이차트, 초진일시: 1974년 3월 13일

【주소증】 입술이 파열되면서 피부가 벗겨진 지 1년여 되었다.

【현병력】 1년여 전 입술에 건조, 낙설落屑, 파열, 출혈, 작은 미란糜爛, 딱지가 나타나면서 발열과 통증이 나타나서 음식을 먹기가 힘들었다.

【검사】 아랫입술의 피부에 낙설落屑, 파열, 딱지, 출혈이 있었다.

맥은 소활小滑하였고 설태는 박포薄布하였다.

【한의학진단】 순풍脣風

【양의학진단】 박탈성 구순염

【변증】 비위脾胃의 습열濕熱이 오래 울체되어 화火로 변한 탓에 음陰을 손상하고 조燥로 변화한 것

초진 때는 먼저 량혈청열凉血清熱시키는 처방을 투여했다. 5제를 복용한 후 별다른 호전이 보이지 않았다.

• **두 번째 진료:** (4월 18일) 감로소독음가감甘露消毒飲加減으로 바꾸어 처방하여 양음익위養陰益胃, 청열윤조清熱潤燥시켰다.

【처방】 생지황生地黃 9g, 숙지황熟地黃 9g, 황금黃芩 9g, 비파엽枇杷葉 9g, 지각枳殼 9g, 석곡石斛 9g(선전先煎), 상엽桑葉 6g, 현삼玄參 9g, 인진茵蔯 6g, 감초甘草 6g

외용으로 청백산靑白散(133)을 참기름에 개어 도포하였다.

• **세 번째 진료:** (4월 22일) 5제를 복용한 후 재진해 보니 눈에 띄게 좋아져서 입술은 더 이상 피부가 벗겨지거나 균열이 생기지 않았고 미란糜爛 역시 없었으나 아직 건조한 감은 있었다. 계속해서 앞의 처방 5제를 복용시켰다.

• **네 번째 진료:** (4월 28일) 증상은 계속 호전되어 입술의 균열은 없었으나 아직 건조함이 보였다. 앞의 처방에 황금黃芩, 인진茵蔯을 빼고 당귀當歸 9g, 홍화紅花 9g을 가하였다. 외용으로 옥홍고玉紅膏(123)를 도포하였다. 7제를 복용한 후 거의 다 나았다.

【해설】 이 병은 구순점막에 발생하는 만성 피부염으로 주로 아랫입술의 피부가 건조하면서 낙설落屑, 미란糜爛, 딱지가 보이며 파열이 발생될 때 가벼운 통증이 있다. 주런캉 선생은 이 병을 한의학에서 말하는 "순풍脣風"에 속한다고 보았다. 비脾는 입으로 개규開竅하고 그 영화로움은 입술에 있다. 비기脾氣가 건강하게 운행하면 입과 입술이 붉고 윤택하며 광택을 띠게 된다. 비경脾經에 습열濕熱이 쌓인 것이 오래되어 화火로 변화하면 음陰을 손상하고 조燥로 변화하게 되며, 증상으로 입술이 마르고 파열이 일어나며 인설鱗屑이 자꾸 나타나게 된다. 그러므로 자음양위滋陰養胃, 청열리습淸熱利濕시키는데 처방으로 감로소독음가감甘露消毒飮加減을 써서 치료했더니 효과가 있었다.

37-10. 림프관종(1례)

1 姚 군, 남성, 17세

차트번호 217285, 초진일시: 1967년 8월 22일

【주소증】 회음부와 허벅지에 종물腫物이 나타난 지 6년이 되었다.

【현병력】 6년 전 왼쪽 허벅지 근위부에 종물腫物이 나타났는데 손바닥만 한 크기였고 색깔은 투명하였다. 모某 병원에서 수술로 제거하였고 병리검사에서 림프관종으로 진단받았다. 손상 부위 입구에서 1차례 삼출물이 나온 후 스스로 아물었다. 약 1년 뒤 음낭과 허벅지 근위부에 또다시 콩알 크기의 투명한 수포水疱가 군집되어 나타났는데 문질러 터뜨렸더니 진물이 흐르는 것이 그치지 않았다. 대변은 정상이었고 소변은 양이 적으면서 누렜다.

【검사】 음낭과 허벅지 근위부에 큰 편片의 군집된 투명한 수포水疱가 보였으며 크기는 콩알과 완두콩만 한 크기였다. 맥은 활滑하였고 설질은 담淡하였으며 태는 박백薄白하였다.

【양의학진단】 림프관종(얕은 부위)

【변증】 비경脾經의 습濕이 치성하여 수습水濕이 밖으로 흘러넘친 것

【치법】 건비리습健脾理濕

【처방】 창출蒼朮 9g, 백출白朮 9g, 적복령赤茯苓 9g, 저령猪苓 9g, 택사澤瀉 9g, 진피陳皮 9g, 회산약懷山藥 9g, 편두의扁豆衣 9g, 초의이인炒薏苡仁 9g, 편축萹蓄 9g, 비해萆薢 9g, 육일산六一散 9g(별도 포장) 5제를 물에 달여 복용시켰다.

• **두 번째 진료:** (8월 25일) 복약 후 진물은 감소하였고 2일 동안은 진물이 보이지 않았다. 계속해서 앞의 처방 5제를 복용시켰다.

• **세 번째 진료:** (9월 2일) 국부의 수포水疱가 부분적으로 없어졌고 진물도 나오지 않았다. 다른 부위에서 삼출물이 보였으나 과거에 비해서 확실히 감소하였다. 앞의 처방에 오미자五味子 9g을 가하였다.

• **네 번째 진료:** (9월 7일) 국부의 삼출물은 비교적 끈끈해졌고 소변의 양이 늘어났다. 계속해서 앞의 치료법으로 14제를 복용시켰다. 점점 호전되었기 때문에 고향인 허난河南으로 돌아가 앞의 처방 30여 제를 복용하도록 하였다.

1968년 4월 환자에게서 회신을 받았는데 긴 세월 동안에도 진물은 나오지 않았으며 병은 이미 나았다고 하였다.

【해설】 림프관종은 일종의 양성종양으로 깊은 부위와 얕은 부위 2종류로 나눌 수 있다. 깊은 부위의 림프관종은 스펀지처럼 매우 부드러워 압축될 수 있고 부분적으로 유연한 부위가 높게 솟아 있으나 피부색은 변하지 않는다. 얕은 부위의 림프관종은 종종 피부 위에서 수포水疱가 집단으로 배열되어 있으며 그 크기는 침두針頭에서 완두콩 크기다. 일부는 표면이 비후되어 사마귀 모양을 이루기도 하고 신체의 어떤 일부분에 종종 국한되기도 한다. 주런캉 선생은 이 병을 비경脾經의 습濕이 치성한 탓에 수습水濕이 밖으로 흘러넘쳐 피부 표면으로 번진 것으로 판단하여 건비리습健脾理濕하는 치료법으로 효과를 보았다.

37-11. 전염성홍반(1례)

1 蔣 군, 남성, 5개월

차트번호 60061, 초진일시: 1963년 7월 10일

【대신진술】 안면과 하반신에 홍반紅斑이 나타나면서 가려운 지 2일이 되었다.

【현병력】 2일 전 안면과 양 하지에 작은 홍반紅斑이 나타났다. 점점 확대되면서 융합되어 큰 편片이 되었다. 아이가 있던 어린이집에서 어느 아이가 먼저 발병했으나 비교적 병변이 작았고 다른 아이들에게는 유사한 피부병변이 아직 발병하지 않았다. 환아는 발병 전에 특수한 음식물을 섭취한 적은 없었고 어떠한 약품도 복용한 적이 없었다.

【검사】 안면, 팔, 하지에 활처럼 생긴 고리 모양의 홍반紅斑이 보였고 부분적으로 융합되어 큰 편片을 이루고 있었으며 약간 융기되어 있는 것이 두드러기처럼 보였다. 설태는 박백薄白하였다.

【한의학진단】 홍운풍紅雲風

【양의학진단】 전염성홍반

【변증】 어린아이에게서 혈열血熱이 풍風을 일으킨 것

【치법】 량혈소풍凉血消風

【처방】 생지황生地黃 15g, 모란피牡丹皮 6g, 적작약赤芍藥 6g, 지모知母 6g, 황금黃芩 6g, 부평浮萍 6g, 선의蟬衣 3g, 죽엽竹葉 6g, 백질려白蒺藜 6g, 자감장炙僵蠶 3g, 인동등忍冬藤 9g, 육일산六一散 6g(별도 포장)

• **두 번째 진료:** (7월 13일) 3제를 복용한 후 피진皮疹은 대부분 없어졌고 허벅지 부위의 피부는 정상으로 돌아왔다. 목 뒤에 작은 두드러기 모양의 피부병변이 2개 있었으며 기침과 적은 양의 가래를 동반하였다. 앞의 처방을 바꾸어 생지황生地黃, 백질려白蒺藜, 지모知母를 빼고 대력자大力子 6g, 길경桔梗 3g, 행인杏仁 4.5g을 가하여 3제를 복용했더니 나았다.

【해설】 이 병은 어린아이들에게서 호발한다. 감염으로 인하여 대량으로 발생하고 다수가 얼굴에 대칭성으로 경계가 뚜렷한 홍반紅斑이 나타나고 사지에 고리 모양 또는 무늬 모양으로 때때로 나타났다 때때로 사라지는 홍반紅斑이 나타난다. 주런캉 선생은 이 병을 "홍운풍紅雲風"으로 진단하였다. 어린아이에게서 혈열血熱이 풍風을 일으켜 피부에 홍반紅斑이 나타나며 때때로 사라졌다 때때로 나타난다. 한의학 치료를 통해 치료과정을 단축시킬 수 있었고 증상을 완화시킬 수 있었다.

37-12. 조갑박리증(1례)

1 付 씨, 남성, 49세

차트번호 176060, 초진일시: 1967년 2월 25일

【주소증】 양 손가락의 손톱이 빠진 지 1개월이 되었다.

【현병력】 1개월 전 양 손가락의 손톱이 하얗게 변하고 빠졌으며 손톱이 빠져나간 가장자리에서 시작되어 손톱 뿌리 부분 방향으로 만연하였다. 십전대보환十全大補丸을 복용하였으나 효과를 보지 못했다.

【검사】 양손의 10개 손가락 손톱이 비교적 연하였고 회백색을 띠고 있었으며 광택이 결핍되었다. 손톱이 빠져나간 가장자리와 손톱 바닥 부위는 부분적으로 분리되어 있었고 하얗게 변하여 있었다.

【양의학진단】 조갑박리증

【변증】 간경肝經의 혈조血燥로 손톱이 영양을 받지 못한 것

【치법】 자양간혈滋養肝血

【처방】 가미소요환加味逍遙丸 10포를 하루에 1포를 2차례 나누어(1포당 18g) 복용시켰다.

복약 후 재진해 보니 눈에 띄게 효과가 있어 7개 손톱이 정상으로 회복되었다. 계속해서 10포를 복용시켰더니 다 나았다.

【해설】 한의학에서는 간肝이 근육을 주관하고 그 영화로움은 손발톱에 있으며 손발톱은 근육의 남은 것餘이라고 보았다. 간혈肝血이 부족하면 간경肝經의 혈血이 마르며 손발톱이 말라비틀어지게 되면서 병이 나타난다. 숟가락손발톱, 조갑박리증, 손톱–무릎뼈 증후군 등은 모두 자양간혈滋養肝血, 청열윤조清熱潤燥하는 치료법으로 치료한다. 본례에서는 손톱이 빠지는 것에 가미소요환加味逍遙丸(즉 단치소요환丹梔逍遙丸)을 사용해서 확실한 효과를 보았다.

37-13. 한포진(1례)

1 韓 씨, 남성, 32세

차트번호 74717, 초진일시: 1964년 6월 8일

【주소증】 양손에 땀이 많고 작은 수포水疱가 돋은 지 2년이 되었다.

【현병력】 1962년 2월에 손바닥에 작은 수포水疱가 나타나기 시작했고 이어서 낙설落屑이 나타났으며 반복해서 재발하였고 평소에 땀이 잘 났다.

【치료경과】 청열해독清熱解毒, 리습산풍利濕散風하는 처방을 먼저 사용했으나 증상은 때때로 가벼워졌다 때때로 심해졌다. 후에 리습청열해독利濕清熱解毒하는 치법으로 고쳐 처방하였는데 용담사간탕가감龍膽瀉肝湯加減을 썼다.

【처방】 용담초龍膽草 9g, 흑산치자黑山梔子 9g, 적복령赤茯苓 9g, 택사澤瀉 9g, 연교連翹 9g, 차전자車前子 9g(별도 포장), 목통木通 4.5g, 생지황生地黃 15g, 황금黃芩 9g, 육일산六一散 9g(별도 포장), 비해萆薢 9g, 백선피白鮮皮 9g, 금은화金銀花 9g, 포공영蒲公英 15g

7제를 복용한 후 눈에 띄게 효과가 있어 수포水疱가 적게 돋았다. 앞의 처방을 복용시켰더니 다 나았다.

【해설】 한포진은 손바닥, 발바닥에 호발한다. 병변부위는 표피의 깊은 곳인데 작은 수포水疱가 돋고 무리를 이루어 발생하며 작열감과 소양감을 동반한다. 마른 뒤에 낙설落屑이 나타나고 반복해서 재발하며 손발에 땀이 많은 것과 관련이 있다. 이 병에 왕불유행王不留行 30g, 명반明礬 9g을 물에 달여 손을 담그는데 매번 15분간 시행하며 하루에 2번 담근다. 연속해서 1주간 담그면 효과를 볼 수 있다.

37-14. 농포성균독진(1례)

1 趙 씨, 남성, 40세

차트번호 83830, 초진일시: 1967년 12월 16일

【주소증】 양 발바닥에 농포膿疱가 돋은 지 3개월이 되었다.

【현병력】 양 발바닥에 항상 농포膿疱가 돋아 있고 통증 때문에 땅을 딛지를 못했으며 걷는 것이 불편했다. 농포膿疱가 반복적으로 나타난 것이 3개월 되었고 양 손바닥은 아직 농포膿疱가 보이지 않았다.

【검사】 양 발바닥에 대량으로 밀집된 농포膿疱가 있었고 부분적으로 말라붙은 곳도 있었으며 인설鱗屑이 약간 있었고 경계는 명확했다.

맥은 세대삭細帶數하였고 설은 붉었으며 태는 박황薄黃하였다.

【양의학진단】 농포성균독진

【변증】 습열濕熱이 하주下注하여 화火와 독毒으로 변한 것

【치법】 청열해독清熱解毒, 건비리습健脾利濕

【처방】 마치현馬齒莧 30g, 포공영蒲公英 15g, 인동등忍冬藤 12g, 황금黃芩 9g, 적복령赤茯苓 9g, 택

사澤瀉 9g, 차전자車前子 9g(별도 포장), 목통木通 3g, 육일산六一散 9g(별도 포장), 이묘환二妙丸 9g(별도 포장) 5제

【외용】 창이자蒼耳子 15g, 웅황雄黃 15g, 명반明礬 9g을 물에 달여 다리를 씻게 하였다.

• **두 번째 진료:** (12월 28일) 농포膿疱는 대부분 좋아졌는데 다만 소수의 농포膿疱가 새로 돋았다. 환자의 진술에 따르면 1~2개월 전부터 오후에 38℃ 정도의 발열이 있었고 안면이 약간 부었으며 소화가 좋지 못하였다고 하였다. 맥은 현세대삭弦細帶數하였고, 설과 태는 전과 같았다. 건비리습健脾利濕하면서 청해여독淸解餘毒으로 보좌하는 치법을 썼다.

【처방】 창출蒼朮 9g, 천후박川厚朴 6g, 진피陳皮 9g, 저령猪苓 9g, 택사澤瀉 9g, 육일산六一散 9g(별도 포장), 황금黃芩 9g, 마치현馬齒莧 30g, 비해萆薢 9g, 포공영蒲公英 15g, 인동등忍冬藤 15g 5제

아울러 계속해서 씻는 처방을 외용外用하도록 하였다.

• **세 번째 진료:** (1968년 1월 19일) 앞의 증상은 좋아졌다. 최근에 다시 비교적 많은 수의 농포膿疱가 돋았고 부으면서 아팠고 길을 걷기가 불편해졌다. 맥은 세활細滑하였고 태는 황니黃膩하였다. 청열해독淸熱解毒 위주에 리습理濕으로 보좌하여 치료하였다.

【처방】 마미련馬尾連 9g, 황금黃芩 9g, 천후박川厚朴 6g, 포공영蒲公英 15g, 인동등忍冬藤 15g, 연교連翹 9g, 마치현馬齒莧 15g, 적복령赤茯苓 9g, 택사澤瀉 9g, 육일산六一散 9g(별도 포장), 이묘환二妙丸 9g(별도 포장)

10제를 복용한 뒤 재발하지 않았다.

【해설】 농포성균독진은 작은 농포膿疱가 집중된 것인데 종종 대량으로 나타나기도 하며 손바닥과 발바닥에 동시에 나타나기도 하므로 수장족저농포증이라고도 부른다. 손바닥이나 발바닥에 단독으로 발생하기도 한다. 본례는 양 발바닥에 나타난 것인데 병이 뒤엉켜 낫지 않은 것이 3개월 동안 지속되었다. 주런캉 선생은 비경脾經에 있던 습열濕熱이 하주下注하여 화火와 독毒으로 변한 것이라 보았다. 습濕의 성질은 아래로 나아가고 열熱이 치성하면 독毒으로 변하므로 양 발바닥에 반복적으로 밀집된 다수의 농포膿疱가 나타난 것이었다. 초진 때는 청해리습淸解利濕하는 처방을 투여하였는데 처방 중에 중용重用했던 마치현馬齒莧, 포공영蒲公英, 인동등忍冬藤, 황금黃芩, 목통木通은 고한苦寒하여 청열淸熱시켰고 적복령赤茯苓, 택사澤瀉, 차전자車前子, 육일산六一散 등 담삼리습淡滲利濕한 약으로 보좌하였다. 5제를 복용시켰으며 아울러 외용으로 씻는 약을 배합하였다. 두 번째 진료 때는 농포膿疱가 좋아졌으나 얼굴이 붓고 소화가 좋지 못하였기 때문에 창출蒼朮, 천후박川厚朴, 진피陳皮를 가

하여 건비리습健脾理濕시켰다. 세 번째 진료 때는 양 발바닥에 다시 농포膿疱가 돋았으므로 앞의 처방을 기초로 하여 마미련馬尾連, 연교連翹 등 청열해독清熱解毒하는 약을 가하여 10제를 복용시켰더니 재발하지 않았다. 본례는 시종일관 청열해독清熱解毒과 건비삼습健脾滲濕하는 치료를 같이하여 치료한 지 1개월여 만에 낫게 되었다.

37-15. 모공성홍색비강진(1례)

1 張 군, 남성, 13세

간이차트, 초진일시: 1975년 11월 21일

【주소증】 두피, 안면, 양 팔꿈치, 무릎 부위의 피부가 붉어지면서 인설鱗屑이 벗겨지고 가려운 지 3주가 되었다.

【현병력】 3주 전 안면에 홍조와 낙설落屑이 나타났는데 두피가 특히 심하였고 가려움증이 극심하였으며 긁은 후에는 딱지가 나타났다. 손바닥, 발바닥은 건조하였고 다른 불편한 것은 없었다.

【검사】 두피, 얼굴이 붉었고 모낭이 각화되어 있어 흰색의 인설鱗屑이 보였다. 두피가 더 심하였다. 양 손바닥, 양 발바닥의 피부는 각화·파열되어 있었다. 양 팔꿈치 및 양 무릎의 신측에 은화 크기의 경계가 뚜렷한 모낭각화가 보였으며 표면에 인설鱗屑이 붙어 있는 침윤성 피부병변이 있었다.

맥은 세활細滑하였다. 설질은 붉었고 태는 광光하였다.

【양의학진단】 모공성홍색비강진

【변증】 혈열血熱이 풍風을 일으켜 풍風이 우세해지면서 건조한 것

【치법】 량혈청열凉血清熱, 자음윤조滋陰潤燥

【처방】 생지황生地黃 30g, 모란피牡丹皮 9g, 자초紫草 15g, 천초茜草 12g, 황금黃芩 9g, 대청엽大青葉 15g, 현삼玄參 9g, 맥문동麥門冬 6g, 석곡石斛 9g, 천화분天花粉 9g, 백질려白蒺藜 9g

3제를 복용시켰고 이어서 가미창출고加味蒼朮膏를 복용시켰다.

창출蒼朮 500g, 당귀當歸 90g, 백질려白蒺藜 90g

물에 3번 달여서 농축하여 고약을 만들었다. 봉밀蜂蜜 250g을 가하여 매일 2차례 복용시켰는데 매번 1숟가락씩 물에 타서 복용시켰다.

- **두 번째 진료:** (12월 16일) 1개월 후 다시 진료하였을 때 사지의 피부병변이 눈에 띄게

좋아졌고 가려움증 역시 뚜렷하지 않았다. 손바닥, 발바닥 부위의 각화·파열 역시 호전되었다. 두피, 가슴에 인설鱗屑이 보였다. 계속해서 가미창출고加味蒼朮膏 1료料를 복용시켰고 신오옥고新五玉膏(109)를 외용外用하게 하였다.

• **세 번째 진료:** (1976년 1월 21일) 복약 후 피부병변이 완전히 없어졌고 색소침착만을 남겼다. 계속해서 1료料를 복용시켜 치료효과를 공고히 하였다.

【해설】 모공성홍색비강진은 일종의 만성 염증성 피부병으로 초기에는 모낭각화성 구진 위주로 있다가 계속되면 피부가 크게 붉고 건조하면서 낙설落屑이 생기는데 어린이, 성인에게서 모두 발병할 수 있다. 본례는 13세 어린이로, 주런캉 선생은 아이들은 순양지체純陽之體로 혈기가 왕성하기 때문에 혈열血熱이 풍風을 일으키기 쉬운 것으로 보았다. 그러므로 두피, 안면, 양 팔꿈치, 무릎 부위의 피부가 붉고 인설鱗屑이 탈락되었다. 풍風이 치성하여 조燥가 되어 피부가 거칠고 메마르며 갈색을 띠고 물고기 비늘처럼 변하였고 손발은 갈라졌고 가려움이 극심하였다. 종합하여 혈열풍조血熱風燥로 판단하였다. 먼저 생지황生地黃, 모란피牡丹皮, 자초紫草, 천초茜草, 황금黃芩, 대청엽大青葉으로 량혈청열凉血清熱시켰다. 현삼玄參, 맥문동麥門冬, 석곡石斛, 천화분天花粉으로 자음윤조滋陰潤燥시켰다. 백질려白蒺藜로 보좌하여 소풍지양消風止痒시켰다. 약 3제를 복용한 후 이어서 가미창출고加味蒼朮膏를 복용시켰다. 1개월 후 다시 진료했을 때 병정은 크게 호전되었으므로 계속 창출고蒼朮膏를 복용하도록 하였다. 다시 1개월 후 진료했을 때 피부병변은 완전히 없어졌다. 가미창출고加味蒼朮膏는 창출蒼朮, 당귀當歸, 백질려白蒺藜로 구성되어 있다. 당귀當歸, 백질려白蒺藜의 효능은 양혈소풍養血消風시킨다. 군약인 창출蒼朮의 효능은 일반적으로 건비조습健脾燥濕시키는 것으로 알려져 있다. 주런캉 선생은 임상에서 피부각화를 증상으로 하는 피부병 종류를 비脾가 위胃로 하여금 그 진액을 전신으로 윤포하지 못해 생기는 것으로 보고 창출고蒼朮膏를 사용하여 치료했고 비교적 좋은 치료효과를 거두었다. 창출고蒼朮膏가 비脾를 튼튼하게 하고 운화를 도와 진액을 윤포시키는 작용이 있음을 알게 되었다.

37-16. 요관결석(2례)

1 李 씨, 남성, 36세

차트번호 163194, 초진일시: 1966년 11월 21일

【주소증】 왼쪽 허리의 통증이 1년 되었다.

【현병력】 작년 11월에 일하고 난 뒤 왼쪽 허리의 통증을 느꼈고 검사를 해보니 신우신염 진단을 받았다. 올해 7월 X선을 촬영한 뒤에야 비로소 왼쪽 요관 하단에 결석을 발견했고 1cm×0.7cm 크기였다. 평상시에는 특별한 증상이 없었고 가끔 왼쪽 허리가 부은 듯 아팠다. 맥은 현세弦細하였고 설은 붉었으며 태는 정淨하였다.

【변증】 습열濕熱의 탁한 성질이 정제되어 돌로 변하여 수도水道에서 머무른 것

【치법】 통리배석通利排石

【처방】 생지황生地黃 30g, 천우슬川牛膝 30g, 왕불유행王不留行 15g, 해금사海金沙 30g(별도 포장), 당귀미當歸尾 15g, 활석괴滑石塊 30g, 구맥瞿麥 15g, 생감초生甘草 9g, 동규자冬葵子 15g, 편축萹蓄 9g, 금전초金錢草 12g

먼저 5제를 복용시켰다. 환자가 쓰촨四川으로 돌아가고 싶어 하여 계속해서 약을 복용하게 하였다. 앞의 처방에 석위石葦 9g을 가하였다. 회신을 받았는데 약 7제를 복용한 후 결석 덩어리가 1개 배출되었다고 하였다. 뒤에 베이징으로 출장을 왔을 때 말하기를 소변을 본 뒤에 잔뇨감이 여전히 있다고 하였다. 금전초고金錢草膏를 매일 2숟가락씩 복용하도록 하였고 오래지 않아 앞의 증상은 소실되었다.

2 張 씨, 남성, 26세

간이차트, 초진일시: 1974년 8월 3일

【주소증】 왼쪽 아랫배에 뒤틀린 듯한 통증을 느낀 지 반년이 되었다.

【현병력】 반년 전부터 왼쪽 아랫배에 뒤틀린 듯한 통증이 2차례 있었고 소변이 시원하지 않았으며 소변 색깔이 붉었다. 한의학 치료를 받고자 하였다.

【검사】 뇨현미경검사에서 대량의 적혈구가 발견되었고 X선 촬영에서 왼쪽 뇨관 하단에 1.5cm×0.7cm 크기의 결석음영이 관찰되었다. 맥은 현활대삭弦滑帶數하였고 설태는 박황니薄黃膩하였다.

【변증】 습탁濕濁이 쌓여 단단하게 되어 수도水道를 막은 것

【치법】 통리배석通利排石

【처방】 생지황生地黃 30g, 동규자冬葵子 18g, 적복령赤茯苓 9g, 활석滑石 9g, 차전자車前子 9g(별도 포장), 생감초生甘草 9g, 석위石葦 9g, 구맥瞿麥 12g 3~6제를 복용하게 하였다.

4제를 복용한 후 땅콩 크기의 결석 덩어리가 1개 배출되었다. 후에 계속해서 관찰하

였다. 1개월 후 다시 검사를 해보았는데 특이한 점은 발견되지 않았다.

37-17. 만성담낭염, 담결석(4례)

1 王 씨, 남성, 43세

차트번호 63963, 입원일시: 1963년 10월 1일

【주소증】 위완부의 통증을 느낀 지 4년이 되었다.

【현병력】 1959년 5월에 비행기에서 내릴 때 부주의로 오른쪽 가슴과 옆구리 부위를 손상하였는데 당시 통증이 비교적 심했고 치료를 받은 후 점점 완화되었다. 다만 이후부터는 평상시에 위완통이 나타났는데 1960년까지 계속되었으나 심하지는 않았다. 1961년부터는 위완통이 더 심해졌는데 음식과 관련이 있었다. 올해 7월에 모某 병원에서 담낭조영술, 정맥담관조영술, 십이지장 배액을 시행하였으며 모두 "담낭염"으로 진단받았다. 1961년 하반기에서부터 장기간 금전초金錢草를 복용했는데 통증은 사라졌고 병이 스스로 나았다고 느꼈다. 1963년 9월 24일 갑자기 39℃의 고열이 나타나서 페니실린 주사를 맞은 후 열이 떨어졌다. 9월 28일에는 오른쪽 갈비뼈 아래에 은근한 통증을 느꼈고 어깨와 등으로 방산되었다. 속이 메스껍고 구토를 2차례 하였고 공막은 약간 누렇게 물들었다. 사지가 나른하여 힘이 없었고 대변은 마르고 굳어 있었다.

【검사】 환자는 비만한 체형으로 공막은 누렇게 물들어 있었다. 오른쪽 윗배에 가벼운 압통이 있었다. 맥은 세현활細弦滑하였고 설태는 박황薄黃하면서 말라 있었다.

【양의학진단】 만성담낭염

【변증】 간肝이 울체되어 소설되지 못하여 비위脾胃를 극벌克伐한 것

【처방】 시호柴胡 6g, 황금黃芩 9g, 제반하制半夏 9g, 초백작약炒白芍藥 9g, 울금鬱金 9g, 지실枳實 9g, 제대황制大黃 9g, 생강生薑 3쪽, 망초芒硝 6g(탕약에 타서 복용한다)

1제를 복용한 후 설사를 2차례 하였고 갈비뼈의 통증은 줄어들었으며 정신이 맑아졌다. 설태는 황니黃膩하였고 맥은 현활弦滑하였다. 소간리담疏肝利膽, 리습청열理濕淸熱하는 치료법을 고려하였다.

【처방】 시호柴胡 6g, 황금黃芩 9g, 인진茵蔯 30g, 흑산치자黑山梔子 9g, 울금鬱金 9g, 지실枳實 9g, 제반하制半夏 9g, 적작약赤芍藥 9g, 택사澤瀉 9g, 차전자車前子 9g(별도 포장), 목통木通 3g

2제를 복용한 후 모든 증상이 없어졌고 소화는 좋아졌으며 대변은 정상이었다. 종전

의 처방을 가감하여 5제를 복용시킨 후 금전초金錢草 250g을 매일 물에 끓여 차 대신 상복하도록 하였다. 1964년과 1965년에 2차례 가볍게 통증이 다시 나타나 앞의 처방을 복용시켰더니 완화되었고 후에 금전초고金錢草膏와 리담환利膽丸으로 바꾸어 복용시켰다. 1966년 이후 재발하지 않았다.

2 陳 씨, 여성, 78세

차트번호 55748, 초진일시: 1963년 3월 25일

【주소증】 윗배가 발작성으로 뒤틀릴 듯 아픈 지 20여 년이 되었다(가족이 대신 진술함).

【현병력】 20년 전 감기를 1차례 앓았는데 당시 윗배가 뒤틀릴 듯이 아팠고 아플 때 황달을 동반하였으며 소변 역시 누렜으나 진료를 받지 않았다. 이후 매년 1~2차례씩 발작하였다. 야간에 항상 발작하며 속이 메스껍고 구토를 하였으며 소변은 홍차 색깔 같았다. 아울러 등 부위가 시큰거리면서 아픈 느낌이 있었다. 매번 발작하는 시간이 일정하지 않았고 발작 기간도 일정하지 않았다. 대개 기름진 음식을 먹은 뒤 오래지 않아 통증이 나타났다. 최근 3일 전 급성발작이 나타났으며 병정은 여전했고 발열을 동반하였다. 음식을 적게 먹었고 묽은 대변을 하루에 2~3차례 보았으며 소변은 진한 차색이였다. 모某 병원에서 급성 담낭염으로 진단받았다. 담낭조영술에서는 뚜렷한 결석 음영이 발견되지 않았다. 환자가 수술을 받는 것을 원하지 않고 한의학 치료를 받기를 원하여 우리 병원으로 내원시켰다.

【검사】 공막은 뚜렷히 누렇게 물들어 있었고 피부는 조금 누렇게 물들어 있었다. 간肝은 갈비뼈 아래 가로로 손가락 1.5지로 있었는데 간 영역을 두드려도 뚜렷하게 아픈 것은 없었다. 담낭 부위에는 압통이 있었으나 근육의 긴장이나 담낭 부위를 누른 상태에서 뗄 때 나타나는 통증은 없었다. 혀뿌리 부위는 백니白膩하였고 맥은 현활弦滑하였다.

【양의학진단】 만성담낭염

【변증】 간肝이 울체되어 소설되지 못하여 습열濕熱이 쌓이고 막힌 것

【치법】 소설간울疏泄肝鬱, 청리습열淸利濕熱

【처방】 시호柴胡 4.5g, 황금黃芩 9g, 천후박川厚朴 6g, 적복령赤茯苓 9g, 택사澤瀉 9g, 초백작약炒白芍藥 9g, 인진茵蔯 30g, 진피陳皮 6g, 제반하制半夏 9g, 생의이인生薏苡仁 9g, 광목향廣木香 6g

- **두 번째 진료:** (4월 5일) 15제를 복용한 후 피부와 점막이 누렇게 물든 것이 모두 없어

졌고 대소변 역시 정상으로 돌아왔다. 다만 사지가 나른하고 힘이 없었다. 표증이 없어졌기 때문에 근본을 치료하는 것에 중점을 두었다. 종전의 처방에 당삼黨參 9g, 백출白朮 9g, 향부자香附子 9g, 오가피五加皮 9g을 가하였고 아울러 사천금전초四川金錢草 60~120g을 물에 끓여 물 대신 마시게 하였다.

• **세 번째 진료:** (5월 20일) 병을 조리한 지 1개월여 되었다. 정신은 맑았고 소화는 양호하였으며 체력이 하루하루 회복되었다. 이후 사천금전초고四川金錢草膏 2순가락을 매일 끓인 물에 타서 복용시켰고 서간환舒肝丸[94]을 매일 1환씩 복용시켰다. 1963년 7월부터는 단독으로 금전초고金錢草膏를 매일 1순가락씩 물에 타서 마시게 하였다. 1967년까지의 기간 동안에는 피로하거나 기름진 음식을 먹은 후 통증이 작게 발작하는 것이 2차례 있었지만 몇 년 동안 양호하였고 뒤틀린 듯한 통증이 발작한 적은 없었다.

3 岱 씨, 남성, 40세

차트번호 54676, 초진일시: 1963년 4월 28일

【주소증】 오른쪽 윗배에 간헐적으로 발작성 통증을 느낀 지 1년여 되었다.

【현병력】 작년 설날 이후에 갑자기 오른쪽 윗배에 뒤틀린 듯한 통증이 1차례 발생했는데 통증 발생 시에는 발작성이었다가 뒤에는 지속성으로 바뀌었으며 뒤틀린 듯한 통증의 양상을 띠었다. 3일 후 통증이 비로소 멎었다. 당시 간염으로 의심되었다. 작년 3월 베이징 모某 병원에서 검사를 받았는데, 입원 다음날 뒤틀린 듯한 통증이 발작하여 참을 수가 없었으며 허리까지 통증이 방산되었다. 공막 역시 누렇게 물들었고 체온은 점점 올랐으며 극렬한 구토를 동반하였다. 검사결과 황달지수는 27단위였고 빌리루빈은 3.2mg이었다. 담낭조영술에서는 뚜렷하게 나타난 것이 없었다.

【검사】 발육과 영양상태는 보통이었고 공막이 누렇게 물든 것은 보이지 않았다. 복부는 연했고 압통은 없었다.

맥은 현활이삭弦滑而數하였고 설태는 황니黃膩하였다.

【양의학진단】 만성담낭염, 담석증

【변증】 간肝이 울체되어 소설되지 못하여 습열濕熱이 쌓이고 막힌 것

【치법】 소간도체疏肝導滯, 리습청열利濕淸熱

94 중성약으로 서간화위(舒肝和胃), 이기지통(理氣止痛)하는 효능이 있다.

【처방】 시호柴胡 4.5g, 초황금炒黃芩 6g, 진피陳皮 4.5g, 천후박川厚朴 4.5g, 광목향廣木香 6g, 천련자川楝子 9g, 복령茯苓 9g, 택사澤瀉 9g, 차전자車前子 9g(별도 포장) 별도로 금전초金錢草 120g을 끓인 물로 탕약을 달이게 하였다.

- **두 번째 진료**: (5월 9일) 6제를 복용한 후 열이 내려가고 통증이 멎었다. 오른쪽 갈비뼈 아래에 약간 은은한 통증이 남아 있었고 설사를 하였으며 대변은 묽었다. 앞의 처방에 건비健脾로 보좌하였다. 창출蒼朮 9g, 초의미炒薏米 9g을 가하였다.
- **세 번째 진료**: (5월 25일) 10제를 복용한 후 설사는 멎었고 소화는 양호하였다. 배가 약간 창만脹滿한 증상이 있어서 종전의 처방을 가감하였는데 대복피大腹皮 6g, 초지각炒枳殼 9g을 가하였다.
- **네 번째 진료**: (6월 2일) 약을 복용한 후 제반 증상이 조금 좋아졌으나 아직 은은한 통증이 남아 있었다. 설태는 박황薄黃하였다. 앞의 처방에 초백작약炒白芍藥 12g, 황금黃芩 6g을 가하였다. 이와 같이 약을 복용하다 말았다가 상황이 10월까지 이어졌다. 리담환利膽丸으로 바꾸어 매일 2환씩 복용시켰고 아울러 금전초金錢草 120g을 전탕하여 약을 보냈다. 1964년 4월 말에 베이징으로 와서 검사를 했을 때, 그동안 리담환利膽丸 3료料를 복용하였고 금전초金錢草를 반년 동안 복용하였더니 뒤틀린 듯한 통증은 발작하지 않았다고 말했다. 계속해서 앞의 처방을 복용하도록 하였다. 1965년 1월 다시 검사를 하였을 때 이 기간 동안 지금까지 발작한 적이 없었으며 불편한 느낌도 없다고 하였다.
- **리담환利膽丸**: 용담초龍膽草, 울금鬱金, 강황薑黃, 우방자牛蒡子, 아출莪朮 각 60g을 곱게 가루 내어 소의 담즙 3개에 버무린 후 별도로 꿀을 첨가하여 적당량으로 환약을 빚는다(각 환은 6g씩).

4 張 씨, 남성, 45세

간이차트, 초진일시: 1974년 12월 9일

【주소증】 오른쪽 윗배에 뒤틀린 듯한 통증이 발생했고 주기적으로 고열이 난 지 반년이 되었다.

【현병력】 반년 전 오른쪽 윗배에 뒤틀린 듯한 통증이 발생하였고 매주 1차례 39°C~40°C의 고열이 올랐으며 뒤따라 황달이 나타났다. 식욕은 없었고 때때로 기름진 음식을 먹은 뒤에 통증이 심해졌다.

【검사】 오른쪽 윗배에 명확한 통증과 근육의 긴장이 있었고 공막은 누렇게 물들었다. 맥은 현활삭弦滑數하였고 설태는 황니黃膩하였으며 체온은 39℃였다.

【양의학진단】 만성담낭염, 담석증

【변증】 간肝이 울체되어 소설되지 못하고 목木이 토土를 극克하게 되어 습열濕熱이 쌓인 탓에 훈증하고 기체氣滯가 통증을 일으키는 것

【치법】 소간리담疏肝利膽, 리습청열理濕清熱

【처방】 시호柴胡 9g, 황금黃芩 9g, 천후박川厚朴 6g(후에 오약烏藥 9g으로 바꾸었다), 진피陳皮 9g, 현호삭玄胡索 9g, 인진茵蔯 30g, 울금鬱金 9g, 적복령赤茯苓 9g, 택사澤瀉 9g, 옥미수玉米鬚 15g, 금전초金錢草 30g 5~10제를 물에 달여 복용시켰다.

• **두 번째 진료:** (1975년 1월 11일) 복약 후 뒤틀린 듯한 통증은 줄어들었고 황달은 약간 없어졌으나 발열은 계속 있었다. 설태는 박황薄黃하였고 맥은 활삭滑數하였다. 종전의 처방에 천후박川厚朴, 옥미수玉米鬚를 빼고 광목향廣木香 6g, 지각枳殼 9g, 금전초金錢草 60g을 가해서 10제를 복용시켰다.

• **세 번째 진료:** (1월 22일) 복약 후 대변을 검사해 보니 진흙과 모래 모양의 결석이 배출되는 것이 관찰되었다. 설태는 황니黃膩하였고 맥은 세현삭細弦數하였다.

【처방】 시호柴胡 9g, 황금黃芩 9g, 지각枳殼 9g, 적복령赤茯苓 9g, 인진茵蔯 15g, 목향木香 6g, 울금鬱金 9g, 금전초金錢草 60g, 대황大黃 9g(후입後入), 원명분元明粉 9g(탕약에 타서 복용한다) 5제

• **네 번째 진료:** (1월 28일) 복약 후 대변을 하루에 2~3차례씩 보았는데 진흙과 모래 모양의 결석이 비교적 많이 배출되었다. 발열이 아직 있었고 황달은 점점 옅어졌으며 뒤틀린 듯한 통증은 심하지 않았다. 소화는 좋지 않았다. 설태는 희고 약간 니膩하였고 맥은 현세弦細하였다. 온화비습溫化脾濕하는 치료법을 쓰되 통리배석通利排石으로 보좌하였다.

【처방】 창출蒼朮 9g, 천후박川厚朴 9g, 제반하制半夏 9g, 목향木香 6g, 불수佛手 9g, 복령茯苓 9g, 건강乾薑 6g, 인진茵蔯 30g, 지실枳實 6g, 생대황生大黃 9g(후하後下), 금전초金錢草 30g 5제

• **다섯 번째 진료:** (2월 28일) 약을 복용한 후 땅콩 크기의 결석 덩어리 1개가 배출되었다고 말했다. 뒤틀린 듯한 통증은 나타나지 않았고 황달도 나타나지 않았다. 설태가 니膩한 것이 정상으로 돌아왔고 맥은 현세활弦細滑하였다. 소간리담疏肝利膽, 리기화체理氣化滯하는 치료법을 고려하였다.

【처방】 시호柴胡 9g, 울금鬱金 9g, 청피青皮 9g, 진피陳皮 9g, 향부자香附子 9g, 황금黃芩 9g, 목향木香

6g, 지각枳殼 9g, 창출蒼朮 9g, 생대황生大黃 6g(후하後下), 금전초金錢草 30g 5제

• **여섯 번째 진료:** (4월 26일) 2개월 전 모든 증상이 더 이상 나타나지 않았고 발열도 없었다. 최근 명치끝이 은은하게 아픈 것이 오른쪽 어깨까지 파급되었고 몸이 피로하여 자꾸만 자려고 했다. 대변은 건조하였다. 설은 붉었고 태는 정淨하였으며 맥은 현활弦滑하였다. 간肝이 울체되어 소설되지 못하므로 비습脾濕이 곤체困滯한 증상이었다. 소간리담疏肝利膽, 건비화습健脾化濕하는 치료를 고려하였다.

진피陳皮 6g, 제반하制半夏 9g, 울금鬱金 9g, 지각枳殼 9g, 적복령赤茯苓 9g, 천련자川楝子 9g, 금전초金錢草 30g, 옥미수玉米鬚 15g

병정은 눈에 띄게 호전되었으며 계속해서 관찰하였다.

제3장 경험방과 상용방

방제는 한의학의 변증논치辨證論治와 리법방약理法方藥의 원칙에 근거하여 만들어 나온 것이다. 처방 1개의 구성이 만들어지기까지는 장기간의 의료 임상의 과정이 종종 필요하다. 임상을 거치고 이론을 수립하며 다시 임상을 거치고 다시 이론을 수립하는 과정을 통해 처방아 점점 형성되는 것이다. 주런캉 선생은 수십 년 동안 스스로 모색하여 효과가 있는 경험방을 내놓았는데, 일부는 옛사람들의 경험했던 처방을 근거로 임상에서 운용하였고 일부는 수차례 경험을 거쳐 처방을 변화시키고 가감하는 것을 마음속 깊이 체득하였다. 거기에 처방을 가감하고 복잡한 것을 간결하게 하였으며 많은 기성처방들 중에 정수를 충분히 취하고 운용함으로써 치료 범위를 확대시켰다. 현재 그의 경험방과 상용방을 크게 내복과 외용 2종류로 나누어 정리하였다. 내복하는 처방은 간편하게 참고하기 위해 제습除濕, 소풍消風, 청열清熱 등 몇 가지 종류로 나누어 수록하였다. 외용약 파트는 대부분 경험방으로 구성되어 있으며 조제방법이 비교적 간단하고 재료를 구하기가 쉬우며 치료효과도 비교적 좋다. 간단하면서도 저렴하고 편리하며 검증이 되었으면 하는 요구에 부합한다. 제시한 것이 일부 의의가 있는데, 더하여 주런캉 선생은 그의 스승이 전수해 준 외과의 좋은 처방이자 참고할 만한 가치가 매우 많은《장씨경험방章氏經驗方》[95]도 제공하여 시일이 지나 산실散失되는 것을 막도록 하였다. 동시에 중국 내에서 보도된 적이 있는 경험방 및 우리 병원의 다른 중의사들이 상용하여 효과가 좋은 경험방의 일부를 취하기도 하였는데, 예를 들면 오석고五石膏, 고삼주苦参酒, 사황고四黃膏 등이 있다. 모두 하나로 집대성하여 참고할 수 있도록 제공하였다.

95 주런캉 선생의 스승인 장즈캉(章治康) 선생의 경험방이다.

1. 내복약방

(1) 탕제

탕제湯劑는 속칭 탕약湯藥, 전약煎藥이라고 부르기도 한다. 탕湯은 탕척蕩滌, 즉 깨끗이 씻는다는 의미로 병사病邪가 신속하게 물러나게끔 한다. 흡수는 빠르고 작용은 신속하고 증세에 따라 가감이 가능하며 민첩하게 사용할 수 있는 등의 장점을 갖추고 있다.

경험방

① 제습약류除濕藥類

001 리습청열방利濕淸熱方(습진1호방濕疹一號方)

【처방】 생지황生地黃 30g, 황금黃芩 9g, 적복령赤茯苓 9g, 택사澤瀉 9g, 차전자車前子 9g(별도 포장), 목통木通 4.5g, 육일산六一散 9g(별도 포장)

【효능】 리습청열利濕淸熱

【주치】 급성습진, 하지단독, 대상포진 등

【방의】 본 처방은 용담사간탕龍膽瀉肝湯을 간소화하여 만든 것이다. 생지황生地黃은 량혈청열凉血淸熱시킨다. 황금黃芩은 조습청열燥濕淸熱시킨다. 적복령赤茯苓, 택사澤瀉, 육일산六一散은 담삼리습淡滲利濕시킨다. 차전자車前子, 목통木通은 습濕을 이끌어 소변을 따라 배출시킨다. 습열형濕熱型으로 설이 붉고 태는 황니黃膩하며 맥이 활滑한 등의 증상이 보일 때 사용한다.

002 건비제습탕健脾除濕湯(습진2호방濕疹二號方)

【처방】 창출蒼朮 9g, 초백출炒白朮 9g, 후박厚朴 9g, 진피陳皮 9g, 복령茯苓 9g, 저령猪苓 9g, 택사澤瀉 9g, 육일산六一散 9g(별도 포장), 계지桂枝 9g

【효능】 건비리습健脾理濕

【주치】 범발성습진, 대상포진(수포형), 천포창 등

【방의】 본 처방은 제습위령탕除濕胃苓湯을 가감해서 만든 것이다. 창출蒼朮, 백출白朮, 진피陳皮, 천후박川厚朴은 건비화습健脾化濕시킨다. 저령猪苓, 복령茯苓, 택사澤瀉, 육일산六一散은 담삼리습淡滲利濕시킨다. 계지桂枝는 통양화기通陽化氣시킨다. 비습형脾濕型의 제반 증상에 쓰이는데 몸에 수포水疱가 돋거나 삼출물이 나오는 등의 증상이며, 비脾의 운화가 잘 안 되어 대변이 묽고 안색이 누렇게 뜨고 설은 담淡하며 태는 백니白膩한 등의 비위脾胃 증상을 갖출 때도 쓴다.

003 자음제습탕滋陰除濕湯**(습진3호방**濕疹三號方**)**

【처방】 생지황生地黃 30g, 현삼玄參 12g, 당귀當歸 12g, 단삼丹參 15g, 복령茯苓 9g, 택사澤瀉 9g, 백선피白鮮皮 9g, 사상자蛇床子 9g

【효능】 자음양혈滋陰養血, 제습지양除濕止痒

【주치】 아급성습진, 만성음낭습진, 천포창 등

【방의】 생지황生地黃, 현삼玄參은 자음청열滋陰清熱시킨다. 당귀當歸, 단삼丹參은 양혈화영養血和營시킨다. 복령茯苓, 택사澤瀉는 제습除濕하면서도 음陰을 손상시키지 않는다. 백선피白鮮皮, 사상자蛇床子는 제습지양除濕止痒시킨다. 습진濕疹이 오래되고 반복해서 재발하면서 낫지 않는 것이 오래되면 음陰을 손상시키고 혈血을 소모시켜 설은 담淡하고 태는 정淨 또는 광光한 등의 증상에 쓸 수 있다.

004 방향화습탕芳香化濕湯**(습진4호방**濕疹四號方**)**

【처방】 곽향藿香 9g, 패란佩蘭 9g, 창출蒼朮 9g, 진피陳皮 9g, 복령茯苓 9g, 택사澤瀉 9g, 백선피白鮮皮 9g, 지부자地膚子 9g

【효능】 방향화탁芳香化濁, 건비리습健脾理濕

【주치】 아급성습진, 화폐상습진, 만성습진 등

【방의】 곽향藿香, 패란佩蘭은 방향화탁芳香化濁, 리기화중理氣和中시킨다. 창출蒼朮, 진피陳皮는 건비조습健脾燥濕시킨다. 복령茯苓, 택사澤瀉는 리수삼습利水滲濕시킨다. 백선피白鮮皮, 지부자地膚子는 제습지양除濕止痒시킨다. 습진濕疹에 쓰이고 식욕이 없고 소화가 불량하며 대변이 무른 등의 여러 비위脾胃 증상에 쓸 수 있다.

005 소아화습탕小兒化濕湯

【처방】 창출蒼朮 6g, 진피陳皮 6g, 복령茯苓 6g, 택사澤瀉 6g, 초맥아炒麥芽 9g, 육일산六一散 6g(별도 포장)

【효능】 건비화습健脾化濕

【주치】 영유아습진

【방의】 창출蒼朮, 진피陳皮는 건비조습健脾燥濕시킨다. 복령茯苓, 택사澤瀉, 육일산六一散은 삼습청열滲濕清熱시킨다. 초맥아炒麥芽는 소식화중消食和中시킨다. 아이의 습진으로 소화불량, 많이 먹

지 못하는 것, 젖을 먹고 체하는 등의 증상에 사용한다.

② 소풍약류消風藥類

006 량혈소풍산凉血消風散(소풍1호방消風一號方)

【처방】 생지황生地黃 30g, 당귀當歸 9g, 형개荊芥 9g, 선의蟬衣 6g, 고삼苦參 9g, 백질려白蒺藜 9g, 지모知母 9g, 생석고生石膏 30g, 생감초生甘草 6g

【효능】 소풍청열消風淸熱

【주치】 지루성 피부염, 인공두드러기, 장미색 비강진 등

【방의】 본 처방은 《의종금감醫宗金鑑》의 소풍산消風散을 가감하여 만든 것이다. 생지황生地黃, 당귀當歸, 감초甘草는 량혈윤조凉血潤燥시킨다. 지모知母, 생석고生石膏는 청기열淸肌熱시킨다. 형개荊芥, 선의蟬衣는 소풍消風시킨다. 고삼苦參, 백질려白蒺藜는 거풍지양祛風止痒시킨다. 혈열血熱이 풍風을 일으켜 풍조風燥한 여러 증상에 활용할 수 있다. 설질은 붉고 맥은 현활삭弦滑數하다. 장미색 비강진을 치료할 때는 자초紫草를 가하여 량혈청열凉血淸熱시키고 인공두드러기에는 자초紫草, 도인桃仁을 가한다.

007 양혈소풍산養血消風散(소풍2호방消風二號方)

【처방】 숙지황熟地黃 15g, 당귀當歸 9g, 형개荊芥 9g, 백질려白蒺藜 9g, 창출蒼朮 9g, 고삼苦參 9g, 마자인麻子仁 9g, 감초甘草 6g

【효능】 양혈윤조養血潤燥, 소풍지양消風止痒

【주치】 지루성 피부염, 피부소양증 등

【방의】 숙지황熟地黃, 당귀當歸는 자음양혈滋陰養血시킨다. 형개荊芥, 백질려白蒺藜, 고삼苦參은 소풍지양消風止痒시킨다. 창출蒼朮은 건비健脾시킨다. 마자인麻子仁, 감초甘草는 윤조潤燥시킨다. 혈허풍조血虛風燥로 피부가 건조하고 인설鱗屑이 떨어지며 가려운 증상에 활용할 수 있다.

008 소풍청열음消風淸熱飮(풍진1호방風疹一號方)

【처방】 형개荊芥 9g, 방풍防風 9g, 부평浮萍 9g, 선의蟬衣 6g, 당귀當歸 9g, 적작약赤芍藥 9g, 대청엽大青葉 9g, 황금黃芩 9g

【효능】 소풍청열消風淸熱

【주치】 급성 두드러기

【방의】 형개荊芥, 방풍防風, 부평浮萍, 선의蟬衣는 소풍청열疏風淸熱시킨다. 황금黃芩, 대청엽大靑葉은 고한苦寒한 성질로 청열淸熱시킨다. 당귀當歸, 적작약赤芍藥은 화영활혈和營活血시킨다. 풍열형風熱型으로 설질은 붉고 설태는 박포薄布하며 맥은 세활細滑한 증세에 활용할 수 있다.

009 거풍승습탕祛風勝濕湯(풍진2호방風疹二號方)

【처방】 형개荊芥 9g, 방풍防風 9g, 강활羌活 9g, 선의蟬衣 6g, 복령피茯苓皮 9g, 진피陳皮 6g, 금은화金銀花 9g, 감초甘草 6g

【효능】 거풍승습祛風勝濕, 좌이청열佐以淸熱

【주치】 구진성 두드러기, 피부소양증 등

【방의】 본 처방은 《화제국방和劑局方》의 소풍산消風散을 간결하게 하여 만든 것이다. 형개荊芥, 방풍防風은 마땅히 기표肌表의 풍사風邪를 흩뜨린다. 강활羌活은 거풍승습祛風勝濕시키며 선의蟬衣는 풍열風熱을 흩뜨리고 은진癮疹을 없앤다. 합쳐서 쓰면 습濕이 풍風을 따라 제거된다. 진피陳皮, 복령茯苓은 리수삼습利水滲濕, 건비화중健脾和中시킨다. 금은화金銀花, 감초甘草는 청열화독淸熱化毒시킨다. 풍습열風濕熱 유형의 피부병에 활용할 수 있다.

【용법】 물에 달여 복용시킨다. 아이들은 3분의 2의 양을 사용하고 유아는 양을 반으로 하여 사용한다.

010 고위어풍탕固衛御風湯(풍진3호방風疹三號方)

【처방】 자황기炙黃芪 9g, 방풍防風 9g, 초백출炒白朮 9g, 계지桂枝 9g, 적작약赤芍藥 9g, 백작약白芍藥 9g, 생강生薑 3쪽, 대조大棗 7매

【효능】 조영고위調營固衛, 이어풍한以御風寒

【주치】 한랭 두드러기

【방의】 본 처방은 옥병풍산玉屛風散과 계지탕桂枝湯을 합하여 구성되었다. 황기黃芪, 백출白朮, 방풍防風은 고표어풍固表御風시킨다. 계지桂枝, 백작약白芍藥, 생강生薑, 대조大棗는 조화영위調和營衛, 발산풍한發散風寒시킨다. 적작약赤芍藥으로 보좌하여 활혈거풍活血祛風시킨다. 시일이 오래되어 발작하면서 진정되지 않을 때는 오매烏梅, 오미자五味子 등 신맛으로 수렴하는 약재를 추가할 수 있다.

011 건비거풍탕[健脾祛風湯](풍진4호방[風疹四號方])

【처방】 창출[蒼朮] 9g, 진피[陳皮] 6g, 복령[茯苓] 9g, 택사[澤瀉] 9g, 형개[荊芥] 9g, 방풍[防風] 9g, 강활[羌活] 9g, 목향[木香] 3g, 오약[烏藥] 9g, 생강[生薑] 3쪽, 대조[大棗] 5매

【효능】 건비리기[健脾理氣], 거풍산한[祛風散寒]

【주치】 위장형 두드러기

【방의】 창출[蒼朮], 진피[陳皮], 복령[茯苓], 택사[澤瀉], 대조[大棗]는 건비조운[健脾助運]시킨다. 형개[荊芥], 방풍[防風], 강활[羌活], 생강[生薑]은 거풍산한[祛風散寒]시킨다. 목향[木香], 오약[烏藥]은 리기지통[理氣止痛]시킨다. 몸에 두드러기가 돋고 식욕이 없고 배가 창만[脹滿]하며 속이 메스껍고 구토를 하며 대변은 묽고 설사하며 배가 발작하듯이 아픈 증상에 쓸 수 있다.

012 활혈거풍탕[活血祛風湯]

【처방】 당귀미[當歸尾] 9g, 적작약[赤芍藥] 9g, 도인[桃仁] 9g, 홍화[紅花] 9g, 형개[荊芥] 9g, 선의[蟬衣] 6g, 백질려[白蒺藜] 9g, 감초[甘草] 6g

【효능】 활혈거어[活血祛瘀], 화영소풍[和營消風]

【주치】 만성 두드러기, 피부소양증 등

【방의】 본 처방은 "풍[風]을 치료할 때는 먼저 혈[血]을 치료하는데 혈[血]이 잘 돌면 풍[風]은 스스로 없어진다."는 뜻에 근거를 둔다. 활혈약[活血藥]인 당귀미[當歸尾], 적작약[赤芍藥], 도인[桃仁], 홍화[紅花] 등을 주약으로 쓴다. 형개[荊芥], 선의[蟬衣], 백질려[白蒺藜] 등은 소풍[消風]시킴으로써 보좌하고 감초[甘草]는 제약[諸藥]을 조화[調和]시킨다. 두드러기가 발병한 지 오래되고 피부의 가려움이 그치지 않으며 설질은 자줏빛이고 맥은 세삽[細澁]한 증상에 쓸 수 있다.

013 지양식풍방[止痒熄風方]

【처방】 생지황[生地黃] 30g, 현삼[玄參] 9g, 당귀[當歸] 9g, 단삼[丹參] 9g, 백질려[白蒺藜] 9g, 외용골[煨龍骨] 15g, 외모려[煨牡蠣] 15g, 자감초[炙甘草] 6g

【효능】 양혈윤조[養血潤燥], 식풍지양[熄風止痒]

【주치】 피부소양증, 음낭소양증, 여성음부소양증 등

【방의】 생지황[生地黃], 현삼[玄參]은 자음윤조[滋陰潤燥]시킨다. 당귀[當歸], 단삼[丹參]은 양혈윤부[養血潤膚]시킨다. 외용골[煨龍骨], 외모려[煨牡蠣], 백질려[白蒺藜]는 식풍지양[熄風止痒]시킨다. 감초[甘草]는 윤조[潤燥]시킨

다. 혈허血虛로 음陰이 손상되어 피부가 건조하고 가려움이 나타나면서 설은 담淡하고 태는 정淨하며 맥은 세현細弦한 증상에 활용할 수 있다.

014 양혈식풍방養血熄風方

【처방】 황기黃芪 15g, 당귀當歸 9g, 백작약白芍藥 9g, 천궁川芎 6g, 홍화紅花 9g, 현삼玄參 9g, 형개荊芥 9g, 백질려白蒺藜 9g, 감초甘草 6g

【효능】 양혈윤조養血潤燥, 소풍지양消風止痒

【주치】 피부소양증(노년성)

【방의】 당귀當歸, 백작약白芍藥은 양혈윤조養血潤燥시킨다. 현삼玄參은 자음윤조滋陰潤燥시킨다. 홍화紅花는 활혈活血시킨다. 천궁川芎은 혈血 중의 기氣를 운행시킨다. 황기黃芪는 보기補氣시키는데 기氣가 운행하면 혈血도 운행하게 된다. 형개荊芥, 백질려白蒺藜는 소풍지양消風止痒시킨다. 감초甘草는 윤조潤燥시킨다. 본 처방은 노년의 기혈氣血이 하루하루 쇠하고 혈血이 피부를 영양하지 못하여 피부가 건조하고 가려우며 설질은 담淡하고 태는 정淨한 증상에 활용할 수 있다.

015 오사구풍탕烏蛇驅風湯

【처방】 오사烏蛇 9g, 선의蟬衣 6g, 형개荊芥 9g, 방풍防風 9g, 강활羌活 9g, 백지白芷 6g, 황련黃連 6g, 황금黃芩 9g, 금은화金銀花 9g, 연교連翹 9g, 감초甘草 6g

【효능】 수풍청열搜風淸熱, 패독지양敗毒止痒

【주치】 만성 두드러기, 피부소양증, 범발성 신경피부염, 편평태선, 결절성 양진 등

【방의】 오사烏蛇, 선의蟬衣는 수척풍사搜剔[96]風邪시킨다. 형개荊芥, 방풍防風, 강활羌活, 백지白芷는 거풍지양祛風止痒시킨다. 황련黃連, 황금黃芩은 청열조습淸熱燥濕시킨다. 금은화金銀花, 연교連翹, 감초甘草는 청열패독淸熱敗毒시킨다. 풍열風熱의 사기邪氣가 안으로 울체된 것이 오래되어 새어 나가지 않아 피부가 극렬하게 가려운 것에 사용하며 풍습風濕의 사기邪氣로 하여금 체표를 따라 나오게 한다.

96 탐색하다 또는 골라내다의 의미가 있으며, 강탈하다의 의미도 있다.

③ 청열약류淸熱藥類

016 피염탕皮炎湯

【처방】 생지황生地黃 30g, 모란피牡丹皮 9g, 적작약赤芍藥 9g, 지모知母 9g, 생석고生石膏 30g, 금은화金銀花 9g, 연교連翹 9g, 죽엽竹葉 9g, 생감초生甘草 6g

【효능】 청영량혈淸營凉血, 설열화독泄熱化毒

【주치】 약물성 피부염, 접촉성 피부염(옻중독 포함), 식물광선피부염

【방의】 본 처방은 서각지황탕犀角地黃湯, 백호탕白虎湯을 가감해서 만들었다. 생지황生地黃, 모란피牡丹皮, 적작약赤芍藥은 청영량혈淸營凉血시킨다. 지모知母, 생석고生石膏는 청해기열淸解肌熱시킨다. 죽엽竹葉은 경청풍열輕淸風熱시킨다. 금은화金銀花, 연교連翹, 생감초生甘草는 해독解毒에 치우친다. 중약독中藥毒 및 풍독종風毒腫의 증상에 설질이 홍강紅絳하고 맥이 활삭滑數한 것이 나타날 때 활용할 수 있다.

017 증액해독탕增液解毒湯

【처방】 생지황生地黃 30g, 현삼玄參 12g, 맥문동麥門冬 9g, 석곡石斛 9g(선전先煎), 사삼沙參 9g, 단삼丹參 9g, 적작약赤芍藥 9g, 천화분天花粉 9g, 금은화金銀花 15g, 연교連翹 9g, 자별갑炙鱉甲 9g, 자귀갑炙龜甲 9g, 생감초生甘草 6g

【효능】 양음증액養陰增液, 청열해독淸熱解毒

【주치】 박탈성 피부염, 홍피증

【방의】 생지황生地黃, 현삼玄參, 맥문동麥門冬, 석곡石斛, 천화분天花粉, 사삼沙參은 양음증액養陰增液시킨다. 별갑鱉甲, 귀갑龜甲은 자음잠양滋陰潛陽시킨다. 단삼丹參, 적작약赤芍藥은 량혈화영凉血和營시킨다. 금은화金銀花, 연교連翹, 감초甘草는 청열해독淸熱解毒시킨다. 독열毒熱이 영營을 손상하고 진액을 모손시켜 피부박탈, 홍조 등에 이르게 된 것에 사용한다.

018 소염방消炎方

【처방】 황련黃連 6g, 황금黃芩 9g, 모란피牡丹皮 9g, 적작약赤芍藥 9g, 조휴蚤休 9g, 금은화金銀花 9g, 연교連翹 9g, 생감초生甘草 6g

【효능】 청열해독소종淸熱解毒消腫

【주치】 절종癤腫, 모낭염, 농포증, 단독, 무좀감염 등

【방의】 황련黃連, 황금黃芩은 고한苦寒하여 사화瀉火시킨다. 모란피牡丹皮, 적작약赤芍藥은 량혈청열凉血清熱시킨다. 금은화金銀花, 연교連翹, 조휴蚤休, 감초甘草는 청열해독清熱解毒시킨다. 일체 화독火毒의 모든 증상에 활용할 수 있다. 대변이 건조하며 딱딱할 때는 대청엽大青葉, 대황大黃을 가할 수 있다.

019 량혈청폐음凉血清肺飮

【처방】 생지황生地黃 30g, 모란피牡丹皮 9g, 적작약赤芍藥 9g, 황금黃芩 9g, 지모知母 9g, 생석고生石膏 30g, 상백피桑白皮 9g, 비파엽枇杷葉 9g, 생감초生甘草 6g

【효능】 청폐위경열清肺胃經熱

【주치】 여드름, 주사비酒齄鼻

【방의】 생지황生地黃, 모란피牡丹皮, 적작약赤芍藥은 량혈청열凉血清熱시킨다. 황금黃芩, 비파엽枇杷葉, 상백피桑白皮는 청폐열清肺熱시킨다. 지모知母, 생석고生石膏는 청위열清胃熱시킨다. 생감초生甘草는 청열해독清熱解毒시킨다. 비위脾胃에 열熱이 쌓여 위로 폐肺를 훈증하면 여드름, 모낭염, 주사비酒齄鼻 등이 생기는 데 사용한다. 대변이 건조하며 딱딱할 때는 대황大黃, 대청엽大青葉을 가할 수 있다.

020 백비1호방白疕一號方

【처방】 생지황生地黃 30g, 생괴화生槐花 30g, 산두근山豆根 9g, 백선피白鮮皮 15g, 초하거草河車 15g, 대청엽大青葉 15g, 자초紫草 15g, 황약자黃藥子 12g

【효능】 량혈청열凉血清熱, 해독치창解毒治瘡

【주치】 건선의 진행기

【방의】 생지황生地黃, 생괴화生槐花, 자초紫草는 량혈청열凉血清熱시킨다. 산두근山豆根, 초하거草河車, 대청엽大青葉은 청열해독清熱解毒시킨다. 백선피白鮮皮는 소풍지양消風止痒시킨다. 황약자黃藥子는 량혈해독凉血解毒시킨다. 건선의 진행기로 혈열풍조血熱風燥한 증상에 쓴다.

021 백비2호방白疕二號方

【처방】 토복령土茯苓 30g, 인동등忍冬藤 9g, 생감초生甘草 6g, 판람근板藍根 15g, 위령선威靈仙 15g, 산두근山豆根 9g, 초하거草河車 15g, 백선피白鮮皮 15g

【효능】 청열해독清熱解毒, 거풍제습祛風除濕

【주치】 건선의 초기

【방의】 토복령土茯苓, 백선피白鮮皮, 위령선威靈仙은 거풍제습祛風除濕시킨다. 판람근板藍根, 산두근山豆根, 초하거草河車, 인동등忍冬藤, 생감초生甘草는 청열해독淸熱解毒시킨다.

022 거우2호방去疣二號方(마치현합제2방馬齒莧合劑二方)

【처방】 마치현馬齒莧 60g, 노봉방露蜂房 9g, 생의이인生薏苡仁 30g, 자초紫草 15g

【효능】 해독거우解毒去疣

【주치】 편평사마귀, 보통사마귀, 물사마귀

【방의】 마치현馬齒莧은 청열해독淸熱解毒시킨다. 생의이인生薏苡仁은 제습거우除濕去疣시킨다. 자초紫草는 량혈청열凉血淸熱시킨다. 노봉방露蜂房은 독毒으로 독毒을 공격한다. 합쳐서 사용하면 거우해독去疣解毒시킨다.

【용법】 매일 1제를 물에 달여 복용하며 7제를 1개 과정으로 하여 2개 치료과정에 이를 때까지 복용시키면서 관찰한다.

023 거우3호방去疣三號方(마치현합제3방馬齒莧合劑三方)

【처방】 마치현馬齒莧 60g, 패장초敗醬草 15g, 자초紫草 15g, 대청엽大青葉 15g

【효능】 청해우독淸解疣毒

【주치】 편평사마귀, 물사마귀

【방의】 마치현馬齒莧, 패장초敗醬草, 대청엽大青葉은 청열해독淸熱解毒시킨다. 자초紫草는 량혈청열凉血淸熱시킨다. 종합하여 사용하면 청해우독淸解疣毒시킬 수 있다.

【용법】 1제를 물에 달여 복용하며 7제를 1개 과정으로 하여 2개 치료과정에 이를 때까지 복용시키면서 관찰한다.

024 거우4호방去疣四號方

【처방】 당귀미當歸尾 9g, 적작약赤芍藥 9g, 백작약白芍藥 9g, 도인桃仁 9g, 홍화紅花 9g, 숙지황熟地黃 12g, 우슬牛膝 9g, 적소두赤小豆 15g, 산갑편山甲片 9g

【효능】 활혈우독 活血疣毒

【주치】 다발성 보통사마귀, 발바닥사마귀

【방의】 본 처방은 산갑편山甲片이 주약으로 공격하고 몰아내는 힘을 취한다. 나머지 약들은 모두 양혈활혈養血活血하여 그 기세를 돕는다.

【용법】 매 1제를 물에 초탕 및 재탕으로 2차례 달이는데 별도로 황주黃酒 1냥(37.5g)을 첨가하여 아침저녁으로 나누어 복용한다. 5제를 1개 과정으로 하여 2개 치료과정에 이를 때까지 복용시키면서 관찰한다.

④ 기타류其他類

025 피선탕皮癬湯

【처방】 생지황生地黃 30g, 당귀當歸 9g, 적작약赤芍藥 9g, 황금黃芩 9g, 고삼苦參 9g, 창이자蒼耳子 9g, 백선피白鮮皮 9g, 지부자地膚子 9g, 생감초生甘草 6g

【효능】 량혈윤조凉血潤燥, 거풍지양祛風止痒

【주치】 범발성 신경피부염, 피부소양증, 구진성 습진

【방의】 생지황生地黃, 당귀當歸, 적작약赤芍藥은 량혈윤조凉血潤燥시킨다. 황금黃芩, 감초甘草는 청열해독淸熱解毒시킨다. 창이자蒼耳子, 고삼苦參, 백선피白鮮皮, 지부자地膚子는 거풍제습祛風除濕, 청열지양淸熱止痒시킨다. 이 처방은 혈열풍조血熱風燥한 증상으로 붉은색 구진丘疹이 돋고 가려움이 극심하며 설질은 붉고 태는 박백薄白 또는 박황薄黃한 등의 증상에 활용할 수 있다.

026 풍선탕風癬湯

【처방】 생지황生地黃 30g, 현삼玄參 12g, 단삼丹參 15g, 당귀當歸 9g, 백작약白芍藥 9g, 천초茜草 9g, 홍화紅花 9g, 황금黃芩 9g, 고삼苦參 9g, 창이자蒼耳子 9g, 백선피白鮮皮 9g, 지부자地膚子 9g, 생감초生甘草 6g

【효능】 양혈화영養血和營, 소풍지양消風止痒

【주치】 범발성 신경피부염, 피부소양증 등

【방의】 생지황生地黃, 당귀當歸, 백작약白芍藥, 단삼丹參은 양혈화영養血和營시킨다. 현삼玄參, 감초甘草는 자음윤조滋陰潤燥시킨다. 천초茜草, 홍화紅花는 활혈活血시킨다. 황금黃芩은 제습청열除濕淸熱시킨다. 고삼苦參, 창이자蒼耳子는 거풍제습祛風除濕시킨다. 백선피白鮮皮, 지부자地膚子는 제습지양除濕止痒시킨다. 본 처방은 혈허풍조血虛風燥한 증상으로 피부병변이 비후·침윤되어 있으면서 가

려움은 극심하며 설질은 담淡하고 태는 박포薄布한 등의 증상에 활용할 수 있다.

027 통락활혈방通絡活血方

【처방】 당귀미當歸尾 9g, 적작약赤芍藥 9g, 도인桃仁 9g, 홍화紅花 9g, 향부자香附子 9g, 청피靑皮 9g, 왕불유행王不留行 9g, 천초茜草 9g, 택란澤蘭 9g, 우슬牛膝 9g

【효능】 활혈거어活血祛瘀, 통경활락通經活絡

【주치】 결절성 홍반, 경결성 홍반, 하지결절증

【방의】 당귀미當歸尾, 적작약赤芍藥, 도인桃仁, 홍화紅花는 활혈거어活血祛瘀시킨다. 왕불유행王不留行은 통경활혈通經活血시킨다. 청피靑皮, 향부자香附子는 리기理氣시키는데 기氣가 운행하면 혈血 역시 운행하게 된다. 천초茜草는 량혈청열凉血清熱시킨다. 택란澤蘭은 활혈파어活血破瘀시킨다. 우슬牛膝은 약을 아래로 이끌어준다. 풍습風濕이 경락經絡을 막아 기체혈어氣滯血瘀하게 되면 모여서 핵核을 이루고 붉게 부으면서 통증이 나타나는 데 사용한다.

상용방

① 제습약류除濕藥類

028 용담사간탕龍膽瀉肝湯

【처방】 용담초龍膽草 9g, 황금黃芩 9g, 초산치자炒山梔子 9g, 생지황生地黃 30g, 차전자車前子 9g(별도 포장), 목통木通 6g, 육일산六一散 9g(별도 포장)(또는 활석滑石 9g, 감초甘草 3g을 사용하기도 한다)(당귀當歸, 시호柴胡)

【효능】 사간담화瀉肝膽火, 리습청열利濕清熱

【주치】 급성습진, 지루성 습진, 습진모양 피부염, 대상포진, 하지의 단독 등

【방의】 생지황生地黃은 량혈청열凉血清熱시킨다. 용담초龍膽草, 황금黃芩, 치자梔子는 고한苦寒한 성질로 리습청열利濕清熱시킨다. 차전자車前子, 목통木通, 육일산六一散은 습濕을 이끌어 아래로 내린다. 당귀當歸, 시호柴胡는 일반적으로 사용하지 않지만 간담경肝膽經 부위에 병이 있을 때는 시호柴胡를 쓰기도 하는데 귀의 습진(선이창旋耳瘡)이 그 예이다. 본 처방은 습열濕熱이 모두 성한 형태의 모든 증상 및 삼출물이 많은 피부병변에 활용할 수 있다.

【출처】 이동원李東垣 처방

029 제습위령탕除濕胃苓湯(감미減味)

【처방】 창출蒼朮 9g, 진피陳皮 6g, 후박厚朴 6g, 초백출炒白朮 9g, 저령猪苓 9g, 복령茯苓 9g, 택사澤瀉 9g, 육일산六一散(별도 포장) 9g(방풍防風, 치자梔子, 목통木通, 육계肉桂)

【효능】 건비리습健脾理濕

【주치】 아급성습진, 대상포진(수포형), 건선, 천포창 등

【방의】 본 처방에 평위산平胃散, 오령산五苓散을 가미하여 구성된 것이다. 창출蒼朮, 백출白朮, 후박厚朴, 진피陳皮는 건비조습健脾燥濕시킨다. 저령猪苓, 복령茯苓, 택사澤瀉, 육일산六一散은 담삼리습淡滲利濕시킨다. 비습형脾濕型으로 인한 제반 증상에 활용하며 비脾의 운화가 잘 되지 못하여 습濕이 안을 따라 생기는 것이다. 열상熱象은 뚜렷하지 않고 설은 담淡하고 태는 백니白膩하며 식욕이 없고 변이 무른 등의 증상이 나타난다.

*주: 뒤에 적혀 있는 4가지 약물(방풍, 치자, 목통, 육계)은 사용하지 않는다.

【출처】 《의종금감醫宗金鑑·외과심법요결外科心法要訣》

030 량혈제습탕凉血除濕湯

【처방】 생지황生地黃 30g, 모란피牡丹皮 9g, 적작약赤芍藥 9g, 인동등忍冬藤 15g, 고삼苦參 9g, 백선피白鮮皮 9g, 지부자地膚子 9g, 희렴초豨薟草 9g, 해동피海桐皮 9g, 육일산六一散 9g(별도 포장), 이묘환二妙丸 9g(별도 포장)

【효능】 량혈청열凉血清熱, 제습지양除濕止痒

【주치】 구진성 습진(속창粟瘡)

【방의】 생지황生地黃, 모란피牡丹皮, 적작약赤芍藥은 량혈청열凉血清熱시킨다. 인동등忍冬藤은 청열해독清熱解毒시킨다. 희렴초豨薟草, 해동피海桐皮, 고삼苦參, 백선피白鮮皮, 지부자地膚子는 제습지양除濕止痒시킨다. 육일산六一散, 이묘환二妙丸은 리습청열利濕清熱시킨다.

【출처】 창방[97]

031 비해삼습탕萆薢滲濕湯

【처방】 비해萆薢 9g, 생의이인生薏苡仁 9g, 모란피牡丹皮 9g, 황백黃柏 9g, 적복령赤茯苓 9g, 택사澤瀉 9g, 통초通草 3g, 활석滑石 9g

---

97 직접 만든 처방. 원본은 자의방(自擬方).

【효능】 도습청열導濕淸熱

【주치】 습렴창濕臁瘡(종아리 습진)

【방의】 모든 약물이 습濕을 이끌어 아래로 내리게 한다. 습열하주濕熱下注의 모든 증세에 사용한다.

【출처】《양의대전瘍醫大全》[98]

032 온신건비방溫腎健脾方

【처방】 오수유吳茱萸 6g, 사상자蛇床子 12g, 보골지補骨脂 9g, 선모仙茅 9g, 익지인益智仁 9g, 창출蒼朮 9g, 복령茯苓 9g, 소회향小茴香 9g

【효능】 온신조양溫腎助陽, 건비리습健脾理濕

【주치】 신낭풍腎囊風(만성 음낭습진)

【방의】 오수유吳茱萸, 보골지補骨脂, 선모仙茅, 익지인益智仁은 온신조양溫腎助陽시킨다. 창출蒼朮, 복령茯苓, 소회향小茴香은 건비리습健脾理濕시킨다. 신양腎陽의 부족不足으로 비습脾濕이 안에서 생겨 음낭이 차가워지고 축축해지며 땀이 나고 가려운 증상에 사용한다.

【출처】 창방

② 소풍약류 消風藥類

033 활혈소풍방活血疏風方

【처방】 당귀當歸 12g, 단삼丹參 12g, 적작약赤芍藥 9g, 홍화紅花 9g, 형개荊芥 9g, 위령선威靈仙 9g, 백질려白蒺藜 9g, 고삼苦參 9g

【효능】 활혈소풍活血疏風, 제습지양除濕止痒

【주치】 음낭습진에 피부병변이 암흑색이고 가려우며 진물이 약간 나는 증세

【방의】 당귀當歸, 단삼丹參, 적작약赤芍藥, 홍화紅花는 활혈活血에 중점을 둔다. 형개荊芥, 위령선威靈仙, 백질려白蒺藜, 고삼苦參은 거풍祛風에 중점을 둔다. "풍風을 치료하려면 혈血을 먼저 치료한다. 혈血이 운행하면 풍風은 저절로 그친다."는 뜻을 취한다.

【출처】 창방

---

98 중의외과 서적으로 청대 고세징(顧世澄)이 지었다. 1760년 간행되었다.

034 거풍조습탕祛風燥濕湯

【처방】 오사烏蛇 9g, 독활獨活 9g, 백지白芷 6g, 고본藁本 9g, 황백黃柏 9g, 백선피白鮮皮 9g, 금은화金銀花 9g, 감초甘草 6g

【효능】 구풍驅風, 제습除濕, 청열清熱

【주치】 신낭풍腎囊風(만성 음낭습진, 음낭의 신경피부염)

【방의】 오사烏蛇, 독활獨活, 백지白芷, 고본藁本, 백선피白鮮皮는 거풍지양祛風止痒시킨다. 황백黃柏, 금은화金銀花, 감초甘草는 조습청열燥濕清熱시킨다. 풍風이 습濕보다 심한 편으로 음낭이 건조하고 가려우며 긁은 후 진물이 조금 나오는 증세에 활용할 수 있다.

035 소풍청열음疏風清熱飮

【처방】 형개荊芥 9g, 방풍防風 9g, 우방자牛蒡子 9g, 백질려白蒺藜 9g, 선의蟬衣 4.5g, 생지황生地黃 15g, 단삼丹參 9g, 적작약赤芍藥 9g, 초산치자炒山梔子 9g, 황금黃芩 9g, 금은화金銀花 9g, 연교連翹 9g, 생감초生甘草 6g

【효능】 소풍청열疏風清熱

【주치】 두드러기(풍열형風熱型)

【방의】 형개荊芥, 방풍防風, 우방자牛蒡子, 백질려白蒺藜, 선의蟬衣는 소표거풍疏表祛風시킨다. 생지황生地黃, 단삼丹參, 적작약赤芍藥은 량영청열凉營清熱시킨다. 황금黃芩, 산치자山梔子, 금은화金銀花, 연교連翹, 감초甘草는 청열해독清熱解毒시킨다.

【출처】 창방

036 오사수풍탕烏蛇搜風湯

【처방】 오사烏蛇 6g, 강활羌活 9g, 독활獨活 9g, 방풍防風 6g, 자강잠炙僵蠶 6g, 생지황生地黃 15g, 모란피牡丹皮 9g, 단삼丹參 9g, 적작약赤芍藥 9g, 황금黃芩 9g, 금은화金銀花 15g

【효능】 만성 두드러기

【방의】 오사烏蛇, 강잠僵蠶은 수척풍사搜剔風邪시킨다. 강활羌活, 독활獨活, 방풍防風은 거풍외설祛風外泄시킨다. 생지황生地黃, 단삼丹參, 모란피牡丹皮, 적작약赤芍藥은 량혈청열凉血清熱시킨다. 황금黃芩, 금은화金銀花는 청열패독清熱敗毒시킨다. 풍사風邪가 오래 머물러서 뒤엉켜 낫지 않는 증세에 활용할 수 있다.

【출처】 창방

037 수풍유기음搜風流氣飮

【처방】 형개荊芥 9g, 방풍防風 6g, 국화菊花 9g, 강잠僵蠶 9g, 백지白芷 6g, 당귀當歸 9g, 천궁川芎 6g, 적작약赤芍藥 9g, 오약烏藥 9g, 진피陳皮 6g

【효능】 소풍달사疏風達邪, 화영리기和營理氣

【주치】 적백유풍赤白遊風(혈관신경성수종), 두드러기(위장형)

【방의】 풍열風熱이 영분營分을 막으면 붉게 붓고, 풍열風熱이 기분氣分을 막으면 희게 붓게 되므로 풍주風注라고도 부른다. 또 풍열風熱이 장부臟腑를 막으면 기기氣機가 원활하게 되지 못하여 배가 아프고 설사가 난다. 모두 이 처방으로 치료한다.

038 지양영안탕止痒永安湯

【처방】 형개荊芥 9g, 방풍防風 9g, 마황麻黃 6g, 계지桂枝 9g, 백지白芷 6g, 강활羌活 9g, 선의蟬衣 6g, 당귀當歸 9g, 적작약赤芍藥 9g, 도인桃仁 9g, 홍화紅花 9g

【효능】 거풍산한祛風散寒, 활혈화영活血和營

【주치】 한랭 두드러기

【방의】 앞의 약물 6가지는 신온辛溫한 성질로 거풍산한祛風散寒시킨다. 선의蟬衣는 산풍散風시킨다. 당귀當歸, 적작약赤芍藥, 도인桃仁, 홍화紅花는 활혈거풍活血祛風, 조화영위調和營衛시킨다. 바람을 맞고 찬 기운에 감수되어 나타나는 두드러기 증세에 사용한다.

039 통경축어탕通經逐瘀湯

【처방】 지룡地龍 12g, 조각자皂角刺 9g, 자위피刺猬皮 9g, 도인桃仁 9g, 적작약赤芍藥 9g, 금은화金銀花 9g, 연교連翹 9g

【효능】 통경화어通經化瘀, 활혈소풍活血消風

【주치】 만성 두드러기

【방의】 지룡地龍, 조각자皂角刺, 자위피刺猬皮는 통행경락通行經絡, 수풍지양搜風止痒시킨다. 도인桃仁, 적작약赤芍藥은 활혈화어活血化瘀시킨다. 금은화金銀花, 연교連翹는 청열해독清熱解毒시킨다. 어혈瘀血이 경맥經脈의 도로를 막으면 영위營衛의 기氣가 마땅히 통하지 못하게 되어 풍사風邪가 오래

울체되면서 만성적으로 두드러기가 나타나는 증세에 사용한다. 풍한風寒을 겸하면 마황麻黃, 계지桂枝를 가한다.

040 잠양식풍탕潛陽熄風湯

【처방】 생지황生地黃 15g, 숙지황熟地黃 15g, 당귀當歸 9g, 하수오何首烏 9g, 자패치紫貝齒 30g, 자석磁石 15g, 생용골生龍骨 15g, 생모려生牡蠣 15g, 대자석代赭石 15g, 진주모珍珠母 30g, 백작약白芍藥 9g

【효능】 잠양식풍潛陽熄風, 양혈화영養血和營

【주치】 범발성 신경피부염, 만성 두드러기

【방의】 자패치紫貝齒, 자석磁石, 생용골生龍骨, 생모려生牡蠣, 대자석代赭石, 진주모珍珠母는 평간잠양平肝潛陽시킨다. 생지황生地黃, 숙지황熟地黃, 당귀當歸는 양혈養血시킨다. 백작약白芍藥은 화음혈和陰血, 사간화瀉肝火시킨다. 하수오何首烏는 보간신補肝腎, 익정혈益精血시킨다. 본 처방은 풍조風燥가 오래되어 음陰을 손상하고 혈血을 모손하여 내풍內風이 그치지 않은 탓에 피부가 가려운 것이 멈추지 않는 증상에 활용할 수 있다. 그 증상은 설질이 담淡하고 태는 정淨 또는 광光하며 맥은 현세弦細한 것 등이다.

【출처】 창방

③ 청열약류清熱藥類

041 지정음地丁飮

【처방】 지정地丁 9g, 야국화野菊花 9g, 금은화金銀花 9g, 연교連翹 9g, 흑산치자黑山梔子 9g, 반지련半枝蓮 9g, 포공영蒲公英 15g, 초하거草河車 9g, 생감초生甘草 6g

【효능】 청열해독清熱解毒, 소종지통消腫止痛

【주치】 정창疔瘡

【방의】 제반 약물들은 모두 청열해독清熱解毒시킬 수 있는데 독毒이 없어지면 붓는 것이 없어지고 통증이 그친다.

【출처】 창방

042 소옹탕消癰湯

【처방】 금은화金銀花 15g, 백지白芷 6g, 당귀미當歸尾 9g, 적작약赤芍藥 9g, 대패모大貝母 9g, 천화

분天花粉 9g, 자유향炙乳香 4.5g, 자몰약炙沒藥 4.5g, 조각자皂角刺 9g, 자갑편炙甲片 9g, 생감초生甘草 6g(방풍防風, 진피陳皮)

【효능】 산어소종散瘀消腫, 탁독배농托毒排膿

【주치】 옹癰, 절병癤病, 모낭염

【방의】 당귀미當歸尾, 적작약赤芍藥, 자유향炙乳香, 자몰약炙沒藥, 백지白芷는 활혈화영活血和營, 소종지통消腫止痛시킨다. 패모貝母, 천화분天花粉, 조각자皂角刺, 산갑山甲은 탁독배농托毒排膿시킨다. 금은화金銀花, 감초甘草는 청열해독淸熱解毒시킨다.

【출처】 《외과발휘外科發揮》[99] 원래 이름은 선방활명음仙方活命飮이다.

043 청서해독음淸暑解毒飮

【처방】 청호靑蒿 9g, 후박厚朴 3g, 황련黃連 3g, 모란피牡丹皮 6g, 적작약赤芍藥 6g, 금은화金銀花 6g, 연교連翹 6g, 녹두의綠豆衣 9g, 생감초生甘草 3g

【효능】 청서사淸暑邪, 해열독解熱毒

【주치】 소아 두면부의 땀띠, 열절熱癤

【방의】 청호靑蒿, 후박厚朴, 황련黃連은 청서열淸暑熱시킨다. 모란피牡丹皮, 적작약赤芍藥은 량혈청열凉血淸熱시킨다. 금은화金銀花, 연교連翹, 녹두의綠豆衣, 감초甘草는 청열해독淸熱解毒시킨다.

044 보제소독음普濟消毒飮

【처방】 황련黃連 6g, 황금黃芩 9g, 현삼玄參 9g, 판람근板藍根 15g, 연교連翹 9g, 진피陳皮 6g, 마발馬勃 1.5g, 우방자牛蒡子 9g, 박하薄荷 3g(후하後下), 감초甘草 3g, 길경桔梗 3g(강잠僵蠶, 승마升麻, 시호柴胡)

【효능】 청열해독淸熱解毒

【주치】 포두화단抱頭火丹(안면의 단독), 자시痄腮(이하선염)

【방의】 황련黃連, 황금黃芩, 판람근板藍根, 연교連翹, 감초甘草는 청열해독淸熱解毒시킨다. 마발馬勃, 박하薄荷, 우방자牛蒡子는 가벼운 약성으로 산풍열散風熱시킨다. 진피陳皮는 리기理氣시킨다. 길경桔梗은 약물들을 상부로 올리는 역할을 한다.

【출처】 이동원李東垣 처방

---

99 명대 설기(薛己)가 간행한 외과서적으로 1528년 간행되었다. 외과질환 31종류의 치료 원칙과 방제에 대해 서술하였다.

045 청온패독음清瘟敗毒飮

【처방】 광서각廣犀角 3g(곱게 가루 낸 후 탕약에 타서 복용한다), 생지황生地黃 30g, 모란피牡丹皮 9g, 적작약赤芍藥 9g, 황련黃連 6g, 황금黃芩 9g, 지모知母 9g, 생석고生石膏 30g, 죽엽竹葉 9g, 금은화金銀花 9g, 연교連翹 9g, 현삼玄參 9g, 생감초生甘草 9g(치자梔子, 길경桔梗)

【효능】 청영량혈淸營凉血, 청열해독淸熱解毒

【주치】 약물성 피부염, 계통성 홍반성 낭창, 심상성 천포창

【방의】 본 처방은 서각지황탕犀角地黃湯, 백호탕白虎湯, 황련해독탕黃連解毒湯을 합하여 가감加減하여 만들어졌다. 원래는 온병溫病으로 발반發斑하고 기혈氣血이 불타오르는 증상을 치료한다. 현대에서는 홍반성 낭창, 약물성 피부염으로 독열毒熱이 영혈營血을 침범하는 것을 치료한다. 서각犀角, 생지황生地黃, 모란피牡丹皮, 적작약赤芍藥은 청영량혈淸營凉血시킨다. 황련黃連, 황금黃芩, 금은화金銀花, 연교連翹, 감초甘草는 청열해독淸熱解毒시킨다. 지모知母, 생석고生石膏는 청기열淸肌熱시킨다. 현삼玄參은 자음滋陰시킨다. 죽엽竹葉은 청심제번淸心除煩시킨다.

【출처】《온열경위溫熱經緯》100

046 해독사심탕解毒瀉心湯

【처방】 형개荊芥 9g, 방풍防風 6g, 우방자牛蒡子 9g, 황련黃連 6g, 황금黃芩 9g, 치자梔子 9g, 지모知母 9g, 생석고生石膏 30g, 목통木通 6g, 현삼玄參 9g, 육일산六一散 9g(별도 포장)

【효능】 산풍청열散風淸熱, 조습지양燥濕止痒

【주치】 화적창火赤瘡(포진형 피부염)

【방의】 형개荊芥, 방풍防風, 우방자牛蒡子는 산풍散風시킨다. 황련黃連, 황금黃芩, 치자梔子는 조습燥濕시킨다. 지모知母, 생석고生石膏는 청기열淸肌熱시킨다. 목통木通, 육일산六一散은 리습利濕시킨다. 현삼玄參으로 자음滋陰시켜 보좌한다.

【출처】《의종금감醫宗金鑑·외과심법요결外科心法要訣》

047 청비제습음淸脾除濕飮

【처방】 생지황生地黃 30g, 맥문동麥門冬 9g, 창출蒼朮 9g, 백출白朮 9g, 적복령赤茯苓 9g, 택사澤瀉

100 청대 왕사웅(王士雄)이 지은 책으로《내경》,《상한잡병론》의 열병과 관련한 논술과 설기, 섭천사 등 청대 제가의 온병조문을 집대성하였다.

9g, 황금黃芩 9g, 초치자炒梔子 9g, 인진茵蔯 9g, 연교連翹 9g, 생감초生甘草 6g(지각枳殼, 원명분元明粉)

【효능】 건비제습健脾除濕, 청열해독清熱解毒

【주치】 천포창

【방의】 창출蒼朮, 백출白朮, 적복령赤茯苓, 택사澤瀉는 건비제습健脾除濕시킨다. 황금黃芩, 치자梔子, 인진茵蔯, 연교連翹, 감초甘草는 청열해독清熱解毒시킨다. 생지황生地黃, 맥문동麥門冬으로 자음청열滋陰清熱시켜 보좌한다.

【출처】《의종금감醫宗金鑑·외과심법요결外科心法要訣》

048 금련평위산芩連平胃散

【처방】 황련黃連 6g, 황금黃芩 9g, 창출蒼朮 9g, 진피陳皮 6g, 후박厚朴 6g, 감초甘草 6g

【효능】 청비위습열清脾胃濕熱

【주치】 양호창羊胡瘡(모창), 황수창黃水瘡(농가진)

【방의】 황련黃連, 황금黃芩은 청열조습清熱燥濕시킨다. 창출蒼朮, 진피陳皮, 천후박川厚朴, 감초甘草는 건비화습健脾化濕시킨다.

【출처】《의종금감醫宗金鑑·외과심법요결外科心法要訣》

049 승마소독음升麻消毒飮

【처방】 승마升麻 9g, 방풍防風 6g, 우방자牛蒡子 9g, 강활羌活 9g, 백지白芷 6g, 당귀미當歸尾 9g, 적작약赤芍藥 9g, 홍화紅花 9g, 금은화金銀花 9g, 연교連翹 9g, 생감초生甘草 6g(길경桔梗, 산치자山梔子)

【효능】 청열해독清熱解毒, 활혈소풍活血消風

【주치】 홍운풍紅雲風(다형 홍반), 황수창黃水瘡(습진, 농가진)

【방의】 승마升麻, 방풍防風, 강활羌活, 백지白芷, 우방자牛蒡子는 산풍散風시킨다. 당귀미當歸尾, 적작약赤芍藥, 홍화紅花는 활혈活血시킨다. 금은화金銀花, 연교連翹, 감초甘草는 해독解毒시킨다.

【출처】《의종금감醫宗金鑑·외과심법요결外科心法要訣》

050 화반해독탕化斑解毒湯

【처방】 현삼玄參 12g, 지모知母 9g, 생석고生石膏 30g, 황련黃連 6g, 연교連翹 9g, 승마升麻 9g, 생감초生甘草 6g, 죽엽竹葉 30편片(우방자牛蒡子)

【효능】 자음해독滋陰解毒, 청기열清肌熱

【주치】 단독丹毒, 자반紫斑, 칠창漆瘡(옻중독)

【방의】 본 처방은 화반탕化班湯과 청위산清胃散을 합한 후 가감加減하여 만들어졌다. 원래는 열熱이 양명陽明으로 들어가 발반發斑하는 증세를 치료한다. 현삼玄參은 자음滋陰시킨다. 지모知母, 생석고生石膏는 청기열清肌熱시킨다. 승마升麻, 황련黃連, 연교連翹, 감초甘草는 청열해독清熱解毒시킨다. 죽엽竹葉은 가벼운 약성으로 청풍열清風熱시킨다.

【출처】《의종금감醫宗金鑑·외과심법요결外科心法要訣》

051 고보탕顧步湯

【처방】 황기黃芪 30g, 당귀當歸 30g, 우슬牛膝 15g, 현삼玄參 15g, 석곡石斛 15g, 금은화金銀花 30g, 국화菊花 15g, 지정地丁 30g, 포공영蒲公英 30g, 생감초生甘草 15g

【효능】 행기활혈行氣活血, 청열해독清熱解毒

【주치】 탈저脫疽(정맥염) 후기

【방의】 황기黃芪는 보기행혈補氣行血시킨다. 당귀當歸, 우슬牛膝은 활혈화영活血和營시킨다. 현삼玄參, 석곡石斛은 양음養陰시킨다. 금은화金銀花, 지정地丁, 포공영蒲公英, 국화菊花, 감초甘草는 청열해독清熱解毒시킨다.

【출처】《외과진전外科眞詮》[101]

052 비파청폐음枇杷清肺飮

【처방】 비파엽枇杷葉 9g, 상백피桑白皮 9g, 황련黃連 6g, 황금黃芩 9g(원방에서는 황백黃柏), 감초甘草 6g(인삼人參)

【효능】 청폐경열清肺經熱

【주치】 폐풍분자肺風粉刺(여드름)

【방의】 비파엽枇杷葉, 상백피桑白皮, 황금黃芩은 청폐열清肺熱시킨다. 황련黃連은 청심화清心火시킨다. 감초甘草는 해독解毒시킨다.

【출처】《의종금감醫宗金鑑·외과심법요결外科心法要訣》

---

101 청대 추악(鄒岳)이 1838년에 편찬한 의서로 주로 창양(瘡瘍)에 대해 서술하였다.

053 량혈사물탕涼血四物湯

【처방】 생지황生地黃 30g, 당귀當歸 9g, 천궁川芎 6g, 적작약赤芍藥 9g, 진피陳皮 9g, 홍화紅花 9g, 황금黃芩 9g, 적복령赤茯苓 9g, 생감초生甘草 6g

【효능】 량혈청열涼血淸熱, 활혈거어活血袪瘀

【주치】 여드름, 주사비

【방의】 생지황生地黃은 자음량혈滋陰涼血시킨다. 당귀當歸, 천궁川芎, 적작약赤芍藥, 홍화紅花는 활혈파어活血破瘀시킨다. 황금黃芩은 상초上焦의 열熱을 끄고, 진피陳皮로 리기理氣하여 보좌한다. 적작약赤芍藥은 청열리습淸熱利濕시킨다. 감초甘草는 청열해독淸熱解毒시킨다. 여드름이 오래되거나 주사비 중기中期로서 설질은 붉고 태는 박황니薄黃膩한 등의 증상에 활용할 수 있다.

【출처】《의종금감醫宗金鑑·외과심법요결外科心法要訣》

④ 활혈약류活血藥類

054 화영소종탕和營消腫湯

【처방】 당귀미當歸尾 9g, 적작약赤芍藥 9g, 도인桃仁 9g, 홍화紅花 9g, 흑산치자黑山梔子 9g, 대패모大貝母 9g, 천화분天花粉 9g, 사과락絲瓜絡 9g, 목통木通 6g, 자갑편炙甲片 9g, 자유향炙乳香 6g, 자몰약炙沒藥 6g

【효능】 활혈화영活血和營, 소종해독消腫解毒

【주치】 일체의 옹종癰腫(농양)

【방의】 당귀미當歸尾, 적작약赤芍藥, 도인桃仁, 홍화紅花는 활혈화어活血化瘀시킨다. 산치자山梔子는 청열淸熱시킨다. 패모貝母, 천화분天花粉, 사과락絲瓜絡, 갑편甲片, 목통木通은 통락소종通絡消腫시킨다. 유향乳香, 몰약沒藥은 활혈지통活血止痛시킨다.

【출처】《장씨경험방章氏經驗方》

055 독활기생탕獨活寄生湯**(가감**加減**)**

【처방】 독활獨活 9g, 상기생桑寄生 9g, 방풍防風 9g, 방기防己 9g, 계지桂枝 9g, 진교秦艽 9g, 당귀當歸 12g, 천궁川芎 9g, 적작약赤芍藥 15g, 우슬牛膝 9g, 세신細辛 6g, 복령茯苓 9g, 감초甘草 9g

【효능】 거풍제습袪風除濕, 통락활혈通絡活血

【주치】 피비皮痺(경피증), 맥비脈痺(혈전 폐색성 맥관염) 등에 이 처방을 가감해서 치료한다.

【방의】 독활獨活, 상기생桑寄生, 방풍防風, 방기防己, 진교秦艽는 거풍제습祛風除濕시킨다. 당귀當歸, 적작약赤芍藥, 천궁川芎은 화영활혈和營活血시킨다. 계지桂枝, 세신細辛, 우슬牛膝은 온경통락溫經通絡시킨다.

【출처】《천금방千金方》

056 당귀사역탕當歸四逆湯

【처방】 당귀當歸 12g, 계지桂枝 9g, 적작약赤芍藥 15g, 세신細辛 3g, 감초甘草 9g, 대조大棗 7매枚, 노로통路路通 9g(원방은 통초通草)

【주치】 레이노 증후군, 다형 홍반(풍한형風寒型), 맥관염 등

【방의】 당귀當歸, 적작약赤芍藥은 활혈화영活血和營시킨다. 계지桂枝, 세신細辛, 노로통路路通은 온통혈맥溫通血脈시킨다. 감초甘草, 대조大棗는 감온甘溫한 약성으로 익기益氣시킨다. 양허부족陽虛不足하여 기혈氣血의 운행이 원활하지 못하여 사지를 따뜻하게 영양해 주지 못한 탓에 손발이 차갑고 청색증이 나타나며 맥이 침세沈細한 증상에 사용한다.

【출처】《상한론傷寒論》

057 통규활혈탕通竅活血湯

【처방】 적작약赤芍藥 15g, 천궁川芎 9g, 도인桃仁 9g, 홍화紅花 9g, 노총老葱 3근根, 생강生薑 9g, 홍조紅棗 7개, 사향麝香 0.3g(명주실로 싼다)

【효능】 활혈화어活血化瘀, 통규활락通竅活絡

【주치】 원형탈모증, 주사비, 두드러기(혈어형血瘀型)

【방의】 천궁川芎, 적작약赤芍藥, 도인桃仁, 홍화紅花는 활혈화어活血化瘀시킨다. 사향麝香은 통규通竅시킨다. 생강生薑, 대조大棗는 조화영위調和營衛시킨다. 노총老葱은 통양입락通陽入絡시킨다.

【출처】《의림개착醫林改錯》

058 양화탕陽和湯

【처방】 숙지황熟地黃 12g, 백개자白芥子 9g, 녹각교鹿角膠 9g, 육계말肉桂末 3g, 포강탄炮姜炭 3g, 마황麻黃 3g, 감초甘草 6g

【효능】 온경산한溫經散寒

【주치】 음저陰疽, 부골저附骨疽, 탈저脫疽(맥관염) 허한형虛寒型

【방의】 숙지황熟地黃, 녹각교鹿角膠는 온보조양溫補助陽시킨다. 포강炮姜, 육계肉桂, 마황麻黃은 온통산한溫通散寒시킨다. 백개자白芥子는 거한축어祛寒逐瘀시킨다. 감초甘草는 조화제약調和諸藥시킨다.

【출처】《외과전생집外科全生集》[102]

⑤ 양혈약류養血藥類

059 사묘탕四妙湯

【처방】 생황기生黃芪 15g, 당귀當歸 12g, 금은화金銀花 15g, 생감초生甘草 6g

【효능】 보기양혈補氣養血, 고정해독固正解毒

【주치】 옹癰, 저疽의 후기에 생기장육生肌長肉시킨다.

【방의】 황기黃芪는 보정기補正氣시킨다. 당귀當歸는 양혈화영養血和營시킨다. 금은화金銀花, 감초甘草는 청열해독淸熱解毒시킨다.

【출처】《외과정요外科精要》[103]

060 당귀음자當歸飮子

【처방】 당귀當歸 9g, 숙지황熟地黃 12g, 백작약白芍藥 9g, 천궁川芎 6g, 하수오何首烏 9g, 황기黃芪 9g, 형개荊芥 9g(방풍防風), 백질려白蒺藜 9g, 감초甘草 6g

【효능】 양혈식풍지양養血熄風止痒

【주치】 피부소양증

【방의】 사물탕四物湯, 하수오何首烏는 양혈자음養血滋陰시킨다. 황기黃芪는 보기補氣시키는데 기氣가 운행하면 혈血도 역시 운행하게 된다. 형개荊芥, 백질려白蒺藜는 거풍祛風시킨다. 감초甘草는 윤조潤燥시킨다.

【출처】《의종금감醫宗金鑑·외과심법요결外科心法要訣》

061 지황음자地黃飮子

【처방】 생지황生地黃 9g, 숙지황熟地黃 9g, 당귀當歸 9g, 현삼玄參 9g, 모란피牡丹皮 9g, 홍화紅花 9g,

---

102 청대 1740년에 왕유덕(王維德)이 편찬한 외과서적으로《외과증치전생집(外科證治全生集)》이라고도 한다.

103 송대 진자명(陳自明)이 1263년에 지은 외과서적이다.

백질려白蒺藜 9g, 생감초生甘草 6g, 강잠僵蠶 6g, 하수오何首烏 9g

【효능】 양혈자음養血滋陰, 식풍지양熄風止痒

【주치】 풍소양風瘙痒, 혈풍창血風瘡(피부소양증)

【방의】 생지황生地黃, 숙지황熟地黃, 당귀當歸는 양혈養血시킨다. 하수오何首烏, 현삼玄參은 자음滋陰시킨다. 모란피牡丹皮, 홍화紅花는 활혈거풍活血祛風시킨다. 백질려白蒺藜, 강잠僵蠶은 식풍지양熄風止痒시킨다. 감초甘草는 윤조潤燥시킨다. 본 처방은 혈허풍조血虛風燥로 피부가 건조하고 가려우며 피가 나는 자에게 활용할 수 있다.

【출처】 《의종금감醫宗金鑑·외과심법요결外科心法要訣》

062 양혈윤부음養血潤膚飮

【처방】 생지황生地黃 15g, 숙지황熟地黃 15g, 천문동天門冬 9g, 맥문동麥門冬 9g, 천화분天花粉 9g, 당귀當歸 9g, 황기黃芪 9g, 승마升麻 6g, 황금黃芩 9g, 도인桃仁 9g, 홍화紅花 9g

【효능】 자음양혈滋陰養血, 윤조지양潤燥止痒

【주치】 피부소양증, 건선의 정지기(혈허풍조형血虛風燥型), 홍피증 등

【방의】 생지황生地黃, 숙지황熟地黃, 천문동天門冬, 맥문동麥門冬, 천화분天花粉은 자음윤조滋陰潤燥시킨다. 황기黃芪, 당귀當歸는 보기양혈補氣養血시킨다. 승마升麻, 황금黃芩은 청열淸熱시킨다. 도인桃仁, 홍화紅花는 활혈거풍活血祛風시킨다. 시일이 오래되어 음陰을 손상하고 혈血을 모손하면 혈허풍조血虛風燥한 증세가 나타난다. 피부는 건조하고 인설鱗屑은 탈락하며 가렵고 설질은 홍강紅絳한 등의 증상에 활용할 수 있다.

【출처】 《외과증치外科證治》[104]

⑥ 소담연견류消痰軟堅類

063 해조옥호탕海藻玉壺湯

【처방】 청피靑皮 6g, 진피陳皮 9g, 반하半夏 9g, 대패모大貝母 9g, 당귀當歸 9g, 천궁川芎 6g, 곤포昆布 9g, 해조海藻 9g, 해대海帶 9g, 연교連翹 9g, 독활獨活 9g, 감초甘草 6g

【효능】 소담연견消痰軟堅

【주치】 영류癭瘤, 담핵痰核, 피부낭충증

---

104 외과증치전서(外科證治全書). 청대 허극창(許克昌), 필법(畢法)이 1831년에 공동편찬한 외과의서이다.

【방의】 청피青皮, 진피陳皮, 반하半夏, 패모貝母는 소담消痰시킨다. 곤포昆布, 해조海藻, 해대海帶는 연견軟堅시킨다. 당귀當歸, 천궁川芎은 활혈活血시킨다. 독활獨活, 연교連翹는 산결散結시킨다. 감초甘草는 반좌反佐의 의미이다.

【출처】《의종금감醫宗金鑑·외과심법요결外科心法要訣》

(2) 환丸, 단丹, 고제膏劑

• **환제丸劑**: 환丸은 완만하다緩는 뜻이다. 완만하게 효과를 얻고자 할 때 사용한다. 장기간 복용이 필요한 만성병에 복용이 간편하다. 또한 변질이 잘 안 되고 휴대가 간편하며 치료효과를 확실하게 하기 위해 탕제湯劑와 번갈아가며 응용이 가능하다. 일반적으로 수환水丸**105**(녹두 크기로 위장에 들어가면 쉽게 용해된다)과 밀환蜜丸**106**(용안핵龍眼核 크기로 위장에 들어가면 용해되는 것이 비교적 완만하다)으로 나눌 수 있다.

• **단제丹劑**: 고정되지 않은 제형劑型이다. 어떤 것은 산제散劑인데 위장에 들어가면 직접 작용하여 약효를 발생시킬 수 있다. 또한 소아에게 쓸 때 조제와 복용이 간편하다. 화독단化毒丹 등이 여기에 속한다. 어떤 것은 환제丸劑인데 소금단小金丹이 여기에 속한다.

• **고제膏劑**: 약재에 물을 가하여 달인 후 그 즙을 취하여 고膏가 될 때까지 재차 졸이고 나서 봉밀蜂蜜을 첨가한다. 물에 타서 복용하기 편하고 보존이 편리하다. 창출고蒼朮膏가 여기에 속한다.

경험방

064 제습환除濕丸

【처방】 건지황乾地黃 180g, 현삼玄參 120g, 단삼丹參 150g, 당귀當歸 90g, 복령茯苓 90g, 택사澤瀉 90g, 백선피白鮮皮 150g, 사상자蛇床子 90g, 지부자地膚子 90g

【조제법】 갈아서 곱게 가루 낸 후 물로 작은 환丸을 만들어 18g씩 포장한다.

【효능】 자음양혈滋陰養血, 제습지양除濕止痒

【주치】 아급성 습진, 만성 음낭습진

---

105 한약가루를 물로 반죽하여 둥글게 만든 환제이다. 처방된 환약가루를 섞은 데다 물을 뿌려 과립을 만들어 한 방향으로 돌리면서 물과 한약가루를 엇바꾸어 뿌린다. 일정한 크기가 되면 꺼내어 크기가 같은 것끼리 골라 40°C에서 말린다.

106 약가루를 정제한 꿀에 반죽하여 둥글게 만든 환약이다.

【용법】 매일 2차례 복용하고 매번 1/2포씩 복용한다. 끓인 물과 함께 삼켜 복용한다.

065 영담환寧蕁丸(1호)

【처방】 생지황生地黃 300g, 당귀當歸 90g, 형개荊芥 90g, 선의蟬衣 60g, 고삼苦參 90g, 백질려白蒺藜 90g, 지모知母 90g, 생석고生石膏 150g, 자초紫草 90g, 도인桃仁 90g, 생감초生甘草 60g

【조제법】 갈아서 곱게 가루 내어 꿀로 환약을 만드는데 환약마다 9g씩으로 만든다.

【효능】 량혈활혈涼血活血, 소풍지양消風止痒

【주치】 급만성 두드러기, 장비색 비강진, 지루성 피부염 등

【용법】 매일 2차례 복용하고 매번 2환씩 복용한다.

066 영담환寧蕁丸(2호)

【처방】 생황기生黃芪 310g, 방풍防風 250g, 초백출炒白朮 250g, 계지桂枝 310g, 백작약白芍藥 310g, 생강生薑 150g, 감초甘草 150g, 대조大棗 310g

【조제법】 갈아서 곱게 가루 내어 꿀로 환약을 만드는데 환약마다 9g씩으로 만든다.

【효능】 고위어풍固衛御風

【주치】 만성 두드러기(풍랭風冷에 접촉하면 나타나는 것)

【용법】 매일 2차례 복용하고 매번 2환씩 복용한다.

067 토복령환土茯苓丸

【처방】 토복령土茯苓 310g, 백선피白鮮皮 125g, 산두근山豆根 250g, 초하거草河車 250g, 황약자黃藥子 125g, 하고초夏枯草 250g

【조제법】 위 약물을 갈아서 곱게 가루 내어 꿀로 환약을 만드는데 환약마다 6g씩으로 만든다.

【효능】 청열해독淸熱解毒

【주치】 건선의 진행기

【용법】 매일 2차례 복용하고 매번 3환씩 복용한다. 끓인 물과 함께 삼켜 복용한다.

068 산백초환山白草丸

【처방】 산두근山豆根 90g, 백선피白鮮皮 90g, 초하거草河車 90g, 하고초夏枯草 45g, 어성초魚腥草 90g, 초삼릉炒三棱 45g, 초아출炒莪朮 45g, 왕불유행王不留行 45g, 대청엽大青葉 45g

【조제법】 위 약물을 갈아서 곱게 가루 내어 꿀로 환약을 만드는데 환약마다 6g씩으로 만든다.

【효능】 청열해독清熱解毒, 산풍연견散風軟堅

【주치】 건선의 정지기에 피부병변이 비교적 두터울 때

【용법】 매일 2차례 복용하고 매번 3환씩 복용한다. 끓인 물과 함께 삼켜 복용한다.

069 지양환止痒丸

【처방】 생지황生地黃 310g, 현삼玄參 90g, 당귀當歸 90g, 홍화紅花 90g, 천초茜草 90g, 백작약白芍藥 90g, 고삼苦參 90g, 창이자蒼耳子 90g, 백질려白蒺藜 90g

【조제법】 위 약물을 갈아서 곱게 가루 내어 꿀로 환약을 만드는데 환약마다 9g씩으로 만든다.

【효능】 윤부지양潤膚止痒

【주치】 피부소양증, 신경피부염, 지루성 피부염

【용법】 매일 2차례 복용하고 매번 1~2환씩 복용한다. 끓인 물과 함께 삼켜 복용한다.

070 생발1호환生髮一號丸

【처방】 생지황生地黃 90g, 숙지황熟地黃 90g, 당귀當歸 90g, 백작약白芍藥 60g, 여정자女貞子 30g, 토사자兎絲子 30g, 강활羌活 30g, 모과木瓜 30g

【조제법】 위 약물을 갈아서 곱게 가루 내어 꿀로 환약을 만드는데 환약마다 9g씩으로 만든다.

【효능】 양혈소풍養血消風

【주치】 지루성 탈모

【방의】 본 처방에서 생지황生地黃, 숙지황熟地黃, 당귀當歸, 백작약白芍藥은 양혈자음養血滋陰시킨다. 토사자兎絲子, 여정자女貞子는 자간익신滋肝益腎시킨다. 강활羌活, 모과木瓜는 거풍지양祛風止痒시킨다. 혈허풍조血虛風燥로 두피에 인설鱗屑이 과다하고 가려우며 두발이 드문드문한 증상에

사용한다.

【용법】 매일 아침저녁으로 각각 1환씩 복용한다. 끓인 물과 함께 삼켜 복용한다.

071 생발2호환生髮二號丸

【처방】 건지황乾地黃 60g, 산약山藥 60g, 구기자枸杞子 60g, 여정자女貞子 60g, 상심자桑椹子 60g, 신곡神曲 30g, 잠사蠶砂 30g

【조제법】 위 약물을 갈아서 곱게 가루 내어 꿀로 환약을 만드는데 환약마다 9g씩으로 만든다.

【효능】 자간익신滋肝益腎, 량혈소풍凉血消風

【주치】 원형탈모증

【방의】 본 처방은 모두 자간익신滋肝益腎하는 약물로서 잠사蠶砂로 거풍조습祛風燥濕하여 보좌한다. 오래 복용하면 약성이 자니滋膩하여 위胃를 상할 수 있으므로 신곡神曲을 사용하여 소화를 돕고 보補하되 체滯하지 않도록 하였다. 칠정七情(우憂, 사思, 공恐, 경驚)으로 인해 간신肝腎을 손상하고 풍風이 안을 따라 생겨 머리카락이 갑자기 빠지는 것에 사용한다.

【용법】 매일 아침저녁으로 각각 1환씩 복용한다. 끓인 물과 함께 삼켜 복용한다.

072 오발환烏髮丸

【처방】 당귀當歸 90g, 흑지마黑芝麻 90g, 여정자女貞子 60g, 한련초旱蓮草 60g, 상심자桑椹子 60g, 측백엽側柏葉 60g

【조제법】 위 약물을 갈아서 곱게 가루 내어 꿀로 환약을 만드는데 환약마다 9g씩으로 만든다.

【효능】 량혈청열凉血淸熱, 자간익신滋肝益腎

【주치】 청소년의 백발증, 원형탈모증

【방의】 당귀當歸는 양혈養血시킨다. 흑지마黑芝麻는 자간신滋肝腎시키고 검은 머리카락이 자라게 한다. 여정자女貞子, 한련초旱蓮草, 상심자桑椹子, 측백엽側柏葉은 자신음滋腎陰, 청혈열淸血熱시킨다. 청소년에게서 혈열血熱로 인해 백발증, 원형탈모증이 나타나고 설질은 홍강紅絳한 증세에 사용한다.

【용법】 매일 아침저녁으로 각각 1환씩 복용한다. 끓인 물과 함께 삼켜 복용한다.

073 내소환內消丸(원래 이름은 허담환虛痰丸)

【처방】 자산갑편말炙山甲片末 250g, 자전충말炙全蟲末 125g, 자오공炙蜈蚣 60g(곱게 가루 낸다), 반모말斑蝥末[107] 30g

【조제법】 위의 각 약물들을 모두 곱게 간다. 나미종자糯米粽子[108] 3개를 돌절구에 넣고 으깨면서 조금씩 위의 약물들을 첨가하는데 환약으로 빚을 수 있을 정도가 될 때까지 으깬 뒤 오동자梧桐子 크기로 빚어서 햇볕에 말려 환약으로 사용할 수 있도록 준비한다.

【효능】 소종연견消腫軟堅

【주치】 옹癰, 저疽, 무명종독無名腫毒(종류腫瘤 포함)

【용법】 매일 3환씩 복용한다. 끓인 물과 함께 삼켜 복용한다.

074 추룡환追龍丸

【처방】 반모斑蝥(초炒하고 건조시킨 뒤 곱게 가루가 될 때까지 간 것) 60g

【조제법】 나미종자糯米粽子를 으깨어 풀처럼 만든다. 따로 반모말斑蝥末을 돌절구 안에다 놓고 차례로 찹쌀 풀을 첨가하여 환으로 빚을 수 있을 정도가 될 때까지 으깬 뒤 메밀 씨앗 크기로 환약을 빚어서(겨자씨보다 약간 크다) 햇볕에 말려 환약으로 사용할 수 있도록 준비한다.

【효능】 내소종핵內消腫核

【주치】 담핵痰核, 영류癭瘤, 음저陰疽, 무명종독無名腫毒

【용법】 매일 1환씩 복용한다. 끓인 물과 함께 삼켜 복용한다(씹으면 안 된다). 많이 복용하면 안 된다.

【주의사항】 비뇨기계통 병을 앓는 환자는 복용할 수 없다. 환약을 복용한 후 소변을 볼 때 찌르듯이 아프고 소변이 나오지 않거나 소변에 피가 섞여 나오는 등의 정황이 보이면 복용을 금지하고 아울러 달걀흰자를 날것으로 복용하면 풀린다.

---

107 반모(斑蝥)는 매우 극독하다.

108 찹쌀을 대나무잎, 대나무껍질, 종려나무 등으로 감싸서 떡처럼 만든 중국 전통음식.

075 두호허담환頭號虛痰丸

【처방】 반모말斑蝥末 30g, 포산갑炮山甲 250g(곱게 가루 낸다)

【조제법】 위와 같다. 찹쌀 풀에다 약물 가루를 첨가하여 으깬 후 녹두 크기로 환약을 만든다.

【효능】 내소종핵內消腫核

【주치】 담핵痰核, 음저陰疽, 영류癭瘤, 무명종독無名腫毒

【용법】 매일 1~2환씩 복용한다. 많이 복용하면 안 된다. 씹을 필요는 없으며 끓인 물과 함께 삼켜 복용한다.

【주의사항】 추룡환追龍丸과 같다.

076 상동단蟓峒丹

【처방】

① 우황牛黃 3g, 사향麝香 3g, 매화빙편梅花冰片 3g

② 자유향炙乳香 9g, 자몰약炙沒藥 9g, 삼삼칠參三七[109] 9g, 아다兒茶[110] 9g, 천죽황天竹黃 9g, 혈갈血竭 9g, 산양혈山羊血[111] 15g

③ 월황月黃[112] 3g 두부로 만든 것

【조제법】 ① 3가지 약물을 따로따로 갈아서 가루로 만든다. ② 7가지 약물을 곱게 가는데 ①과 함께 갈아서 섞는다. ③ 월황月黃을 두부 한 덩어리와 함께 삶아 물로 만든다. 앞의 각 약물들을 모두 합쳐서 밀가루를 재차 더한 후에 풀처럼 적당량을 섞은 다음 으깨어 환약을 만든다. 각각 환약은 축축한 상태로 2g씩 석회상자 안에 보관하여 건조시킨다. 그런 다음 1개씩 밀랍 껍질 안에 봉인하여 포장한다.

【효능】 활혈거어活血祛瘀, 소산종독消散腫毒

【주치】 옹癰, 저疽, 유주流注, 정창주황疔瘡走黃(패독증, 패혈증)

【용법】 매일 반 알씩 복용하며 끓인 물과 함께 삼켜 복용한다.

---

109 삼칠근(三七根)의 다른 이름.

110 아카시아. 활혈지통(活血止痛), 지혈생기(止血生肌), 수습렴창(收濕斂瘡), 청폐화담(淸肺化痰)의 효능이 있다.

111 산양의 피. 활혈(活血), 산어(散瘀), 지통(止血)의 효능이 있다.

112 등황(藤黃)의 다른 이름.

077 탈력환脫力丸

【처방】 침사針砂(쇠부스러기) 적당량, 대조육大棗肉(씨를 제거한 것) 120g

【조제법】 대조육大棗肉을 돌절구에 놓고 짓이겨 흐물흐물하게 만든 후 침사針砂를 조금씩 첨가하여 환약을 만들 정도가 될 때까지 으깬다. 오동자梧桐子 크기로 환약을 만들어 햇볕에 말린다.

【효능】 보혈補血

【주치】 폐옹肺癰(폐농양), 탈력황병脫力黃病(십이지장충병)

【용법】 매일 7환씩 복용하며 쌀미음과 함께 삼킨다.

【주의사항】 복약기간 동안 계란, 밀가루 음식, 비린 어패류, 차 등을 먹지 않도록 한다.

078 두호화독단頭號化毒丹

【처방】 홍승단紅升丹(홍분紅粉) 1.5g, 수은水銀 3g, 대조육大棗肉 10매枚

【조제법】 먼저 대조大棗를 갈라 씨를 제거하고 돌절구 안에 넣어 마치 진흙처럼 흐물흐물하게 으깬 다음 홍분紅粉(곱게 가루 낸 것), 수은水銀을 재차 넣고 다시 으깨는데, 결정이 보이지 않을 정도로 흐물흐물하게 될 때까지 으깬다.

【효능】 청화해독清化解毒

【주치】 소아태독小兒胎毒, 태렴창胎斂瘡(영아습진)

【용법】 매일 좁쌀 크기만큼만 1알씩 떼어 내어 끓인 물과 함께 삼켜 복용한다.

【금기】 복약기간 동안 땅콩, 계란, 비린내가 나는 어패류 등을 먹지 않도록 한다.

079 2호화독단二號化毒丹

【처방】 우황牛黃 1.5g, 경분輕粉 3g

【조제법】 먼저 우황牛黃을 곱게 갈고 다음에는 경분輕粉을 결정이 보이지 않을 때까지 곱게 갈아 모두 섞은 후 단지에 넣어서 밀봉한다.

【효능】 청화해독清化解毒

【주치】 태독胎毒, 태렴창胎斂瘡(영아습진), 두면열독頭面熱毒, 절종癤腫, 대변이 건조하고 비결秘結할 때 쓴다.

【용법】 아이의 크기에 따라 양을 조절하며 매일 0.15g에서 0.3g까지 복용한다. 꿀을 약

간 타서 복용한다.

【주의사항】 복약기간 동안 계란, 땅콩, 비린내가 나는 어패류 등을 먹지 않도록 한다.

080 서황화독단西黃化毒丹

【처방】 우황牛黃 1.5g, 호박말琥珀末 30g

【조제법】 먼저 우황牛黃을 곱게 갈고 다음에는 호박琥珀을 곱게 갈아 모두 섞은 후 단지 안에 넣어둔다.

【효능】 청화해독清化解毒

【주치】 태렴창胎斂瘡(영아습진)에 대변이 모양 있게 나오지 않을 때

【용법】 아이의 크기에 따라 양을 조절하며 매일 0.15g에서 0.3g까지 복용시킨다. 꿀을 약간 타서 복용시킨다.

【주의사항】 복약기간 동안 계란, 비린내가 나는 어패류 등을 먹지 않도록 한다.

상용방

081 서황환犀黃丸

【처방】 유향乳香 30g, 몰약沒藥 30g, 우황牛黃 0.9g, 사향麝香 4.5g

【조제법】 위의 약을 곱게 가루 내어 기장밥 30g과 함께 짓이긴 후 녹두 크기로 환약을 빚는다.

【효능】 청열해독清熱解毒, 소종화견消腫化堅

【주치】 옹癰, 저疽, 종독腫毒, 종류腫瘤

【용법】 매일 2~3차례씩 복용하고 매번 3g씩 복용한다.

【출처】 《외과전생집外科全生集》

082 활혈소염환活血消炎丸(시판되는 기성약)

【처방】 자유향炙乳香 180g, 자몰약炙沒藥 180g, 우황牛黃 4.5g, 창포고菖蒲膏 22.5g

【조제법】 이상의 약물들을 곱게 갈아 가루로 만든 후 창포고菖蒲膏에 넣어 기장밥 90g과 함께 흐물흐물할 때까지 으깨어 녹두 크기로 환약을 빚는다.

【효능】 활혈산옹活血散癰, 소종연견消腫軟堅

【주치】 옹癰, 저疽, 절종癤腫, 창독瘡毒

【용법】 매일 2차례씩 복용하고 매번 3g씩 복용한다.

083 성소환醒消丸

【처방】 자유향炙乳香 30g, 자몰약炙沒藥 30g, 웅정雄精[113] 15g, 사향麝香 4.5g

【조제법】 위 약물들을 갈아 곱게 가루 낸 후 기장밥 30g을 더해 흐물흐물할 때까지 으깨어 녹두 크기로 환약을 빚는다.

【효능】 활혈해독活血解毒, 소종지통消腫止痛

【주치】 옹癰, 저疽, 종독腫毒, 종류腫瘤

【용법】 매일 1~3차례씩 복용하고 매번 3g씩 복용한다.

【출처】 《외과전생집外科全生集》

084 활혈해독환活血解毒丸(시판되는 기성약)

【처방】 유향乳香(초자醋炙) 30g, 몰약沒藥(초자醋炙) 30g, 창포고菖蒲膏 3.6g, 오공蜈蚣 6g, 웅황雄黃 15g

【조제법】 위의 약물들을 갈아서 기장밥 25.5g과 함께 흐물흐물할 때까지 으깬 후 환약을 빚는다.

【효능】 해독소종解毒消腫, 활혈지통活血止痛

【주치】 성소환醒消丸과 같다.

【용법】 매일 2차례씩 복용하고 매번 3g씩 복용한다. 따뜻한 황주黃酒나 끓였다 식힌 물을 따뜻하게 데워서 함께 삼켜 복용한다.

085 소금단小金丹(부연설명: 산결영散結靈)

【처방】 백교향白膠香 45g, 자초오炙草烏 45g, 오령지五靈脂 45g, 지룡地龍 45g, 목별자육木鱉子肉 45g, 자유향炙乳香 22.5g, 자몰약炙沒藥 22.5g, 당귀當歸 22.5g, 사향麝香 9g, 묵회墨灰 3.6g

【조제법】 각각 갈아서 곱게 가루 내어 함께 모으고 나서 찹쌀가루 36g을 풀처럼 사용

113 황색을 띠는 광물성 안료. 웅황보다 약간의 광택을 띠고 색이 더 짙은 것은 독성이 강하기 때문에 거의 쓰이지 않고 있다.

하여 으깬 후에 환약을 빚는다. 알약(건조시킨 상태)마다 무게는 3g으로 한다.

【효능】 소담연견消痰軟堅, 활혈지통活血止痛

【주치】 나력瘰癧, 담핵痰核, 종류腫瘤 등

【용법】 매일 1~2환씩 복용한다.

【출처】《외과전생집外科全生集》

*주: 시중에 있는 "산결영散結靈"은 본 처방에 근거하되 사향麝香 대신 창포고菖蒲膏로 바꾸어 기성약으로 만드는데, 각 단지는 24편片으로 구성되어 있으며 매번 4편片씩 복용하고 매일 2차례 복용한다.

086 방풍통성환防風通聖丸(시판되는 기성약)

【처방】 방풍防風, 형개수荊芥穗, 마황麻黃, 박하薄荷, 당귀當歸, 천궁川芎, 적작약赤芍藥, 백지白芷, 대황大黃, 망초芒硝, 치자梔子, 황금黃芩, 연교連翹, 생석고生石膏, 활석滑石, 길경桔梗, 감초甘草

【조제법】 갈아서 곱게 가루 낸 후 물로 법제하여 환약을 빚는다.

【효능】 사화청열瀉火淸熱, 소풍지양消風止痒

【주치】 두드러기, 습진, 급성 건선, 피부소양증

【용법】 매일 2번 매번 6~9g씩 끓인 물과 함께 삼켜 복용한다.

【출처】《선명론宣明論[114]》 원방은 산제散劑인 것을 고쳐 기성환약으로 만든 것

087 용담사간환龍膽瀉肝丸(시판되는 기성약)

【처방】 생지황生地黃 180g, 용담초龍膽草 180g, 택사澤瀉 180g, 시호柴胡 180g, 치자梔子 90g, 당귀當歸 90g, 황금黃芩 90g, 목통木通 90g, 차전자車前子 90g, 감초甘草 90g

【조제법】 갈아서 곱게 가루 낸 후 물로 법제하여 환약을 빚는다.

【효능】 리습청열利濕淸熱

【주치】 습진, 단독

【용법】 매일 2번 매번 6~9g씩 끓인 물과 함께 삼켜 복용한다.

*주: 용담사간탕龍膽瀉肝湯을 고쳐 기성환약으로 만든 것

---

114 《황제소문선명론방(黃帝素問宣明論方)》으로 금대 유완소(劉完素)가 1172년에 지은 책이다.

088 이묘환二妙丸(시판되는 기성약)

【처방】 창출蒼朮 500g, 황백黃柏 500g

【조제법】 갈아서 곱게 가루 낸 후 물로 법제하여 환약을 빚는다.

【효능】 청열조습淸熱燥濕

【주치】 습진, 만성단독

【용법】 매일 2번 매번 3~9g씩 끓인 물과 함께 삼켜 복용한다.

【출처】 《단계심법丹溪心法》 원방은 이묘산二妙散인 것을 고쳐 기성환약으로 만든 것

089 대황자충환大黃蟅蟲丸(시판되는 기성약)

【처방】 대황大黃 75g, 자충蟅蟲 30g, 맹충虻蟲 60g, 수질水蛭 60g, 제조蠐螬 60g, 생지황生地黃 310g, 도인桃仁 60g, 행인杏仁 60g, 황금黃芩 60g, 적작약赤芍藥 125g, 감초甘草 90g, 건칠乾漆 30g(단煅)

【조제법】 모두 갈아서 곱게 가루 낸 후 꿀로 환약을 만드는데 환약마다 3g씩으로 한다.

【효능】 파혈화어破血化瘀, 연견산결軟堅散結

【주치】 여드름, 주사비

【용법】 매일 2번 매번 1환씩 복용한다.

【주의】 임산부는 복용하지 않는다.

【출처】 《금궤요략金匱要略》

090 치자금화환梔子金花丸(시판되는 기성약)

【처방】 황련黃連 30g, 지모知母 250g, 천화분天花粉 375g, 황백黃柏 375g, 대황大黃 750g, 치자梔子 750g, 황금黃芩 750g

【조제법】 갈아서 곱게 가루 낸 후 물로 법제하여 환약을 빚는다.

【효능】 청열해독淸熱解毒

【주치】 옹癰, 절癤, 창독瘡毒, 대변이 건조하고 비결秘結한 것

【용법】 매일 2번 매번 6g씩 끓인 물과 함께 삼켜 복용한다.

091 가미소요환加味逍遙丸(시판되는 기성약)

【처방】 당귀當歸 30g, 백작약白芍藥 30g, 백출白朮 30g, 복령茯苓 30g, 모란피牡丹皮 45g, 초치자炒梔子 45g, 감초甘草 30g

【조제법】 갈아서 곱게 가루 낸 후 물로 법제하여 환약을 빚는다.

【효능】 서간해울舒肝解鬱, 조화기혈調和氣血

【용법】 매일 2번 매번 6~9g씩 끓였다 식힌 물과 함께 삼켜 복용한다.

【출처】《화제국방和劑局方》 원방은 단치소요산丹梔逍遙散인 것을 고쳐 기성환약으로 만든 것

092 양화환陽和丸

【처방】 육계肉桂 12g, 백개자白芥子 30g, 포강炮薑 12g, 숙부자熟附子 12g

【조제법】 갈아서 곱게 가루 내어 꿀로 환약을 만드는데 환약마다 6g씩으로 한다.

【효능】 온경통락溫經通絡, 회양산한回陽散寒

【주치】 폐색성 혈전 혈관염, 레이노씨 증후군, 망상피반

【용법】 매일 2번씩 매번 1~2환을 복용한다.

【출처】《외과전생집外科全生集》

093 거풍환기환祛風換肌丸

【처방】 대호마大胡麻 60g, 창출蒼朮 60g, 우슬牛膝 60g, 석창포石菖蒲 60g, 고삼苦參 60g, 하수오何首烏 60g, 천화분天花粉 60g, 위령선威靈仙 60g, 당귀當歸 30g, 천궁川芎 30g, 감초甘草 30g

【조제법】 위 약물들을 갈아서 곱게 가루 내어 꿀로 환약을 만드는데 환약마다 9g씩으로 한다.

【효능】 윤기지양潤肌止痒

【주치】 백설풍白屑風(건성 지루성 피부염)

【용법】 매일 2번씩 매번 1~2환을 복용한다.

【출처】《의종금감醫宗金鑑·외과심법요결外科心法要訣》

094 거풍지황환祛風地黃丸

【처방】 생지황生地黃 125g, 숙지황熟地黃 125g, 우슬牛膝 90g, 백질려白蒺藜 90g, 지모知母 60g, 황

백黃柏 60g, 구기자枸杞子 60g, 토사자兎絲子 30g, 독활獨活 30g

【조제법】 갈아서 곱게 가루 내어 꿀로 환약을 만드는데 오동자梧桐子 크기만큼 빚는다.

【효능】 양혈자음윤조養血滋陰潤燥

【주치】 아장풍鵝掌風, 손바닥 갈라짐

【출처】《의종금감醫宗金鑑·외과심법요결外科心法要訣》

095 소패독고小敗毒膏(시판되는 기성약)

【처방】 대황大黃 150g, 적작약赤芍藥 150g, 황백黃柏 150g, 포공영蒲公英 310g, 진피陳皮 125g, 백지白芷 90g, 천화분天花粉 90g, 유향乳香 30g, 당귀當歸 30g, 금은화金銀花 30g, 목별자木鼈子 30g, 감초甘草 30g

【조제법】 솥에 넣고 물로 4번 삶아 약즙을 취한 것을 다시 졸여서 진한 고약으로 만든 뒤 봉밀蜂蜜 750g을 더하여 단지에 보관한다.

【효능】 청열해독清熱解毒, 소종지통消腫止痛

【주치】 창절瘡癤, 종독腫毒

【용법】 각 단지는 60g으로 매일 2번 매번 15g씩 끓인 물에 녹여 복용한다.

096 창출고蒼朮膏

【처방】 1방: 창출蒼朮 1000g

2방: 창출蒼朮 1000g, 당귀當歸 90g, 백선피白鮮皮 60g

【조제법】 위 약물들에 물을 넣고 잇달아 3번 삶아 즙을 취한 뒤에 약한 불로 끓여 진한 고약으로 만든 뒤 봉밀蜂蜜 250g을 더하여 잘 섞어서 고약을 만든다.

【효능】 1방: 건비조습健脾燥濕, 2방: 양혈윤조養血潤燥

【주치】 1방: 만성단독, 2방: 모공성 홍색 비강진, 모공성 태선, 손발각화증, 어린선 등

【용법】 매일 2번씩 매번 1숟가락씩 끓인 물에 녹여 복용한다.

2. 외용약방外用藥方

경험방·상용방

(1) 약고藥膏

약고藥膏는 연고軟膏와 같다. 외과와 피부병에 쓰이는 외용약外用藥 중 가장 많이 쓰이는 제형으로서 약물 및 기제의 2부분으로 구성되어 있다. 대체로 2가지 종류로 나눌 수 있다. ① 중초약中草藥 또는 광물약鑛物藥을 갈아 곱게 가루 낸 후 기제를 가하여 고루 섞어 만든다. 기제는 일반적으로 참기름에 밀랍을 더한 것과 바셀린을 많이 사용한다. ② 중초약中草藥을 식물유植物油에 담가놨다가 끓인 다음 찌꺼기를 제거하고 재차 밀랍을 넣어 녹인 후 고약을 만든다(예: 113번, 123번 처방). 일반적으로 식물유를 사용하여 조제한 고약은 광물유鑛物油로 조제한 유고油膏에 비해 쉽게 스며들고 효과도 좋다. 피부병에 사용하는 고약은 대부분 피부병변에 직접 도포한 뒤 바깥에 노출시켜야지 거즈로 둘러싸지 않는다. 옹癰, 저疽, 정疔, 절癤에 쓰는 고약은 거즈 위에 두껍게 한 겹 도포한 후에 창면瘡面을 그 거즈로 덮고 반창고로 고정시킨다.

097 습독고濕毒膏

【처방】 청대靑黛 150g, 황백말黃柏末 310g, 단석고말煅石膏末 310g, 노감석말蘆甘石末 180g, 오배자말五倍子末 90g

【조제법】 먼저 청대靑黛와 황백黃柏을 곱게 갈고 나서 뒤에 나오는 3가지 약을 함께 간 후 바셀린을 첨가하여 섞어서 30% 연고로 만든다.

【효능】 수습지양收濕止痒

【주치】 만성습진, 균열성습진

【용법】 피부병변 위에 매일 1~2차례씩 도포한다.

098 습진고濕疹膏

【처방】 청대靑黛 60g, 황백말黃柏末 60g, 산화아연(ZnO) 620g, 단석고말煅石膏末 620g, 참기름 620g, 바셀린 930g

【조제법】 청대靑黛를 막자사발에 넣고 잘게 간 후에 황백말黃柏末을 넣고 함께 간다. 그다

음 산화아연을 넣고 함께 갈고 단석고말煅石膏末을 넣고 함께 세밀하도록 갈고 나서 마지막으로 바셀린과 참기름을 넣고 잘 섞어 고약을 만든다.

【효능】 수습지양收濕止痒

【주치】 영아습진 또는 아급성습진에 삼출물이 많지 않을 때

【용법】 피부병변 위에 얇게 도포한다.

099 피습1고皮濕一膏

【처방】 지유말地榆末 620g, 단석고煅石膏 620g, 고반枯礬 30g

【조제법】 위 약물들을 함께 갈아서 바셀린을 첨가한 후에 50~60%의 연고로 만드는데 날씨가 춥거나 더운 것에 따라 농도가 다를 수 있다.

【효능】 수습收濕, 청열清熱, 지양止痒

【주치】 급성, 아급성습진

【용법】 환처에 도포한다.

100 피습2고皮濕二膏

【처방】 밀타승말密陀僧末 930g, 지유말地榆末 460g, 바셀린 2800g

【조제법】 밀타승密陀僧과 지유말地榆末을 함께 간 뒤 바셀린을 첨가하고 섞어 고약을 만든다.

【효능】 수습지양收濕止痒

【주치】 아급성, 만성습진

【용법】 피부병변 위에 도포한다.

101 오석고五石膏

【처방】 청대青黛 9g, 황백말黃柏末 9g, 고반枯礬 9g, 합분蛤粉 60g, 노감석爐甘石 60g, 단석고煅石膏 90g, 활석滑石 12g, 바셀린 370g, 참기름 250ml

【조제법】 이상의 7가지 약물을 모두 갈아 곱게 가루 낸 후 바셀린과 참기름을 안에 넣고 고루 섞어 고약을 만든다.

【효능】 수습지양收濕止痒

【주치】 습진에 삼출물이 많지 않을 때

【용법】 피부병변 위에 얇게 도포한다.

102 박부고薄膚膏

【처방】 밀타승말密陀僧末 620g, 백급말白及末 180g, 경분輕粉 125g, 고반枯礬 30g, 바셀린 1870g

【조제법】 경분輕粉을 결정이 보이지 않을 때까지 곱게 간다. 순서대로 밀타승密陀僧, 백급말白及末, 마지막으로 고반枯礬을 넣고 잘게 가루를 낸다. 바셀린을 첨가하여 섞은 후 연고를 만든다.

【효능】 박부薄膚, 지양止痒

【주치】 만성습진에 피부병변이 비교적 두터운 것

【용법】 피부병변 위에 도포한다.

103 오배자고五倍子膏

【처방】 오배자말五倍子末 310g, 황백말黃柏末 90g, 경분輕粉 60g

【조제법】 경분輕粉을 갈아서 결정이 보이지 않을 때까지 곱게 가루 낸 뒤 오배자말五倍子末, 황백말黃柏末을 함께 갈아서 가루 낸다. 별도로 바셀린 280g, 참기름 180ml을 섞어 적당한 농도로 연고를 만든다.

【효능】 박부薄膚, 지양止痒

【주치】 만성 음낭습진, 신경피부염

【용법】 매일 1~2차례 환처에 얇게 도포한다.

104 낭독고狼毒膏

【처방】 낭독狼毒 90g, 빈랑檳榔 90g, 천초川椒 90g, 사상자蛇床子 90g, 대풍자인大楓子仁 90g, 유황硫黃 90g, 오배자五倍子 90g, 박초朴硝 90g, 황랍黃蠟 250g, 저담즙猪膽汁 10개, 참기름 1300ml

【조제법】 앞의 7개 약물들을 갈아서 곱게 가루 낸 후 체로 거른다. 별도로 참기름을 솥에 넣고 가열하면서 박초朴硝를 조금씩 넣는다(거품이 생길 정도, 밖으로 넘치지 않도록 조심한다). 그다음에 녹인 황랍黃蠟을 첨가하고 저담즙猪膽汁과 약가루를 넣고 모두 섞어 고약을 만든다.

【주치】 만성 음낭습진, 균열성 습진

【용법】 피부병변 위에 도포한다.

【출처】《의종금감醫宗金鑑·외과심법요결外科心法要訣》

105 피지고皮脂膏

【처방】 청대青黛 6g, 황백말黃柏末 6g, 단석고煅石膏 60g, 연교烟膠[115] 60g

【조제법】 이상의 각 약물들을 모두 갈아 가루 낸 후 바셀린 500g을 첨가하고 섞어서 연고로 만든다.

【효능】 수습지양收濕止痒

【주치】 만성습진

【용법】 환처에 도포한다.

106 리부고利膚膏

【처방】 웅황雄黃 125g, 고반枯礬 125g, 송향松香 125g

【조제법】 갈아서 곱게 가루 낸 후 참기름에 섞어 연고로 만든다.

【효능】 수습지양收濕止痒

【주치】 가창㿗瘡(손등의 만성습진)

【용법】 피부병변 위에 도포한다.

107 옥황고玉黃膏

【처방】 당귀當歸 30g, 백지白芷 9g, 강황薑黃 90g, 감초甘草 30g, 경분輕粉 6g, 빙편氷片 6g, 봉백랍蜂白蠟 90~125g

【조제법】 앞의 4가지 약물들을 참기름에 3일 동안 담가놨다가 이후 불 위에서 누렇게 시들 때까지 오래 삶다 불을 빼고 찌꺼기를 제거한다. 경분輕粉, 빙편氷片(미리 가루 내어 준비한 것)을 추가해서 넣은 다음 마지막에 봉백랍蜂白蠟(여름에는 125g, 겨울에는 90g을 가한다)을 첨가한 후 녹여서 식을 때까지 섞고 흔들어 고약으로 만든다.

【효능】 윤기지양潤肌止痒

115 소가죽을 훈증한 것.

【주치】 피부 균열

【용법】 항상 다른 약과 배합하여 피부병을 치료한다.

108 거습고祛濕膏

【처방】 거습산祛濕散(133) 460g, 옥황고玉黃膏 1560g

【조제법】 잘 섞어서 고약으로 만든다.

【효능】 윤부지양潤膚止痒

【주치】 지루성 피부염, 신경피부염(초기)

【용법】 피부병변 위에 얇게 도포한다.

109 신오옥고新五玉膏

【처방】 거습산祛濕散(133) 1560g, 유황말硫黃末 150g, 오배자말五倍子末 150g, 연분鉛粉 150g, 옥황고玉黃膏(107) 2200~2500g

【조제법】 앞의 4가지 약물을 함께 간 뒤에 옥황고玉黃膏를 조금씩 첨가하여 섞은 후 고약으로 만든다. 건조한 느낌이 들면 참기름을 약간 첨가한다.

【효능】 윤기지양潤肌止痒

【주치】 신경피부염, 지루성 피부염

【용법】 피부병변 위에 얇게 도포한다.

110 피선고皮癬膏

【처방】 황백黃柏 25g, 백지白芷 25g, 경분輕粉 25g, 단석고煅石膏 30g, 합분蛤粉 30g, 오배자五倍子 30g, 유황硫黃 15g, 웅황雄黃 15g, 동록銅綠 15g, 장단章丹[116] 15g, 고반枯礬 6g, 담반膽礬 6g

【조제법】 이상의 각 약물들을 모두 깨끗한 가루로 취하여 극도로 고운 입자가 되도록 골고루 간 다음 바셀린 500g을 가하여 섞은 후 고약으로 만든다.

【효능】 윤기지양潤肌止痒

【주치】 신경피부염, 지루성 피부염

【용법】 환처에 도포하는데 매일 1~2회 시행한다.

---

116 연단(鉛丹)(Pb_3O_4)의 다른 이름.

111 마풍고摩風膏

【처방】 마황麻黃 30g, 강활羌活 60g, 승마升麻 12g, 방풍防風 12g, 당귀當歸 9g, 백급白及 6g, 백단향白檀香 6g, 참기름 310ml, 황랍黃蠟 15g

【조제법】 위의 약물들을 참기름 안에 담가놨다 5일 후 약한 불로 누렇게 될 때까지 삶아 찌꺼기를 제거하고 황랍黃蠟을 가하고 녹여서 식을 때까지 잘 섞은 후 고약으로 만든다.

【주치】 면유풍面游風(지루성 피부염)

【용법】 고약을 환처에 도포한다.

【출처】《의종금감醫宗金鑑·외과심법요결外科心法要訣》

112 홍분고紅粉膏

【처방】 홍분紅粉(가루 낸 것) 6g, 옥황고玉黃膏(107) 30g

【조제법】 잘 섞어서 고약으로 만든다.

【효능】 윤기지양潤肌止痒

【주치】 우피선牛皮癬(건선)

【용법】 피부병변 위에 얇게 도포한다(처음 사용할 때 먼저 작은 부위에 시험 삼아 도포하여 과민반응 여부를 관찰한다). 피부병변이 큰 면적인 부위에는 조심해서 사용한다.

113 홍유고紅油膏

【처방】 홍신紅信[117] 250g, 면자유棉子油[118] 2500ml, 황랍黃蠟 250~500g

【조제법】 홍신紅信을 미세한 입자가 되도록 분쇄하여 면자유棉子油와 같이 큰 구리솥 안에다 넣고 알탄 난로 또는 숯불 위에다 올려놓은 뒤 홍신紅信이 누렇게 시든 색이 될 때까지 삶은 후 불을 빼고 식기를 기다린다. 약 찌꺼기를 제거하고 다시 가열하면서 황랍黃蠟 녹인 것(겨울에는 250g, 여름에는 500g)을 넣고 불을 뺀 다음 식을 때까지 섞어 고약으로 만든다(주의사항: 약을 만들 때는 넓은 바깥 공간에서 작업을 하도록 한다. 홍신紅信은 독성이 있기 때문에 삶을 때도 독기가 있으므로 멀리 떨어져 있어야 한다. 기름의 온도가 과도하게 높을 때는 불

---

117 삼산화비소를 함유한 천연광물을 가공한 것으로 비상(砒霜)이라고도 한다. 극독한 성질을 지니고 있다.

118 목화씨 기름.

이 붙어서 타기 쉬우므로 불이 나지 않도록 단단히 방비해야 한다).

【효능】 윤부지양潤膚止痒

【주치】 건선, 손백선, 손발균열

【용법】 한 겹으로 아주 얇게 도포한다. 사용할 때 먼저 시험 삼아 작은 부위에 도포하여 과민반응 여부를 관찰한다. 과민반응이 있으면 사용을 중단한다. 큰 면적의 건선에는 사용을 금한다.

114 고련자고苦楝子膏

【처방】 고련자苦楝子 60g

【조제법】 고련자苦楝子의 껍질을 제거하고 솥 안에 넣어 누렇게 될 때까지 볶는다(태울 때까지 볶으면 안 된다). 곱게 갈아서 가루 낸 후 익힌 돼지기름에 섞어서 풀처럼 만들어 사용하기 좋게 준비해 둔다.

【효능】 살충멸균殺蟲滅菌

【주치】 머리백선(황선黃癬, 백선白癬)

【용법】 먼저 머리를 박박 민 후 매일 한 번씩 머리백선이 있는 부위에 약을 한 번 도포한다. 수일 후 머리카락이 자라면 다시 박박 밀고 다시 위의 약을 바르는데 다 나을 때까지 시행한다.

115 독창고禿瘡膏

【처방】 자초紫草 60g, 백부百部 125g, 참기름 370ml, 박초朴硝 50g, 유황말硫黃末 15g, 장뇌樟腦 6g, 황랍黃蠟 60g

【조제법】 먼저 참기름을 구리솥 안에 넣고 백부百部, 자초紫草를 넣어 삶아 반쯤 흐물흐물해졌을 때 찌꺼기를 제거하고 불을 뺀 후 박초朴硝를 조금씩 넣는다(거품이 일 정도로만 천천히 가한다). 그다음에 유황硫黃, 장뇌樟腦를 넣고 휘저어 섞어주고 마지막으로 황랍黃蠟을 넣고 녹여서 골고루 섞은 후 고약으로 만든다. 효능, 주치, 용법은 위와 같다.

116 월황고月黃膏

【처방】 천초川椒 9g, 등황말藤黃末 25g, 황랍黃蠟 6g, 백랍白蠟 6g, 참기름 30ml

【조제법】 참기름을 구리솥 안에 넣고 뜨겁게 삶은 후 천초川椒를 가하여 타게 될 때까지 볶고 나서 찌꺼기를 제거한다. 녹인 황랍黃蠟, 백랍白蠟을 사기그릇에 넣고 등황말藤黃末을 첨가한 후 섞어서 고약으로 만든다.

【효능】 멸균지양滅菌止痒

【주치】 머리백선

【용법】 머리를 박박 민 후 비눗물로 깨끗하게 씻고 약을 직접 위에 도포한다.

117 거반고去班膏

【처방】 대풍자인大楓子仁 30g, 행인杏仁 30g, 핵도인核桃仁 30g, 홍분紅粉 30g, 장뇌樟腦 30g

【조제법】 먼저 대풍자인大楓子仁, 행인杏仁, 핵도인核桃仁을 아주 잘게 으깨어 홍분紅粉, 장뇌樟腦를 가한 후 다 같이 갈아 진흙처럼 잘게 만든다. 너무 말라 있으면 참기름을 약간 가해서 섞어준다.

【효능】 윤기소반潤肌消班

【주치】 주사비, 여드름, 황갈반

【용법】 매일 한 번씩 도포해 준다(먼저 작은 부위에 도포한 후 과민반응이 있는지 없는지 관찰한다).

118 수정고水晶膏

【처방】 찹쌀 100g, 15% 가성칼륨용액 250ml

【조제법】 찹쌀을 위 용액에 담그고 나서 24시간 뒤 으깨어 투명한 고약으로 만든다.

【효능】 부식腐蝕

【주치】 티눈, 보통사마귀

【용법】 반창고에 구멍을 내서 환부를 덮어씌워서 피부를 보호하고 사마귀 또는 티눈을 노출시킨 뒤 약을 직접 도포하고 반창고로 다시 고정한다. 3일에 한 번씩 약을 갈아주는데 사마귀나 티눈이 탈락할 때까지 시행한다.

119 탕상고燙傷膏

【처방】 생대황말生大黃末 30g, 지유말地楡末 60g, 참기름 500ml, 황랍黃蠟 60g

【조제법】 참기름을 솥에 넣고 가열한 뒤 황랍黃蠟을 넣고 녹인 다음 불을 빼고 약가루를 넣고 골고루 섞어 고약으로 만든다.

【효능】 청화해독清火解毒, 수렴收斂

【주치】 수화탕상水火燙傷(화상)

【용법】 화상 입은 부위에 직접 도포한다.

120 옥로고玉露膏

【처방】 추부용엽秋芙蓉葉(건조후 곱게 가루 내어 가루로 만든 것) 60g, 바셀린 310g

【조제법】 잘 섞어 연고로 만든다.

【효능】 청열소종清熱消腫

【주치】 창절瘡癤, 종독腫毒, 옹癰이 전혀 터지지 않았을 때, 단독丹毒, 대상포진

【용법】 창瘡 부위 위에 직접 도포하고 거즈로 고정시킨다.

121 금황고金黃膏

【처방】 금황산金黃散(139) 60g, 바셀린 310g

【조제법】 잘 섞어서 연고로 만든다.

【효능】【주치】【용법】은 옥로고玉露膏와 같다.

122 사황고四黃膏

【처방】 황련黃連 30g, 황금黃芩 30g, 토대황土大黃 30g, 황백黃柏 30g, 부용엽芙蓉葉 30g, 택란엽澤蘭葉 30g

【조제법】 이상의 약물들을 모두 곱게 갈아 가루 낸다. 별도로 참기름 500ml를 솥에 넣고 가열한 뒤 황랍黃蠟 125g을 넣고 녹인 다음 불을 빼고 다시 상술한 약가루들을 넣고 잘 섞어 고약으로 만든다.

【효능】 청열해독清熱解毒, 소종消腫

【주치】 일절 종독腫毒

【용법】 거즈 덩어리에 약을 한 겹 발라 종괴腫塊 위에 붙인 다음 반창고로 고정시킨다.

123 옥홍고玉紅膏

【처방】 당귀當歸 60g, 감초甘草 35g, 백지白芷 15g, 자초紫草 9g, 혈갈血竭 12g, 경분輕粉 12g, 참기름 500ml, 백랍白蠟 60g

【조제법】 앞의 4가지 약물들을 참기름에 3일 동안 담갔다가 흐물흐물하게 될 때까지 삶은 다음 찌꺼기를 제거하고 백랍白蠟을 넣고 녹인다. 마지막으로 혈갈血竭, 경분輕粉을 갈아서 가루로 만들어 넣고 나서 골고루 흔들어 고약으로 만든다.

【효능】 생기장피生肌長皮

【주치】 궤양면潰瘍面, 렴창臁瘡

【용법】 거즈를 고약에다 담가서 부유물을 제거한 뒤 옥홍고玉紅膏 거즈로 만들어 창면瘡面 위에 덮어둔다.

【출처】《외과정종外科正宗》 생기옥홍고生肌玉紅膏

124 윤기고潤肌膏

【처방】 참기름 125g, 내수유奶酥油[119] 60g, 당귀當歸 15g, 자초紫草 3g, 황랍黃蠟 15g

【조제법】 약물들을 2일 동안 기름 안에 담가놓았다가 약불로 탈 때까지 삶은 후 찌꺼기를 제거하고 황랍黃蠟을 집어넣고 녹인 다음 식을 때까지 흔들어 고약으로 만든다.

【효능】 윤기지양潤肌止痒

【주치】 두피의 백설풍白屑風(건성 지루피부염), 손발균열증

【용법】 한겹으로 얇게 도포한다.

【출처】《의종금감醫宗金鑑·외과심법요결外科心法要訣》

(2) 고약膏藥

고약膏藥은 현대의 경고硬膏와 같으며 2종류로 나눌 수 있다. 하나는 피마자와 송진, 약물을 수차례에 걸쳐 분쇄하고 으깨는 과정을 통해 만드는 것이고(125~127), 다른 하나는 중초약中草藥을 식물기름에 담갔다가 시들시들해질 때까지 삶아 찌꺼기를 제거한 후 다시 높은 온도로 기름이 물속에서 흩어지다가 다시 모일 때까지 삶는다. 장단章丹을 가해서 연기가 없어질 때까지 급하게 섞은 후 식어 응고될 때까지 기다려 만든다(128).

---

119 소, 양의 젖에서 얻어낸 유지방. 장족(藏族)과 몽골족이 즐겨 마시는 식품의 일종.

125 정절고疔癤膏

【처방】 은주銀朱[120] 15g, 장단章丹 15g, 경분輕粉 4.5g, 부드러운 송진 125g, 피마자유 30ml, 바세린 18g

【조제법】 경분輕粉을 곱게 간 뒤에 은주銀朱, 장단章丹와 같이 섞는다. 별도로 피마자유를 구리솥 안에 넣고 가열한 뒤 송진을 넣고 녹인 다음 다시 바셀린을 가하여 잘 섞어준다. 마지막에 약가루들을 넣고 잘 섞어서 경고硬膏로 만든다.

【효능】 발독궤파拔毒潰破

【주치】 정창疔瘡, 절종癤腫

【용법】 고약을 적당량 덜어 창두瘡頭 위에 도포하고 외용 거즈와 반창고로 고정한다. 또는 발독고拔毒膏 1장을 쓰기도 하는데 고약을 적당량 덜어 창두瘡頭를 겨냥하여 붙인다.

126 홍천추고紅千捶膏

【처방】 부드러운 송진 500g, 은주銀朱 105g, 피마자육 300g, 자유항炙乳香 36g, 자몰약炙沒藥 36g, 사향 2.4g

【조제법】 피마자육을 먼저 흐물흐물해지도록 으깬 후에 송진, 유향乳香, 몰약沒藥, 은주銀朱를 가해 천 번쯤 으깬다. 마지막에 사향(곱게 갈아놓은 것)을 가해 다시 모두 으깬 후 경고硬膏로 만들어 오지동이에 넣어둔다.

【효능】 제독발농提毒拔膿

【주치】 정疔, 창瘡, 절癤의 대가리가 궤농潰膿되지 않을 때, 선황두鱔癀頭(천굴성 모낭염)

【용법】 물을 멀리하고 데워 녹여 두꺼운 종이 위에 발라 환처에 붙인다.

127 녹천추고綠千捶膏

【처방】 토목별자土木鱉子(껍질을 제거한 것) 5개, 부드러운 송진 125g, 동록銅綠(곱게 가루 낸 것) 3g, 유향乳香 6g, 몰약沒藥 6g, 피마자(껍질을 제거한 것) 21g, 파두인巴豆仁 15g, 행인杏仁 3g

【조제법】 위 약물들을 돌절구 안에 넣고 천 번쯤 으깨어 끈끈한 고약이 되도록 한다. 사용할 때는 물을 멀리하고 열로 데운 후 대나무 막대에 약을 얹고 나서 기름종이 위에 펴발라 고약으로 만든다.

---

120 주사(朱砂)의 다른 이름.

【효능】 발독제농拔毒提膿

【주치】 선황두鱔癀頭(천굴성 모낭염)

【용법】 약간 데워서 따뜻한 상태로 창瘡 위에 붙이고 3일에 한 번씩 갈아준다. 다 나을 때까지 시행한다.

【출처】《의종금감醫宗金鑑·외과심법요결外科心法要訣》

128 독각연고獨角蓮膏(시판되는 기성약)

【처방】 ① 독각연獨角蓮 45g, 조각자皂角刺 45g, 백지白芷 45g, 방기防己 45g, 금은화金銀花 45g, 연교連翹 45g, 생남성生南星 45g, 자위피刺猬皮 45g, 산갑편山甲片 45g, 당귀當歸 45g, 해동피海桐皮 45g, 소목蘇木 45g, 해대海帶 45g, 대마인大麻仁 45g, 희렴초豨薟草 45g, 건섬乾蟾 3개 ② 유향乳香 35g, 몰약沒藥 35g, 혈여血餘 45g

【조제법】 참기름 6000ml를 큰 쇠솥에 넣고 ①에 언급된 약물들을 가하여 넣은 뒤 흐물흐물하게 될 때까지 삶은 후 찌꺼기를 제거한다. 다시 강한 불로 기름이 물속에서 흩어지다가 다시 모일 때까지 삶았다가 불에서 떼고 장단章丹(겨울철에는 약 2500g, 여름철에는 약 3000g)을 투입한 후 쇠막대기로 기름이 검은색으로 점점 변할 때까지 급히 휘저어준다. 마지막에 차갑게 굳힌 다음 ②에 언급된 약물들을 넣고 모두 섞어 고약으로 만든다.

【효능】 제농발독提膿拔毒, 소종연견消腫軟堅

【주치】 절종癤腫, 모낭염(고약을 작은 사이즈로 사용), 반량흘탑瘢痕疙瘩, 신경피부염(두터운 고약을 큰 사이즈로 고약을 사용)

【용법】 두꺼운 종이에 큰 사이즈, 중간 사이즈, 작은 사이즈의 3가지 사이즈로 두께를 조절하여 고약을 펴서 바른다. 사용할 때는 고약을 데워 녹인 다음 환처에 붙인다.

【출처】 경험방

(3) 산제散劑

산제散劑는 일반적으로 가루약(약분藥粉) 또는 가루약(약면藥面)으로 부른다. 단미제 또는 여러 약물로 구성된 복방(식물, 광물, 동물약을 포함한다)을 빻거나 가는 과정을 통해 가루로 만들기 때문에 그러한 이름이 붙었다. 그중에 삼약滲藥은 궤양면潰瘍面에 직접 스며들기 때문에 수비水飛법을 사용하거나 또는 촘촘한 체로 치는 과정을 통해 극도로 미세하게 연마해야 한다. 산제散劑는 사용범위가 비교적 넓으므로 용법 역시 같지 않다.

• **수습지양**收濕止痒(129~132): 피부병에 사용하며 일반적으로 식물유를 섞어서 호제糊劑로 만들어 창면瘡面에 도포한다. 삼출물이 많을 때는 창면瘡面에 뿌리기도 한다.

• **청열소종**淸熱消腫(135~140): 농포성膿疱性 피부병에 사용하며 모두 식물유에 섞어 도포한다. 소염퇴종消炎退腫을 목적으로 사용할 때는 꿀물 또는 찻물에 섞어 붙인다.

• **화부생기**化腐生肌(142~148): 모두 참약摻藥[121]으로 일반적으로 창면瘡面에 직접 칠하는데 지나치게 많은 것은 적당하지 않으며 농강膿腔이나 누공이 있으면 화부약化腐藥을 약염藥捻[122]법을 이용해 삽입해야 한다.

• **취구산**吹口散(151~153): 취약관吹藥管을 사용하여 약을 구강 또는 인후에 불어넣는다.

129 청백산青白散

【처방】 청대青黛 30g, 해표초말海螵蛸末 90g, 단석고말煅石膏末 370g, 빙편冰片 3g

【조제법】 청대青黛를 곱게 가루 낸 다음 해표초말海螵蛸末을 첨가하여 함께 간 후에 단석고말煅石膏末을 첨가하여 함께 간다. 빙편冰片을 막자사발 안에 넣고 살살 곱게 간 다음 위 약물들을 약간 넣어 함께 갈고 재차 나머지 약가루들을 더해 함께 간다.

【효능】 수습지양收濕止痒, 소염퇴종消炎退腫

【주치】 습진, 과민성 피부염

【용법】 삼출물이 많을 때는 약가루를 위에다 칠한다. 삼출물이 많지 않을 때는 참기름에 섞어 붙인다.

130 습진분濕疹粉

【처방】 단석고말煅石膏末 310g, 고반말枯礬末 150g, 백지말白芷末 60g, 빙편冰片 15g

【조제법】 빙편冰片과 백지말白芷末을 갈아서 곱게 가루 낸 뒤 단석고말煅石膏末, 고반말枯礬末을 가하여 모두 갈아서 매우 미세한 가루로 만든다.

【효능】 수습지양收濕止痒

【주치】 습진, 각습기脚濕氣

---

121 소량의 약가루를 고약 가운데에 넣고 피부병변에 붙이는 외용약.

122 약을 적신 종이끈 또는 거즈를 상처 입구나 창구(瘡口) 안에 넣는 것.

【용법】 삼출물이 많을 때는 약가루를 칠한다. 삼출물이 많지 않을 때는 식물유에 섞어서 풀처럼 만들어 도포하며 다른 고약에 넣어 외용할 수 있다.

131 수습분收濕粉

【처방】 연분鉛粉 310g, 송진가루 310g, 고반枯礬 310g, 오배자말五倍子末 150g

【조제법】 위 약물들을 갈아서 고운 가루로 만들어 잘 섞는다.

【효능】 수습지양收濕止痒

【주치】 습진에 삼출물이 많을 때

【용법】 약가루를 직접 피부병변 위에다 칠한다. 또는 참기름에 섞어 창면瘡面에 붙이기도 한다.

132 습독약濕毒藥

【처방】 밀타승말密陀僧末 500g, 빙편冰片 1.5g

【조제법】 모두 갈아서 가루로 만든다.

【효능】 수습지양收濕止痒

【주치】 만성습진, 황수창黃水瘡(농포창), 인창洇瘡(기저귀 피부염)

【용법】 참기름 또는 유채기름에 섞어 붙인다. 삼출물이 많을 때는 직접 칠한다.

【출처】 장씨경험방章氏經驗方

133 거습산祛濕散

【처방】 황백말黃柏末 30g, 백지말白芷末 30g, 경분輕粉 30g, 단석고煅石膏 60g, 빙편冰片 6g

【조제법】 먼저 경분輕粉, 빙편冰片을 곱게 간 뒤 다른 약가루들과 함께 곱게 갈아서 아주 고르게 만든다.

【효능】 거습지양祛濕止痒

【용법】 항상 오석고五石膏, 옥황고玉黃膏, 습독고濕毒膏 등 다른 고약과 혼합한 후 같이 사용한다.

134 발제산髮際散

【처방】 오배자말五倍子末 310g, 웅황말雄黃末 30g, 고반말枯礬末 30g

【조제법】 먼저 웅황雄黃과 고반枯礬을 곱게 가루 낸 후에 오배자말五倍子末을 넣고 다 같이 간다.

【효능】 멸균지양滅菌止痒, 수습화독收濕化毒

【주치】 모낭염, 농포창, 습진 감염시

【용법】 모낭염에는 참기름 또는 식초에 섞어서 창瘡 위에 붙인다. 농포창이나 습진에 감염 시 습진분濕疹粉과 일대일로 혼합하여 참기름에 섞어 도포한다.

135 사황산四黃散

【처방】 대황말大黃末 15g, 황백말黃柏末 15g, 웅황말雄黃末 15g, 유황말硫黃末 15g

【조제법】 이상 약물들을 다 함께 갈아 미세한 가루로 만든다.

【효능】 청열清熱, 해독解毒, 소종消腫

【주치】 발제창髮際瘡(모낭염), 절종癤腫, 농포창膿疱瘡

【용법】 참기름에 섞어 도포한다.

136 귀판산龜板散(시판되는 기성약)

【처방】 귀갑말龜甲末 620g, 황련黃連 30g, 홍분紅粉 15g, 빙편冰片 3g

【조제법】 모두 갈아 미세한 가루로 만든다.

【효능】 수습지양收濕止痒, 거부생기去腐生肌

【주치】 습진, 황수창黃水瘡(농포창), 발제창髮際瘡(모낭염) 등

【용법】 참기름에 섞어 도포한다.

137 삼황단三黃丹

【처방】 대황大黃 90g, 황백黃柏 30g, 황련黃連 9g, 단석고煅石膏 60g, 고반枯礬 180g

【조제법】 이상의 약물들을 모두 갈아 미세한 가루로 만든다.

【효능】 청열清熱, 해독解毒, 수습收濕

【주치】 황수창黃水瘡(농포창)

【용법】 참기름에 섞어 도포하며 매일 1차례 도포한다.

138 웅사산雄麝散

【처방】 사향麝香 3g, 웅황雄黃 90g

【조제법】 먼저 사향麝香을 막자사발 안에 넣고 웅황雄黃을 조금 넣어 갈면서 섞는다. 다음에 나머지 웅황雄黃을 가해 다 같이 갈아서 아주 미세하게 만든 후 자기병 안에 보관하며 공기가 새지 않도록 한다.

【효능】 소산종독消散腫毒

【주치】 옹종癰腫(종양腫瘍), 유주流注(농양膿瘍)

【용법】 소량의 약을 고약 위에다 뿌린 후에 데워서 녹여 환처에 붙인다.

【출처】 장씨경험방章氏經驗方

139 금황산金黃散(시판되는 기성약)

【처방】 천화분天花粉 60g, 황백黃柏 60g, 대황大黃 60g, 강황薑黃 60g, 창출蒼朮 18g, 진피陳皮 18g, 후박厚朴 18g, 백지白芷 18g, 남성南星 18g, 감초甘草 18g

【조제법】 위 약물들을 다 같이 갈아 미세한 가루로 만든다.

【효능】 청열해독清熱解毒, 소종지통消腫止痛

【주치】 옹종癰腫, 단독丹毒, 대상포진, 농포창膿疱瘡

【용법】 꿀물 또는 찻물에 섞어서 붙인다.

【출처】 《외과정종外科正宗》 원래 이름은 여의금황산如意金黃散

140 전도산顚倒散

【처방】 대황大黃, 유황硫黃 등분

【조제법】 갈아서 가루 낸다.

【효능】 청열화독清熱化毒

【주치】 주사비, 분자粉刺(여드름)

【용법】 찻물에 섞어서 도포한다. 저녁에 얼굴에 바르고 아침에 씻어서 없앤다.

【출처】 《의종금감醫宗金鑑·외과심법요결外科心法要訣》

141 각기분[脚氣粉]

【처방】 육일산[六一散] 9g, 고반[枯礬] 3g

【조제법】 갈아서 미세한 가루로 만든다.

【효능】 수습지양[收濕止痒]

【주치】 각기[脚氣]에 삼출물이 있을 때, 가려움을 동반한 미란[糜爛]

【용법】 발의 솔기 부분에 칠한다.

142 옥기단[玉肌丹], 오오단[五五丹], 중승단[重升丹]

【처방】

① 옥기단[玉肌丹]: 홍승단[紅升丹](홍분[紅粉]) 1.5g, 생석고[生石膏] 150g

② 오오단[五五丹]: 홍승단[紅升丹](홍분[紅粉]) 15g, 생석고[生石膏] 150g

③ 중승단[重升丹]: 홍승단[紅升丹](홍분[紅粉]) 15g, 생석고[生石膏] 30g

【조제법】 먼저 홍승[紅升]을 막자사발 안에 넣고 미세하게 간다. 다음 생석고[生石膏]를 가해 매우 미세한 가루가 되도록 간다. 갈색 유리병 안에 넣고 빛이 닿지 않는 곳에 보관한다.

【효능】 발독제농[拔毒提膿], 거부생신[去腐生新]

【주치】 옹저[癰疽]가 궤후[潰後]된 것

【용법】 이상의 3가지 약물들을 창독[瘡毒]의 경중에 따라 선택해서 사용한다. 목화솜에 약을 약간 찍어 창면[瘡面] 위에 가볍게 칠하거나 약염[藥捻](약조[藥條])법으로 약을 찍어 창구[瘡口]로 삽입한다.

143 구황단[九黃丹]

【처방】 웅황[雄黃] 6g, 월석[月石][123] 6g, 홍승[紅升][124] 9g, 단석고[煅石膏] 18g, 주사[朱砂] 3g, 천패모말[川貝母末] 6g, 자유향[炙乳香] 6g, 자몰약[炙沒藥] 6g, 빙편[冰片] 1g

【조제법】 이상의 각 약물들을 구별하여 곱게 가루 낸 다음 합하여 아주 곱게 갈아서 잘 섞어준다. 사기애자 또는 갈색 유리병 안에 넣는다. 빛이 닿지 않는 곳에 보관한다.

---

123 붕사(硼砂)의 다른 이름.

124 홍분(紅粉)의 다른 이름.

【효능】 발독제농拔毒提膿, 거부생신去腐生新

【주치】 정疔, 옹癰, 저疽, 궤양潰瘍

【용법】 약을 조금만 하여 창면瘡面 위에 칠한다.

144 발정산拔疔散

【처방】

① 현삼초건연말玄參炒乾研末 9g, 혈갈말血竭末 9g, 자유향炙乳香 3g, 자몰약炙沒藥 3g, 반모斑蝥 7마리, 전갈초건全蝎炒乾 3마리, 사향麝香 0.3g, 빙편冰片 2g

② 벽정壁丁 30g, 자석磁石 18g, 웅황雄黃 6g, 대오공大蜈蚣 8마리, 전갈全蝎 6마리, 모정향母丁香 10개, 공정향公丁香 10개, 사향麝香 0.6g , 빙편冰片 3g

【조제법】 이상의 각 약물들을 조금씩 갈아서 고운 가루로 만든 후 사기애자에 넣어두는데 공기가 새지 않도록 한다.

【효능】 발정독拔疔毒

【주치】 얼굴의 정창疔瘡

【용법】 발독고拔毒膏 1장 가운데에 약을 소량 발라서 창두瘡頭 위에 붙인다.

145 홍분사조紅粉紗條

【처방】 홍분말紅粉末 25g, 주사말朱砂末 6g, 옥홍고玉紅膏 125g

【조제법】 위 약을 녹여 크기가 다르도록 거즈를 잘라서 약 안에 담가놨다가 고압 소독의 과정을 거친 후 환부에 사용할 수 있도록 준비한다.

【효능】 제독거부提毒祛腐

【주치】 궤양면潰瘍面

【용법】 궤양면潰瘍面에 직접 붙인 후 거즈와 반창고로 고정한다.

146 칠층단七層丹

【처방】 은주銀朱 60g, 장단章丹 125g, 동록銅綠 30g, 송진 250g

【조제법】 이상의 각 약물들을 차례대로 막자사발 안에 넣고 매우 고운 가루로 갈아낸다.

【효능】 발독거부拔毒袪腐

【주치】 소퇴렴창小腿臁瘡에 창면瘡面의 썩은 살이 깨끗하지 않을 때

【용법】 참기름에 섞어 창면瘡面에 펴서 붙인다. 새로운 육아肉芽가 생기면 생기약生肌藥으로 바꾸어 사용한다.

147 도화단桃花丹

【처방】 장단章丹 3g, 생석고生石膏 60g

【조제법】 장단章丹을 막자사발 안에 넣어 미세하게 갈아준다. 다음 석고石膏를 가하여 아주 고운 가루가 될 때까지 갈아준다.

【효능】 생기장육生肌長肉

【주치】 궤양창면潰瘍瘡面에 썩은 살이 깨끗하지 않거나 새살이 노출되었을 때

【용법】 조금 덜어 창면瘡面에 바른다.

148 생기산生肌散

【처방】 경분輕粉 30g, 혈갈말血竭末 9g, 용골말龍骨末 9g, 자유향炙乳香 3g, 단석고말煅石膏末 30g, 적석지말赤石脂末 30g

【조제법】 이상의 각 약물들을 차례대로 넣고 고운 가루가 될 때까지 갈아준다. 단지에 보관하여 사용할 수 있게 준비한다.

【효능】 생기장육生肌長肉

【주치】 궤양창면潰瘍瘡面에 썩은 살이 깨끗하지 않거나 새살이 노출되었을 때

【용법】 조금 덜어 창면瘡面에 직접 뿌린 후 옥홍고사조玉紅膏紗條로 덮고 다시 붕대나 거즈, 반창고 등으로 덮는다.

149 평육산平肉散

【처방】 동록銅綠 30g을 고운 가루로 갈아낸 것

【효능】 평식노육平蝕胬肉

【주치】 창구瘡口에 육아肉芽가 과도하게 있을 때

【효능】 창면瘡面에 직접 뿌린다.

150 천금산千金散

【처방】 유향乳香 15g, 몰약沒藥 15g, 경분輕粉 15g, 주사朱砂 15g, 백신白信[125] 15g, 적석지赤石脂 15g, 오배자五倍子 15g, 초제사함석醋制蛇含石 15g, 웅황雄黃 15g

【조제법】 이상의 약물들을 모두 갈아서 고운 가루로 만든 뒤 단지에 보관하여 사용할 수 있게 준비한다.

【효능】 부식악육腐蝕惡肉

【주치】 보통사마귀, 티눈

【용법】 약가루를 끓여 식힌 물에 섞어 환처에 도포한 후 거즈와 반창고로 고정시킨다. 3일에 한 번 갈아준다.

151 홍취산紅吹散

【처방】 주사朱砂 2.5g, 월석月石 9g, 원명분元明粉 9g, 오적골烏賊骨 8g, 단석고煅石膏 1.5g, 서과상西瓜霜 3g, 빙편冰片 1.5g

【조제법】 이상의 각 약물들을 순서대로 막자사발 안에 넣고 갈아서 고운 가루로 만든 뒤 단지에 보관하며 공기가 새지 않도록 한다.

【효능】 거부생신祛腐生新, 리인소종利咽消腫

【주치】 구미口糜, 구감口疳, 설쇄舌碎, 아감牙疳, 인후병의 모든 증세

【용법】 취약관吹藥管으로 약을 환처에 불어 넣는다.

152 황취산黃吹散

【처방】 우황牛黃 0.3g, 월석月石 30g, 빙편冰片 1.5g

【조제법】 먼저 우황牛黃을 막자사발 안에 넣고 곱게 간 다음 월석月石을 가하여 곱게 갈아준다. 마지막에 빙편冰片을 가해 곱게 갈아서 단지에 넣고 공기가 새지 않도록 보관한다.

【효능】 청열리인淸熱利咽

【주치】 인후종통咽喉腫痛, 미란糜爛, 구미口糜, 설쇄舌碎

【용법】 취약관吹藥管으로 약을 안에다 불어 넣는다.

---

125 삼산화이비소, 극독한 성질을 가지고 있다.

153 청취산青吹散

【처방】 청대青黛 3g, 박하엽말薄荷葉末 1g, 황백말黃柏末 2g, 천황련말川黃連末 1.5g, 단석고煅石膏 9g, 단월석煅月石 18g, 빙편冰片 3g

【조제법】 먼저 앞의 4가지 약을 갈아서 섞은 뒤 단석고煅石膏, 단월석煅月石을 순서대로 넣고 곱게 갈아준 다음 마지막으로 빙편冰片을 가하여 곱게 갈아준다. 단지에 넣고 공기가 새지 않도록 보관한다.

【주치】 구창口瘡, 설미舌糜, 인후병咽喉病

【용법】 약관藥管을 환처에 불어 넣는다.

(4) 찰약擦藥

찰약擦藥은 4가지 종류를 포괄한다.

① **정제酊劑**(154~159): 약물을 술이나 식초에 두며 7일에서 1개월 동안 담갔다가 찌꺼기를 제거하고 사용할 준비를 한다. 살충지양殺蟲止痒하는 효능이 있어 선병癬病에 많이 사용한다.

② **세제洗劑**(160~161): 가루약을 증류수, 글리세린과 혼합하여 만든다. 피부병에 사용하는데 제습지양除濕止痒하는 효능이 있다.

③ **도찰제塗擦劑**(162~163): 약가루로 만든 후 오이꼭지 등에 약을 찍어 반복해서 문지른다. 한반汗斑 등의 증상에 사용한다.

④ **유제油劑**(165~167): 계란을 녹여 그 기름을 취하는데 일반적으로 윤부지양潤膚止痒하는 작용이 있다.

154 양제근주羊蹄根酒(1호선약수一號癬藥水)

【처방】 양제근羊蹄根(토대황土大黃) 180g, 토근피土槿皮 180g, 제천오制川烏 30g, 빈랑檳榔 30g, 백부百部 30g, 해동피海桐皮 30g, 백선피白鮮皮 30g, 고삼苦參 30g, 사상자蛇床子 15g, 천금자千金子 15g, 지부자地膚子 15g, 번목별番木鱉 15g, 사의蛇衣 15g, 대풍자大楓子 15g, 오공말蜈蚣末 9g, 백신白信 6g, 반모斑蝥 6g(천으로 싼다)

【조제법】 이상의 각 약물들을 고량주 2500ml에 넣고 입구가 큰 단지 안에서 밀봉하여 보름에서 1개월 동안 담가놨다가 약 찌꺼기를 제거하고 사용할 수 있게 준비한다.

【효능】 멸균지양滅菌止痒

【주치】 체부백선, 발백선, 신경피부염

【용법】 붓으로 약을 찍어 바른다.

155 2호선약수二號癬藥水

【처방】 토근피土槿皮 1250g, 천금자千金子 6g, 반모斑蝥 40마리(천으로 싼다)

【조제법】 백주(고량주) 5000ml에 위의 약을 넣고 입구가 큰 단지에 넣고 밀봉한 뒤 보름에서 1개월 동안 담가놨다가 찌꺼기를 제거하고 사용할 수 있도록 준비한다.

【효능】 멸균지양滅菌止痒

【주치】 체부백선, 어루러기, 단순비강진(도화선桃花癬)

【용법】 매일 1~2차례 붓으로 칠하듯이 도포한다.

156 반모초斑蝥醋(3호선약수三號癬藥水)

【처방】

① 토근피土槿皮 180g, 사상자蛇床子 125g, 백부百部 125g, 반모斑蝥 3g(천에다 싼다)

② 유황硫黃 125g, 장뇌樟腦 18g, 백신白信 18g, 경분輕粉 18g 갈아서 고운 가루로 만든다.

【조제법】 먼저 ①의 약물들을 쌀식초 5000ml에 넣어 1개월 동안 담근 후 찌꺼기를 제거하고 다시 ②의 약물들을 넣는다.

【효능】 멸균지양滅菌止痒

【주치】 신경피부염, 머리백선, 발백선, 체부백선

【용법】 사용할 때는 잘 흔들어준 다음 붓으로 찍어 바른다.

157 피선수皮癬水

【처방】 토근피土槿皮 620g, 자형피紫荊皮 310g, 고삼苦參 310g, 고련근피苦楝根皮 150g, 생지유生地榆 150g, 천금자千金子 50알, 반모斑蝥 100마리(천으로 싼다), 오공蜈蚣 30마리, 장뇌樟腦 310g

【조제법】 앞의 5가지 약물들을 잘게 부수어 굵은 입자로 만든 뒤 큰 단지 안에다 넣고 75% 알코올 5000ml를 넣는다. 아울러 반모斑蝥, 천금자千金子 등을 넣고 밀봉하여 1~2주간 담근 후 약 찌꺼기를 걸러서 제거하고 다시 장뇌樟腦를 넣어 녹인 후 사용할 수 있도록 준

비한다.

【효능】 멸균지양滅菌止痒

【주치】 건선, 체부백선, 신경피부염

【용법】 붓으로 쓸듯이 피부병변에 도포한다.

158 보선수普癬水

【처방】 생지유生地榆 50g, 고련자苦楝子 50g, 천근피川槿皮 95g, 반모斑蝥 1.5g(천으로 싼다)

【조제법】 앞의 3가지 약물을 부수어 굵은 입자로 만든 뒤 입이 큰 단지 안에다 넣고 75% 알코올(또는 백주) 1000ml를 붓고 밀봉한다. 2주 동안 담근 후 찌꺼기를 제거하고 사용할 수 있도록 준비한다.

【효능】 살충지양殺蟲止痒

【주치】 체부백선, 신경피부염, 화반선花斑癬

【용법】 매일 1~2차례 도포한다.

159 고삼주苦參酒

【처방】 고삼苦參 310g, 백부百部 90g, 야국화野菊花 90g, 풍안초風眼草[126] 90g, 장뇌樟腦 125g

【조제법】 앞의 4가지 약물들을 입구가 큰 단지 안에 넣고 75% 알코올(또는 백주) 5000ml를 붓고 7일 동안 담근 후 찌꺼기를 제거하고 장뇌樟腦를 넣고 녹인 후 사용할 수 있도록 준비한다.

【효능】 멸균지양滅菌止痒

【주치】 지루피부염, 피부소양증, 단순비강진, 장미색 비강진 등

【용법】 매일 1~2차례 붓으로 쓸듯이 도포한다.

160 구화분세제九華粉洗劑

【처방】 주사朱砂 18g, 천패모川貝母 18g, 용골龍骨 120g, 월석月石 90g, 활석滑石 620g, 빙편冰片 18g

【조제법】 위의 각 약물들을 갈아서 곱게 가루 낸 다음 섞는다. 약가루 30g을 글리세린 30g, 증류수 1000ml와 배합하여 세제洗劑로 만든다.

---

126 봉안초(鳳眼草), 가죽나무의 다른 이름.

【효능】 수습지양收濕止痒

【주치】 지루피부염, 구진성 습진

【용법】 붓으로 쓸듯이 도포한다.

161 삼석수三石水

【처방】 노감석爐甘石 90g, 활석滑石 90g, 적석지赤石脂 90g, 빙편冰片 9g, 글리세린 150ml

【조제법】 위의 각 약물들을 갈아서 고운 가루로 만든 다음 증류수 10000ml에 넣은 후 마지막에 글리세린을 첨가하여 배합하여 약수藥水로 만든다.

【효능】 수습지양收濕止痒

【주치】 구진성 습진, 피부소양증, 지루피부염, 과민성 피부염

【용법】 사용할 때 잘 흔들어서 붓으로 쓸듯이 피부병변에 도포한다.

162 한반찰제汗班擦劑

【처방】 밀타승密陀僧 30g, 유황硫黃 30g, 백부자白附子 15g

【조제법】 모두 곱게 가루 낸다.

【효능】 멸균제선滅菌除癬

【주치】 화반선花斑癬(어루러기)

【용법】 식초에 섞어 풀 모양으로 만들어 매일 오이꼭지로(없을 때는 거즈 안에 목화솜을 채워넣은 후 묶어 빗자루처럼 만들어 대용한다) 약을 찍어 한 번 문지른다. 1일 2차례 시행한다.

163 주사비찰제酒皶鼻擦劑

【처방】 경분輕粉 6g, 행인杏仁 12g, 유황硫黃 12g

【조제법】 경분輕粉을 곱게 가루 낸 다음 행인杏仁을 가해 함께 갈아준다. 마지막에 유황硫黃을 넣어 갈아서 섞는다.

【주치】 주사비酒皶鼻, 분자粉刺(여드름)

【용법】 손가락으로 깨끗이 씻어낸 후 약을 찍어 환처에 문지른다.

164 액취찰제腋臭擦劑

【처방】 밀타승말密陀僧末 15g, 홍분紅粉 9g

【조제법】 곱게 가루 낸다.

【주치】 액취증

【용법】 손가락 끝으로 약을 찍어 겨드랑이에 문지른다.

165 대풍자유大風子油(시판되는 기성약)

【처방】 대풍자유大風子油 6250ml, 붕산硼酸 310g, 빙편冰片 30g, 사향麝香 0.3g

【효능】 윤부지양潤膚止痒

【주치】 피부가 건조하고 가려울 때, 여드름

【용법】 도포한다.

166 단황유蛋黃油

【조제법】 계란 5~10개를 삶아 흰자를 제거하고 노른자만 작은 쇠국자 안에 넣고 식물유를 약간 첨가하여 약한 불에서 튀기면서 끊임없이 휘저어준다. 이후 녹은 노른자 기름이 나오면 병 안에 넣어서 사용할 수 있도록 준비한다(약한 불로 하여 연기가 나오지 않도록 한다).

【효능】 생기장피生肌長皮

【주치】 만성 궤양潰瘍이 오래되어 새살이 나지 않을 때, 화상으로 인한 창면瘡面

【용법】 약간씩 창면瘡面에 바른다.

167 아담자유鴉膽子油

【처방】 아담자鴉膽子 30g

【조제법】 아담자鴉膽子 껍질을 벗기고 씨만 취하여 으깨고 분쇄하여 단지 안에 넣고 에테르를 약간 높은 정도로 하여 넣는다. 2시간 뒤에 상층에 떠 있는 기름이 유리그릇 안에서 평평해지기를 기다려 에테르를 휘발시킨 후 아담자유鴉膽子油를 얻는다. 작은 병 안에 넣어 사용할 수 있도록 준비한다.

【효능】 거우去疣

【주치】 편평사마귀(적은 양으로 사용한다), 보통사마귀

【용법】 이쑤시개 끝으로 매우 적은 양의 아담자유鴉膽子油를 찍어서 조심스럽게 편평사마귀 또는 보통사마귀 위에 점을 찍는다. 정상 피부에 닿으면 함몰흉터가 생기기 때문에 닿지 않도록 주의한다.

【주의사항】 ① 에테르를 휘발시킬 때 불을 가까이 하면 안 된다(이를테면 성냥을 켜면 안 된다). 폭발의 위험을 피하기 위해 특별히 주의해야 한다. ② 한 번 시행할 때마다 점을 10여 개 정도만 찍을 수 있는데 일반적으로 1차례 점을 찍으면 그 부위가 붉게 되면서 불에 데는 듯한 느낌과 통증감각이 생기기 때문이다. 다음날이면 검게 변하고 다시 2~3일 뒤에는 탈락된다.

(5) 포세약泡洗藥

포세약泡洗藥은 2가지 방면을 포괄한다. ① 약을 식초 안에 담갔다가 수일 후에 환부를 담금으로써 손발백선을 치료한다. ② 약물을 달인 물로 훈증하거나 씻어서 거우去疣, 치창治瘡, 지양止痒 등의 치료효과를 볼 수 있다.

168 초포방醋泡方

【처방】 형개荊芥 18g, 방풍防風 18g, 홍화紅花 18g, 지골피地骨皮 18g, 조각자皂角刺 30g, 대풍자大楓子 30g, 명반明礬 18g

【조제법】 위 약물들을 쌀식초 1500ml와 같이 그릇에 놓고 3~5일간 불려서 사용할 수 있도록 준비한다.

【효능】 멸균지양滅菌止痒

【주치】 아장풍鵝掌風(손백선), 마른발백선

【용법】 매일 저녁에 손 또는 발을 30분간 담근다. 약 1제는 2주를 1개 치료과정으로 연속해서 담글 수 있으며 2~3개 치료과정을 계속해서 시행하면 효과를 볼 수 있다.

【출처】 경험방

169 침포방浸泡方

【처방】 왕불유행王不留行 30g, 명반明礬 9g

【효능】 수렴지한收斂止汗, 멸균지양滅菌止痒

【주치】 한포진, 수족다한증, 손발백선(파열각화형)

【용법】 매일 약 1포를 반 그릇 정도 채운 물에 삶아 절반쯤 따뜻해질 때를 틈타 손 또는 발을 15분간 담근다. 매일 2차례 담그고 다시 담글 때는 가열해서 따뜻하게 한다.

170 우세방疣洗方

【처방】 마치현馬齒莧 60g, 노봉방露蜂房 9g, 진피陳皮 15g, 창출蒼朮 15g, 세신細辛 9g, 사상자蛇床子 9g, 백지白芷 9g, 고삼苦參 15g

【효능】 거우去疣

【주치】 편평사마귀

【용법】 매일 1포를 달인 물 반 그릇이 절반쯤 따뜻할 때 작은 수건으로 15분간 반복해서 문지르고 씻어준다. 매일 4~5차례 시행하고 씻을 때는 가열해서 따뜻하게 한다.

171 지일세방脂溢洗方

【처방】 창이자蒼耳子 30g, 고삼苦參 15g, 왕불유행王不留行 30g, 명반明礬 9g

【효능】 수렴지양收斂止痒

【주치】 두피의 지루피부염

【용법】 먼저 머리카락을 짧게 자른다. 매번 약 1포를 물 반 그릇에 달여 작은 수건으로 적신 후 반복해서 두피를 씻어준다. 매번 15분간 씻어주고 매일 같은 물로 2차례 씻고 3일에 하루씩 씻어준다.

172 모창세방毛瘡洗方

【처방】 창이자蒼耳子 60g, 웅황雄黃 15g, 명반明礬 30g

【효능】 멸균해독滅菌解毒

【주치】 모창毛瘡(모낭염), 발제창髮際瘡

【용법】 매일 약 1포를 물 반 그릇에 달여 작은 수건으로 적신 후 환처를 반복해서 씻어준다. 매번 15분간 씻고 매일 4~5차례씩 씻어준다. 씻을 때는 약을 약간 가열하고 씻기 전에 털을 짧게 깎는다.

173 지양세방止痒洗方(1호)

【처방】 희렴초豨薟草 30g, 고삼苦参 30g, 지부자地膚子 15g, 명반明礬 9g

【효능】 조습지양燥濕止痒

【주치】 음낭, 항문, 여성음부소양증

【용법】 반 그릇 정도 물에 달여 절반쯤 따뜻할 때 환처를 반복해서 씻어준다. 매번 15분간 씻고 매일 2차례씩 씻어준다. 사용할 때는 가열한다.

174 지양세방止痒洗方(2호)

【처방】 투골초透骨草 30g, 홍화紅花 15g, 고삼苦参 30g, 웅황雄黃 15g, 명반明礬 15g

【효능】 연견軟堅, 지양止痒

【주치】 하지완선下肢頑癬(신경피부염), 피부아밀로이드증(피부병변이 매우 두꺼워짐)

【용법】 반 그릇 정도 물에 달여 절반쯤 따뜻할 때 작은 수건으로 환처를 반복해서 씻어준다. 매일 3~4차례씩 씻으며 매번 15분간 씻어준다.